CODEX ECN

4/10

Gynécologie
Obstétrique
Néphrologie
Urologie

S-EDITIONS

S-EDITIONS
1 route de Romainville 78470 Milon-La-Chapelle
Email : info@s-editions.com
www.s-editions.com

Auteur

Antoine Gavoille

(16e à l'ECN 2017, interne, Lyon)

CODEX : tout l'ECN en 10 livres

1/ Cardiologie – Pneumologie

2/ Hépato-gastro-entérologie – Endocrinologie – Nutrition

3/ Pédiatrie

4/ Gynécologie-Obstétrique – Néphrologie – Urologie

5/ Médecine interne-Immunologie – Rhumatologie – Orthopédie

6/ Urgences-Réanimation – ORL – Ophtalmologie – Chirurgie maxillo-faciale

7/ Santé publique – Médecine légale – Médecine du travail – Pharmacologie

8/ Neurologie – Psychiatrie

9/ Dermatologie – Infectiologie

10/ Cancérologie – Hématologie – Gériatrie – Soins palliatifs et douleur – MPR

ISBN 978-2-35640-207-3

Impression & brochage SEPEC - France
Numéro d'impression : 04575200712 - Dépôt légal : août 2020

IMPRIM'VERT®

PEFC 10-31-1470 / Certifié PEFC / Ce produit est issu de forêts gérées durablement et de sources contrôlées. / pefc-france.org

Sommaire

GYNÉCOLOGIE-OBSTÉTRIQUE

1- Gynécologie

2- Obstétrique

Nicolas Billet et Adrien Bordner

Les QI pour ceux
Qui n'en ont pas (assez) !

480 QI d'annales 2016 à 2020

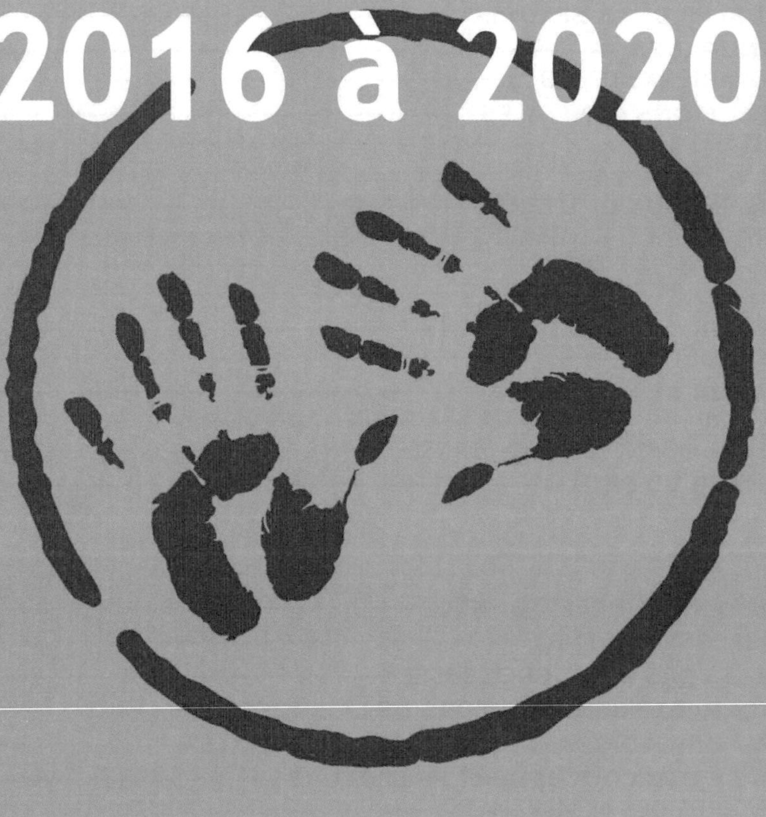

S-EDITIONS

NÉPHROLOGIE

1- Symptômes

2- Insuffisance rénale

3- Pathologies

4- Traitements

UROLOGIE

Note : *Les items suivants sont retrouvés à l'identique dans d'autres livres :*
ITEM 56 – Trouble de la sexualité (en Psychiatrie)
ITEM 157 – Infection urinaire (en Infectiologie)

Abréviations :
SF : signes fonctionnels
SC : signes cliniques
Int : interrogatoire
C : clinique
PC : paraclinique
Bio : biologie
Dg : diagnostic
CI : contre-indication
TTT : traitement
PEC : prise en charge

ITEM 34 : ANOMALIE DU CYCLE MENSTRUEL
ITEM 41 : HEMORRAGIE GENITALE

MENO-METRORRAGIE

- **Métrorragie** : saignement d'origine utérine endométriale survenant en dehors des règles
- **Ménorragie** : saignement d'origine utérine coïncidant avec le moment des règles = règles abondantes **> 80 mL** et/ou prolongées **> 7 jours** (= score de **Higham > 100**)
- **Ménométrorragies :** associations des deux
- **Aménorrhée** : absence de règle chez une femme en période d'activité génitale (primaire ou 2^{ndr})
- **Spanioménorrhée** : allongement de l'intervalle séparant les règles, pouvant précéder une aménorrhée 2^{ndr}

→ Toute anomalie des règles doit faire rechercher une grossesse

PALM COEIN (classification FIGO : causes principales)	- **P**olype - **A**dénomyose - **L**éiomyome (sous muqueuse ou autre) - **M**alignité et hyperplasie	- **C**oagulopathie - **O**vulatoire (dysfonction) - **E**ndométriale (cause) - **N**on autrement précisée

Etiologies

Grossesse	**Causes organiques utérines et annexielles**
- 1e T : GIU évolutive, GEU, GLI, FCS, GIU arrêtée, lyse d'un jumeau, môle hydatiforme - 2e T : Hématome placentaire, décollement marginal, placenta bas inséré, causes indéterminées - 3e T : HRP, PP, hématome décidual marginal, hémorragie de Benckiser, rupture utérine, cause cervicale - Hémorragie du post-partum -Causes non spécifiques à la grossesse	- Adénomyose - Myome utérin - Polype endométrial - Hyperplasie endométriale - Cancer de l'endomètre - Infection génitale haute - Tumeurs sécrétantes de l'ovaire - MAV **Maladie de Willebrand**
Causes cervicales	**Iatrogénie**
- Ectropion - Cancer du col de l'utérus - Cervicite	- Contraception entrainant une carence œstrogénique - Anticoagulant - DIU
Maladies de systèmes	**Fonctionnelles**
- Hypothyroïdie - LES disséminé aigu - Insuffisance rénale chronique - Insuffisance hépatique	- Métrorragies intermenstruelles au 14e jour du cycle (ovulation) - Métrorragies prémenstruelles par insuffisance lutéale - Métrorragies post-menstruelles par insuffisance œstrogénique en début de cycle

- Interrogatoire : **Nombre** de garnitures, caillots, vêtements tachés, rechercher les circonstances de survenue, les antécédents
- Score de **Higham** (si ménorragies)
- Examen sous **spéculum**
- Rechercher des **signes d'anémie, des signes de choc**
- **Hemocue**
- Examen sous speculum
- TV : volume, déformations, masse annexielle ...

PC

- ßHCG plasmatiques ou urinaires, NFS, ferritinémie + CRP, TP TCA
- Dosage du facteur de Willebrand (indication large chez l'adolescente)
- **Echographie pelvienne** par voie pelvienne et abdominale : éliminer une cause organique
- **IRM pelvienne en 2e intention** si:
  . Suspicion de cancer
  . Utérus polymyomateux
  . Kyste ovarien indéterminé ou suspect
  . Cavité utérine inaccessible en hystéroscopie
- **Hystéroscopie diagnostique** (en consultation en première partie de cycle, si pas de grossesse)
  . Si anomalie à l'échographie
  . Échec de traitement médicamenteux avec échographie normale
- Biopsie d'endomètre à réaliser si :
  . > 45 ans
  . FdR de cancer de l'endomètre

2 méthodes : dirigées sous hystéroscopie, ou à l'aveugle à la pipette de cornier.
Attention, généralement faite à l'aveugle, ne peut éliminer avec certitude un cancer de l'endomètre.
- Ne pas faire : hystérosalpingographie, FCU (faussé par la présence de sang)

Traitement	- Général : antifibrinolytique : acide tranexamique (Exacyl®) - **Si polype** : résection sous hystéroscopie ± endométrectomie si absence de désir de grossesse - **Si adénomyose** : . En l'absence de désir de grossesse : - 1e intention : **DIU progestatif** (Mirena®) - 2e intention : **endométrectomie** ou hystérectomie si échec ou refus - **Si myome** : . Traitement médical : Progestatifs (21j/mis ou en continu), acétate d'ulipristal ou agonistes de la GnRH (associer une hormonothérapie de substitution œstroprogestative type add-back thérapie selon la durée du traitement) . Myomes type 0,1 ou 2 de la FIGO avec un diamètre < à 3-4cm : Traitement chirurgical . Myomes interstitiels et sous séreux : - traitement médical en 1e intention - chirurgie en 2nd intention : . myomectomie par laparoscopie ou laparotomie si ttt conservateur . Hystéroscopie inter-annexielle si avec salpingectomie bilatérale - Embolisation utérine en 3e intention (non indiquée si désir de grossesse) - Si hyperplasie endométriale sans atypie : . 1e intention : traitement médical : progestatifs PO ou DIU au Lévonorgestrel® . 2e intention : endométrectomie - Si hyperplasie glandulaire atypique : . Si désir de grossesse : - progestatifs / Agoniste GnRH ou DIU au Lévonorgestrel®+ biopsie à 6 mois. - Échec de la conception ou à 6 mois du post-partum : Hystérectomie . Si pas de désir de grossesse : Hystérectomie totale ± annexectomie bilatérale - MAV : embolisation radiologique (préserve la fertilité) - Idiopathique : . Pas de CI aux traitement hormonaux : POP ou progestatifs ou DIU au Lévonorgestrel® . CI aux traitements hormonaux : Exacyl . Si échec des traitement médicaux et pas de désir de grossesse : - endométrectomie par hystéroscopie - thermodestruction - hystérectomie en dernier recours - Si patiente sous anti-coagulant : Contrôle INR, si persistance après normalisation de l'INR, rechercher une cause organique - Si maladie de Willebrand : desmopressine

ITEM 35 : CONTRACEPTION

<table>
<tr><td colspan="5">Contraception : doit être réversible, bien tolérée, peu coûteuse et sans risque majeur pour la patiente
- Efficacité : indice de Pearl = nombre de grossesses accidentelles survenues chez 100 femmes exposées en 1 an</td></tr>
<tr><td rowspan="9">CONTRACEPTION OESTROPROGESTATIVE</td><td colspan="4">- ↘ le risque : cancer de l'endomètre, cancer de l'ovaire, cancer colorectal, acné, dysménorrhée, ménorragies fonctionnelles.</td></tr>
<tr><td rowspan="8">Pilule oestro-progestative</td><td colspan="3">- Progestatif de synthèse
. 1ère génération : noréthistérone (plus commercialisé depuis 2016)
. 2nd génération (lévonorgestrel ou norgestimate)
. 3ème génération (désogestrel, gestodène, norgestimate)
. Autres : drospirénone, diénogest, acétate de nomégestrol, acétate de cyprotérone
- Ethinylestradiol = normodosé (n'est plus utilisé) ou minidosé < 40 µg, mono-, bi- ou tri-phasique : associé pour diminuer l'effet androgénique (acné, hirsutisme) et l'impact lipidique</td></tr>
<tr><td>Action</td><td colspan="2">- Inhibition de la sécrétion de FSH et LH et blocage de l'ovulation : le progestatif inhibe le pic de LH et la pulsatilité de LH-RH, et l'éthinylestradiol inhibe la sécrétion de FSH et l'activité folliculaire
- Autres effets du progestatif :
. atrophie endométriale
. modification de la glaire cervicale (épaisse et moins abondante)</td></tr>
<tr><td rowspan="3">Inconvénients</td><td>Accident thrombo-embolique</td><td>= Veineux (TVP, EP): risque x 3, maximal la 1ère année
- ↘ avec la réduction de la dose d'éthinylestradiol à 20 µg ou l'association à un progestatif de 2nd génération</td></tr>
<tr><td>Tumoral</td><td>- Augmentation du risque de cancer du sein et de cancer de l'utérus (si HPV+) .. très discuté</td></tr>
<tr><td colspan="2">- Augmentation du risque artériel : IDM, AVC ischémique par modification du métabolisme (glucidique, lipidique) + HTA dans 5% des cas.
- Problème d'observance (1 femme/5 oublie au moins 1 comprimé/mois)
- Inefficacité en cas de vomissement ou diarrhée
- Tolérance clinique : saignement inter-menstruel (spotting), baisse de libido, sécheresse vaginale, troubles digestifs, mastodynie, céphalée, prise de poids, dépression
- Métabolique : - Modification du métabolisme lipidique (↗ TG et HDLc, ↘ LDLc)
- Modification minime du métabolisme glucidique (intolérance au glucose)
- HTA</td></tr>
<tr><td>Contre-indication</td><td colspan="2">- Antécédents personnels de thrombose veineuse ou artérielle
- FdRCV : tabagisme > 35 ans, diabète mal équilibré ou compliqué, HTA, dyslipidémie, obésité associé à d'autres FdRCV
- Thrombophilie génétique ou acquise
- Migraines avec aura
- Antécédent de cancer de sein ou de cancer de l'endomètre
- Autres : Méningiomes, lupus, lithiase biliaire ou hépatique</td></tr>
<tr><td>Mise en place</td><td colspan="2">- Eliminer à l'interrogatoire des CI
- Rechercher la prise de médicaments inducteurs :
. Fortement inducteur : antiépileptiques (lamotrigine++), ARV, rifampicine, millepertuis, bosentan)
. Faiblement inducteur : griséofulvine, modafinil, méprobamate
. Aprépitant
- Examen mammaire, pelvien (non obligatoire si 1ere consultation), IMC, TA
- BAL et glycémie si FdRCV</td></tr>
<tr><td>Suivi</td><td colspan="2">- Suivi clinique à 3M puis 1/an : poids, IMC, TA, acné, examen des seins et du col, FCU si > 25 ans
- Bilan lipidique et glycémie : - Sans FdRCV : à 3 mois après le début, puis répété tous les 5 ans
- Avec FdRCV ou âge > 35ans : dosage pré-thérapeutique
- Bilan de thrombophilie si antécédents thromboemboliques familiaux < 45 ans</td></tr>
</table>

		Modalités	- Initiation le 1er jour des règles (ou jusqu'à **J5**) avec efficacité immédiate (si initiation après le 5eme jour → rapports protégés pendant **7 jours** (***quick start***) après vérification d'absence de grossesse - **1er comprimé le 1er jour des règles**, puis **1 comprimé/jour à heure fixe** pendant **21 jours**, puis **arrêt de 7 jours** (hémorragie de privation) et reprise du cycle 21 jours + arrêt de 7 jours - Oubli : Prendre le comprimer oublié immédiatement et continuer la plaquette normalement - **> 12h** : . **Contraception d'urgence** : si rapport à risque < 5 jours ou oubli de 2 cp . **Contraception locale** jusqu'à la fin de plaquette . **Si 7 derniers comprimés** : enchaîner avec la plaquette suivante sans interruption
Oestroprogestatif	Autres		= Mêmes mécanisme d'action, effets indésirables et contre-indications que la pilule oestroprogestatif - Avantage : meilleure observance, effet local de l'anneau vaginal en cas de trouble trophique - Inconvénient : non remboursé, sur-risque thromboembolique par rapport aux pilules de 2nd génération
		Patch contraceptif	= **Evra®** : patch posé **1 fois par semaine** pendant **3 semaine**, puis arrêt pendant 7 jours - Combine **éthinylestradiol + progestatif de 3ème génération** = risque thrombo-embolique x 2 par rapport à une pilule de 2nd génération
		Anneau vaginal	= **Nuvaring®** : anneau en plastique souple placé dans le vagin, diffusion transvaginale, laissé en place pendant **3 semaines** puis retiré 7 jours - Risque thrombo-embolique ≈ pilule de 2nd génération
CONTRACEPTION PROGESTATIVE	**Pilule micro-progestative**		= Contraception de 2nd intention, en cas de CI cardiovasculaire ou métabolique aux oestroprogestatifs - **Microval® (lévonorgestrel)** : faible tolérance à l'oubli (3h), remboursé - **Cerazette® (désogestrel)** : bonne tolérance à l'oubli (12h), non remboursé
		Action	- **Action contraceptive périphérique** : **modification de la glaire cervicale, endométriale** et **de la mobilité tubaire** → la contraception par Microval® est un FdR de GEU - **Action anti-gonadotrope** : **inhibition du pic de LH** (pour le désogestrel)
		CI	- Tumeur sensible aux progestatifs : **cancer du sein** et **cancer de l'endomètre** - **Pathologie hépatique sévère** - Antécédents de GEU - Accident thrombo-embolique **en cours** (par précaution) - Kystes fonctionnels à répétition
		EI	- Troubles du cycle : **métrorragie, spotting, aménorrhée** - **Hyperœstrogénie relative :** mastodynie, acné, hirsutisme - GEU - **Kystes fonctionnels**
		Modalité	- 1 comprimé/jour à heure fixe en continu (même pendant les règles) - A la mise sous Microval® : associée à une **contraception locale** pendant **14 jours**
	Implant sous-cutané Nexplanon		= Délivre en continue de **l'étonogestrel**, inséré en sous-cutané à la face interne du bras sous AL - Efficace pendant **3 ans** (2 ans ½ si IMC > 27, 2 ans si IMC > 29), indice de Pearl le plus faible = **0,05%** - Mise en place : . Isolée le 1er jour des règles ou < J7 du cycle . Associé à une **contraception locale** pendant **7 jours** si mise en place > **J7** du cycle
	Macro-progestatif		= Dérivés de la progestérone à forte dose (prégnane = *Lutéron®*, norprégnane= *Surgestone®*) - Indications : . **Troubles péri-ménopauses** (hyperœstrogénie) . **Traitement hormonal substitutif** . **Age > 40 ans** . **Pathologies œstrogéno-dépendantes** (mastopathies bénignes, endométriose, myome, hyperplasie endométriale) - **Effet anti-gonadotrope et effet périphérique des progestatifs** - Prise de **J5** à **J25** du cycle : **action anti-gonadotrope** avec vrai blocage de l'ovulation - CI : pathologie hépatique évolutive, cancer du sein, méningiome… - **Aucune AMM comme contraceptif** : effet contraceptif si pris pour une autre indication → Aucun effet contraceptif si prise sur 10 jours/cycle - **EI** : troubles du cycle menstruel, spotting, aménorrhée, **hypo-œstrogénie** (troubles de la libido et de l'humeur, sècheresse vaginale...)
	Injectable		*= **Dépo-Provéra®** : injection IM tous les 3 mois, peu utilisé (risque d'ostéopénie, mauvaise tolérance)*

<table>
<tr><td rowspan="7">DISPOSITIF INTRA-UTERIN</td><td colspan="4">= Méthode contraceptive de 1ère intention, notamment chez la multipare, longue durée d'action = 5 ans
- 2 classes : - DIU au cuivre : indice de Pearl = 0,6%
- DIU délivrant un progestatif (lévonorgestrel) = Mirena® : indice de Pearl = 0,1%, recommandé aussi en 1ère intention pour le traitement des ménorragies fonctionnelles, adénomyoses, mastodynies et dysménorrhées
- Chez la nullipare : DIU progestatif adapté (Jaydess®), laissé en place pour un maximum de 3 ans (DIU de petite taille)</td></tr>
<tr><td>Action</td><td colspan="4">- Anti-nidatoire par atrophie endométriale pour les DIU progestatifs
- Anticonceptionnel :
. DIU au cuivre : toxicité du cuivre sur les spermatozoïdes, et inflammation endométriale
. DIU progestatifs : modification de la glaire cervicale
→ Ne bloque pas l'ovulation : empêche les grossesses intra-utérines mais pas les GEU</td></tr>
<tr><td>Modalité</td><td colspan="4">- Pose : asepsie, après hystérométrie (hauteur de la cavité utérine), pendant les règles ou quelques jours après</td></tr>
<tr><td>CI</td><td>Absolue</td><td>- Grossesse existante ou soupçonnée
- Infection génitale haute actuelle ou < 3 mois
- Cervicite purulente
- Malformation utérine majeure
- Saignement utéro-vaginal non exploré
- Antécédents de GEU
- Immunosuppresseurs ou corticoïdes au long cours / Maladie de Wilson (DIU au cuivre)</td><td>Relative</td><td>- Cancer du sein
- Accident thrombo-embolique évolutif
- Insuffisance hépatique sévère</td></tr>
<tr><td>EI</td><td colspan="4">- A la pose (rare) : malaise vagal, perforation utérine, hystérométrie, pose impossible par sténose cervicale, douleurs pelviennes.
- Tardifs : - Infection utéro-annexielle dans les 3 semaines suivant la pose
- Troubles du cycle : ménorragie (DIU au cuivre), métrorragie, aménorrhée
- GEU</td></tr>
<tr><td>Retrait</td><td colspan="4">- Grossesse (risque d'avortement spontané ou d'accouchement prématuré), saignements excessifs</td></tr>
<tr><td colspan="6"></td></tr>
<tr><td colspan="2">Contraception locale</td><td colspan="4">- Préservatif masculin = méthode de choix si partenaires occasionnels ou multiples (prévention des IST), au mieux couplée à une pilule contraceptive : mauvaise observance, peu efficace
- Préservatif féminin : contraception et protection des IST, à usage unique</td></tr>
<tr><td colspan="2">Méthode naturelle</td><td colspan="4">= Retrait, courbe de température, méthode d'Ogino-Knaus (abstention de J7 à J21), méthode de Billings (selon la qualité de la glaire cervicale), tests d'ovulation
- Efficacité mauvaise (indice de Pearl = 1 à 9), à ne pas conseiller</td></tr>
<tr><td colspan="2" rowspan="2">Stérilisation tubaire</td><td colspan="4">= irréversible, aucune contre-indication
- Dépénalisée en 2001 : personne majeure, pratiqué dans un établissement de santé, demande écrite et signée de la patiente et du médecin, information écrite et orale de la patiente, remettre le livret d'information du Ministère de la Santé et une attestation de consultation, délai de réflexion de 4 mois, confirmation par écrit lors d'une seconde consultation
- Clause de conscience : un médecin est libre de refuser de pratiquer la stérilisation tubaire</td></tr>
<tr><td>Méthode</td><td colspan="3">Chez la femme : Sous cœlioscopie seulement depuis 2017: Ligature ± section des trompes (pose de clips ou d'anneau, ligature/ section ou électrocoagulation tubaire) : en hospitalisation, efficace instantanément
Chez l'homme : vasectomie bilatérale efficace à 3M (spermogramme de contrôle à 3M)</td></tr>
<tr><td colspan="2">Changement de contraception</td><td>CAT</td><td colspan="3">- Si changement d'une POP pour une contraception progestative : à initier dès le jour suivant la dernière prise de pilule active
- Si changement d'une contraception progestative pour une POP : à initier dès le jour suivant la dernière prise (s'assurer de l'absence de grossesse si aménorrhée)
- Si passage d'un DIU pour une contraception hormonale : débuter la contraception dans les 5jours suivant le début des règles.</td></tr>
</table>

CONTRACEPTION D'URGENCE	**Lévonorgestrel 1.5 mg**	= **Norlevo®** : aucune contre-indication - En vente libre sans ordonnance, gratuit pour les mineurs, remboursé à 65% si prescription médicale - Prise orale d'1 cp en 1 prise, le plus tôt possible **< 72h** après le rapport sexuel non protégé - Efficacité d'autant plus importante que la prise est précoce - A renouveler en cas de **vomissements** dans les 3h suivant la prise - Survenue normalement d'un **saignement → test de grossesse** en cas d'absence
	Acétate d'ulipristal 30mg	= **Ellaone®** (AMM depuis 2009) : modulateur sélectif des récepteurs à la progestérone → inhibe l'ovulation et altère l'endomètre, provoque des règles dans 80% des cas - CI : asthme sévère, insuffisance hépatique - Efficacité meilleure (2-3 x Norlevo®), jusqu'à **5 jours** après le rapport - Coût élevé (24€), remboursé à 65%, gratuit si mineure, uniquement sur ordonnance ou par CPEF
	DIU	= Pose de DIU dans les **5 jours** : méthode la plus efficace (0,1% d'échec), surtout chez la femme obèse
	Suite	- **Rapports protégés** jusqu'aux règles suivantes, prévoir la **contraception future** ± **bilan IST** - En cas de doute (retard de règle > 5 jours, saignement anormaux) : **dosage d'hCG**

CONTRACEPTION EN POST-PARTUM

		Accouchement	3 semaines	4 semaines	6 semaines	3 mois	6 mois
Contraception locale		■	■	■	■	■	■
DIU				■	■	■	■
Sans allaitement	**Micro-progestatif**		■	■	■	■	■
	Œstroprogestatif		En l'absence de FdR de MTEV		■	■	■
Allaitement	**Micro-progestatif**		■	■	■	■	■
	Œstroprogestatif						■
	MAMA	■	■	■	■		

ITEM 36 : INTERRUPTION VOLONTAIRE DE GROSSESSE

- En 2016 : **212000 IVG/an** en France (198000 en métropole), dont 6% sur des mineures : 40% des femmes auront une IVG dans leur vie, incidence stable depuis 2006.
- 13.9 IVG pour 1000 femmes agées de 15 à 49 ans. Les plus concernées : 20-24 ans avec 26 IVG/1000 femmes ; chez les moins de 20 ans : nombre d'IVG en décroissance. 64% des IVG de façon médicamenteuse en 2016
- Disparités régionales : IDF, sud de la France et DROM : taux plus importants
- Législation :
  . **Loi Weil** (**1975**) et **Pelletier** (1979) : dépénalisation de l'IVG jusqu'à 12 SA (Article L.2212-1 du Code de la SP)
  . **Loi Roudy** (1982) : remboursement de l'IVG par la Sécurité sociale
  . **Loi Aubry** (2001) : délai à 14 SA, entretien social facultatif pour les femmes majeures, IVG possible sans accord parental chez les mineures, IVG médicamenteuse possible hors établissement de santé

→ Plus l'IVG est réalisée à un terme tardif, plus le risque de complication est élevé

Réglementation		- Délai légal en France : **14 SA** (12 semaines de grossesses) - IVG hors établissements de santé jusqu'à **7 SA** (Attention MaJ 04/2020 : HAS valide la possibilité d'IVG à domicile jusquà 9 SA) - **Patiente mineure non émancipée** : autorisation d'au moins un parent ou de la personne majeure de son choix - **Clause de conscience** : un médecin peut refuser de pratiquer une IVG (ou une sage-femme, infirmière ou auxilliaire) - L'IVG doit être réalisée par un médecin en établissement hospitalier désigné par arrêté préfectoral, ou par un médecin libéral ou un sage-femme agréé ayant signé une convention avec un centre d'IVG pour les IVG médicamenteuses - Frais liés à l'IVG remboursés par la CPAM à 100% avec tiers-payant - **Patientes étrangères** : ne nécessite plus de justificatif de résidence > 3 mois ou de régularité de séjour **- Déclaration anonyme obligatoire à l'ARS de toute IVG (**suivi épidémiologique et évaluation des pratiques) **- Droit à l'anonymat :** . En cas d'hospitalisation, droit à l'anonymat sur les relèves de sécurité sociale quelque soit l'âge de la patiente . En médecine de ville : l'anonymat n'est pas garanti si la femme est majeure (garanti que pour les mineures)
Réglementation	Structure d'accueil	- Structure disposant d'un **plateau technique chirurgical** si IVG réalisée **> 12 SA** - Les établissements publics qui disposent de lits ou de places en gynécologie-obstétrique ou en chirurgie ne peuvent refuser de pratiquer des IVG - Délais rapides : rendez-vous de consultation dans les **5 jours** suivant l'appel (IVG en HDJ ++)
Procédure légale	**1ère consultation médicale**	- **Confirmation de la grossesse (hCG)** et de **l'âge gestationnel** par **DDR ± écho** (non indispensable) - IVG possible selon echo si LCC < 90 mm et/ou BIP < 30 mm - Vérification du **groupe sanguin-Rhésus** ou détermination sur prélèvement sanguin + **RAI** - Information et choix entre les 2 méthodes d'IVG selon le choix de la patiente - Information et discussion sur la contraception ultérieure et les IST (± dépistage) - Remise d'un **dossier guide d'information écrit** - Remise d'un **certificat initial de demande d'IVG** (même si refus du médecin de réaliser l'IVG) → **Le délai de réflexion de 1 semaine n'est plus obligatoire** (2015), mais **nécessité de 2 consultations**
Procédure légale	**Entretien social**	= Entretien d'information, de soutien et d'écoute - **Systématiquement proposé** mais **non obligatoire pour les patientes majeures** (avant et après l'IVG) **- Obligatoire pour les mineures** : remise d'une **attestation de consultation**
Procédure légale	**2e consultation**	- Confirmation par écrit de la demande d'IVG par un **formulaire de consentement** - Si IVG médicamenteuse : prise orale de **mifépristone** en présence du médecin - Si IVG chirurgicale : organisation d'une **consultation pré-anesthésique**
Procédure légale	**3e consultation = IVG**	- **IVG chirurgicale** ou **médicamenteuse** - **Prescription et début de contraception dès le lendemain de l'IVG** → La pose d'un DIU est possible directement en fin d'aspiration en cas d'IVG chirurgicale - Si patiente de groupe Rh- : prévention de l'allo-immunisation par **Rophylac®** dans les 72h (dans l'idéal au moment de l'acte)
Procédure légale	**4e consultation**	= Examen de contrôle à **2 à 3 semaines** : conseillée (surtout si médicamenteuse) mais **non obligatoire** - Vérification de la vacuité utérine, de l'arrêt du saignement et de l'absence d'infection
Procédure légale	Documents légaux	- Pour toute IVG : . **Certificat de consultation initiale** ± **attestation d'entretien sociale** si mineure . **Demande d'IVG** nominale et signée par la patiente . **Autorisation parentale** ou **légale** pour les mineures - IVG médicamenteuse ambulatoire: **fiche de liaison** avec l'établissement de santé du médecin référent → Documents conservés **1 an** par le médecin ou l'établissement de santé qui réalise l'IVG

<table>
<tr><td rowspan="9">IVG MEDICAMENTEUSE</td><td colspan="3">→ Efficace jusqu'à 14 SA, mais autorisé légalement uniquement pour une grossesse < ou = 9 SA
- Avantage : non invasive, sans anesthésie, bonne efficacité > 95%, possible en ambulatoire à domicile jusqu'à 9 SA (HAS 2020)
- La méthode médicamenteuse est CI en cas de :
. Troubles de la coagulation, prise d'un traitement anticoagulant
. Anémie profonde (Hb < 9-10 g/dl)
. DIU en place si impossiblité de le retirer
. Patiente isolée, incompréhension, voyage après procédure dans une zone sanitaire à risque, visite de contrôle impossible
- Devant une GLI, ne pas retarder la prise en charge si :
. HcG < 1500 UI
. Absence de FdR de GEU
. Absence de symptomes de GEU
. Femme informée des signes de GEU, du risque de non diagnostic de GEU
. Surveillance possible avant et après la procédure par hCG (une baisse de moitié à J5 et de 80% à J7 signe le succès de la manœuvre)</td></tr>
<tr><td rowspan="3">Médicaments</td><td>Mifépristone

Mifegyne®
Miffee®</td><td>= Anti-progestérone (affinité pour les récepteurs de progestérone 5 fois plus forte que la progestérone): nécrose déciduale entraînant un détachement de l'œuf, contractions utérines et modifications cervicales
- CI : asthme sévère déséquilibré, insuffisance surrénale chronique, porphyrie, corticothérapie au long cours
**A utiliser avec prudence si : insuffisance hépatique, malnutrition, insuffisance rénale
**Inefficace en cas de GEU (pas de récépteurs à la progestérone)</td></tr>
<tr><td>Misoprostol
Gymiso®
Misoone®</td><td>= Analogue de prostaglandine (PGE1) : stimule la contractilité utérine et l'expulsion de l'œuf
- CI : allergie au misoprostol, aux PG
→ L'absence de saignement après la prise de prostaglandine doit faire craindre un échec
**Cytotec : n'a plus l'AMM depuis 2018.</td></tr>
<tr><td>Géméprost</td><td>= Cervagème® : analogue de prostaglandine en ovule par voie vaginale</td></tr>
<tr><td rowspan="4">Réalisation</td><td>Avant 7 SA
CNGOF 2016</td><td>- J1 = Mifépristone = 200mg per os en 1 prise
- 24-48h après = Misoprostol = 400 µg par voie orale, buccale ou sublinguale voire vaginale (HAS : J1 mifepristone 200 mg puis 36-48h après : gemeprost 1 mg OU J1 mifepristone 600 mg puis 36-48h après misoprostol 400 µg)</td></tr>
<tr><td>Entre 7 et 9 SA
CNGOF 2016</td><td>- J1 = Mifépristone = 200 mg per os en 1 prise
- 24-48h après = Misoprostol = 800 µg : par voie vaginale ou sublinguale → prise orale non recommandée ± 400 µg au bout de 3-4 heures si pas d'expulsion
(HAS : J1 200 mg mifepristone puis 36-48h après : 1 mg de gemeprost)</td></tr>
<tr><td>Entre 9 et 12 SA
CNGOF 2016</td><td>- J1 = Mifépristone = 200 mg per os en 1 prise
- J3 = Misoprostol = 800 µg : par voie vaginale ou sublinguale → prise orale non recommandée ± 400 µg (jusqu'à 5 doses supplementaires toutes les 3 heures jusqu'à expulsion
(HAS : pas recommandé)</td></tr>
<tr><td colspan="2">- Expulsion le plus souvent dans les 4h suivant la prise de misoprostol
- Prescription associée d'un antalgique et d'un anti-émétique : Ibuprofène (max 1.2g/24h) ± paracetamol
- Saignement : présent généralement pendant 10J mais peut aller jusqu'aux règles suivantes.
- Consultation de contrôle à 2-3 semaines : s'assurer de l'expulsion complète de la grossesse
- Suivi par : hCG (diminution > 80% à J15), échographie ou test urinaire.
- En cas d'échec : IVG chirurgicale possible ou 800 µg de misoprostol par voie vaginale ± renouvelé à 24-48h</td></tr>
<tr><td colspan="2">Complication</td><td>- Hémorragie importante
- Endométrite (rare 0.1%) (antibioprophylaxie pas recommandée pour IVG médicamenteuse)
- Persistance d'une grossesse évolutive (< 1%), avec risque tératogène des 2 médicaments
→ Aucune augmentation du risque de troubles psychiatriques démontrée</td></tr>
</table>

IVG CHIRURGICALE		→ Possible quelque soit le terme – seule technique utilisable de 9 à 14 SA selon HAS : 1% d'échec - Réalisée sous AL ou sous AG : choix selon la patiente - **Antibioprophylaxie** systématique par . **Age > 25 ans : Métronidazole** . Age < 25 ans ou à risque d'IST : **doxycycline** ou **azithromycine si intolérance** → L'IVG chirurgicale n'est pas associée à une augmentation du risque d'infertilité ultérieure et de GEU
	Réalisation	- Consultation pré-anesthésique avant le geste - AINS per-opératoire : 600mg d'ibuprofène - **Préparation cervicale médicamenteuse** : misoprostol ± mifépristone - Dilatation à l'aide de bougies de calibre croissant - **Aspiration endo-utérine** ± **curetage doux** ± **pince à préhension** ± **perfusion d'ocytocique** - **Examen macroscopique** du produit d'aspiration ± **anatomo-pathologique** si anomalie suspectée - **Contrôle échographique per-opératoire** si l'aspiration paraît incomplète (non recommandé de manière systématique)
	Complication immédiate	- **Accident lié à l'anesthésie locale ou générale** - **Perforation utérine** (1 pour 1000) : risque de **perforation intestinale** (imposant une coelioscopie), **d'infection pelvienne**, de **péritonite** ou **d'hémopéritoine** - **Hématométrie** : accumulation intra-utérine de sang - **Malaise vagal** (lors de la dilatation cervicale) - **Déchirure du col** (1%, bénigne)
	Complication précoce	- **Hémorragie (1%)** (rétention intra-utérine partielle) pouvant nécessiter une transfusion (0,01%) - Infection : **endométrite** (1%), **salpingite**, **pelvipéritonite**, **septicémie** - **Complication thrombo-embolique** sur terrain à risque - **Rétention de débris trophoblastique** : métrorragie abondante, utérus non involué, image hyperéchogène à l'échographie → nécessite une **aspiration + curetage secondaire ou exérèse sous contrôle hystéroscopique.**
	Complications tardives	**Pas d'augmentation du risque de :** . Infertilité ultérieure . Fausse couche spontanée . GEU . Anomalies de placentation . Accouchement prématuré . Cancer du sein . Augmentation des troubles psychiatriques **Complications secondaires (IVG chir ou médicale) : MAVU (malformations artérioveineuses utérines) => embolisation par radiologie interventionnelle**
Contraception	En cas d'IVG médicamenteuse	- **Contraception orale, patch** ou **implant** le jour ou le lendemain du misoprostol - **Anneau vaginal** dans la semaine - **DIU** dans les 10 jours suivants, après contrôle échographique de la vacuité utérine
	En cas d'IVG chirurgicale	- **Contraception orale, patch** ou **implant** le jour même - **Anneau vaginal** dans les 5 jours - **DIU** le jour même

ITEM 37 : STERILITE DU COUPLE

- **Infertilité** = absence de grossesse après > **12 mois** de rapports sexuels réguliers sans contraception
- **Stérilité** = incapacité totale pour un couple d'obtenir un enfant → ne peut être affirmée qu'au terme de la vie reproductive
- **Primaire** (aucun enfant) ou **secondaire** (après ≥ 1 grossesse finie ou non (IVG...))
- Epidémiologie : **25%** de couples infertiles, **4%** de couples stériles → 1 couple/5 consulte pour des difficultés de conception
- Couple fertile avec rapports sexuels réguliers : **25%** de chance de grossesse/cycle = délai moyen de **4 mois** (femme de 25 ans)
- Facteurs pronostiques : âge de la femme (++), tabagisme, obésité

<table>
<tr><td rowspan="3">Cause</td><td>Féminine (30%)</td><td>- Age maternel : fertilité maximale avant 25 ans, chute à partir de 31 ans, quasi-nulle après 45 ans
- Poids : obésité (fertilité divisée par 4 si IMC > 30) ou maigreur
- Tabagisme : ↘ la fertilité de manière dose-dépendante, ↗ les risques obstétricaux (FCS, GEU, RCIU, PP, RPM, HRP, mort fœtale in utero)
- Cause endocrinienne = trouble de l'ovulation: SOPK, hyperprolactinémie, aménorrhée hypothalamique...
- Cause mécanique : - Obstruction tubaire bilatérale : antécédents de salpingite...
- Endométriose (40% des causes d'infertilité) : endométriose ovarienne, adhérences pelviennes, inflammation...</td></tr>
<tr><td>Masculine (20%)</td><td>- Anomalie du sperme (90%)
- FdR : âge, tabagisme, alcool, drogue, chaleur, toxique environnementaux (plomb, pesticide, solvants...), métiers à risque (boulanger, hammams trop fréquents)</td></tr>
<tr><td colspan="2">- Cause mixte (féminine et masculine) dans 40% des cas (3% par dysfonction sexuelle)
- Idiopathique (après bilan complet) dans 10% des cas</td></tr>
<tr><td>1ère consultation</td><td colspan="2">- Vérification des conditions nécessaires à une fécondation naturelle : délai d'infertilité, fréquence des rapports sexuels, arrêt des toxiques (tabac...), présence d'une obésité...
- Fréquence des rapports sexuels : des rapports 1 jour sur 2 pendant la fenêtre de fertilité (= 6 jours : jour de l'ovulation et les 5 jours précédents, avec un maximum 2 jours avant le pic ovulatoire) optimisent les chances
- Consultation préconceptionnelle : vaccination rubéole-varicelle-coqueluche-grippe, arrêt des toxiques, acide folique, dépistage des situations de précarité ou de vulnérabilité, risque professionnel et pénibilité du travail
Bilan pré-AMP : sérologies VIH, VHC, VHB, syphilis
- Exploration après 1 an d'infertilité ++ (sauf si âge > 35 ans)
→ Exploration plus précoce en cas de FdR d'infertilité (salpingite...) ou si la femme est âgée > 35 ans</td></tr>
<tr><td rowspan="3">Bilan féminin</td><td>C</td><td colspan="2">- Ancienneté de l'infertilité, fertilité antérieure, fréquence des rapports
- Consanguinité, antécédents familiaux d'anomalie génétique
- Antécédents gynécologiques : IST, salpingite, chirurgie pelvienne à risque d'adhérence, chirurgie ovarienne...
- Orientation : dysménorrhée, dyspareunie profonde, hyperandrogénisme (hirsutisme, acné), examen gynécologique (malformation génitale, signes d'endométriose)</td></tr>
<tr><td rowspan="2">PC</td><td>Bilan hormonal de 1ère intention</td><td>- Indications :
- Age > 35 ans
- Antécédent familiaux d'IOP
- Cycles irréguliers
- Antécédents d'agression ovarienne
- Prise en charge en AMP prévisible

= FSH, LH, oestradiolémie +/- AMH: dosage en début de cycle (J2-J4) → recherche de cause secondaire endocrinienne et évaluation de la réserve ovarienne
- FSH : - Elevé ≥ 12 UI/L : mauvaise réserve folliculaire ovarienne
- Très élevé ≥ 15 UI/L : mauvais pronostic de réussite d'AMP
- Oestradiolémie : - Elevée > 50 pg/mL : mauvaise réserve folliculaire ovarienne
- Si > 70 pg/mL : FSH faussement normale par rétrocontrôle
- AMH : corrélé à la réserve ovarienne de manière quantitative (meilleur marqueur de la réserve ovarienne avec l'échographie pelvienne), peut être dosé à tout moment du cycle, dosage non pris en charge par la CPAM – dosage non systématique en cas d'infertilité.</td></tr>
<tr><td>Exploration de l'ovulation</td><td>- Courbe de température (examen de débrouillage) = prise de température tous les matins au réveil sur 3 mois : température à 36,5°C, ↗ brusque de +0,3-0,4°C lors de l'ovulation puis plateau thermique de 12-14 jours
- En cas de dysovulation : dosage de prolactine et TSH
- En cas de dysovulation et signes d'hyperandrogénie : dosage de 17-OH-progestérone (bloc enzymatique en 21-hydroxylase), testostérone et SDHEA (tumeur surrénalienne)</td></tr>
</table>

		Exploration de la réserve folliculaire	**Compte des follicules antraux**	= **Echographie pelvienne endovaginale** en début de cycle (**J2-J3**) - < 5 follicules antraux : mauvaise réserve ovarienne → très péjoratif, risque de mauvaise réponse à la stimulation ovarienne - > 10 follicules antraux/ovaire : craindre une réponse excessive en cas de stimulation ovarienne (risque de syndrome d'hyperstimulation ovarienne)
Bilan féminin	PC	Exploration de l'appareil génital féminin	**Hystéro-salpingo-graphie**	= Clichés avec injection d'iode locale : cliché sans préparation, de remplissage, en réplétion complète, en début d'évacuation et tardifs à 30 minutes - Réalisé en 1ère partie de cycle – **Bilan de 1ere intention** - CI : allergie à l'iode, infection génitale, grossesse - Sous **antibioprophylaxie en cas d'antécédents infectieux** - Résultat : - **Cavité utérine** : **malformation** (cloison utérine) ou **pathologie endocavitaire** (polype, fibrome, synéchie, adénomyose) - **Perméabilité tubaire** - Cliché à 30 minutes : **brassage péritonéal** (vidange des trompes) → altéré en cas **d'adhérences péri-tubo-ovariennes** **-** Peut être remplacé par une **hystérosonographie**
			Echographie pelvienne par voie endo-vaginale	- Idéalement en 3D - **Utérus** : malformation, fibromes, adénomyose - **Ovaires** : kystes, aspect de SOPK - En début de cycle (J2-J3) : compte des **follicules antraux** - En 2nd partie de cycle (après ovulation) : visualisation idéale des processus endo-cavitaires, présence d'un corps jaune (antécédents d'ovulation)
			En 2nd intention	- **Hystéroscopie** : si doute sur une malformation (cloison) ou un processus endocavitaire (polype, fibrome, synéchie) - **Hystéro-sonographie** = échographie avec instillation de sérum physiologique dans la cavité utérine : alternative à l'hystéroscopie
			Coelioscopie diagnostique	- Indication : - FdR de pathologie tubaire : atcd d'appendicite compliquée, de chirurgie pelvienne ou de salpingite, séropositivité *Chlamydia* - Suspicion d'endométriose - Hydrosalpinx - Infertilité inexpliquée - **Bilan anatomique pelvien** : séquelle d'infection, endométriose... - **Epreuve de perméabilité tubaire au bleu** - Geste améliorant la fertilité : **adhésiolyse, plastie tubaire**...
		Bilan infectieux		- **Prélèvement vaginal** : recherche d'infection latente par PCR *Chlamydia* - **Sérologie *Chlamydia trachomatis***
Bilan masculin	1ère intention			**- Rechercher des FdR d'infertilité : métier à risque, toxiques antécédents génitaux, infection, chimio-radioTh** - **Examen testiculaire :** varicocèle, verge, volume testiculaire (orchidomètre de Prader)... - **Spermogramme** et **spermocytogramme** : après 3-5 jours d'abstinence, répété à 3 mois si anormal - **Spermoculture** et **PCR Chlamydia sur 1er jet urinaire** si signe d'appel infectieux (couleur anormale du sperme) ou antécédents infectieux - **Test de migration-survie** en cas d'oligo-térato-asthénospermie : oriente la stratégie d'AMP - Examen de sécurité sanitaire en vue d'une AMP : **sérologie VIH** (après accord), **syphilis, VHB, VHC**
	2nd intention			- **Caryotype** si anomalie sévère du sperme (azoospermie, oligo-asthéno-tératospermie sévère) vérifiée sur 2 spermogrammes à 3 mois d'intervalle - **Bilan hormonal** si oligo-azoospermie : **LH, FSH, testostérone** en 1ère intention - **Echographie testiculaire** si anomalie sévère du sperme (tumeur associée fréquente)
Bilan du couple	**Test post-coïtal de Hünher**			= Réalisé en pré-ovulatoire immédiat (**J12**), 8 à 12h après un rapport sexuel, après 3 jours d'abstinence - Analyse de la **qualité de la glaire cervicale = score d'Insler** : ouverture du col, abondance, filance et cristallisation de la glaire → côté de 1 à 3, normal si ≥ 8/12 - Analyse microscopique du **comportement des spermatozoïdes dans la glaire cervicale** : test positif si nombre suffisant de spermatozoïdes mobiles (> 5-10/champ) → **Non systématique en 1ère intention** : indiquée pour s'assurer de la réalité des rapports sexuels ou en cas de suspicion d'une étiologie pouvant être corrigée par l'insémination intra-utérine

Bilan préconceptionnel	**Bilan pré-AMP**	- Pour le couple : **sérologies VIH, VHC, VHB, syphilis, vaccination coqueluche ou rappel** **- Pour l'homme : spermoculture** - Pour la femme : . **Vaccination contre la rubéole** si sérologie négative *(pas de grossesse dans les 2 mois)* . Vaccination contre la **varicelle** (*si non faite avec sérologie négative*, pas de grossesse pendant 3 mois) . Régime en cas de surpoids, arrêt des toxiques . Supplémentation vitaminique par acide folique . Si diabète : HbA1c < 6.5% . Vaccin contre la grippe en cas de FdR . Accompagnement psycho-social si fdR de vulnérabilité . Evaluation du risque professionnel

ITEM 38 : ASSISTANCE MEDICALE A LA PROCREATION

AMP = « ensemble des pratiques cliniques et biologiques permettant la conception *in vitro*, la conservation des gamètes, des tissus germinaux et des embryons, le transfert d'embryon et l'insémination artificielle » (loi de bioéthique)
- Encadrée par la **loi de bioéthique de 1994** (révisée en août 2004 puis le 07 juillet 2011**) et par des règles de bonnes pratiques cliniques et biologiques en AMP (arrêté du 30 juin 2017)** : réalisée dans des centres agréés d'AMP chez des couples hétérosexuels infertiles vivants, en âge de procréer, après un bilan complet d'infertilité, après consentement préalable
- Ces techniques ont pour but de « remédier à l'infertilité d'un couple ou d'éviter la transmission à l'enfant ou à un membre du couple d'une maladie d'une particulière gravité »

→ Le caractère pathologique de l'infertilité doit avoir été médicalement diagnostiqué
- Obstacle à AMP : décès d'un membre du couple, dépôt d'une requête en divorce ou en séparation de corps ou cessation de la communauté de vie, révocation par écrit du consentement par l'homme ou la femme
- Remboursé à 100% si âge de la femme < **43 ans** (sans limite légale pour l'homme)

Bilan pré-thérapeutique	Bilan médical		- **Examen clinique complet** des 2 membres du couple - **Statut sérologique** datant de < 3 mois : **VIH 1 et 2, hépatite B, hépatite C, syphilis** → En cas de risque viral, la prise en charge en AMP est pluridisciplinaire, en centre spécialisé - **Bilan spermatique** datant < 1 an - **Prélèvement vaginal (< 6 mois)** + mise à jour des vaccinations (vérification rubéole et sérologie toxoplasmose) - **Consultation psychiatrique** ou **psychologique obligatoire**: éliminer une contre-indication psycho-social au don - Si délai > 12 mois entre le bilan et l'AMP : refaire le bilan
	Conditions légales		- PEC à 100% après demande d'entente préalable pour chacune des techniques envisagées - **Consentements écrits signés** auprès des cliniciens et des biologistes - **Consentement écrit signé** auprès du Tribunal de Grande Instance pour le don de gamète ou pour l'accueil d'embryons
INDUCTION SIMPLE DE L'OVULATION			= Permet une ovulation après **recrutement de 1-3 follicules** maximum et une **synchronisation de la rencontre** des gamètes (en connaissant le jour de l'ovulation) - Indiqué en cas de trompe perméable si : Troubles de l'ovulation (SOPK ...)
	Bilan minimal de base		- **Dosages hormonaux** à J3 : **FSH, LH, oestradiolémie** - Contrôle de la perméabilité tubaire par **hystérographie** - **Spermogramme**
	Médicament	**Citrate de clomifène** Clomid®	= **Anti-œstrogène** : pendant **5 jours à partir de J3** - En 1ère intention si SOPK
		Gonadotrophine SC	= **FSH recombinante** ou **humaine purifiée** : à petite dose
		Pompe à LH-RH	= Libération pulsatile de **LR-RH exogène** - En 1ère intention si aménorrhée d'origine hypothalamique
	Réalisation		= Suivi par **dosages hormonaux** (oestradiol, LH) et **échographie endo-vaginales** : - Efficacité du traitement : **maturation des follicules** - But : obtention d'1 à 3 follicules mûrs → attente d'une **ovulation spontanée** ou **déclenchement** par une **injection d'hCG** (mimant le pic de LH) puis **rapport sexuel 36h après, ou le lendemain du pic de LH** → Eviter les rapports sexuels si ≥ 3 follicules recrutés : risque de grossesse multiple
	Complication		- **Echec** : absence de grossesse après 6 cycles d'induction simple avec test post-coïtal positif - Survenue de **grossesses multiples** (triplés ou plus) - Augmentation statistique du risque d'**avortement spontané précoce** et de **GEU**
INSEM. INTRA-UTERINE			= **Insémination d'une préparation de sperme capacité** (du conjoint ou de donneur) **dans la cavité utérine** - Favorise la rencontre spermatozoïde-ovocyte dans les voies génitales féminines : contourne l'obstacle cervical et synchronise les spermatozoïdes mobiles à proximité du site de fécondation → A remplacé l'**insémination intra-cervicale** (même en cas de don de sperme sans anomalie de glaire cervicale)
	Indications		- **Infertilité d'origine cervicale** (test post-coïtal négatif) : absence de glaire, atcd de conisation haute... - **Altération modérée du sperme** : nécessite > 1 million de spermatozoïdes mobiles - **Infertilité inexpliquée** : - Après échec d'induction simple de l'ovulation - En 1ère intention après bilan complet si infertilité ≥ 2 ans - **Insémination avec sperme de donneur (IAD)** : si conjoint atteint d'azoospermie ou de maladie génétique grave inaccessible au diagnostic anténatal

INSEMINATION	Réalisation		- Traitement inducteur de l'ovulation par **gonadotrophine sous-cutanée (FSH)** avec **monitorage folliculaire (œstradiolémie, LH, écho)** : développement d'1, 2, voire 3 follicules (maturité follicule : 16-20 mm) - **Déclenchement de l'ovulation** dès 1 ou 2 follicules de taille optimale à l'écho : **injection d'hCG** - **Préparation du sperme en laboratoire** : **capacitation** et **sélection des plus mobiles** - **Insémination intra-utérine** du **sperme préparé 36h après déclenchement** avec un **cathéter souple**
	Résultats		- Taux de grossesse/cycle = **10% à 15%** avec sperme du conjoint, **17%** avec sperme de donneur → 6 tentatives PEC à 100%
	Complication		- **Echec** : après 4-6 cycles → envisager une **fécondation in vitro** - **Grossesse multiple** (risque inférieur à la fécondation *in vitro*)
	Don de sperme		= Géré par les **CECOS** (centre d'étude et conservation des œufs et du sperme humain) - Don volontaire, anonyme et gratuit, possible si : homme majeur **< 45 ans**, en bonne santé, après évaluation sanitaire (dépistage IST), caryotype normal, consentement signé - Pour bénéficier du don : consultation des médecins de la reproduction, évaluation psychologique et **consentement signé auprès du Juge du Tribunal de Grande Instance** Depuis 2011 : plus de nécessité d'avoir déjà procréer, extension de l'utilisation de sperme de donneur de 5 à 10 enfants
FECONDATION IN VITRO SIMPLE			= Fécondation en laboratoire par mise en contact simple des gamètes *in vitro* pendant 24h et transfert dans l'utérus maternel - Reproduit la fécondation et les 1ère divisions de l'embryon en laboratoire
	Indications		**- Infertilité féminine :** . **D'origine tubaire** : obstruction bilatérale . **Endométriose** **- Infertilité masculine** par **anomalie sévère du sperme** (oligo-asthéno-tératospermie) : après préparation du sperme en laboratoire pour sélectionner les spermatozoïdes (test de migration-survie) - Troubles ovulations : après échec stimulation ovarienne et/ou insémination intra-utérine - Infertilités idiopathiques : absence de grossesse en 18 mois, bilan normal avec coelio explo normale
	Réalisation	1	= Stimulation ovarienne pour le **recueil d'une dizaine d'ovocytes matures** : - Injection sous-cutanée de **fortes doses de gonadotrophine (FSH ± LH)** - **Déclenchement médicamenteux de l'ovulation** (injection d'hCG) - **Ponction des follicules par voie vaginale écho-guidée 36h après le déclenchement de l'ovulation** au **bloc opératoire** sous AG ou AL - **Vitrification ovocytaire** (congélation ultra-rapide des ovocytes à -196° dans l'azote liquide) en cas de **don d'ovocyte**, d'**autoconservation** ou pour une **tentative ultérieure de FIV** - Une maturation est à réaliser *in vitro* si : . Le risque de sd d'hyperstimulation est important : SOPK . Cancer hormono-dépendant . Traitement à instaurer rapidement
		2	- **Sperme recueilli** et **préparé** pour sélectionner les spermatozoïdes les plus mobiles - **FIV** : mise en présence de chaque ovocyte avec 100 000 spermatozoïdes préparés - 20 à 24h après : repérage de **zygotes** obtenus et d'éventuelles anomalies - 40 à 48h après : embryons au stade 4 cellules
		3	= Transfert de 1 ou 2 embryon dans la cavité utérine : au stade **4 cellules (48h), 8 cellules (72h)** ou de **blastocyte (J5)** - **Dosage de l'hCG plasmatique** 12 jours après transfert (15j post-ponction) à répéter jusqu'à ce que l'embryon soit implanté → Les embryons surnuméraires sont conservés en cas d'échec, pour une FIV ultérieure pour un autre enfant (consultation chaque année du couple par écrit) → En cas **d'abandon du projet parental**, les embryons peuvent être détruits, accueillis par un autre couple, donnés à la recherche ou pour la préparation de thérapie cellulaire
			→ Résultat : **20-25% de grossesse** → 4 tentatives de FIV/enfant PEC à 100%
	Complication		- Stimulation ovarienne : **syndrome d'hyperstimulation, torsion d'annexe** sur ovaire stimulé - **Ponction ovocytaire** (rare) : **infection, plaie vasculaire** ou **digestive** - Risque ↗ de **GEU** (transfert rétrograde de l'embryon) et de **grossesse multiple**
	Don d'ovocyte		- Recours = absence d'ovocyte : insuffisance ovarienne, Turner, dysgénésie gonadique, chimio... - Don volontaire, anonyme et gratuit : femme majeure **18-37ans**, en bonne santé, ayant ou non des enfants, avec l'accord du compagnon ou du mari

FIV-ICSI		= **FIV avec injection intra-cytoplasmique de sperme** : micro-injection d'un spermatozoïde directement dans le cytoplasme ovocytaire puis transfert dans l'utérus
	Indications	- **Oligo-asthéno-tératospermie majeure** non amélioré par le test de migration - cryptozoospermie sévère - **Azoospermie obstructive** : recueil de spermatozoïde par **biopsie épididymaire** ou **testiculaire** - **Echec de fécondation in vitro classique** - **Risque de transmission d'une maladie génétique grave** (maladie monogénique autosomique, ou liées au chromosome X récessive ou dominante) → Après bilan d'infertilité masculine : **consultation andrologique, enquête génétique, caryotype sanguin** (↗ de fréquence des anomalies chromosomiques)
	Réalisation	- **Recueil ovocytaire** identique à la FIV classique (stimulation-déclenchement-ponction) avec sélection des ovocytes matures (en métaphase II) ou maturation ovocytaire *in vitro* (MIV) - **Injection directe d'1 spermatozoïde dans le cytoplasme ovocytaire**, puis **transfert embryonnaire** → Résultat : 25-30% de grossesse/tentative - Diagnostic pré-implantatoire : maladies monogéniques autosomiques ou liées à l'X, embryons prélevés au 3e ou 5e jour de développement
	Complications	- Complications de la stimulation ovarienne, ponction ovocytaire, ↗ GEU et grossesse multiple - **Problème éthique** : conséquences à long terme pour l'enfant non connues, risque théorique de transmettre à l'enfant une pathologie responsable d'infertilité masculine (mucoviscidose, translocation chromosomique paternelle, microdélétion Y...)
Test de migration-survie		= **Test au Percoll** = **centrifugation de l'éjaculat en milieu spécial** → gradients différents selon les composants du sperme (les spermatozoïdes les plus mobiles sont dans la zone la plus dense) → sélection des plus mobile et examen : **concentration**, **qualité de la mobilité**, **morphologie** et **survie** (mobilité après 24h) - Diagnostic : anomalie du spermogramme, sélection d'une technique d'AMP - AMP : optimisation du sperme pour utiliser les spermatozoïdes plus mobiles pour une IAC ou une FIV
Risque de grossesse multiple		= Transfert d'embryon in utero : balance entre un taux d'implantation satisfaisant (10-15%/embryon) et le nombre d'embryons transférés (avec un risque de grossesse multiple) - Transfert d'1 embryon si : de bonne qualité, congélation des autres embryons, infertilité masculine - Transfert de 2 embryons si : de mauvaise qualité, pathologie de l'endomètre
Complications de la stimulation ovarienne		- EI mineurs : **prise de poids, asthénie, baisse de libido, céphalées, métrorragies, mastodynies, bouffées de chaleur, troubles digestifs, pertes de mémoire...** - EI majeur : - **Allergie** aux produits utilisés **et risque anesthésique** - Risque **d'accident thrombotique** - **Syndrome d'hyperstimulation ovarienne** - **Torsion d'annexe** : sur un ovaire stimulé avec multiples follicules de grande taille - Abcès ovarien ou pelvien, hémopéritoine, plaie digestive ou vasculaire
	Syndrome d'hyperstimulation ovarienne	= sécrétion de **substance vasoactive** par les cellules de la granulosa en réponse à l'injection d'hCG → augmentation de la perméabilité capillaire - Syndrome d'hyperstimulation grave dans 2% des cycles - **Hypovolémie, anasarque, insuffisance rénale aiguë, SDRA** - **Accident thrombo-embolique, leucocytose** dans les formes importantes → Le risque thromboembolique reste augmentée pendant la grossesse suivante : **anticoagulation préventive** pendant le 1er trimestre

PLACE DE L'AMP EN ONCOFERTILITE	
= En cas d'altération iatrogène de la fertilité : insuffisance ovarienne prématurée par destruction des follicules ovariens - TTT anti-cancéreux : **chimiothérapie forte dose** (notamment agents alkylants), **radiothérapie pelvienne** ou **corps entier** - TTT par **agents alkylants** de pathologies non cancéreuses : lupus, sclérodermie… ➜ Loi de bioéthique (2004) : « toute personne dont la prise en charge médicale est susceptible d'altérer la fertilité, ou dont la fertilité risque d'être prématurément altéré, peut bénéficier du recueil et de la conservation de ses gamètes ou de ses tissus germinaux » ➜ Plateforme régionale de cryobiologie	
Transposition ovarienne	= En cas de radiothérapie pelvienne : **déplacement chirurgicale de l'ovaire en gouttière pariéto-colique** pour l'extraire du champ d'irradiation
FIV pour congélation des embryons	= Technique de référence : FIV en urgence avant le début de la chimiothérapie - Patiente majeure, en couple, avec un projet parental antérieur à l'annonce du cancer - **Stimulation** et **ponction d'ovocytes matures** pour mise en fécondation avec les spermatozoïdes du conjoint : délai de **2 semaines** avant le début du traitement ➜ Problèmes éthiques et législatifs : devenir des embryons en cas de séparation ou de décès…
Cryoconservation d'ovocytes matures	- **Stimulation ovarienne** puis **ponction folliculaire** pour **cryoconservation par vitrification** - Possible chez la femme pubère avec une bonne réserve ovarienne (< 35 ans), même célibataire au moment du traitement oncologique
Maturation in vitro d'ovocytes immatures	- Si stimulation ovarienne non possible (cancer hormono sensible, chimiothérapie en urgence) - Ponction en l'absence de stimulation (ovocytes immatures) - maturation in vitro puis vitrification des ovocytes matures obtenus
Cryoconservation de tissu ovarien (stade expérimental)	= Peut être proposée à tout âge, notamment chez la jeune enfant - **Prélèvement d'une partie ou de la totalité d'un ovaire** par coelioscopie et **congélation de fragments de cortex ovarien** (riches en follicules primordiaux) - **Greffe du prélèvement** lors du désir de grossesse : reprise de la folliculogénèse ➜ Risque potentiel de **réintroduction de cellules cancéreuses** (notamment en cas de leucémie)

ITEM 39 : ALGIE PELVIENNE

DOULEUR PELVIENNE AIGUË (DPA)

= **Douleur pelvienne** évoluant depuis **< 1 mois**, localisée en **hypogastre**, **fosse iliaque droite** et/ou **fosse iliaque gauche**
- Origine non retrouvée dans 25 à 50% des cas

→ 4 diagnostics à évoquer en priorité : **GEU**, **torsion d'annexe**, **infection génitale haute** et **appendicite aiguë**

- Physiopathologie : 3 voies principales en jeu :
  - Plexus pelvien : (vagin, dol et isthme utérins, ligaments utérosacrés, culs-de-sac recto-utérin, bas uretère, trigone vésical, rectosigmoïde) → douleur sacrée ou périnéale
  - Plexus hypogastrique (corps utérin, tiers proximal des trompes ligament large, calotte vésicale) : douleur hypogastrique → douleur hypogastrique
  - Plexus aortique (ovaire, portion distale des trompes, uretères rétro-ligamentaires) → douleur en fosse iliaque, flancs et fosses lombaire

<table>
<tr><td rowspan="6">Bilan étiologique</td><td>FdR</td><td colspan="2">- D'infection génitale haute : antécédent d'IST, 1er rapports sexuels précoces, grand nombre de partenaires sexuels, manœuvre endo-utérine récente
- De GEU : antécédent de GEU, de salpingite, de chirurgie tubaire, tabagisme, DIU
- De torsion d'annexe (rarement sur annexe saine) : kyste ovarien connu</td></tr>
<tr><td>SF</td><td colspan="2">- Topographie (peu spécifique) : - Douleur unilatérale : en faveur d'une pathologie annexielle
- Douleur pelvienne diffuse : infection génitale haute
- Douleur avec irradiation lombaire : origine urologique, torsion d'annexe
- Douleur avec scapulalgie : épanchement péritonéale (rupture tubaire de GEU)
- Métrorragies : fausse couche, GEU, possible en cas d'infection génitale haute (50% des cas)
- Syndrome fébrile : appendicite aiguë, infection génitale haute, pyélonéphrite
→ L'absence de fièvre est fréquente en cas d'infection génitale haute
- SFU : origine urologique, infection génitale haute (urétrite associée)</td></tr>
<tr><td>SC</td><td colspan="2">- Instabilité hémodynamique → évoque un hémopéritoine sur rupture hémorragique de kyste ovarien ou sur rupture de GEU : prise en charge chirurgicale en urgence ± après échographie si l'état le permet
- Irritation/défense péritonéale : rupture de GEU, torsion d'annexe, infection génitale haute compliquée (abcès tubo-ovarien, pelvipéritonite), appendicite
- Examen au spéculum : - Leucorrhées et/ou cervicite : infection génitale haute
- Métrorragies
- TV : signes d'infection génitale haute, masse latérale (kyste ovarien), utérus bosselé augmenté de taille (fibrome)</td></tr>
<tr><td>Bio</td><td colspan="2">- Test d'hCG urinaire qualitatif : peut être utile en 1er lieu
- Dosage d'hCG quantitatif = indispensable chez toute femme en période d'activité génitale : oriente vers une GEU ou une cause obstétricale en cas de positivité
- BU indispensable
- NFS : - Hyperleucocytose : appendicite, IGH (surtout compliquée), nécrose, rarement torsion d'annexe
- Anémie : hémopéritoine
- ↗ CRP : appendicite, infection génitale haute (élévation importante si compliquée)
- Bactériologie : - Prélèvements vaginaux et endo-cervicaux : recherche de gonocoque, Chlamydia, mycoplasme
- Ablation et examen bactériologique de DIU : recommandée en contexte d'IGH</td></tr>
<tr><td rowspan="2">PC</td><td>Echographie pelvienne associée au doppler si besoin</td><td>= Examen diagnostique de référence : échographie ± Doppler abdominale, des voies urinaires et/ou pelvienne par voie abdominale et endovaginale (sauf chez la patiente vierge)
- IGH : épaississement de la paroi tubaire, épanchement intra-tubaire, modification de flux des artères utérines, recherche d'abcès tubo-ovarien
- Pathologie annexielle : image annexielle pathologique le plus souvent retrouvée
- GEU : vacuité utérine (pour un taux d'hCG > 1500 UI/ml), sac extra-utérin ± embryon, masse latéro-utérine, hémopéritoine, hématosalpinx</td></tr>
<tr><td>Autres</td><td>- TDM abdomino-pelvienne en 2nd intention
- IRM si CI au TDM (femme enceinte ++)
- Coelioscopie : en cas d'instabilité hémodynamique ou à but thérapeutique (appendicite…)
- Biopsie d'endomètre : si doute :
- entre une grossesse arrêtée et une GEU : rechercher des villosités choriales
- IGH : signes histologiques d'endométrite</td></tr>
</table>

Cause	2nd à la grossesse	**- GEU :** métrorragie, douleur pelvienne latéralisée, à l'échographie = utérus vide, masse latéro-utérine, épanchement pelvien, voire sac et embryon ectopique **- Avortement spontané précoce :** métrorragies d'abondance variable, douleur pelvienne à type de **colique expulsive,** décroissance du taux d'hCG en 48 heures, à l'échographie = expulsion du sac embryonnaire, parfois résidus intra-utérins - Rétention post-fausse couche - **Endométriose du post-partum ou du post-abortum** - **Complication du corps jaune gestationnel** (hémorragique ou kyste du corps jaune et ses complications)
	Autres	**- Infection génitale haute :** douleurs pelviennes, fièvre, leucorrhée purulente ± métrorragie, douleur à la mobilisation utérine, empâtement douloureux des culs-de-sac latéro-vaginaux **- Torsion d'annexe** = généralement sur un **kyste de l'ovaire :** syndrome abdominal aigu (douleur brutale, intense, latéralisée, avec défense et vomissements), à l'échographie = volumineux kyste ovarien +/- arrêt des flux - **Torsion subaiguë** : crises douloureuses brèves, spontanément résolutives - Causes plus rares : . **Rupture de kyste ovarien** ou **hémorragie intra-kystique** . **Nécrobiose de fibrome** . **Syndrome inter-menstruel** . **Torsion de fibrome pédiculé** . **Accouchement d'un myome sous muqueux par le col utérin** - Cause extra-gynécologique : **appendicite aiguë, colique néphrétique, pyélonéphrite, IU basse, sacro-iléite bactérienne, ostéite, anévrisme de l'artère iliaque, infection du kyste de l'ouraque**
Causes rares de douleur pelvienne aiguë	**Rupture de kyste ovarien**	- **Douleur pelvienne** : d'apparition brutale, résolution spontanée et complète en quelques jours - **Echographie** : lame liquidienne dans le cul-de-sac de Douglas, ovaires normaux - **Rupture hémorragique de kyste ovarien** (plus rare) : tableau péritonéal d'installation brutale, jusqu'au choc hémorragique par **hémopéritoine massif**
	Hémorragie intra-kystique	- **Douleur pelvienne** latéralisée, d'installation brutale - **Masse latéro-utérine douloureuse** - **Echographie** : kyste ovarien de contenu hétérogène - PEC : antalgie, repos, surveillance clinique et biologique (NFS : risque de rupture hémorragique)
	Syndrome inter-menstruel	- **Douleur pelvienne** de survenue rapide, en milieu de cycle (ovulation : rupture du follicule mûr) - **Métrorragies** généralement peu importantes - **Echographie** : lame liquidienne dans le cul-de-sac de Douglas
	Nécrobiose aseptique de fibrome	= Mauvaise vascularisation du fibrome à l'origine d'une ischémie aiguë, favorisé par la **grossesse** - **Douleur intense** - **Syndrome toxi-infectieux** avec **fièvre (38-39°), pâleur** - Fibrome augmenté de volume, ramolli, très douloureux - **Echo** : image en « cocarde » avec zone centrale de nécrose entourée d'une couronne d'oedème
	Torsion de fibrome sous-pédiculé	= Rare - Diagnostic différentiel d'une torsion d'annexe

DOULEUR PELVIENNE CHRONIQUE

= Douleur pelvienne évoluant depuis **> 6 mois**

+Etiologie	**Endométriose ++++**		= **Tissu endométrial entouré par un stroma, ectopique extra-utérin** : **péritoine**, **ovaires**, **utérus** voire autres organes - Touche surtout les **femmes jeunes** (30-35 ans) ; 10 % des femmes en âge de procréer sont atteintes - Retard diagnostique fréquent (7-10 ans) - 3 types : . **Lésions superficielles péritonéales** : petite taille, de couleur variable (rouge, noir, blanc...) . **Lésions kystiques ovariennes** : invagination avec point de départ à la surface de l'ovaire . **Nodules profonds sous péritonéaux** : lésions fibreuses dont la composante fibro-musculaire est proportionnellement supérieure à la composante endométriale, tendance à infiltrer les organes adjacents - Evolution : constitution **d'adhérences intra-pelviennes et intra-abdominales** et modification de l'architecture du pelvis +/- adénomyose → phénomène douloureux et infertilité ave une **grande variabilité** interindividuelle
		SF	- **Douleur abdominale, lombaire, sacrée** : **continue** ou **intermittente** ± **cyclique** - **Dysménorrhée secondaire tardive** (vers le 3ème jour des règles), sensibles aux AINS, s'améliorant sous POP - **Ménorragies** fréquentes - **Dyspareunie profonde** - **Infertilité** (par **obstruction tubaire bilatérale ; dyspareunies** empêchant les RS ; endométriomes qui détruisent le parenchyme ovarien ; adénomyose empêchant la nidation) **- Signes digestifs non spécifiques :** dyschésies, douleur lors de la défécation, diarrhées cataméniales ou constipation sévère, ballonnements abdominaux. (rechercher dans ce cas des lésions d'endométriose sur le plan digestif) - **Signes urinaires** : cystalgies cataméniales avec ECBU négatif, pollakiurie diurne et nocturne cycliques (rechercher une localisation utérine), voire atrophie rénale sur infiltration des uretères - Autres : **douleurs scapulaires ou basithoracique, sciatalgies, pygalgies, pneumothorax cataménial rarement** **- En cas d'endométriose évoluée :** douleurs inter-menstruelles chroniques
		SC	- **Rétroversion utérine fixée** **- Douleurs à la palpation des culs-de-sac** - Parfois : - **Nodules violacé cervico-vaginal** ou **de la cloison recto-anale** - **Masse annexielle** si endométriome ovarien - **Utérus augmenté de volume** si adénomyose
		PC	- **Echo** : **kyste ovarien** d'allure endométriosique, adénomyose, complications à déceler ... - **IRM pelvienne** : confirmation diagnostique, cartographie de l'atteinte - Kystes contenant du sang : hypersignal T1, hyposignal T2 - Endométriose profonde : formations étoilées hypo T1 et T2 - Adénomyose : élargissement de la zone jonctionnelle ou micro-spots multiples en hypersignal dans le myomètre - Autres examens à prévoir selon les localisations suspectées (écho endorectale, coloTDM, cystoscopie, uroTDM ...) - **CA125 augmenté** en cas d'endométriose ovarienne ou péritonéale diffuse (à son dosage n'est pas recommandé pas doser) - **Coelioscopie diagnostique** : inventaire des lésions (aspect de nodules bleuâtres) des ovaires, ligaments utéro-sacrés, du cul-de-sac de Douglas (permet en cas d'infertilité la classification pronostique selon l'AFSr)
		TTT	= Traitement anti-gonadotrope jusqu'à l'âge de la ménopause : - POP, pilule microprogestative, macroprogestatifs de synthèse **(schéma sans règles++)** - Voire agoniste de la LH-RH - **Coelioscopie opératoire** parfois indiquée en cas de douleurs non contrôlée par le traitement médical ou en cas d'infertilité : exérèse d'endométriome, coagulation des implants endométriosiques, adhésiolyse

Adénomyose		= Foyers d'endomètre à l'intérieur du myomètre : touche surtout les **femmes en péri-ménopauses** - FdR : antécédent de traumatisme endo-utérin, multiparité
	SF	- **Douleur pelvienne** - **Ménorragie** - **Dysménorrhée 2ndr tardive**
	SC	- **Utérus dur, augmenté de volume**
	PC	- **Hystérographie** : **image diverticulaire** pathognomonique - **Hystéroscopie** : orifices de pénétration glandulaire, nodules bleutés sous-muqueux
	TTT	- TTT médical (blocage du cycle menstruel) : **progestatif de synthèse, agoniste de la LH-RH** - TTT chirurgical : **hystérectomie totale** (souvent proposée en raison de l'âge)
Séquelles d'infections génitales hautes		- **Salpingite subaiguë** ou **chronique** (à *Chlamydia* principalement) : annexes inflammées, adhérences, brides, liquide intra-péritonéal - **Dystrophie ovarienne poly-kystique** souvent associée - Diagnostic : **coelioscopie** - TTT : **antibiotique, AINS**
Syndrome de Masters et Allen		= Déficit sévère des moyens de fixité de l'utérus avec déchirure du ligament large, imputé aux **traumatismes obstétricaux** (accouchement difficile : forceps, grosse suture...) - **Douleur pelvienne chronique permanente,** ↗ par la fatigue et la station debout - **Dyspareunie profonde** - Examen : **mobilité anormale du col** par rapport au corps utérin, **rétroversion douloureuse** - TTT = **réparation chirurgicale** : difficile, à discuter
Rétroversion utérin		= Malposition utérine souvent banale, réductible (si fixée et irréductible : endométriose) - Pesanteur à l'effort, douleur à irradiation anale, dyspareunie
Congestion pelvienne		= Absence physiologique de valvules sur les veines du petit bassin : **troubles de la circulation** avec **varicocèle lombo-ovarien, douleurs**
Causes extra-génitales		- **Douleurs ostéo-musculaires** - Causes **digestives** ou **urinaires**
Cause psychogène		= **Diagnostic d'élimination** : somatisation au niveau de la sphère génito-pubienne de conflits psycho-affectifs sous-jacents - Discordance entre symptômes et examen clinique normal

ITEM 40 : AMENORRHEE

RAPPELS

- **Menstruations :** chute de progestérone -> desquamation de l'endomètre décidualisé
- **Aménorrhée** :
  . **Physiologique** : grossesse, lactation, ménopause
  . **Pathologique** :
    - *Primaire* : absence de règles **après 15 ans** avec un développement normal des caractères sexuels secondaire
    - *Secondaire* : arrêt de cycles **> 3 mois** chez une femme antérieurement réglé (aménorrhée primo-secondaire si un seul épisode menstruel suivi d'aménorrhée)
- **Oligospanioménorrhée** : cycles > 45 jours (en général, cycle de faible abondance)
- Cycles **courts** : < 25 jours
- Cycles **longs** : entre 35 et 45 jours
- **Spottings** : perte fréquentes de faibles quantités d'origine génitale (quasi quotidienne)

	SF		- Antécédents familiaux de ménopause précoce - Age des 1ère règles, caractéristiques des cycles antérieurs, mode d'installation de l'aménorrhée, atcds gynéco - Prise médicamenteuse (neuroleptiques ++, chimiothérapie, radiothérapie), contraception - Douleurs cycliques ?
	SF		- **Prise/perte de poids, douleur pelvienne** - **Bouffées de chaleur** : carence œstrogénique - **Galactorrhée** : hyperprolactinémie - **Hyperandrogénie** : . **Hirsutisme :** mesuré par le score de Ferriman et Galwey (score > 6) . **Virilisation** (golfes frontaux, voix rauque, hypertrophie clitoridienne) . **Acné androgénique :** si sévère et ≥ 2 zones **- Signes d'imprégnation œstrogénique** : trophicité de la muqueuse vaginale, présence de glaire cervicale - **Signes de carence œstrogénique** : bouffées vasomotrices, troubles du sommeil et psychiques, sècheresse vaginale et cutanée, atrophie vulvo-vaginale, dyspareunie, perte de libido, arthralgies - Classification de **Tanner** (si puberté incomplète) ou **Prader** (si virilisation des OGE) - Age osseux (si retard pubertaire)
			- **HCG plasmatique (PCZ)** : systématique avant bilan : la grossesse est la 1ère cause d'aménorrhée secondaire
		Test aux progestatifs	= **Prise de progestatif** (Duphaston®, Utrogestan®) pendant 7-**10 jours** puis **arrêt** - Survenue d'une **hémorragie de privation** dans les 5 jours : endomètre normal et réceptif, taux d'œstradiol endogène suffisant, fonctionnement hypophysaire gonadotrope subnormal (à part le pic de LH) → **dosage FSH, LH, œstradiol** à **J3** (fonction ovarienne) - **Absence d'hémorragie** : **carence œstrogénique**, **anomalie anatomiques**
		Bilan hormonal	- Bilan hormonal de 1ère intention : **FSH**, **LH**, **œstradiolémie**, **prolactinémie** - En cas de signe d'hyperandrogénie ou si rapport FSH/LH < 2 à J3 de l'hémorragie de privation : **testostéronémie totale, SDHEA, 17-hydroxyprogestérone**
		Imagerie	- **Echographie pelvienne** si suspicion de cause basse ± complétée par une **IRM pelvienne** - **IRM hypothalamo-hypophysaire** en 2nd intention si FSH normale ou ↘ ou hyperprolactinémie
Etiologie périphérique	*Origine utérine*		- Antécédents gynécologiques (curetage…), douleurs pelviennes cycliques - Test aux progestatifs négatifs (sans hémorragie de privation) - **Courbe thermique biphasique** normale - **Dosages hormonaux normaux :** bilan hormonal normal (LH peut être normale ou élevée) → Diagnostic par **échographie pelvienne**
		Synéchie utérine	= Accolement des parois utérines suite à un **geste traumatique endo-utérin (aspiration, curetage, révision utérine, accouchement hémorragique, conisation, électrocoagulation cervicale, curiethérapie cervicale…**), ou plus rarement une **tuberculose génitale** → Diagnostic à confirmer par **hystérosalpingographie** ou **hystéroscopie** ou **hystérosonographie**

		Agénésie utérine		- Agénésie mullérienne : parmi le syndrome de Mayer-Rokitansky- Küster-Hauser : aplasie congénitale de l'utérus et des 2/3 du vagin des femmes, avec caryotype et caractères sexuels secondaires normaux - Anomalie sévère de la **biosynthèse et de la réceptivité** aux androgènes : caryotype 46 XY : phénotype féminin et testicules intra-abdominaux ou inguinaux (exceptionnel)
		Sténose du col utérin		= 2[ndr] à un **geste traumatique local : conisation, amputation du col**... - **Douleurs menstruelles** par rétention ± douleurs au test à la progestérone - Examen au spéculum : **orifice cervical absent** ou **punctiforme** - **Non cathétérisable par l'hystéromètre**
		Autres anomalies anatomiques		- Imperforation hyménéale - Cloison vaginale transverse - Atrésie vaginale transverse isolée → Bombement vaginal et collection hématique : menstruations non extériorisées.
		Iatrogène		= Contraception uniquement progestative : **pilule progestative, DIU, implant**
	Origine ovarienne	**Insuffisance ovarienne précoce**		- **1% des femmes de < 40 ans et 0,1% des femmes de <30ans** = **Survenue d'une aménorrhée pendant plus de 4 mois avant 40 ans** par épuisement de la réserve folliculaire ovarienne ET **FSH > 25UI/L sur 2 dosages** distincts réalisés à quelques semaines d'intervalle ± des signes d'hypo-œstrogénie - **Antécédents familiaux de ménopause précoce** - **Signes de carence œstrogénique** ± **bouffées de chaleur** dans 50% des cas - Epuisement progressif des menstruations (brutal dans ¼ des cas) - Test aux progestatifs négatif - Echographie pelvienne : **atrophie de l'endomètre** - **Hypogonadisme hypergonadotrope** (confirmé à 1 mois) : **FSH ↗↗** > 40 avec **↘ œstradiol**
			Cause	- **Idiopathique** ++ : 80% des cas - **Iatrogène : ovariectomie, chimiothérapie, radiothérapie** - **Auto-immune : ovarite auto-immune lympho-plasmocytaire** (souvent associée à d'autres MAI : thyroïdite auto-immune, diabète de type 1...) - **Génétique : syndrome de Turner, syndrome de l'X fragile, prémutation FMR1**
Etiologie périphérique	*Origine ovarienne*	**Syndrome des ovaires poly-kystiques (SOPK)**		-Cause la plus fréquente ++ : 5 à 10% des femmes - Excès de petits follicules par défaut d'apoptose et ralentissement de la cinétique folliculaire, et incapacité de sélectionner un follicule dominant. - Morphotype typique : **obésité gynoïde** avec **signes d'hyperandrogénie** - **Syndrome métabolique** : **intolérance au glucose, dyslipidémie, HTA** - Test aux progestatifs positif - Bilan hormonal (peu utile) : - **FSH/LH normaux ou peu élevés,** avec ↗ du rapport LH/FSH - **Œstradiolémie** normale - ↗ légère des **androgènes** (testostérone et Δ4-androsténédione) - **Réponse explosive au test à la LH-RH** - **Dosage de la 17 hydroxyprogestérone :** éliminer un bloc en 21-hydroxylase - Si **échographie peu contributive** : dosage de l'AMH (très bien corrélée au nombre de petit follicules antraux)
			Critères de Rotterdam	= Diagnostic si ≥ 2 critères/3 - **Anovulation** ou **oligo-anovulation** à l'origine d'une **spanioménorrhée** voire d'une **aménorrhée** - **Hyperandrogénie** clinique et/ou biologique (↗ testostérone, ↗ SDHEA) - **Echo** : ≥ 12 petits follicules de 2-9 mm/ovaire, en couronne périphérique et/ou augmentation du volume ovarien > 10mL
Etiologie centrale				- Dosage hormonal : - **FSH** et **LH normales** ou **basses** = **hypogonadisme hypogonadotrope** - **Œstradiolémie** généralement effondrée, androgènes normaux - **Prolactinémie** normale ou augmentée selon la cause → En cas de prolactine normal : **test à la LH-RH** = évalue la profondeur de l'hypogonadisme hypogonadotrope - Signes d'orientation : - **Galactorrhée** : hyperprolactinémie - **Syndrome tumoral** = **céphalées rétro-orbitaires, troubles visuels** : processus tumoral → Diagnostic par **IRM hypothalamo-hypophysaire** et **bilan endocrinien des axes hypophysaires**

Origine hypophysaire	**Hyper-prolactinémie**	= **Aménorrhée, galactorrhée**, avec hyperprolactinémie → **IRM hypothalamo-hypophysaire** - **Adénome à prolactine** : hyperprolactinémie importante (> 100) → traitement médical si micro-adénome < 10 mm ou chirurgical si macro-adénome > 10 mm - Hyperprolactinémie de déconnexion : **craniopharyngiome, adénome hypophysaire** - **Iatrogène** : **neuroleptique, opiacé, antidépresseur, œstroprogestatif, phénothiazine** (Largactil®) à fortes doses**, sulpiride, α-méthyldopa, cimétidine…** - **Hypothyroïdie** - **Neuro-sarcoïdose** - **Idiopathique** : surveillance IRM (micro-adénome à expression radiologique tardive)
	Tumeur hypophysaire	= Aménorrhée par **inhibition de la fonction gonadotrope**, **compression de la tige pituitaire** ou **destruction des cellules hypophysaires**
	Syndrome de Sheehan	**= Nécrose ischémique de l'anté-hypophyse** secondaire à un **choc hémorragique** (hémorragie de la délivrance ++) : **insuffisance antéhypophysaire globale** - Absence de montée laiteuse et de retour de couche, puis AEG avec asthénie, frilosité, crampes musculaires et anomalies de la pilosité
	Hypophysite auto-immune	= **Troubles du cycle menstruel**, **céphalées frontales** ± **hyperprolactinémie** - **IRM** : ↗ globale du volume de l'hypophyse, hyperdense, hétérogène (pseudo-tumorale) ou selle turcique vide - Biologie : **Ac anti-hypophyse**
Origine hypo-thalamique	Cause fonctionnelle	= Mise au repos de la sécrétion hypophysaire, réversible : cause la plus fréquente **- Aménorrhée des sportifs de haut niveau** (↘ 15-20% de la masse graisseuse) **- Anorexie mentale** - Diagnostic d'élimination : - **Aménorrhée post-pilule** - **Aménorrhée psychogène** (choc psycho-affectif)
	Cause organique	- **Tumeur** : craniopharyngiome, astrocytome hypothalamique, gliome du chiasma optique **- Processus infiltratif : sarcoïdose, histiocytose**
Autres		- Cause endocrinienne : **hypothyroïdie sévère, hypercorticisme, insuffisance surrénale** - **Pathologie sévère associée à une dénutrition** : **cirrhose, cancer, tuberculose**… - **Séquelles neurologiques** : radiothérapie, méningo-encéphalite, traumatisme crânien…

AMENORRHEE PRIMAIRE

Aménorrhée primaire = absence de ménarche (apparition des 1ère règles) chez une jeune fille **> 15 ans avec développement normal des caractères sexuels secondaire**

Démarche diagnostique	SF		**- Développement pubertaire : caractères sexuels 2ndr** (développement mammaire et pilositaire), **croissance** - **Céphalées** et **troubles visuels** : pathologie hypophysaire - **Galactorrhée** : hyperprolactinémie - **Douleurs pelviennes cycliques** : **hématocolpos**, **hématométrie** - **Signes d'hyperandrogénie** : hirsutisme, acné… - **Anosmie** : syndrome de Kallman-De Morsier
	SC		- **Inspection des OGE** : ambiguïté sexuelle, virilisation, hymen - **Examen au spéculum** (de vierge si besoin) : existence du vagin et du col de l'utérus - **TV** (contre-indiqué si vierge) ± **TR** : présence de l'utérus, recherche d'hématocolpos ou de masse pelvienne - **Examen bilatéral et comparatif des seins** avec recherche de **galactorrhée**
	PC	Systématique	- **hCG plasmatique** au moindre doute de possibilité de grossesse - **Age osseux** en l'absence de caractère sexuel 2ndr : **Rx de la main et du poignet gauche** - **Courbe de température** en présence de caractères sexuels 2ndr : évaluation de l'ovulation - **Echographie pelvienne** : visualisation et mesure de l'utérus et des ovaires - Dosages hormonaux : **FSH**, **LH**, **œstradiolémie**, **prolactinémie**
		Autres selon l'orientation diagnostique	- **Test olfactif** de perception des odeurs - Dosages hormonaux : **testostérone, 17-hydroxyprogestérone, SDHEA ± Δ4-androsténedione** - **IRM hypophysaire** si suspicion d'hypogonadisme hypogonadotrope - **Caryotype sanguin** si suspicion d'hypogonadisme hypergonadotrope

Etiologie	*Absence de caractères sexuels secondaires*	➝ Le taux d'œstradiol est toujours indétectable en l'absence de caractère sexuel 2^{ndr} : **dosage FSH et LH** - **Age osseux : absence de sésamoïde du pouce** (âge osseux < 13 ans) = **retard pubertaire simple** - **Hypogonadisme hypergonadotrope** (= périphérique : LH-FSH ↗) ou **hypogonadotrope** (= central : LH-FSH ↘)			
		Hypogonadisme hyper-gonadotrope	= Impubérisme ou développement pubertaire incomplet ➝ **caryotype** - **Dysgénésie gonadique** : - **Syndrome de Turner** (45, X) - **Remaniement X** : isochromosomie, en anneau, délétion - **46, XY avec délétion SRY** - **Altération ovarienne acquise**: **chimiothérapie** (agent alkylant), **radiothérapie pelvienne**		
		Hypogonadisme hypogonadotrope	Cause congénitale génétique (rare)	**Syndrome de Kallman-De Morsier**	= Anomalie de migration des neurones de GnRG de la placode olfactive vers le noyau arqué : **impubérisme, aménorrhée, anosmie** - Signes associés : **agénésie rénale, fente palatine, agénésie dentaire, mouvements en miroir (syncinésie d'imitation)**... - **IRM cérébrale** : absence ou hypoplasie des bulbes olfactifs
				Syndrome de résistance aux androgènes	= « Testicule féminisant » : **anomalie des récepteurs aux androgènes** - Transmission récessive liée à l'X - **Caryotype masculin** avec **phénotype féminin ± masculinisé** - **Testicules différenciés** (inguinaux ou abdominaux)
				- **Syndrome de Prader-Willy**	
			Cause acquise	- **Tumeur de la région hypothalamo-hypophysaire** : **craniopharyngiome, adénome hypophysaire, lésion infiltrative/inflammatoire** (sarcoïdose, tuberculose) - Cause infectieuse : **séquelle de méningo-encéphalite** ou de **toxoplasmose congénitale** - **Hyperprolactinémie : adénome, iatrogène, hypothyroïdie sévère** - **Radiothérapie encéphalique**	
			Cause fonctionnelle hypo-thalamique	- Trouble alimentaire : **anorexie** - **Entraînement physique intensif** - Hypercorticisme : **maladie de Cushing, iatrogène** - Syndrome de malabsorption : **maladie cœliaque, maladie de Crohn** - Maladie chronique : **insuffisance rénale, cardiaque, respiratoire**	
			Retard pubertaire simple	= Cause la plus fréquente : diagnostic d'élimination - **Atcds familiaux, âge osseux < chronologique**, ralentissement statural modéré progressif - Bio : **FSH-LH ↘**, prolactinémie normale, échographie pelvienne normale ➝ **IRM hypothalamo-hypophysaire** si doute ➝ **Test au LH-RH** : venue prochaine de règles si **réponse LH > FSH**	
Etiologie	Caractères sexuels 2^{ndr} normaux	**Anomalie utéro-vaginale**	Avec douleur cyclique	- **Imperforation de l'hymen** : bombement de l'hymen avec masse pelvienne au TR (hématométrie et hématocolpos) ➝ **écho pelvienne** - **Cloison vaginale transversale** : visible au spéculum - **Aplasie vaginale**	
			Sans douleur cyclique	- **Syndrome de Mayer-Rokitanski-Küster-Hauser** : **aplasie vaginale et utérine** avec ovaires normaux ± associé à une **malformation rénale** (aplasie/ectopie rénale unilatérale), **osseuse** (rachidienne surtout) ou plus rarement **faciale** ou **cardiaque** - **Tuberculose génitale pré-pubertaire** (rarissime) : synéchie utérine totale en « feuille de trèfle » ou « doigt de gant », calcifications ganglionnaires associées, habituellement **irréversible**	
	Signes d'hyper-androgénie	**Hyperplasie congénitale des surrénales**	= **Bloc enzymatique incomplet en 21-hydroxylase** de révélation tardive - Petite taille, hyperandrogénie légère - Dosage : ↗ **17-0H-progestérone** - TTT : **corticothérapie ± chirurgie réparatrice vulvo-périnéale**		
		Tumeur virilisante ovarienne ou surrénalienne	- **Signes de virilisation** importants, d'apparition récente - Dosage : - **Atteinte ovarienne** : ↗↗ **testostéronémie totale** (> 2000) - **Atteinte surrénalienne** : ↗↗ **SDHEA** - Diagnostic : imagerie, cathétérisme simultané des 2 veines ovariennes ou surrénaliennes		
		- **SOPK**			

SYNDROME PRE-MENSTRUEL

= Manifestations bénignes **cycliques** apparaissant dans les jours précédant les règles, jusqu'au début des règles
- Très fréquent : **30 à 40%** des femmes (notamment au cours des 1er cycles à l'adolescence, ou en péri-ménopause)
- Syndrome pouvant se manifester plus longtemps durant le cycle (en période de péri-ménopause)
- Physiopathologie (discutée) : l'hyperœstrogénie relative ou absolue va induire :
  . Une hyperperméabilité capillaire -> œdème tissulaire interstitiel au niveau de nombreux organes (seins = mastodynie ; cerveau= céphalées, manifestations neuropsychologiques ; viscères = congestion pelvienne, troubles du transit...)
  . Une perturbation de la transmission sérotoninergique

Diagnostic

- **Tension mammaire** simple, jusqu'à la **mastodynie**
- **Tension abdomino-pelvienne** à type de **ballonnement**, avec **constipation** et **prise de poids transitoire** possible
- **Signes neuropsychiques** : **troubles de l'humeur** (irritabilité, fatigabilité, céphalées, sd anxiodépressif modéré) **diminution des performances intellectuelles**, voire **troubles du comportement**

→ Diagnostic uniquement clinique

N.B : Il existe une forme psychiatrique de syndrome prémenstruel appelé **trouble ou syndrome dysphorique** prémenstruel (DSM5) : signes (voire syndromes) psychiatriques cycliques invalidants retentissants sur la qualité de vie+/- associés à des signes mammaires/ abdominaux.

TTT

- **RHD** : restriction hydrosodée modérée, limiter les sucres rapides et excitants (café, alcool, tabac)
- TTT local des mastodynie : **gel de progestérone**
- TTT hormonal :
  . **Macroprogestatifs** : (acétate de chlormadinone, acétate de nomégestrol, promégestone) : à prendre 21J/28 voire en continu : freine la sécrétion des stéroïdes ovariens (en plus de leur action contraceptive hors AMM)
  . **Progestatif de synthèse** (**démégestone, rétro-progestérone**) en 2nd partie de cycle (J15-J25)
  . **Contraception œstroprogestative** en monophasique continue (pas plus de 30µg d'éthynil-estradiol, privilégier les œstrogènes naturels)
  . POP contenant de la **drospirénone** (action anti-aldostérone modérée)
- En 2nd intention :
  . **Spironolactone** : si signes œdémateux prédominants
  . **ISRS** : si signes neuropsychologiques (++ si trouble dysphorique prémenstruel)

ITEM 41 : HEMORRAGIE GENITALE

- **Hémorragie génitale basse** = **saignement vulvaire, vaginale** et/ou **cervical** (exocol)
- **Hémorragie génitale haute**:
  - **Métrorragies** = saignements **d'origine utérine endométriale** survenant en dehors des règles
  - **Ménorragie** = saignements **d'origine utérine** lors des règles : **règles > 80 mL** et/ou **> 6 jours**
  - **Méno-métrorragie** = association de saignements en dehors des règles et de règles abondantes

→ Toute anomalie des règles doit faire rechercher une **grossesse**
→ Une hémorragie génitale chez une femme en période d'activité génitale doit faire éliminer en priorité une **GEU**
→ Une hémorragie génitale chez une femme ménopausée doit faire éliminer en priorité un **cancer de l'endomètre**

Diagnostic	SF		- **Période de la vie génitale** : puberté, activité génitale ou ménopause - **Cycle menstruel :** 1ère règles, régularité/durée des cycles, abondance, date des dernières règles - **Caractéristiques de l'hémorragie génitale** : spontané ou provoquée, abondance, aspect, signes associés → Evaluation de l'abondance par **score de Higham** : nombre de serviettes/tampons utilisés et présence de caillots
Diagnostic	SC		- Recherche de signes de mauvaise tolérance : **pâleur** (anémie), **pouls, TA** - **Examen au spéculum** : précise l'origine exacte des saignements (utérine, vaginale ou vulvaire)
Diagnostic	PC		- Bio : **groupage, RAI, NFS, plaquettes, bilan de coagulation + dosage quantitatif des hCG** (si période d'activité) - **Frottis cervico-utérin** systématique : éliminer une pathologie cervical
Diagnostic	PC	**Echographie pelvienne**	= Examen de référence : en 1ère intention devant toute hémorragie génitale - **Atrophie endométriale** : endomètre fin **< 5 mm** d'épaisseur, hyperéchogène - **Hyperplasie endométriale** : épaississement diffus **> 15 mm**, généralement hyperéchogène, d'aspect volontiers globuleux → Variable selon le cycle : - ↘ en ménopause : épaississement suspect si **> 8 mm** - ↗ en 2nd partie de cycle - **Polype endométrial** : lésions arrondies ou ovoïdes, hyperéchogènes, déforment peu la cavité, n'absorbant pas les ultrasons - **Cancer de l'endomètre** : épaississement de la muqueuse utérine > 8 mm chez une femme ménopausée, hypervascularisée → différenciation difficile avec une hyperplasie - **Fibrome** : masse arrondie, intra-cavitaire, absorbant les ultrasons - **Adénomyose** : lésions anéchogènes arrondies de quelques mm de diamètre, bordées par un fin liseré hyperéchogène, situées en plein myomètre, écho-structure irrégulière du myomètre
Diagnostic	PC	**Hystéro-scopie**	- **Diagnostic** : meilleure visualisation de la cavité utérine - **Biopsie endométriale** (à la **pipelle de Cornier** ou pendant **l'hystéroscopie**) : systématique chez la femme > 45 ans ou en cas de FdR de cancer endométrial
Diagnostic	PC	**Hystéro-sonographie**	= Injection de liquide dans la cavité utérine : meilleure visualisation de la cavité utérine → Alternative à l'hystéroscopie diagnostique
Diagnostic	PC	**IRM pelvienne**	= Evaluation plus précises des pathologies du myomètre : non systématique - **Fibrome** : **hyposignal T2** et **isosignal T1**, cartographie - **Adénomyose** : zone de jonction élargie, **kystes adénomyosiques** (**hypersignal T2**)
Période pubertaire	**Hémorragie fonctionnelle**		= 1ère cause d'hémorragie génitale de la jeune fille : par **immaturité hypophysaire** - **Métrorragie** : anovulation → absence de progestérone → endomètre maintenu → métrorragies selon le taux d'oestrogènes (hémorragie quand le taux ↘ et arrêt quand le taux ↗) - **Ménorragie** : par déséquilibre des sécrétions œstrogène/progestérone sur l'endomètre
Période pubertaire	*Organique*	**Grossesse ou GEU**	→ Une hémorragie génitale de la jeune fille doit toujours faire éliminer une grossesse et une GEU - **Dosage quantitatif de l'hCG + échographie pelvienne**
Période pubertaire	*Organique*	Infection	- **Vulvo-vaginite** (parfois liée à la présence d'un corps étranger intra-vaginal) - **Cervicite** - **Infection utéro-annexielle** (salpingite) : généralement IST, saignements au 2nd plan
Période pubertaire	*Organique*	Cause générale	- **Trouble de l'hémostase** : thrombopathie, Willebrand, hémopathie maligne... - **Hypothyroïdie**
Période pubertaire	*Organique*	Autres (rare)	- **Corps étranger vaginal** ou **lésion traumatique vulvo-vaginale** (plaie de l'hymen) - **Lésion cervicale** : **plaie, polype** - **Cause tumorale** : exceptionnelle

Période d'activité génitale	Cause gravidique		- 1er trimestre : **GEU, avortement spontané précoce, décollement trophoblastique, saignement idiopathique, môle hydatiforme** - 3ème trimestre : **hématome rétro-placentaire, placenta praevia**
	Organique	Vulvo-vaginale	- **Lésion traumatique vulvo-vaginale** ou **corps étranger vaginal** - **Endométriose vaginale** (rare) : nodules endométriosiques sur la muqueuse vaginale
		Cervicale	- **Cancer du col de l'utérus** : classiquement métrorragies provoquées - **Polype accouché par le col** : hystéroscopie pour ne pas méconnaître un cancer de l'endomètre et réséquer le pied du polype - **Endométriose cervicale** (rare) : visible au spéculum - **Lésion traumatique du col**
		Endo-utérine	- **Cancer de l'endomètre** : possible avant la ménopause → hystéroscopie avec curetage-biopsie - **Fibrome sous-muqueux ou interstitiel** : ménorragie d'origine fonctionnelle (desquamation d'un endomètre hyperplasique) et métrorragie d'origine mécanique - **Hyperplasie de l'endomètre (**par hyperoestrogénie relative : péri-ménopause ++) : saignements parfois abondants, de sang rouge - **Polype endométrial** : saignements « capricieux » - **Adénomyose** (surtout chez la multipare en péri-ménopause) : ménorragie/dysménorrhée tardive, saignements « capricieux », algies pelviennes
		Ovarienne	- **Tumeur ovarienne sécrétante** (stromale ou germinale oestrogéno-sécrétante) : métrorragies par hyperplasie endométriale hormono-induite
		Infection	- **Vulvo-vaginite** - **Cervicite** : col inflammatoire, saignant au contact, avec une leucorrhée, souvent sur ectropion - **Infection utéro-annexielle = endométrite, salpingite** : métrorragie généralement de faible abondance, au 2nd plan, associée à une leucorrhée purulente
		Iatrogène	- Contraception par **DIU, pilule oestroprogestative** ou par **progestatif** - **Traitement anticoagulant** révélant une lésion organique sous-jacent
		Générale	- **Anomalie de l'hémostase** : thrombopénie, Willebrand, IHC, hémopathie maligne
	Fonctionnelle		- **Hypertrophie endométriale** → diagnostic d'élimination (éliminer un cancer de l'endomètre)
Femme ménopausée	*Organique*	Vulvo-vaginale	- **Vaginite sénile** : atrophie de la muqueuse génitale liée à la carence oestrogénique → TTT par oestrogènes locaux - **Cancer de la vulve ou du vagin** : à évoquer devant une lésion suspecte → biopsies dirigées - **Lésion traumatique vulvo-vaginal** ou **corps étranger vaginal**
		Cervicale	- **Cancer du col de l'utérus** - **Polype accouché par le col** - **Lésion traumatique du col** : souvent **ulcération cervicale** sur un **prolapsus génital**
		Endo-utérine	- **Cancer de l'endomètre** : à évoquer de principe devant toute métrorragie après la ménopause - **Polype endométrial** - **Sarcome utérin** (exceptionnel, de mauvais pronostic) : ↗ rapide de la taille de l'utérus → Les fibromes involuent et deviennent asymptomatique chez la femme ménopausée : ne sont jamais la cause d'hémorragie génitale en période de ménopause
		Tubaire	- **Cancer de la trompe** = rarissime, touche préférentiellement les femmes ménopausées : **métrorragie** associée à une **hydrorrhée**
		Ovarienne	- **Tumeur ovarienne sécrétante** : toute tumeur ovarienne de la femme ménopausée est suspecte et nécessite une exploration chirurgicale rapide
		Infection	- **Cervicite ou vulvo-vaginite** : favorisée par l'atrophie muqueuse - **Infection utéro-annexielle** : exceptionnelle
		Iatrogène	- **TTT hormonal substitutif mal équilibré** ou **prise d'oestrogènes seuls** - **TTT anticoagulant**
	Hémorragie fonctionnelle		- **Atrophie de l'endomètre** par carence oestrogénique (cause la plus fréquente) - **Hyperplasie de l'endomètre** par sécrétion persistante d'œstrogène avec carence en progestérone : surtout chez la femme en péri-ménopause ou en cas de THS → Parfois cellules atypiques à l'examen histologique : peut justifier une hystéréctomie préventive

TTT des hémorragies fonctionnelles	En période péri-pubertaire	TTT symptomatique	= Pendant les règles : - **Anti-fibrinolytique** : **acide tranexamique** (Exacyl®, Spotof®) pendant **5 jours** - **AINS** en cas de douleur : **acide méfénamique** (Ponstyl®), **ibuprofène, naproxène**
		TTT étiologique	= Rétablissement de l'équilibre oestroprogestatif : prescription d'un progestatif à prendre sur une partie du cycle, poursuivi pendant ≥ 3 cycles - **Progestatif lutéo-mimétique** (prégnane Colprone®, Luteran®) ou **progestérone** : 10 jours/mois en 2nd partie de cycle (**J15-J25**) - **Progestatif fort = norprégnane** (Surgestone® ou Lutényl®) : 20 jours/mois en cas d'hémorragie sévère - Alternative : **contraceptif oral minidosé**
	En période d'activité génitale	En cas de désir de grossesse	- **Traitement médical** en 1ère intention (du plus efficace au moins efficace) : **DIU au lévonorgestrel** (Mirena®), **acide tranexamique** (Exacyl® ou Spotof®**), pilule oestroprogestative** ou **progestative, AINS** - Si désir de grossesse immédiat ou CI au traitement hormonal : **acide tranexamique** - **Traitement chirurgical** en 2nd intention : **curetage** (efficacité aléatoire et temporaire)
		En l'absence de désir de grossesse	- **Traitement médical** en 1ère intention - **Traitement chirurgical conservateur** si échec du traitement médical : **technique de destruction de l'endomètre** de 2nd génération (**ballonnet thermique, micro-ondes, radiofréquence**) ou de 1ère génération (**endométrectomie, *roller ball***) - **Hystérectomie** en dernière intention
	Après la ménopause		- Sous THS : **arrêt** ou **modification** et réévaluation de la symptomatologie - Atrophie endométriale : **oestrogénothérapie** (THS) - Hyperplasie simple : **endomètrectomie** ou **thermachoice** - Hyperplasie complexe ou atypique : **hystérectomie**
TTT spécifique	Hyperplasie atypique de l'endomètre		- Désir de grossesse : - **Curetage biopsique** - **TTT médical** (**progestatif** ou **analogue de GnRH**) pendant 6 mois - **Contrôle histologique** à 6 mois - En l'absence de désir de grossesse : **hystérectomie** (risque d'évolution vers un cancer de l'endomètre)
	Polype		- **Résection hystéroscopique** - Alternative chez la femme non ménopausée : pose de **DIU au lévonorgestrel**
	Myome		- **Traitement médical** - Discuter une **myomectomie**, une **hystérectomie** ou une **embolisation chirurgicale**
	Adénomyose		- **Analogue de GnRH ± add-back thérapie** (adjonction d'oestrogènes à faible dose : traitement de la ménopause induite) - Alternative : **DIU au lévonorgestrel** - **Traitement chirurgical conservateur** en 2nd intention : **endométrectomie, destruction de l'endomètre** - **Hystérectomie** en dernière intention

ITEM 42 : TUMEFACTION PELVIENNE

→ Chez la femme ménopausée : éliminer en priorité un **cancer de l'ovaire**
→ Chez la femme en période d'activité génitale : éliminer en priorité une GEU
→ 2 principales causes (en dehors de la grossesse) : fibrome utérin et kyste de l'ovaire

Diagnostic	SF				- **Fièvre, amaigrissement, AEG** - **SF urinaires** : pollakiurie, urgenturie, dysurie, hématurie - **SF gynécologique** : douleur pelvienne, dyspareunie, aménorrhée, métrorragie, leucorrhée, signes de grossesse - **SF digestifs** : trouble du transit (constipation, dyschésie), rectorragie... - **SF vasculaires** : claudication intermittente, œdème - **Caractéristique de la tuméfaction** : ancienneté, mode de survenue ou de découverte, sensibilité...
	SC				- **Palpation abdominale** : localisation, taille, consistance, sensibilité de la tumeur - **Examen des orifices herniaires** - **Inspection vulvaire** et **examen au spéculum** (avec et sans poussée abdominale) - **TR** : muqueuse rectale, caractéristiques de la tumeur
		TV			= Examen essentiel : caractéristiques et origine de la tumeur (utérine ou annexielle)
			Augmentation globale du volume utérin		- **Fibrome interstitiel** ou **sous-séreux** (unique ou multiples) : dimensions en cm, régularité des contours ou existence de voussures déformant les contours - **Utérus gravide** : ↗ de volume, mou, contexte de retard de règles
			Masse latéro-utérine	Dépendante de l'utérus	= **Solidaire des mouvements de l'utérus** (sauf en cas de fibrome sous-séreux pédiculé), sans signe du sillon - Contours réguliers **: fibrome sous-séreux sessile** - Contours irréguliers : **pathologie adhérente à l'utérus, cancer de l'ovaire, endométriose, bloc adhérentiel infectieux**
				Annexielle	= **Signe du sillon** (espace entre la masse et la paroi utérine), non solidaire des mouvements de l'utérus - Masse régulière mobile : **kyste ovarien, fibrome pédiculé** - Masse irrégulière fixée : **cancer de l'ovaire, endométriose, infection**
			Masse du cul de sac de Douglas		- Fixée, contours mal limités : **cancer de l'ovaire, endométriose, cancer digestif** - Régulière ± mobile : **lésion bénigne prolabée**
	PC	Bilan minimal			**- Dosage quantitatif du taux d'hCG** chez la femme en âge de procréer
			Echographie pelvienne	Tumeur utérine	- Solide : **fibrome** ++, **polype, masse cancéreuse** - Hétérogène, mixte ou multiloculaire solide : **dégénérescence de myome** (nécrobiose ou après traitement), **sarcome, adénomyome**
				Tumeur annexielle	- Solide (suspect ++) **: cancer ovarien, tumeur séreuse, fibrome ovarien, fibrothécome** - Hétérogène, mixte ou multiloculaire solide : **tumeur maligne, ou kyste dermoïde, bloc adhérent de dystrophie ovarienne** - Liquide (uni- ou multiloculaire) : **kyste sous-tubaire ou vestigial, hydrosalpinx, kyste fonctionnel, tumeur bénigne de l'ovaire, cystadénome séreux ou mucineux, endométriome**
		Selon le contexte			- **CA 125** en cas de masse ovarienne : lésion évocatrice et ↗ CA 125 > 65 → 80% de tumeur maligne - Selon l'examen clinique ou en 2nd intention : **IRM** ou **TDM abdomino-pelvien**...

Etiologie	Utérine	- **Fibrome utérin** = cause la plus fréquente de tuméfaction pelvienne (20-30% des femmes > 35 ans) : unique ou multiple, de type **sous-séreux** ++ (type 5,6 et 7), interstitiel, ou plus rarement sous-muqueux (type 2-5) - **Sarcome utérin (1/2000 myomes) :** tumeur maligne de mauvais pronostic, diagnostic souvent fortuit (sur examen histologique de myomectomie ou hystérectomie) → Doit être évoqué de principe devant tout fibrome utérin augmentant rapidement de volume, surtout après la ménopause - **Adénomyose** : rarement palpable (l'utérus ne dépasse pas le double de sa taille habituelle) - **Cancer de l'endomètre** : exceptionnellement découvert par une tuméfaction pelvienne (tumeur évoluée), tumeur endocavitaire avec sténose du col et rétention intra-utérine entrainant la palpation d'une masse pelvienne par hématométrie et/ou pyométrie - **Grossesse**
	Ovarienne	**Tumeur ovarienne** découverte dans 50% de manière fortuite, dans les autres cas les signes principaux sont des douleurs pelviennes unilatérales modérées, des métrorragies, une pollakiurie - **Maligne** : cancer de l'ovaire (cf item) - **Bénigne** : . **Kyste fonctionnel** : cause la plus fréquente en période génitale, kystes folliculaires ou lutéinique dont la régression est spontanée . **Kyste organique** : 80% sont bénins **Cancer** de l'ovaire (rare avant la ménopause) **Endométriome ovariens**
Etiologie	Tubaire	- **GEU** - **Pyosalpinx** : complication de **salpingite aiguë** (fièvre, leucorrhées purulentes) - **Hydrosalpinx** : séquellaire d'une **infection génitale haute** - **Cancer de la trompe** : rare, de diagnostic difficile - **Kyste vestigial sous-tubaire** ou **du mésosalpinx**
	Masse digestive	- **Cancer du colon** - **Tumeur péritonéale** - **Sigmoïdite**
	Masse vésicale/ urétrale	- **Globe vésical** aigu ou chronique - **Tumeur vésicale** à un stade très avancé - Autres (rares) : **kyste de l'ouraque ± ADK, diverticule urétral, abcès urétral sur diverticule.**
	Origine vasculaire	- **Anévrisme iliaque** (associé ou non à un anévrisme de l'aorte sous-rénale) - **ADP** néoplasique ou infectieuse : principalement iliaque

FIBROME UTERIN	
Clinique	→ **50%** des fibromes sont asymptomatiques → Symptômes : - Ménorragies : signe pathognomonique ++ (soit en rapport avec le fibrome s'il est sous muqueux, soit suite à la modification de la cavité utérine) - Métrorragies : rarement isolées (souvent des ménométrorragies) - Syndrome de masse pelvienne : . pesanteur ou signes de compression des organes de voisinage (pollakiurie, constipation) . Masse abdominale d'apparition progressive ou augmentation du volume abdominal . Douleurs pelviennes liées aux complications des myomes - Dysménorrhées
Complications	→ **Hémorragique** : Des fibromes sous muqueux (surtout en présence de DIU) → **Algiques** : en cas de **nécrobiose aseptique** - Douleurs pelviennes ± intenses - Fièvre entre 38 et 39°c - Quelques fois métrorragies noirâtres - Fibromes douloureux à la palpation et augmenté de volume - Image en cocarde à l'échographie avec une hyperéchogénicité centrale - Prise en charge : repos au lit et glace sur le ventre + AINS (si BHCG négatif) ± ATB si suspicion d'infection → **Mécanique** : par compression vésicale (RAU), rectale (faux besoins), veineuses pelvienne (TVP), nerveuses (Sciatalgies), urétérale (urétéro-hydronéphrose voire des coliques néphrétique ou des PNA) → **Transformation maligne** : en sarcome ? pas de lien démontré à ce jour → **Gravidiques** : - Stérilité et fausse couche à répétition (++ si sous muqueux) - Nécrobiose avec MAP et risque de prématurité - Localisation preavia - Présentation dystocique en cas de fibrome interstitiel volumineux - Dystocie dynamique ou l'hémorragie de la délivrance liée à une mauvaise rétractation utérine
Prise en charge	Abstention si : **asymptomatique et < 10 cm** (pas de surveillance par imagerie non plus) **Progestatifs de J15 à J25** (*du 5e au 25e J si un effet contraceptif est souhaité*) → Dérivés de la **17-OH progestérone** (*Lutéran*) ou les **dérivés de la 19-norprogestérone** (norprégnane, *Lutényl, Surgestrone*) ± associés à **l'acide tranexamique** (*Exacyl*) pendant les règles **Traitement pré-chirurgical** si **volume trop important ou d'anémie sévère** : - Agnostique de la GnRH pendant 2 à 3 mois - Réduction de la taille de 10 à 40% **Traitement chirurgical** : - Indications : . **Ménométrorragies** fonctionnelles résistantes aux ttt médical (++ si retentissement) . **Compression des organes de voisinage** . Myome sous séreux pédiculés **tordus ou en nécrobiose** responsable de douleurs pelviennes - Conservateur : . **Myomectomie** par voie abdominale pour les myomes **non sous-muqueux,** ou pour les **sous-muqueux de plus de 4 cm** . **Résection du fibrome endo- cavitaire** sous **hystéroscopie** si myomes de **type 0, 1 ou 2** dont la taille **est < 4cm** - Non conservateur : . Hystérectomie par voie vaginale si la taille le permet . Si impossible, coelio-chirurgie (++ si masse annexielle associée ou si adhérences) -**Myolyse** : - Indications : (ne nécessite pas l'absence de désir de grossesse) . A visée thérapeutique seule . A visée préopératoire afin de diminuer le saignement - 2 méthodes : . **Embolisation des artères utérines** +++ : - Succès dans 80 à 90% des cas à 5 ans - A proposer systématiquement en cas de myome sous muqueux interstitiels ou séreux Pas une bonne indication pour les types 0, 1 et 2 . **Myolyse par thermo coagulation** (ultrasons, radiofréquence, coagulation ou cryothérapie)

COMPLICATIONS DES KYSTES DE L'OVAIRE	
Torsion	- Sur kystes lourds (dermoïdes, mucineux), ou si pédicule très fin (kyste du para-ovaire) - **Douleur pelvienne aiguë à type de coup de tonnerre**, avec une tendance à s'amplifier associées à des nausées, vomissements (souvent tableau de sub-torsion en amont de l'épisode) - **Défense** abdomino-pelvienne généralisée - Au TV : **cul-de-sac extrêmement douloureux** - A l'échographie : **image liquidienne latéro-utérine** ± arrêt de la vascularisation au niveau des pédicules utéro-ovariens et infundibulo-pelviens - Pas de troubles de l'hémostase - Prise en charge **chirurgicale conservatrice** (même si l'aspect de l'ovaire est inquiétant)
Hémorragie intrakystique	- **Syndrome douloureux** pelvien à début **rapide** - **Défense** dans l'une des 2 fosses iliaques - Un cul-**de-sac douloureux** - A l'échographie : **kyste à contenu finement échogène** (hétérogène si examen réalisé à distance) ± épanchement péritonéal associé - Prise en charge **médicale** suffisante (sauf si doute avec une torsion, ou troubles de l'hémostase)
Rupture du kyste de l'ovaire	- **Complique l'hémorragie ou la torsion** - Tableau superposable à l'hémorragie intra-kystique - Echographie : **épanchement péritonéal peu abondant**, voire un hémopéritoine - **Amélioration progressive** sans déglobulisation, surveillance de 24H nécessaire si doute sur un hémopéritoine - **Cœlioscopie en cas d'hémopéritoine** diagnostique et thérapeutique
Infection ovarienne	- Très **rare** (contrairement à l'abcès tubaire) - **Secondaire** à une pelvi-péritonite d'origine génitale ou à une ponction ovarienne échoguidée - **Hyperthermie, contractures pelvienne, syndrome inflammatoire biologique** - Traitement **chirurgical** : toilette péritonéale et drainage de l'abcès
Compression	- Compression des organes de voisinage **rare**
Complications obstétricales	- **Obstacle praevia** si un gros kyste est enclavé dans le cul-de-sac de Douglas N.B : En cas kyste ovarien découvert lors d'une grossesse : abstention thérapeutique jusqu'à 16 SA, en cas de persistance avec critères de malignité, exploration par coelioscopie à partir du 2e trimestre
Prise en charge des kystes ovariens	<u>Abstention</u> : si kyste uniloculaire liquide < 7 cm et asymptomatique (surveillance échographique à 1 et 3 mois puis à un an) <u>Traitement médical</u> : En cas de kyste sous Tamoxifène → Agoniste de la GnRH pendant 2-3 mois <u>Traitement chirurgical</u> : - **Indications** : . Kyste symptomatique ou compliqué . Kyste > 5 cm . Kyste complexe ou suspect de malignité - **Conservateur** : kystectomie par voie abdominale, par laparotomie ou pas cœlioscopie (possible aussi en cas de kyste borderline) - **Radical** : Ovariectomie simple avec conservation tubaire si tumeur borderline ou annexectomie si tumeur maligne ou borderline par coelioscopie <u>Destruction</u> : ponction simple pour les endométriomes, et ponction avec injection d'alcool pour détruire l'endométriose et éviter la reproduction du kyste

CLASSIFICATION FIGO DES MYOMES	
Sous muqueux	- 0 : pédiculé intra-cavitaire - 1 : > 50% intra-cavitaire - 2 : < 50% intra-cavitaire
Interstitiel	- 3 : contact avec l'endomètre - 4 : intramural
Sous séreux	- 5 : > 50% intramural - 6 : < 50% intramural - 7 : Pédiculé sous-séreux
Sous muqueux et sous séreux	- < 50% sous muqueux et sous séreux
Autres	- 8 : cervicaux ectopiques

TROUBLE DE STATIQUE PELVIENNE : PROLAPSUS

Prolapsus = chute d'un organe ou d'une partie d'un organe par suite du relâchement de ses moyens de fixité
- **Colpocèle** = saille anormale d'une ou de plusieurs faces vaginales
- **Cystocèle** = prolapsus vésical : colpocèle antérieure contenant la vessie → prolapsus de l'étage antérieur du périnée
- **Hystérocèle** = prolapsus utérin (ou **hystéroptose** : allongement de l'utérus) → prolapsus de l'étage moyen du périnée
- **Elytrocèle** = prolapsus du cul-de-sac de Douglas et des anses digestives → prolapsus de l'étage postérieur du périnée
- **Rectocèle** = prolapsus du rectum → prolapsus de l'étage postérieur du périnée

Physiopathologie

Plancher pelvien = ensemble des structures musculo-aponévrotiques fermant en bas le pelvis
- 2 points de faiblesse chez la femme : **hiatus uro-génital** et **hiatus rectal**

Statique pelvienne = maintien des organes pelviens en place : **soutènement**, **suspension** et **angulation**
- **Soutènement** : **parois du bassin osseux** (insertion des muscles piriformes, obturateur interne et élévateur de l'anus)
- **Suspension** : **ligaments viscéraux sagittaux** (pubo-vésicaux, vésico-utérins, utérosacrés) et **latéraux** (latéro-vésicaux, latéro-rectaux, paramètre, paracervix), et **septas** (vésico-utérin, vésico-vaginal, urétro-vaginal, recto-vaginal)
- **Angulation** : angulation de 60° du vagin par rapport à l'horizontal, antéversion de l'utérus sur le dôme vésical

Trouble de la statique pelvienne : rupture de l'équilibre anatomique et mécanique entre la pression abdominale et la force de résistance périnéale

FdR

- Terrain : âge > 50 ans, obésité
- FdR gynécologiques : **ménopause**, **hypo-œstrogénie** (atrophie des tissus de soutien)
- FdR obstétricaux : **multiparité**, accouchement par voie basse d'enfant(s) macrosome(s), accouchement par extraction instrumentale (spatule, forceps) et manœuvres obstétricales
- Régime amaigrissant massif
- Constipation chronique et ancienne
- Antécédents de chirurgie pelvienne (chirurgie par voie vaginale, hystérectomie...)

Diagnostic

SF

- **Sensation de perte des organes pelviens**, **tuméfaction vulvaire**, **pesanteur pelvienne**
- SF urinaire : **incontinence urinaire d'effort** (dans 70% des cas), **dysurie, résidu post-mictionnel, infections urinaires récidivantes,** jusqu'à la **rétention urinaire** avec **mictions par regorgement**
- SF digestifs : **constipation terminale** (dyschésie : nécessité de manœuvre digitale pour l'exonération), **faux besoins**, **incontinence fécale**, **fausse diarrhée du constipé**
- SF génito-sexuelles : **dyspareunie, sensation de béance vulvaire, arrêt de l'activité sexuelle**

→ Un prolapsus génital est normalement indolore : rechercher une pathologie pelvienne en cas de douleurs

→ Evocateur : majoration des symptômes en position debout et en fin de journée

SC

= Patiente en position gynécologique, vessie pleine, puis debout, au repos puis lors d'un effort de poussée (toux)
- Stade :
  - Stade 1 = **prolapsus intravaginal**
  - Stade 2 = **prolapsus affleurant l'orifice vulvaire**
  - Stade 3 = **prolapsus extra-vulvaire**
  - Stade 4 = **déroulement complet du vagin**

→ **Classification de Baden-Walker** : cotation de chaque compartiment prolabé (C x H x R)
- Recherche d'incontinence urinaire masquée par le prolapsus : **test d'effort vessie pleine et prolapsus réduit**
- **Touchers pelviens (TV-TR)** systématiques : qualité de la musculature périnéale (testing des releveurs de l'anus)

PC

→ Non systématique : le diagnostic est clinique
- **Echographie pelvienne** : volume utérin, recherche de pathologie utéro-annexielle, recherche d'ascite aggravante
- **Bilan urodynamique** : recherche/exploration de troubles urinaires associés
- Bilan dynamique pelvien :
  - **Colpo-cysto-défécographie dynamique** = examen de référence
  - **IRM dynamique** : moins invasive mais moins performante

TTT

Abstention	= Surtout chez la femme âgée, en cas de prolapsus ancien et bien toléré
TTT médical	- **RHD** : réduction de l'obésité, régularisation du transit, hygiène de vie - **TTT hormonal substitutif** (en l'absence de contre-indication) ou **œstrogènes locaux** (Colpotrophine®...) : traitement de l'atrophie cutanéo-muqueuse et musculaire - **Rééducation pelvi-périnéale** : **renforcement musculaire** (ne corrige pas le prolapsus mais améliore la fonction périnéale) → inefficace aux stades 3 et 4
TTT chirurgical	= Indiquée : - En 2nd intention après échec de rééducation pelvi-périnéale - D'emblée si prolapsus sévère (stade ≥ 2) et/ou gêne fonctionnelle importante - Par **voie abdominale** (femme active physiquement et sexuellement) : **promonto-fixation** - Par **voie vaginale** (femme plus âgée) : **fixation, prothèse de soutien, hystérectomie**
Pessaire intra-vaginal	= A proposer en alternative à la chirurgie pour les prolapsus de stade ≥ 2 - **En anneau** : mis en place par le médecin, changement tous les 2 à 6 mois - **En cube** : mis en place par la patiente le matin et enlevé le soir

ITEM 56 : TROUBLES DE LA SEXUALITE CHEZ LA FEMME

- **15 à 70%** des femmes rapportent des difficultés sexuelles temporaires ou permanentes
- **5 phases** : désir – excitation – plateau – orgasme – résolution
- **Causes de difficultés sexuelles** :
  . Antécédent de **traumatisme psychiques** (sexuels++)
  . Anomalies physiques : malformations, conséquences de chirurgie génitale ou mammaires, cicatrices corporelles, séquelles d'accouchement (neuropathie d'étirement, séquelles d'épisiotomie, malposition utérine acquise)
  . **Lichen scléreux vulvaire**, mycoses, herpes
  . **Endométriose**
  . Tabou éducatif, première expériences sexuelles négatives
  . Dysmorphie objective (obésité)
  . Dépression ...

Troubles du désir	**Insuffisance/ absence de désir**	= **Anaphrodisie** : **désir sexuel hypo-actif** primaire (jamais éprouvé de désir) ou secondaire = trouble toujours MULTIFACTORIEL - **Maladies chroniques** et leurs traitements - **Endocrinopathies** (diabète, hypothyroïdie, hyperprolactinémie) - **Post-partum** - **Cause psychogène** - **Cause organique** : dépression, médicament (**antidépresseur**, **neuroleptique**, **tamoxifène**...) - **Ménopause chirurgicale** - **Cause circonstancielle** : choc émotionnel, omission des préliminaires, dysfonction sexuelle du partenaire, conjugopathie, nudité mal acceptée, conditions sociales de la vie du couple, stérilité...
		TTT : - **Information sur la sexualité, sexothérapeute** - **Oestrogénothérapie** si anaphrodisie secondaire à la ménopause
	Aversion sexuelle	= Conduite visant à éviter d'avoir des rapports sexuelles - Cause : **névrose phobique** (à éliminer), **psychologique**
	Excès de désir	= Exagération des besoins sexuels (hypersexualité, nymphomanie), recherche permanente de nouveaux partenaires (comportements de séduction permanente) - **Trouble de la personnalité** : **histrionique, narcissique** - Troubles psychiatriques : **état maniaque, psychose** - Cause organique : **- Syndrome frontal** : tumeur frontale, épilepsie, syndrome démentielle... **- Intoxication alcoolique aiguë** - Iatrogène : **dopaminergique, antidépresseur** (virage maniaque), **corticoïdes**...
Trouble de la lubrification		= conséquence du trouble de désir ou en rapport avec l'hypo-œstrogénie - Traitement étiologique
Troubles de l'orgasme		- **Anorgasmie** = absence d'orgasme malgré une stimulation et une excitation adéquates - **Orgasme insatisfaisant** - **Orgasme retardé** : stimulation et excitation nécessaires jugées excessives - Traitement par **sexothérapie**
	Vaginisme	= Contraction musculaire prolongée ou récidivante des muscles du plancher pelvien, interdisant la pénétration vaginale - **Primaire :** - souvent **d'origine psychologique** : rigorisme religieux, conformisme social, culpabilisation des plaisirs, traumatisme affectif (viol, inceste), tendance homosexuelle latente, rejet du partenaire - **Sd de Rokitansky-Küster-Hauser** (absence congénitale de vagin) - **Secondaire** → éliminer une **cause organique** : - Traumatisme gynécologique : **vaginite, ménopause** - Obstétricale : **déchirure, épisiotomie mal réparée** - Iatrogène : **cobalthérapie**
		TTT : - Prise en charge de lésions organiques - **TTT psychosomatique** (2-3 séances) **:** explication anatomique, exploration de son corps, auto-introduction avec bougies de Hégar de calibre croissant, exercices de contraction/relâchement

Troubles de l'orgasme	**Dyspareunie**	= Douleurs déclenchées par les relations sexuelles : 3% des couples	
		Dyspareunie superficielle d'intromission	*= Lors de la pénétration* - **Etroitesse pathologique** : **bride hyménéale, hypoplasie vaginale, atrophie vaginale, lichen scléreux, érosif** - **Post-chirurgicale** : **myorraphie trop serrée des releveurs** (cure de prolapsus), **cicatrice scléreuse du périnée** (épisiotomie, déchirure obstétricale) - **Herpès, eczéma vulvaire, fissure anale, mycose, bartholinite, condylome**
		Dyspareunie de présence	*= Douleur après un certain temps de pénétration* (rare) - **Vaginite ++** avec état inflammatoire important - **Mycose ++** avec prurit vulvaire - **Atrophie muqueuse ++**: ménopause, castration chirurgicale - **Sécheresse pathologique** des muqueuses génitales - **Raccourcissement vaginal post-opératoire**
		Dyspareunie profonde	*= Balistique, ou de choc au fond au vagin*: toujours de cause organique - **Inflammation pelvienne** : **cervicite**, **annexite**, **cellulite pelvienne** - **Endométriose ++++** - **Pathologie utérine ou ovarienne** - **Syndrome de Masters et Allen** → *Nécessite souvent de faire des explorations (écho, IRM voire cœlioscopie)*
	Douleur génitale	= Sans rapport avec la pénétration, provoquée par une stimulation non coïtale : interférence avec la vie sexuelle	

ITEM 120 : MENOPAUSE

= **Disparition définitive du cycle menstruel**, 2ndr à **l'arrêt de l'activité ovarienne** par **épuisement du capital folliculaire**
- Etape physiologique du vieillissement féminin, survenant en moyenne à **50 ans** et confirmée après **12 mois d'aménorrhée**
- **Age de survenue :** 50-52 ans
- 10 M de femmes concernées : 15-20% prennent un THS (40% entre 50-55 ans, mais la moitié abandonnent dans les 2 ans)

Physiopathologie

- **Péri-ménopause** (période climatérique) = déclin de l'activité ovarienne durant 5-10 ans : **hyperœstrogénie relative** par défaut de sécrétion de progestérone et conservation de la sécrétion d'œstrogènes E2, réponse FSH/LH variable
- **Ménopause** = arrêt de toute menstruation (absence de follicules) : **chute de la production d'œstrogènes E2** avec augmentation progressive réactionnelle du taux de FSH (x10-15) et LH (x3)
- **Postménopause** : **FSH/LH constamment élevée** (plateau en 6 mois pour la LH et 12 mois pour la FSH), œstrogène dominant = **E1** par sécrétion surrénalienne et aromatisation périphérique des androgènes surrénaliens

	Péri-ménopause	Début de ménopause	Ménopause avérée et postménopause
Œstrogène E2	Inchangée	↘↘	Très diminuée
Progestérone	↘↘	Absente	Absente
FSH/LH	Normale ou ↗	↗ Progressive	↗↗ : FSH x 10-15 et LH x 3

PERI-MENOPAUSE

C

- **Cycles menstruels irréguliers** alternant entre : - **Cycles trop courts** (↘ phase folliculaire)
  - **Cycles trop longs** (anovulatoires) = **spanioménorrhées**
- **Métrorragie** et/ou **ménorragie** par **hyperplasie endométriale bénigne**
- **Syndrome pré-ménopause : prise de poids, mastodynie, gonflement de l'abdomen, anxiété, irritabilité**
- Bilan hormonal (non systématique) : FSH LH normales ou ↗, œstrogène normal ou ↘ et progestérone ↘↘

TTT

- **Progestatif de synthèse oral** de **J15 à J25** du cycle : **19-norprogestérone** (Lutény l®, Surgestone®)
  → Prescrit sur une durée plus longue (**J5-J25** du cycle) pour un effet contraceptif (hors AMM)
- **DIU au lévonorgestrel** (Mirena®) : alternative, diminue les ménorragies fonctionnelles avec effet contraceptif

MENOPAUSE

C

Amenorrhée secondaire

= Définitive, par **carence oestrogénique complète** (test au progestatif négatif)
- Diagnostic clinique de ménopause si **aménorrhée > 12 mois** chez une **patiente > 40 ans**

Syndrome climatérique (50-70%)

= Régressif généralement en postménopause, en quelques mois/années
- **Bouffées de chaleur** (65% des 50-55 ans : sensation de chaleur avec rougeur) et **sueurs**, surtout **nocturnes :** intensité variable, cède dans 80% sous œstrogénothérapie, dans 15% des cas persistent après 75 ans.
- **Sècheresse vaginale**
- **Troubles psychologiques (40%) : irritabilité, dépression, asthénie, anxiété, insomnie, troubles de la libido...**
- **Prise de poids**
- **Douleurs articulaires**

PC

Bilan hormonal FSH + E2

= Diagnostic biologique : **↗ FSH > 20 U/L** et **↘ œstrogène E2 < 20 pg/L**
- Indication : - Difficulté diagnostique de l'aménorrhée : **hystérectomie conservatrice**...
  - Tableau incomplet
  - Survenue précoce **< 50 ans**
  - Contraception orale (7 jours après la dernière prise) ou DIU hormonal

Autre

- **Test à la progestérone** (pendant 10 jours) : aucun saignement à l'arrêt

Evaluation des risques

- Bilan standard : **bilan lipidique, glycémie** ± selon le contexte **TSH, calcémie, vitamine D si risque osseux**
- **Mammographie :** si dépistage non fait ou date de plus de 2 ans
- FCV s'il date de plus de 3 ans
- **Ostéodensitométrie** si FdR (voir systématique chez certains)
  - Fracture vertébrale non traumatique
  - Atcd personnel de fracture périphérique sans traumatisme majeur
  - Hypogonadisme prolongé, hyperthyroïdie, hypercorticisme, hyperparathyroïdie primitive ou atcd de corticothérapie > 3 mois
  - Atcd familial de fracture vertébrale ou fémorale sans traumatisme
  - IMC < **19**
  - Ménopause précoce < **40 ans**

MENOPAUSE	*Conséquences*	Organes génitaux	- **Atrophie vulvo-vaginale** (± rapide après la ménopause) : amincissement des lèvres, dépigmentations, rétrécissement de l'orifice vulvaire, réduction de la lumière vaginale, - **Sécheresse muqueuse vulvo-vaginale** - **Risque infectieux** : acidification du pH vaginal, disparition de la flore de Döderlein - **Atrophie du col utérin** : rend difficile la pratique d'un frottis ou d'une colposcopie - **Atrophie utérine** et **endométriale** (et ↘ de volume des fibromes et adénomyoses) - **Involution adipeuse des seins, diminution de taille** et **dépigmentation des mamelons** - **Troubles sexuels** : **baisse de libido, dyspareunie** par **sécheresse vaginale**
	Conséquences	Effets généraux	- Bouffées - **Prise de poids** avec **redistribution androïde** - **Troubles urinaires** : démasquage fréquent d'une incontinence urinaire d'effort - **Troubles psychiques** : **trouble attentionnel, mnésique, anxiété, insomnie, irritabilité, dépression** - **Douleurs articulaires et ligamentaires** - **Amincissement cutané** et **perte d'élasticité** - **Troubles des phanères** : pilosité androgénique sur les lèvres supérieures et les joues, baisse de pilosité axillaire et pubienne, cheveux cassants.
		Ostéoporose	= Accélération brutale du processus physiologique de déminéralisation osseuse de **1 à 2%/**an (contre 0.3% à 30 ans) - Touche l'os trabéculaire en 1er (vertèbres, poignet) - Manifestation après 7-10 ans : fractures vertébrales, du poignet, du col du fémur. (2.5M de femmes seront concernées)
		Risque cardio-vasculaire	= Disparition de la protection vasculaire oestrogénique : modification du **métabolisme lipidique** (↘ HDL et ↗ LDL) et de certains **facteurs de coagulation**, sans modification de la glycémie - Augmentation du nombre d'accidents coronariens et vasculaires cérébraux - Effet favorable du THS précoce (discuté)
TRAITEMENT HORMONAL SUBSTITUTIF			- **Effets bénéfiques** : ↘ syndrome climatérique et prévention primaire de l'ostéoporose (↘ le risque fracturaire de 50%) - **Effets discutés** : prévention cardiovasculaire, ↘ troubles cognitifs, ↘ cancer colorectal - **Sans effet** sur les symptômes dépressifs ou sur la qualité de vie
	Indications		**- Trouble du climatère (bouffées de chaleur, sueurs nocturnes) jugés gênants pour la patiente** → **25%** des femmes ménopausées, avec **50%** d'abandon dans les 2 ans
	EI		- ↗ **Risque de cancer du sein** et aggravation de l'évolution d'un cancer du sein existant - ↗ **Risque de cancer de l'endomètre** - ↗ **Risque cardiovasculaire** si début tardif (> 10 ans de ménopause) - ↗ **Risque thrombo-embolique** en cas d'administration orale de l'œstrogène (jusqu'à x2-4), risqué minime par voie transdermique
	Bilan pré-traitement		- Examen clinique complet : palpation mammaire, estimation du risque cardiovasculaire - Biologie : **glycémie à jeun, bilan lipidique** - **Mammographie** bilatérale et comparative
	Contre-indications	Absolue	- **Antécédent de cancer** : **sein, endomètre** ou **ovaire** - **Antécédent d'accident thrombo-embolique artériel** ou **veineux** - Autres : **lupus, tumeur hypophysaire, porphyrie, affection hépatique grave et évolutive, hyperlipidémie sévère, HTA sévère**
		Relative	- **Fibrome, endométriose, mastopathies bénignes à risque** - FdRCV : **HTA, diabète insulino-dépendant, dyslipidémies, migraines, tabagisme, obésité …** - **Cholestase**
	Modalités	**Œstrogènes**	= **Œstrogène naturel** ou **de synthèse** : **17-β-œstradiol** ou **œstradiol** - **Voie orale** (1-2mg PO) : ↗ le risque thromboembolique veineux → à éviter - **Voie cutanée (patch** ou **gel : 25-50µg)** → à privilégier (augmente le VLDL, HDL et les TG, et les facteurs de coagulation, et l'angiotensine) - A dose minimale efficace permettant la disparition des symptômes

		Progestatif	= **Progestérone naturelle** ou **progestatif de synthèse** : prise **≥ 12 jours/mois :** PO ou par voie transdermique ou par voir intra-utérine (hors AMM) - Ajouté au traitement oestrogénique pour éviter le risque de cancer de l'endomètre (suite à l'exposition oestrogénique) → Inutile chez la femme hystérectomisée
		Schéma	- **Séquentiel** (avec règles) : **œstrogènes J1-J25** + **progestatif J14-J25** puis **arrêt 5 jours** - **Combiné** (sans règle) : **œstrogène en continu** + **progestatif en continu à demi-dose**
	Surveillance		- Signes de **surdosage en œstrogènes** : tension mammaire, règles abondantes, nausées, prise de poids - Signes de **sous-dosage en œstrogènes** : réapparition du syndrome climatérique - Biologie à 3 mois puis tous les 6 à 12 mois : **bilan lipidique, glycémie à jeun** → La prescription du TTT hormonal de la ménopause à réévaluer tous les ans, pas de durée optimale du traitement.
	Alternatives	Bouffées de chaleur	- **Tibolone (Livial®) = modulateur des récepteurs aux œstrogènes** : ↘ syndrome climatérique, ↘ sécheresse vaginale, ↗ libido et la DMO non remboursé - Autres (discutés) : **phyto-œstrogènes, β-alanine, véralipride, clonidine**
		Dyspareunie	- **Œstrogènes par voie vaginale** (Colpotrophine®) : effet trophique local - **Hydratants vaginaux**
		Ostéoporose	- **Raloxifène** (Evista®) : prévention et traitement de l'ostéoporose de la femme ménopausée - **Bisphosphonates** (alendronate Fosamax®...) : prévention et TTT, effet uniquement osseux - **Calcium/vitamine D** : aucun effet antifracturaire prouvé, sauf chez la patiente très âgé

INSUFFISANCE OVARIENNE PRECOCE

= Ménopause précoce = perte de la fonction ovarienne avant **40 ans** : < 1% de la population générale

Deux critères :

- **Anovulation Clinique** (aménorrhée, oligospaniom énorrhée) pendant **au moins 4 mois**
- ET un taux de **FSH > 25UI/L** sur 2 prélèvements réalisés à au moins 4 semaines d'intervalle

Particularités : Les symptômes et les complications sont plus sévères

Cause		- **Primitive** : origine génétique, syndrome de Turner en mosaïque... - **Iatrogène** : **chimiothérapie, radiothérapie, ovariectomie bilatérale** - **Auto-immune** : **ovarite auto-immune** (exceptionnelle) - **Idiopathique** (**80%** des cas) : antécédents familiaux fréquents
PEC	Bilan	- **Bilan hormonal** (confirmation diagnostique) : **↗ FSH, ↘ œstradiol** - **Bilan étiologique** : **TSH, cortisolémie, prolactinémie, AAN, Ac antithyroïdiens, Ac anti-ovaires, caryotype, échographie pelvienne** - **Ostéodensitométrie** systématique
	TTT	- **Traitement hormonal substitutif** prolongé jusqu'à **50 ans le plus rapidement possible (2mg d'œstradiol)** : généralement bien accepté Attention : 5% de grossesses spontanées suite à des reprises intermittentes et transitoires de la fonction ovarienne (→ si pas de CI, et patiente jeune, possible traitement par POP à la place du THS) - En cas de désir de grossesse : accès au **don d'ovocytes**

ITEM 158 : INFECTIONS GENITALES DE LA FEMME

INFECTION GENITALE HAUTE

IGH = regroupent les différentes formes d'infections utéro-annexielles compliquées ou non : endométrites, salpingites, abcès tubo-ovarien, pelvipéritonite d'origine génitale. Les endocervicites isolées sont exclues. Elles peuvent être graves et sources de séquelles.
Salpingite = infection bilatérale des trompes utérines (plus rarement unilatérale), généralement associée à une infection utérine (**endométrite**)
- **IST les plus fréquentes** : chlamydiose, gonococcie, syphilis, trichomonase (OMS 2013)
- Monde : Plus d'un million de personnes contractent une IST/jour (500 M/ an contractent une des 4 IST les plus fréquentes)
- Le plus souvent 2^{aire} à une infection génitale basse sexuellement transmissible, par voie ascendante
- Agents en cause : ***Chlamydia trachomatis, Gonocoque, Syphilis, Trichomonas vaginalis*** (leucorrhées verdâtres malodorantes), ***Streptocoque, E. Coli, Staphylocoque, Mycoplasma ureaplasma***, **HPV**, **HSV** (**IST + atteinte générale = penser VIH**)
- **FdR** : femme jeune ≤ 25 ans, précocité des 1ers rapports sexuels, partenaires multiples (≥ 2 dans l'année), le changement de partenaire récent ou partenaire diagnostiqué avec IST, rapports non protégés, les toxiques (tabac, drogue, alcool), prostitution, incarcération, ATCD d'IST

Physio

- Mécanismes à l'origine de l'infection tubaire : IST +++/ iatrogène (0,1%-0,2% après hystéroscopie ; 0,5-5,5% après IVG)
- **Infection ascendante** : vagin et/ou col utérin ⇒ cervicite ⇒ endométrite ⇒ salpingite/abcès tubo-ovarien ⇒ péritonite
- **Transmission sexuelle (+++)** : **2 principaux :** ***Chlamydia trachomatis*** (+++ 50-60%), **gonocoque** ; mais aussi *Bacteroides fragilis*, entérobactérie (*E. coli, Proteus, Klebsiella*), *Mycoplasma hominis, Ureaplasma urealyticum*, streptocoque, staphylocoque
- **Geste invasif endo-utérin** : curetage, IVG, hystéroscopie, hystérosalpingographie, pose de DIU...
- **Transmission par contiguïté** (appendicite, sigmoïdite) : exceptionnelle

Diagnostic d'IGH non compliquée

Diagnostic d'IGH

- Douleur pelvienne spontanée évoluant depuis plus de 4 jours (le plus souvent) ± syndrome rectal évocateur d'une IGH compliquée d'un abcès du Douglas.
- **Critères majeurs** (l'absence des critères tend à éliminer le diagnostic d'IGH) :
  → **Douleur pelvienne spontanée** (en l'absence d'autres pathologies)
  → **ET : douleur annexielle provoquée et/ou douleur à la mobilisation utérine**
- **Critères additifs** (chaque critère présent augmente d'autant la probabilité d'IGH) :
  → Interrogatoire : ATCD IST, contexte post-partum, post-abortum, manœuvre endo-utérine récente, métrorragies, syndrome rectal (ténesme, empreinte)
  → Examen clinique : T° > 38°C, leucorrhées purulentes
  ¶ → Examens complémentaires :
. Elévation de la CRP
. Présence de Chlamydiae trachomatis, gonocoque ou Mycoplasma genitalium à l'examen bactériologique
. Histologie : endométrite à la biopsie endométriale (bonne sensibilité et spécificité), salpingite à la biopsie fimbriale
. Présence de signes échographiques spécifiques : épaississement pariétal tubaire > 5 mm, OU signe de la roue dentée (franges tubaires épaissies donnant un aspect de septa incomplet), OU masse hétérogène latéro-utérine aux cloisons ± cloisonnés avec de fins échos
  → Absence d'autres pathologies : cf. diagnostics différentiels.

SC

- **Palpation abdominale** : **défense hypogastrique** (30%), palpation de l'hypochondre droit
- **Examen au spéculum** : leucorrhée, cervicite, glaire cervicale louche, métrorragie
- **TV** : - **Douleur à la mobilisation utérine** (quasi-pathognomonique)
  - **Douleur à la palpation des annexes** et **empâtement douloureux des culs-de-sac vaginaux**
- Complications : - **Irritation péritonéale** : **abcès pelvien, pelvipéritonite**
  - **Douleur en HCD** : **périhépatite, syndrome de Fitz-Hugh-Curtis ?**

Bio

- **Syndrome** inflammatoire (**NFS**, **CRP**) : généralement normaux en cas d'IGH non compliquée mais si négatifs diagnostic n'est pas exclu.
- Eliminer un diagnostic différentiel : **β-hCG** (**GEU**), **BU/ECBU** (**infection urinaire**)
- **Bactério** :
. **Prélèvement d'endocol +++** : après pose de spéculum, 3 écouvillons ou 1 seul avec transport en milieu adapté, **examen direct + PCR Chlamydia**, **gonocoque** et **Mycoplasma**
. **Prélèvement vaginal** : à défaut, si pose de spéculum impossible
. **Hémoculture** si fièvre/frissons
. En cas de contraception par **DIU** : **PAS DE RETRAIT SYSTEMATIQUE, le** retrait du DIU est discuté dans les formes compliquées ou en cas de mauvaise évolution dans les 3-5 jours suivant le début de l'antibiothérapie
- **Bilan IST** : **sérologie VIH** (après accord), **syphilis** (TPHA ±VDRL), **VHB**, **VHC**

- **TDM+++ ± IRM abdomino-pelvien avec IV si** doute clinique et échographique : diagnostic différentiel (urinaire, digestif, gynécologique)

DD

- **Appendicite aiguë pelvienne**
- **Infection urinaire**
- **GEU**
- **Sigmoïdite diverticulaire**
- **Cholécystite**
- **Autres causes de douleurs pelviennes** : torsion d'annexe ++, kyste ovarien compliqué (torsion, rupture)...

	Coelioscopie diagnostique	- Examen pas seulement diagnostique, intérêt diagnostique, pronostique et thérapeutique = Indiquée si : - Doute diagnostique malgré imagerie complète - Signes de gravité infectieux - Absence d'amélioration **> 48h** d'antibiotiques - Collection pelvienne abcédée - **Diagnostic coelioscopique** : œdème tubaire, érythème tubaire et exsudat fimbrial au niveau du pavillon - Exploration de la cavité péritonéale et recherche d'un syndrome de Fitz-Hugh-Curtis - **Prélèvements bactériologiques** du cul-de-sac de Douglas et des trompes - Si aspect macroscopique normal en cas de suspicion d'IGH : prélèvement histologique, endométrial ou par biopsie fimbriale - Pronostic de la fertilité ultérieur : selon la sévérité des lésions tubaires et pelviennes (stérilité) - Thérapeutique : **adhésiolyse péri-tubo-ovariennes, drainage de pyosalpinx, lavage péritonéal**
Complication aiguë	**Abcès pelvien**	= **Pyosalpinx** (abcès de la trompe), **abcès tubo-ovarien** (**ATO**) ou **abcès du Douglas** : 10-35% des cas - **Signes infectieux généraux** (fièvre, AEG) avec **syndrome inflammatoire biologique marqué** - **Douleurs pelviennes** importantes, **masse latéro-utérine** fixée au TV - Diagnostic : **échographie** ± **scanner/IRM**, voire **coelioscopie** - TTT : **drainage chirurgical ou radiologique si ATO de plus de 3-4 cm + antibiothérapie**
	Pelvipéritonite aiguë	= **Péritonite à point de départ tubaire** : salpingite non ou insuffisamment traitée - Tableau de péritonite aspécifique : **syndrome infectieux**, **iléus réflexe**, **défense abdominale sous-ombilicale** voire **contracture** - **TDM abdomino-pelvien avec IV** : confirmation diagnostique, élimine une origine extra-génitale - TTT : **prise en charge chirurgicale**
	Syndrome de Fitz-Hugh-Curtis	= **Périhépatite** (inflammation de la capsule de Glisson du foie) à *Chlamydia* (80%) ou gonocoque (20%) - **Douleur de l'hypochondre droit, fièvre, syndrome inflammatoire biologique** - **Bilan hépatique** et **échographie hépatique** : normaux - Diagnostic à la **coelioscopie** : adhérences inter-hépato-diaphragmatiques en corde de violon
Complication tardive	Séquelle tubaire	- **Stérilité tubaire** : 1ère cause de stérilité tubaire - **GEU** : principal facteur de risque de GEU (RR = 10)
	Récidive	= **20%** des cas : - Traitement mal suivi ou inadapté - Recontamination : absence du traitement du partenaire...
	Salpingite chronique	- Favorisée par traitement inadapté ou insuffisant = **Lésions tubaires** avec **adhérences tubo-pelviennes** : Généralement asymptomatique, ou **douleurs pelviennes chroniques**, **dyspareunie profonde**, possible **syndrome de Fitz-Hugh-Curtis** - Diagnostic repose sur la coelioscopie
	Autres	- **Algies pelviennes chroniques** (15%) : mal expliquées (même après traitement), parfois invalidantes - **Avortement spontané précoce** : par inflammation de l'endomètre
TTT	⇒ **Ambulatoire** possible si : IGH simple ; les patientes doivent être revues à J3-J5 pour évolution clinique, tolérance, observance thérapeutique et résultats microbiologiques ⇒ **Hospitalisation** en service de gynécologie en cas d'IGH compliquées: **VVP, mise à jeun en vue d'une coelioscopie**	
	Antibio-thérapie	= **Antibiothérapie probabiliste** sans attendre les résultats, adaptée secondairement : - Par voie IV initialement si compliquée, ou par voie orale d'emblée en ambulatoire <u>IGH non compliquée</u> : **- En première intention** : triantibiothérapie → **Ceftriaxone** 1g IM en 1 prise → **+ Doxycycline** 100 mg per os x2/j pendant 10 jours → + **Métronidazole** 500 mg per os x2/jour pendant 10 jours **- Alternatives** : → **Ofloxacine** 200 mg per os x2/j pendant 10 jours + **métronidazole** 500 mg per os x2/j pendant 10 jours ± **ceftriaxone** 1g IM en 1 prise → OU **Lévofloxacine** 500 mg 1/j per os pendant 10 jours + **métronidazole** 500 mg per os x2/j pendant 10 jours ± **Ceftriaxone** 1g IM en 1 prise → OU **Moxifloxacine** 400 mg per os 1/j pendant 10 jours ± **ceftriaxone** 1g IM en 1 prise <u>IGH non compliquées nécessitant une hospitalisation</u> : **- En première intention** : triantibiothérapie → **Ceftriaxone** 1 g en IV en 1 prise → **Doxycycline** 100 mg per os ou IV x2/j pendant 10 jours → **Métronidazole** 500 mg per os ou IV x2/j pendant 10 jours **- Alternatives** : → **Doxycycline** 100 mg per os ou IV x2/j + **céfoxitine** 2g x4/j IV puis relais par **doxycycline** 100 mg per os x2/j pendant 10 jours + **métronidazole** 500 mg per os x2 par jour pendant 10 jours → OU **clindamycine** 600 mg IV x3/j + **gentamicine** 5 mg/kg/j IV ≤ 3 jours puis relais par **clindamycine** 600 mg per os x3/j pendant 10 jours

TTT	**Antibio-thérapie**	<u>IGH **compliquées** nécessitant une hospitalisation</u> : **durée totale du traitement = 14 jours pouvant être prolongée à 21 jours selon l'évolution** - **Traitement d'induction en hospitalisation en première intention** : → **Ceftriaxone** 1 à 2 g en IV → **+ Métronidazole** 500 mg IV ou per os x3/j → **+ Doxycycline** 100 mg IV ou per os x3/j → + si signe de gravité **Gentamicine** 5 mg/kg/j IV ≤ 5 jours (adaptation fonction rénale) + avis réa **- Traitement d'induction en hospitalisation, alternatives** : → **Céfoxitine** 2 g IV x4/j + **doxycycline** 100 mg IV ou per os x2/j → OU **Clindamycine** 600 mg IV x4/j + **gentamicine** 5 mg/kg/j IV **- Relais par voie orale** : → **Doxycycline** 100 mg per os x2/j + **métronidazole** 500 mg per os x3/j → OU **Clindamycine** 600 mg per os x3/j → OU **Ofloxacine** 200 mg per os x 3/j + **métronidazole** 500 mg per os x3/j → OU **Lévofloxacine** 500 mg per os 1 fois par jour + **métronidazole** 500 mg per os x3/j → OU **Moxifloxacine** 400 mg per os 1 fois par jour
	Coelioscopie	- D'emblée si complications : signe de gravité infectieux ou abcès pelvien - En l'absence d'amélioration après **> 48h** d'antibiothérapie
	Abcès associé = IGH compliquée	**- Drainage systématique** si **> 3-4 cm** **- Radiologie interventionnelle** : . **Voie transvaginale à préférer** échoguidée . **Voie transrectale** scannoguidée . **Coelioscopie** en 2de intention
	Mesures associées	- Blocage de l'ovulation par **contraception oestroprogestative** (mise à repos des ovaires, prévention des complications ovariennes) - Eviter exposition solaire pendant le traitement par cyclines (photosensibilisation cutanée +++) - **Dépistage des IST et TTT du/des partenaire(s)** : **azithromycine** 1g en dose unique si *Chlamydia* ou ciblée selon le germe en cause - **Rapports sexuelles protégés** jusqu'à la fin du traitement - Ne pas oublier les traitements antalgiques (paliers 1 à 2 ++)
	Surveillance	- Disparition des symptômes en 4 jours : **consultation** si symptômes persistants à J4 - Vérification clinique de la guérison systématique : **cs à J7** ± **prélèvements** si toujours symptomatique - **Dépistage de recontamination à *Chlamydia*** à 3-6 mois
Prévention	Prévention des IST	- Utilisation systématique du **préservatif** - Dépistage régulier des IST, notamment à l'arrêt du préservatif ou après un comportement à risque
	Dépistage d'infection à *Chlamydia*	= Infection fréquente, souvent asymptomatique : dépistage par **PCR** sur 1er jet urinaire - Femmes < 25 ans et hommes < 30 ans - Femmes > 25 ans et hommes > 30 ans multipartenaires ou ayant un nouveau partenaire

LEUCORRHEE

Leucorrhée = écoulement non sanglant provenant de l'appareil génital féminin, pouvant être **physiologique** (par sécrétion de la glaire cervicale et la desquamation vaginale) ou **pathologique** (témoin d'une infection)
- Flore habituelle protectrice : **bacille de Döderlein** (= **lactobacille**), à l'origine du pH acide (3,8 à 4,5)

Diagnostic	SF	- **Caractéristiques de la leucorrhée** : abondance, aspect, odeur, variations au cours du cycle - Contexte : changement récent de partenaire, signes cliniques chez le partenaire, traitement médical (ATB, COP, favorisent la mycose), geste invasif endo-utérin (IVG, aspiration endo-utérine, hystérectomie, hystérosalpingographie...), terrain favorisant (diabète, immunodépression), grossesse,... - **Signes associés** : **fièvre**, **prurit vulvaire**, **douleurs pelviennes**, **dyspareunie**, **signes fonctionnels urinaires** - **Signes éventuels chez le partenaire** : rougeur, brûlure, écoulement, irritation		
	SC	- **Prise de la température** - **Inspection de la vulve** : inflammation locale (**vulvite**), lésion - **Spéculum** : visualisation de leucorrhée, de la muqueuse vaginale (recherche de signes inflammatoires (**vaginite**), de lésions vaginales), du col (**cervicite**) et **prélèvements** - **TV** : douleur à la palpation ou à la mobilisation de l'utérus et des annexes cf. **IGH**		
	DD	**Leucorrhées physiologiques**	= Parfois abondante, mais non irritante, inodore, sans polynucléaires - **Glaire cervicale** (sécrétée par l'endocol) : translucide, cristallise en fougère, ? de J8 à J15 - **Desquamation vaginale** : laiteuse, peu abondante, opalescente, ? en fin de cycle	
	PC	Examen direct en consultation	- **Examen extemporané** sur lame : polynucléaire, *Trichomonas*, filaments mycéliens - **Test à la potasse 10%** («sniff test») : odeur de poisson pourri ⇒ *Gardnerella,* anaérobie	
		Examen de laboratoire	= Non systématique, indiqué si : - Clinique atypique - Leucocytes à l'examen direct sans agent identifié - Signes d'IGH - Urétrite chez le partenaire - Echec d'un 1er traitement médical ou récidive - **Prélèvement vaginal standard** : recherche de candidose, vaginose ou vaginite - Recherche d'IST : **PCR *Chlamydia*, gonocoque** (± **mycoplasme** en 2nd intention) - **Prélèvement endocervical** (avec transport sur milieu Portagerm®) si suspicion d'IGH	
	Leucorrhée physiologique : blanche/transparente, indolore, ? en phase pré-ovulatoire - Prélèvement vaginal : polynucléaires rares, flore de Döderlein abondante, sans germe pathogène **Leucorrhée pathologique** : aspect anormal, SF associé (et parfois chez le partenaire : urétrite, balanite...) - Prélèvement vaginal : polynucléaires nombreux et altéré, flore de Döderlein rare/absente, germe pathogène			
Vulvo-vaginite	Non IST	**Mycose à *Candida albicans***	= Saprophyte humain (≠ IST) : infection endogène, favorisée par l'hyperacidité vaginale	
			FdR	- Modifications hormonales : **grossesse**, **ménopause** - Pathologie générale : **diabète**, **immunodépression** - TTT : **antibiotique** ++, **oestroprogestatif**, **corticoïdes**, **anticholinergique**, **progestatif** - **Hygiène locale inadaptée** : toilettes excessives, antiseptiques locaux - **Causes locales favorisant la macération** : pantalons trop serrés, sous-vêtements synthétiques, piscine...
			Dg	- **Leucorrhée** blanchâtre, grumeleuse (lait caillé), inodore avec **prurit et brûlure vulvaire**, **dyspareunie ± dysurie**, lésions de grattage - **Vulve inflammatoire**, **œdémateuse** ± **extension au périnée postérieur** fréquente - Examen direct +++ : **filaments mycéliens** ⇒ Diagnostic clinique : prélèvement vaginal (avec mise en culture sur milieu de Sabouraud et antifongigramme) seulement si doute diagnostique ou mycose récidivante
			TTT	- **Antifongique local** (**sertaconazole**, **fenticonazole**) : **ovule** (en 1 fois) ± **crème** si atteinte vulvaire (7-10 jours) - **Savon alcalin** ou **neutre** pour la toilette intime (PAS DE TOILETTE VAGINALE) - TTT du partenaire si balanite ou mycose récidivante : **pommade antifongique** (10 jours)
			Mycose récidivante	
		Vaginose bactérienne	= Déséquilibre de la flore vaginale : prolifération bactérienne anormale, notamment de bactéries **anaérobies** type ***Gardnerella vaginalis*** ou ***Mycoplasma hominis*** - **Leucorrhée** grisâtre, peu abondante, malodorante - Diagnostic : - **Test à la potasse positif/sniff-test** (odeur poisson pourri), **pH vaginal alcalin** - **Présence de *clue cells*** à l'examen extemporané (pathognomonique) - **Disparition de la flore bactérienne normale** : **score de Nugent** - TTT : **métronidazole** oral = 2 g en monodose ou 500 mg x2/jour pendant 7 jours	

Vulvo-vaginite	IST	***Trichomonas vaginalis***		= **Contamination vénérienne** par un **parasite** (protozoaire flagellé) - FdR : **alcalinisation du milieu** (savon de Marseille), **hypo-œstrogénie**
			Dg	- **Leucorrhée** verdâtre, nauséabonde (odeur de plâtre frais), mousseuse, avec brûlure - **Vulvo-vaginite** et **cervicite** avec piqueté hémorragique, col rouge framboisé - Examen direct : **protozoaire flagellé visible**, polynucléaires
			TTT	- **Métronidazole** : oral (2 g en prise unique) ou **ovule** (1/j pendant 10 jours) - En 2nd intention : **métronidazole** 500 mg x 2/j pendant 10 jours → Traitement systématique du partenaire
Cervicite infectieuse	IST	***Chlamydia trachomatis***		- **Portage asymptomatique** fréquent - Mise en évidence par **PCR sur 1er jet urinaire** ou **sur l'endocol** - **Traitement** : . Urétrite : Azithromycine 1g PO en prise unique ou doxycycline (200 mg/j en 2 prises pendant 7 jours ; de plus en plus de cas de résistances à l'azithromycine) . LGV et prostatite : Doxycycline 3 semaines **. Salpingite : C3G + métronidazole + doxycycline**
		Gonocoque		- Fréquemment asymptomatique (portage simple) - **Leucorrhées** purulentes (jaunes ou verdâtres) ± signes **d'urétrite** ou de **skénite** - Examen au spéculum : cervicite avec glaire purulente, parois rouges, saignant au contact - Diagnostic par **PCR** sur **prélèvements vaginaux**
		Mycoplasme		- Leucorrhées inconstante mais endocervicite fréquente parfois discrète - ***Mycoplasma genitalium*** (IST des 15-25 ans souvent) : à rechercher en cas de PCR *Chlamydia* et gonocoque négative - ***Mycoplasma hominis, Ureaplasma*** (non-IST) : rôle pathogène discuté, mais rôle dans les pathologies obstétricales (prématurité, RPM) - **PCR *Mycoplasma*** + - TTT : **cycline** pendant 7 jours ou **azithromycine** 1 g en prise unique
Cervicite non infectieuse	Non IST	***Causes variées***		- **Cause néoplasique** : à évoquer devant des leucorrhées persistante ou des hydrorrhées - **Femme ménopausée** : . Toujours penser au **cancer du col** . **Vaginite sénile** : traitement hormonal - **Jeune fille** : . Vulvovaginite fréquente sur **germes banals** (streptococcus pyogenes) ou mycose (**oxyurose**) . Ne pas méconnaitre le **corps étranger** ++
Autres	**Infection bactérienne**			= **Streptocoque**, ***E. coli, S. aureus***... - Symptomatologie variable - Diagnostic par le prélèvement vaginal
	Infection génitale haute			= Inflammation de la muqueuse utérine, généralement 2ndr à un geste invasif endo-utérin - Tableau clinique : douleurs pelviennes, leucorrhées, fièvre
Cas particuliers	Cause néoplasique			- **Cancer du col de l'utérus** : leucorrhée ± associées à des métrorragies provoquée ⇒ **FCU** après traitement de l'infection - **Pathologie utérine** ou **tubaire** : **hydrorrhée**
	Femme ménopausée			- **Vaginite sénile** : atrophie et modification de la flore vaginale par carence hormonale ⇒ TTT hormonal - **Origine néoplasique cervicale**, **endométriale** ou **tubaire**
	Jeune fille			- Germe généralement banal : ***Streptococcus pyogenes***, **oxyurose**, **mycose** ⇒ Rechercher un **corps étranger intravaginal**

VULVO-VAGINITE	IST	Signes	Examen	Traitement
Mycose à *Candida albicans*	Non	**Leucorrhée** : **-** Blanchâtre - Grumeleuse (lait caillé) - Inodore **Prurit vulvaire ± dysurie**	**Filaments mycéliens**	**Antifongique local** : **sertaconazole, fenticonazole** **Savon alcalin** ou **neutre** pour la toilette intime
Vaginose bactérienne = anaérobies type ***Gardnerella vaginalis***	Non	**Leucorrhée** - Grisâtre - Peu abondante - Malodorante	**Test à la potasse positif** **pH vaginal alcalin** **Présence de *clue cells*** **Disparition de la flore bactérienne normale** : **score de Nugent**	**Métronidazole** = 2 g en monodose ou 1g/jour pendant 7 jours
Parasitaire = *Trichomonas vaginalis*	Oui	**Leucorrhée** - Verdâtre - Nauséabonde (odeur de plâtre frais) - Mousseuse **Brûlure**	**Protozoaire flagellé visible** Polynucléaires	**Métronidazole** - **Oral** 2 g prise unique) - **Ovule** pendant 10 jours ⇒ Traitement systématique du partenaire

SYPHILIS		- Germe : *Treponema pallidum* - Germe fragile, difficile à mettre en évidence - Incubation 3 à 4 semaines - **Réactions croisés avec d'autres tréponèmes** (problèmes de faux positif)
	Clinique	- **Syphilis primaire** : . Ulcération superficielle indolore, de 5 à 15 mm à fond propre, limites nettes et bien indurée . Adénopathie inguinale récente, ferme, indolore et souvent bilatérale - **Syphilis secondaire** : . Eruption cutanéomuqueuse ± fièvre, arthralgies, ADP... . 6S à 6M après l'apparition du chancre - **Syphilis tertiaire** : atteinte cutanée (gommes), neurologique, cardiovasculaire. Plusieurs années après le contage (rare) - **Syphilis latente** : pas de signes cliniques, précoce si évolue depuis < 1 an, tardive dans le cas contraire
	Diagnostic	- Mise en évidence du **tréponème au MO à fond noir** : seul diagnostic de certitude (néanmoins ne se fait que sur des sérosités du chancre primaire) - Sérologies : **TPHA-VDRL ± FTA** (apparaît 5 à 8 jours après le chancre) Attention : si le contage est récent le TPHA-VDRL peut être négatif ; un test au FTA ou 2eme sérologie sera préconisée - ELISA détectant les IgM (rarement faite) - Seule le VDRL est nécessaire pour le suivi de l'efficacité du traitement
	Traitement	- **Syphilis récente** (primaire, secondaire et latente précoce) : benzathine benzylpénicilline 2.4MUI (IM) - **Syphilis tardive** (latente tardive, ou tertiaire) : 3 IM de benzathine benzylpénicilline - En cas d'allergie à la pénicilline ⍰ Doxycycline 200mg/j 14 jours - Grossesse : . Syphilis primaire, secondaire ou latente depuis moins d'un an : traitement minute, Extencilline 2,4MU IM 1 injections . Co-injection VIH : discuter CISIH pour éventuel renforcement du traitement : 3 injections à 1 semaine d'intervalle . Syphilis latente tardive ou d'ancienneté inconnue ou tertiaire : Extencilline 2,4 MU/j IM 3 injections à 1 semaine d'intervalle . Prévention du phénomène d'Herxheimer : Prednisone 0,25-0,5 mg/kg/j pendant 48h . Si allergie à la pénicilline : érythromycine 2g/j 15j ou désensibilisation

<table>
<tr><td rowspan="4">INFECTION A GONOCOQUE</td><td colspan="2">- Neisseria gonorrhoeae : diplocoque gram négatif très fragile
- Diagnostic fait souvent de manière indirecte (sur des BM chez les partenaires)
- IST à DO</td></tr>
<tr><td>Clinique</td><td>Femme : asymptomatique dans 40 à 60% des cas ++
- Cervicite : leucorrhées jaunes verdâtres purulentes ± urétrite ou skénite, aspect au speculum retrouvant une endocervicite purulente
- IGH : endométrite ou salpingite souvent aiguë
Homme :
- Urétrite symptomatique : écoulement purulent, dysuries, hématuries
- Epididymite, prostatite : douleurs éjaculatoires, douleurs scrotales, ténesme rectal…</td></tr>
<tr><td>Diagnostic</td><td>- Prélèvement urétral ou endocervical OU 1er jet urinaire : ED au MO retrouvant un diplocoque gram négatif + culture néanmoins la PCR remplace de nos jours la culture</td></tr>
<tr><td>Traitement</td><td>- Traitement minute par C3G (ceftriaxone 500mg) ou FQ (ofloxacine 400 mg)</td></tr>
<tr><td rowspan="4">INFECTION A CHLAMYDIA TRACHOMATIS</td><td colspan="2">- Transmission sexuelle
- germe intracellulaire, mis en évidence par culture
- Trois espèces :
. C. trachomatis : seule responsable d'IST, 15 sérovars ; les sérovars D-K donnent des infections sexuelles, périhépatiques, rhumatismes, infections néonatales. La femme est contaminante sur une courte durée (contrairement à l'homme en cas d'atteinte prostatique)
. C. pneumoniae : donne des pneumopathies dites « non bactériennes »
. C. psittaci : zoonoses</td></tr>
<tr><td>Clinique</td><td>Femme :
- Cervicite : leucorrhées claires voire asymptomatique
- IGH :
. Endométrite : métrorragies minimes et intermittentes
. Salpingite aiguë : Douleurs pelviennes + sd infectieux inconstant
. Salpingite silencieuse
Homme :
- IG basse :
. Urétrite subaiguë +++
. Urétrite aiguë purulente possible
IGH : orchite, prostatite subaiguë ou chronique découverte souvent sur un bilan de stérilité (néanmoins le rôle de C. trachomatis dans la stérilité de l'homme semble faible)</td></tr>
<tr><td>Diagnostic</td><td>- PCR ++ (gold standard) sur prélèvement d'endocol urétral ou vaginal ou sur le 1er jet d'urines
- Sérologie : aucun intérêt en pratique (en cas d'IgH : IgG toujours positive, IgA très souvent, IgM rarement)</td></tr>
<tr><td>Traitement</td><td>- En cas d'IGB (PCR + et sérologie -) : azithromycine 1 g en prise unique
- Sérologie de contrôle à 3S :
. Négative : RAS
. Positive : traiter comme une IGH
- En cas d'IGH (PCR et sérologie +) : ofloxacine pendant 14 à 21 jours</td></tr>
</table>

ITEM 297 : TUMEUR DU COL UTERIN

- Anatomie physiologie : La zone de jonction pavimento-cylindrique est **hormono-dépendante** (= localisation variable)
  - Puberté/ grossesse / TH progestatif : réapparition physiologique de la muqueuse cylindrique sur l'exocol = Ectropion
  - Ménopause : La jonction pavimento-cylindrique se rétracte dans le canal endocervical
- **Ectropion** : surface dynamique, de régénération, active à partir de cellules de réserve sous forme de métaplasie malpighienne = **Zone de transformation propice à l'infection à HPV**

Histoire naturelle : apparition au niveau de la **zone de jonction pavimento-cylindrique**

- FdR principal = **infection à HPV de haute risque oncogène** : sans conséquence clinique, régresse dans 80% des cas
- **Néoplasie intra-épithéliale cervicale** (CIN) : évolue vers un cancer du col (**< 1%** des CIN1, proportion plus élevée pour les CIN2 et 3, délai entre **5 et 20 ans**), ou régresse spontanément (**70%** des CIN1, **40%** des CIN2 sur 2 ans)
- **Adénocarcinome *in situ*** (1% des lésions précancéreuses) : chez la femme de 25-30 ans, 90% HPV-induit (HPV 18 ++)
- **Cancer du col utérin** : franchissement de la lame basale par les cellules cancéreuses

PAPILLOMAVIRUS

HPV = virus à ADN à transmission direct par contact cutané ou muqueux (rapports sexuels, même protégé par un préservatif), de 120 types différents (40 ont un tropisme génital)

- Infection très fréquente (80% des femmes), le plus souvent transitoire, régression spontanée en 1 à 2 ans (90% des cas)
- HPV à haut risque oncogène (**16++, 18, 31, 33, 35**...) : à l'origine de **cancer du col** (retrouvé dans **99,7%** des cas), **ORL** (**oropharynx** et **amygdale**) de **l'anus**, du **pénis**, de la **vulve** et du **vagin**
- HPV à bas risque (**6, 11**...) : condylomes acuminés
- FdR d'infection à HPV : **Partenaires multiples, tabac**, femme jeunes.

→ **Test HPV** : recherche de la présence d'ADN viral des HPV de haut risque

Vaccination anti-HPV

= Vaccins préparés à partir de particules virales non infectantes (virus *like* particule L1)

- **Gardasil®** = vaccin tétravalent : HPV de haut risque 16 et 18 + HPV de bas risque 6 et 11
- **Cervarix®** = vaccin bivalent : HPV de haut risque 16 et 18
- Indication :
  - Jeune fille de **11 à 14 ans** = cible vaccinale prioritaire : en 2 injections à M0 et M6
  - Rattrapage chez la jeune femme de **15 à 19 ans** révolu (même si début d'activité sexuelle) : en 3 injections à M0, M1/M2 et M6
- Prévient 50% des lésions intra-épithéliales de haut grade et **70%** des cancers invasifs du col de l'utérus
- Prévention du condylome acuminé par le Gardasil®

→ Taux de couverture en France très faible = **20%**

NEOPLASIE INTRA-EPITHELIALE CERVICALE

= **Lésion précancéreuse asymptomatique** : anomalie de l'épithélium pavimenteux, naissant à la zone de jonction entre épithélium pavimenteux (exocol) et cylindrique (endocol), particulièrement fragile aux infections par HPV
- Le délai moyen entre la contamination HPV et la survenue d'une néoplasie intra-cervicale est de **10 à 12 ans**

Dépistage

Frottis cervico-utérin

= Dépistage individuel : 1er FCU **à 25 ans**, contrôlé **à 1 an** puis réalisé **tous les 3 ans** jusqu'à **65 ans**, chez **toutes les femmes ayant eu des rapports sexuels**
- Très spécifique (> 95%) mais peu sensible (50-80%) → Sa réalisation diminue de **90%** le risque de cancer

Méthode

= **Spatule d'Ayre** pour l'exocol et **cytobrosse** pour l'endocol (ou **endobrosse** si jonction squamo-cylindrique endo-cervicale) : en dehors des règles, en l'absence d'infection, à distance d'un rapport sexuel, avant le TV, après pose d'un spéculum sans lubrifiant
- **Frottis conventionnel** (prélèvement étalé sur une lame) : récupération de seulement 20-30% des cellules de la cytobrosse, qualité d'étalement aléatoire
- **Frottis en phase liquide** : récupération de la quasi-totalité des cellules, recherche d'HPV ou d'autre pathogène possible sur le même prélèvement, mais coût plus élevé

→ Qualité du prélèvement : aucune valeur si ne comporte pas de **cellules glandulaires**

Résultat

Classification de Bethesda : **ininterprétable** (à refaire), **normal**, **inflammatoire** (normal) ou **anormal**
- **AGC** : atypie des cellules glandulaires
- **ASC-US** (3-5%) : atypie des cellules malphigiennes de signification indéterminée
- **ASC-H** (rare) : signification indéterminée mais plus inquiétant (40% de haut grade)
- **LIEBG** (ou **LSIL** : 2%) : lésion intra-épithéliale de bas grade
- **LIEHG** (ou **HSIL** : 0,5%) : lésion intra-épithéliale de haut grande (RR à 40% d'évolution en cancer)

→ Le FCU est un examen de dépistage : corrélation imparfaite avec les résultats histologiques

CAT

ASC-US	= Frottis indéterminé : normal dans 90% des cas, mais lésion intra-épithéliale dans **10%** des cas - **Recherche d'HPV à haut risque** : - Si HPV- : VPN proche de 100% → reprise du **FCU** à 3 ans - Si HPV+ : réalisation d'une **colposcopie ± biopsies**
AGC	- **Test HPV, colposcopie si test +,** curetage endocervical Si > 45 ans exploration utérine
LSIL	= Dysplasie de bas grade : 2/3 disparaissent spontanément - **Colposcopie d'emblée**
HSIL ou ASC-H	- **Colposcopie** avec **biopsie d'emblée**

Diagnostic

Colposcopie

→ Indication: - **Atypie glandulaire** (d'emblée) : endocervicale, endométriale ou ADK endocervical
- **Atypie pavimenteuse** : **ASC-H** ou **HSIL** (d'emblée), **ASC-US/AGC** avec **HPV+** ou **LSIL**

Colposcope : visualisation du col et réalisation des biopsies, idéalement en 1ère partie de cycle
- **Examen du col sans préparation** : tuméfaction, ulcération, vascularisation (filtre vert), leucoplasie…
- **Application d'acide acétique = zone blanche acidophile** (riches en protéines) : visualisation de la zone de jonction cylindro-malpighienne et d'éventuelles lésions intra-épithéliales
- **Application de lugol = test de Schiller** : coloration brûnatre de l'épithélium pavimenteux de l'exocol (riche en glycogène), alors qu'une lésion intra-épithéliale ne sera pas colorée au lugol (iodo-négative)
- **Biopsie des zones suspectes** (zones acidophiles et iodonégatives) + schéma daté-signé

→ Aucune valeur si ne visualise pas la zone de jonction :
- FCU LIEHG et zone de jonction non vue à la colposcopie → **conisation** à but diagnostique
- FCU LIEBG/ASC-US et zone de jonction non vue à la colposcopie → **contrôle du FCU** à 6 mois

Analyse histologique des biopsies

= **Classification de *Richard*** :
- **CIN1 = dysplasie légère** : anomalies cellulaires < 1/3 inférieur de l'épithélium
- **CIN2 = dysplasie modérée** : anomalies cellulaires atteignant les 2/3 profonds de l'épithélium
- **CIN3 = dysplasie sévère** ou **cancer *in situ*** : anomalies de toute la hauteur de l'épithélium

= Classification de *Richard* remplacée par la classification de **Bethesda depuis 2014**
- **LSIL** (=CIN1) - **HSIL** (=CIN 2 et 3) - **AIS** (ADK in situ)

PEC

LSIL/ CIN1

- **Surveillance par FCU** et **colposcopie** tous les **6 à 9 mois** : disparition spontanée dans 2/3 des cas en 2 ans
- **Traitement uniquement si lésion persistante > 18 mois** (ou si surveillance difficile) : privilégier la **vaporisation au laser** (aucune analyse histologique, mais diminue morbidité obstétricale) à la **résection à l'anse diathermique**
- Aggravation en CIN2 ou 3 : **conisation**

	HSIL / CIN 2 et 3	**Conisation** = **exérèse chirurgicale**, généralement **à l'anse diathermique** - Examen histologique : limites d'exérèses endo- et exocervicale → découverte possible d'un cancer	
		Complication	- Précoce : **hémorragie per-** ou **post-opératoire** - Tardive : - **FdR obstétricale** : accouchement prématuré, petit poids de naissance - **Sténose cervicale cicatricielle** : surveillance difficile - **Obstruction cervicale cicatricielle** (très rare) : dysménorrhée/aménorrhée
		Surveillance	→ Le risque de cancer infiltrant du col de l'utérus est 4 à 5 fois plus élevé après le traitement d'un CIN2 ou 3, principalement dans les 1ère années post-opératoire - **FCU + test HPV** : à 3-6 mois, à 18 mois puis 1/an (pendant au moins 10-20 ans
	AIS	- **Résection profonde + hystérectomie** complémentaire	
	Pronostic	- **Guérison dans 90%** des cas quelle que soit la méthode de traitement - **Surveillance** : Cytologie + HPV dans les 3 à 6 mois - Si normaux : Surveillance tous les ans pendant 20 ans - Si anormaux : colposcopie à prévoir	

AUTRES LESIONS BENIGNES DU COL

Cervicite	SF	- **Douleurs pelviennes** (à la mobilisation utérine), **métrorragies post-coïtales, leucorrhées louches**
	SC	- **Muqueuse exocervicale rouge, inflammatoire, ectropion** saignant au contact - **Glaire cervicale louche** → En cas d'ulcération indurée et fragile, voire de bourgeon irrégulière hémorragique : évoquer un **chancre syphilitique** ou une **tuberculose du col** → biopsie
	TTT	- **Ovule antibiotique ou antiseptique local, antalgiques ou anti-inflammatoire**
Fibrome ou polypes fibreux accouchés par le col	PC	- **Tumeur bégnine** accouchée par le col - Plus volumineux que les polypes muqueux - Naissent dans la cavité utérine - Biopsie systématique : **pour éliminer un sarcome**
Polype	= **Tumeur muqueuse ± volumineuse** : saignements au contact, risque de **surinfection** - **Si femme ménopausée** : vérification de la cavité utérine en échographie ou en hystéroscopie à la recherche d'autres polypes.	
	TTT	- **Exérèse au bistouri** ou **par plusieurs tours de spire** sous AL
	DD	- **Fibrome** ou **polype accouché par le col** : généralement plus volumineux
Endo-métriose cervicale	= **Îlots de tissus endométrial situés sous un épithélium malpighien normal** : généralement secondaire à des traumatismes ou des gestes thérapeutiques cervicaux réalisés trop près des règles	
	C	- **Microhémorragies cervicales** en période prémenstruelle - Examen au spéculum : **tâches de « goudron »**

CANCER DU COL UTERIN

= 2ème cancer de la femme dans le monde, 11ème en France (3000 cas/an, 1000 décès/an), incidence maximale à **48 ans**
- Histoire naturelle : infection cervicale persistante à HPV de haut risque → constitution d'une lésion intra-épithéliale cervicale au niveau de la jonction exo-endocol → rupture de la membrane basale : **invasion stromale** < 1mm (risque de dissémination nul), **micro-invasifs** < 5 mm (risque d'ADP : 5-6%) puis **cancer invasif vrai**
- Extension surtout **locorégionale** et **lymphatique** vers les chaînes **iliaques externes**, **iliaques primitives** puis **lombo-aortique**, métastases viscérales (foie, poumons) très tardives

FdR

- **Infection persistante à HPV de haut risque** : facteur nécessaire (99% des cas), dont 70% d'HPV 16/18
- **Tabagisme** : 2ème facteur de risque
- FdR d'HPV : 1ers rapports sexuels précoces **< 17 ans** (risque x 2), partenaires sexuels multiples (≥ 2)
- **Immunodépression** (VIH, immunosuppresseur…)
- **Bas niveau socio-économique = Absence de dépistage** = FdR principal
- **Contraception oestroprogestative** (discuté)

→ Cancer non hormonodépendant

Histo

- **Carcinome épidermoïde** (85%) de **l'épithélium para-malpighien exocervical**
- **Adénocarcinome** (10%) de la **muqueuse cylindrique endo-cervicale** : pronostic plus sombre (ADP plus fréquentes)
- Autres (5%) : **carcinome adéno-squameux, tumeur conjonctive (sarcome)**, mélanome, lymphome, tumeurs 2nd

Diagnostic

SF

- Femme de **45 à 55 ans** généralement
- **Asymptomatique** : dépistage par FCU ou sur colposcopie ou conisation d'un FCU à risque
  → 40% des femmes ne sont pas dépistées par FCU
- **Métrorragie** : de sang rouge, indolores, capricieuses, souvent **provoquées** (rapport sexuel…)
- **Pertes muco-purulentes** (infection associée) : **leucorrhées rosées**
- **Dyspareunie**
- Forme avancée : **obstruction urétérale, douleurs pelviennes, épreintes, dysurie, OMI, cruralgies …**

SC

- **TV pathologique** : **induration, saignement au contact, indolore**
- Dans les formes **asymptomatiques :**
  - **TV sans anomalies**
  - **Speculum :** zone rouge d'apparence banale à biopsier
- Dans les formes **symptomatiques :**
  - **TV pathologique** : **induration, saignement au contact, indolore**
  - **Speculum : tumeur** bourgeonnante, friable ou ulcérée, saignant au contact, avec une base indurée
- **Colposcopie** (forme non visible à l'œil nu) : vaisseaux atypiques, zone très acidophile, iodo-négative
- **Biopsies orientées au spéculum** (si lésion visible) ou **sous colposcopie**

Cas particuliers

- **Cancer de l'endocol** (diagnostic difficile) : col normal, ou gros, renflé « en barillet », saignement
- **Cancer du col restant** après hystérectomie subtotale (contre-indiquée en cas d'infection HPV)
- **Cancer du col chez la femme enceinte** : métrorragies précoces, abondantes

Bilan d'extension

- **Clinique** (± **sous AG** au mieux) : **TV** (extension vaginale), **TR** (extension paramétriale et rectale)
- Marqueurs tumoraux : **SCC** (carcinome épidermoïde) ± **ACE** (ADK) (pas pour le diagnostic mais pour le suivi)
- **IRM pelvienne et lombo-aortique** = examen de référence : évaluation précise du stade FIGO, extension au paramètre, à la cloison vésico-vaginale et à la paroi rectale, ADP lombo-aortiques
- **PET-scanner** : en cas de tumeur **> 4 cm (IB2)**
- **Cystoscopie** ou **rectoscopie :** si suspicion d'envahissement vésical ou rectal
- **Lymphadénectomie par coelioscopie (curage lombo-aortique)** : évaluation fiable du statut ganglionnaire en cas de stade ≥ IB2 ou d'ADP pelvienne suspecte à l'IRM

Stade – Classification FIGO

Stade I	**90%** de survie à 5 ans	= **Limité au col :** - IA = **micro-invasif** : - **IA1** : envahissement du chorion ≤ 3 mm, largeur ≤ 7 mm - **IA2** : envahissement du chorion > 3 mm, largeur > 7 mm - IB = **cancer invasif** = cancer cliniquement visible : - **IB1 : ≤ 4 cm** - **IB2 : > 4 cm**
Stade II	**75%** de survie à 5 ans	= Dépasse le col sans atteindre la paroi pelvienne ou le 1/3 inférieur du vagin - IIA = absence d'atteinte paramétriale : ≤ 4 cm (IIA1) ou > 4 cm (IIA2) - IIB = atteinte paramétriale

		Stade III	**60%** de survie à 5 ans	= Atteinte du 1/3 inférieur du vagin et/ou de la paroi pelvienne et/ou ADP pelvienne - IIIA = 1/3 inférieur du vagin sans atteinte pelvienne - IIIB = - Atteinte de la paroi pelvienne et/ou Hydronéphrose/rein muet et/ou Atteinte ganglionnaire pelvienne
		Stade IV	**35%** de survie à 5 ans	- IVA : atteinte de la muqueuse vésicale ou rectale - IVB : extension extra-pelvienne
TTT	**Cancer micro-invasif (IA)**			= 7% des cancers du col : femme jeune < 40 ans, diagnostic uniquement histologique, infra-clinique
TTT	**Cancer micro-invasif (IA)**	Carcinome in situ avec micro-invasion stromale débutante (< 1 mm)		- **Conisation** suffisante - **Trachélectomie** : ablation par voie intra-vaginale du col utérin et du 1/3 supérieur du vagin → permet de conserver la fécondité - **En cas d'emboles +** : traiter comme un IA2/IB1
TTT	**Cancer micro-invasif (IA)**	Stade IA1 (invasion stromale ≤ 3 mm)		= 0,6% d'atteinte ganglionnaire - **Conisation** suffisante si IA1 < 1 mm - **Trachélectomie** - **Hystérectomie totale** sans lymphadenéctomie selon le contexte
TTT	**Cancer micro-invasif (IA)**	Stade IA2 (invasion 3 à 5 mm)		= 5% d'atteinte ganglionnaire - **Hystérectomie totale + lymphadénectomie pelvienne** - Si embole : **chirurgie élargie aux paramètres** (hystérectomie élargie)
TTT	**Stade IB1**	**Chirurgie 1ère**		- **Colpo-hystérectomie élargie ± annexectomie bilatérale** - **Lymphadénectomie pelvienne** → **Intervention de Wertheim** (voie abdominale) ou **de Schauta** (voie vaginale) - Chirurgie conservatrice : **trachélectomie élargie + curage pelvien** ± **Curithérapie** post-opératoire
TTT	**Stade IB1**	**Irradiation exclusive**		- Associe : - **Radiothérapie externe pelvienne ± lombo-aortique** - **Curiethérapie utéro-vaginale**
TTT	**Stade IB1**	**Association radio-chirurgie**		- **Curithérapie utéro-vaginale ± radiothérapie** - **Traitement chirurgical** après 6-8 semaines par **intervention de Wertheim**
TTT	**Stade IB1**			→ En cas d'envahissement ganglionnaire ou de marges d'exérèse positive : **radiochimiothérapie concomitante** complémentaire
TTT	**Stade IB2 à III**			- **Radiochimiothérapie concomitante 1ère** : chimiothérapie à base de cisplatine + 5FU - Complétée par une **curithérapie utéro-vaginale** de surimpression ± **Chirurgie** (après 6-8 semaines, non systématique) : **colpo-hystérectomie élargie**, voire **pelvectomie antérieure** (utérus et vessie), **postérieure** (étendue au rectum) ou **totale**
TTT	**Complications**			- **Morbidité chirurgicale :** - Préopératoire : hémorragies sur plaie vésicale, urétrales ou digestives, complications thrombo-emboliques - Post-opératoire : dysurie, sténoses urétérales, fistule vésicale ou urétérales 2nd, lymphocèle après chirurgie lympho-nodal - **Morbidité liée à la radiothérapie** : - Précoce : asthénie, troubles digestifs, cystite, rectite, réactions cutanées - Tardive : fibrose ou sclérose sous cutanée, sténose vaginale, sténose urétérale +/- fistule, cystite, rectite, sigmoïdite, iléite ...
TTT	**Pronostic**			= Les principaux facteurs pronostiques : - **Stade FIGO** - **Volume tumoral** - **Envahissement lympho-nodal**
TTT	Mesures associées			- **Suivi clinique** tous les 4 mois la 1e année puis tous les 6 mois pendant 3 ans, puis 1/an ± **Frottis du dôme vaginal** à **6 mois**, **12 mois** puis **1/an** (ininterprétable en cas de radiothérapie) → Aucun examen complémentaire systématique de suivi - Récidive le plus **souvent dans les 2 ans, mais 10 % après 5 ans** - En cas de grossesse : surveillance renforcée, **césarienne systématique** - Aucune contre-indication à un traitement hormonal substitutif ultérieur

ITEM 297 : TUMEUR DU CORPS UTERIN

CANCER DE L'ENDOMETRE

- 4ème cancer le plus fréquent de la femme et le 5e en termes de mortalité
- Terrain : Dans 80% des cas chez des **femmes ménopausées**, âge moyen = **68 ans**
- Diagnostic souvent à un stade précoce (cancer localisé) dans 70% des cas, survie tous stades confondus **à 76% à 5ans**
- **2 types de cancers de l'utérus :**
  - **Cancer de l'endomètre**, hormono-dépendant souvent chez les f. ménopausées en surpoids
  - **Sarcome**, d'origine mésenchymateuses, beaucoup
- Histoire naturelle :
  - Naît le plus souvent du **fond utérin** ou d'une **corne utérine**
  - Evolution longtemps locorégionale : extension vers le col, invasion du myomètre
  - **Dissémination extra-utérine** tardive : ADP iliaques externes puis lombo-aortiques, vagin, annexes, péritoines → **métastases** rares (poumon, foie)

FdR

- **Antécédents familiaux** de **cancer de l'endomètre**
- **Antécédents personnels** ou **familiaux** de **cancer du colon** ou **de l'ovaire** (HNPCC)
- **Antécédents personnels** de **cancer du sein** (terrain identique)
- **Hyperoestrogénie** absolue ou relative = **cancer hormonodépendant** : nulliparité, puberté précoce, ménopause tardive, diabète, THS mal conduit (oestrogènes seuls), SOPK ++, hormonothérapie au tamoxifène
  → L'HTA est souvent présente (associée à l'obésité et au diabète), mais n'est pas un facteur de risque indépendant
- **Régime alimentaire** : riche en viandes, œufs, haricots blancs, graisses ajoutées et sucre
- **Obésité**
- **Antécédents d'irradiation pelvienne**
- **Facteurs protecteurs** :
  - **Contraception oestroprogestative** (effet persistant 10 ans après l'arrêt)
  - **Tabac**

Histo

= **Adénocarcinome** (90% des cas) : tumeur épithéliale de l'endomètre
- Immuno-histo-chimie : **mutation p53** (type endométrioïde de haut grade), **récepteurs hormonaux**

Type 1

= **Adénocarcinome endométrioïde** (80%) : forme classique
- Grade histo-pronostique :
  - Grade **1** = cellules indifférenciées < 5%
  - Grade **2** = cellules indifférenciées < 50%
  - Grade **3** = cellules indifférenciées > 50%

Type 2

= **Carcinome à cellule claire, carcinome mucineux, carcinome papillaire séreux** ou **carcinosarcome** (différent du sarcome)
- Non hormonodépendant : plus fréquent à 50-60 ans, sans hyperoestrogénie
- De moins bon pronostic

Diagnostic

SF

- **Métrorragie** : spontanées, indolores, irrégulières chez une femme en péri- ou post-ménopause
- **Leucorrhées : purulentes et fétides (pyorrhée)** ou **séreuse (hydrorrhée)**
- Forme évoluée : **douleurs pelviennes, troubles urinaires, métastase**

SC

- Antécédents, examen général (poids, TA, état cardiovasculaire), examen abdominopelvien et ganglionnaire
- **Examen au spéculum** : origine endométriale des saignements++, réalisation de **biopsie à la pipelle de Cornier**
- **Touchers pelviens** :
  - Utérus classiquement gros (inconstant), globuleux, de consistance molle
  - Extension extra-utérine, aux paramètres (induration, rétraction utérine) ou rectale

PC

Echographie ± hystéro-sonographie

- **Augmentation anormale de l'épaisseur de l'endomètre** > **5 mm** après la ménopause
  → Une épaisseur endométriale fine < 4 mm rend la probabilité de cancer de l'endomètre faible
- Appréciation du **degré d'infiltration du myomètre**
- **Doppler** : **vascularisation anormale** (néovaisseaux)

Biopsie d'endomètre

= Indispensable (même si endomètre normal à l'échographie chez la femme ménopausée) : diagnostic de certitude, type histologique et grade
- **Biopsie d'endomètre** à la **canule de Novak** ou à la **pipelle de Cornier** : sans anesthésie, en ambulatoire, à l'aveugle (parfois non réalisable) → seulement une valeur prédictive positive
- **Hystéroscopie-curetage** sous AG, si : Pipelle impossible ou négative

Bilan d'extension			- **IRM pelvienne et lombo-aortique injectée** = examen de référence : profondeur d'invasion myométriale, recherche d'une atteinte vésicale, rectale ou paramétriale, ADP iliaque et lombo-aortique suspecte - **Scanner thoraco-abdomino-pelvien** : indiqué si stade III ou N+ ou type 2 histologique - **PET-scanner et écho/IRM hépatique** : non systématique, discuté en cas de stade III (T3, N1) et IV (T4, M1) - **Dosage du CA 125** : discuté en cas de suspicion d'extension régionale, d'atteinte ovarienne ou de type 2 histo - Associés : - **Bilan d'opérabilité** - **Mammographie bilatérale de dépistage** systématique (terrain à risque)
Classification FIGO	Stade I	Survie à 5 ans 85%	= Limité au corps utérin (± glandes cervicales) : sans atteinte du col utérin - **IA** = envahissement du myomètre **< 50%** - **IB** = envahissement du myomètre **≥ 50%**
	Stade II	66%	= Atteinte du col utérin sans atteinte extra-utérine associée
	Stade III	44%	= Extension extra-utérine : - **IIIA** = séreuse du corps utérin et/ou annexes - **IIIB** = vagin et/ou paramètre - **IIIC** = envahissement ganglionnaire pelvien (c1) ou para-aortique (c2)
	Stade IV	15%	- **IVA** : atteinte de la muqueuse vésicale et/ou rectale - **IVB** : ADP ganglionnaire inguinale et/ou MT à distance
Pronostic	Facteurs pronostiques		- Tumeur : **stade FIGO**, **type** (type 1 de bon pronostic, type 2 de mauvais pronostic) et grade - **Degré d'envahissement du myomètre** - **Grade de différenciation** (pronostic plus favorable en cas de grade 1 ou 2)
	Groupes pronostiques du stade I		- **Bas risque** : type 1 stade IA grade 1 ou 2 - **Risque intermédiaire** : type 1 stade IA grade 3 ou stade IB ou II grade 1 ou 2 - **Risque élevé** : type 1 stade IB ou II grade 3 ou emboles lymphatiques ou tous type 2
TTT	Stade I Type 1		- Risque bas : **hystérectomie totale avec annexectomie** sans traitement adjuvant - Risque intermédiaire : **hystérectomie** + **curage pelvien** + **curiethérapie** post-opératoire - Risque élevé : **hystérectomie totale** avec **annexectomie** + **curage lombo-aortique et iliaque commun ± pelvien** + **radiothérapie externe** + **curiethérapie**
	Stade I Type 2		- **Chirurgie** : **hystérectomie totale avec annexectomie** + **curage pelvien et lombo-aortique** + cytologie et biopsies péritonéales + **omentectomie infra-colique** - **Radiothérapie post-opératoire** ± **curithérapie** ± **chimiothérapie adjuvante**
	Stade II		- **Chirurgie** : **hystérectomie totale** (± élargie) + **curage pelvien** ± **lombo-aortique** - **Radiothérapie** + **curithérapie post-opératoire** + **chimiothérapie adjuvante** si type 2
	Stade III		- IIIA : - Hystérectomie totale avec annexectomie + curage pelvien et lombo-aortique + cytologie péritonéale + **omentectomie infra-colique** - **Radiothérapie et chimiothérapie post-opératoire** - IIIB : **radiothérapie exclusive** (**radiothérapie externe + curithérapie**) ± **curage lombo-aortique** pré-thérapeutique ± **chimiothérapie adjuvante** → **chirurgie** si réponse complète - IIIC : **curage lombo-aortique** + **radiothérapie externe** + **curithérapie** ± **chimiothérapie adjuvante**
	Stade IV		- IVA : - **Radiothérapie exclusive** (radiothérapie externe + curithérapie) ± **chimiothérapie** - **Chirurgie** (exentération pelvienne) si échec de l'irradiation - IVB : - **Chirurgie de cytoréduction complète** si carcinose péritonéale résécable sans MT à distance - **Chimiothérapie** + **hormonothérapie** si RH+ + **radiothérapie externe**
	Mesures associées		- **Traitement hormonal substitutif non contre-indiqué** : seulement oestrogénique < 50 ans en cas de ménopause invalidante induite par l'ovariectomie
	Complication		- Curithérapie/radiothérapie : **cystite radique, rectite radique, sténose urétérale post-radique, dyspareunie, sténose de l'intestin grêle** (si hystérectomie)
	Surveillance		Surveillance uniquement clinique (en l'absence de signe d'appel) : - Tous les 4-6 mois pendant les 3 premières années puis annuellement pour les stades I et II - Tous les 4-6 mois durant les 5 premières années puis annuellement pour les stades III et IV
HNPCC			- **Phénotypage MSI** (instabilité des microsatellites) sur la pièce tumorale si : - Femme jeune < 50 ans - Antécédents personnels ou familiaux de cancer colorectal ou du spectre HNPCC - Si phénotype MSI positif : recherche d'une **mutation MMR** (**MLH1, MSH2, MSH6, PMS2**) sur prélèvement sanguin → Phénotype MSI non spécifique : 25 à 40% des cancers de l'endomètre sont MSI+, pour 2 à 5% de syndrome de Lynch

CANCER DE L'ENDOMETRE

Stade			Atteinte	CHIRURGIE		RADIOTHERAPIE		CHIMIOTHERAPIE
				Tumeur	**Curage**	**Radiothérapie externe**	**Curiethérapie**	
Stade I	Type 1	Risque bas	IA (< 50% myomètre) de grade 1 (< 5% cellules indifférenciées) ou 2 (< 50%)	Oui				
Stade I	Type 1	Risque moyen	IA de grade 3 (> 50%) IB (> 50% myomètre) de grade 1 ou 2	Oui	Oui		±	
Stade I	Type 1	Risque haut	IB de grade 3 ou embole	Oui	Oui	Oui	±	
Stade I	Type 2		ADK non endométrioïde : à cellule claire, mucineux, papillaire séreux, carcinosarcome	Oui	Oui	Oui	±	±
Stade II			Atteinte du col utérin	Oui	Oui	Oui	Oui	Si type 2
Stade III	IIIA		Séreuse du corps utérin et/ou annexe	Oui	Oui	Oui		Oui
Stade III	IIIB		Vagin et/ou paramètre	Si réponse complète	±	Oui	Oui	±
Stade III	IIIC		ADP pelvienne ou para-aortique		Oui	Oui	Oui	±
Stade IV	IVA		Vésicale et/ou rectale	Si échec		Oui	Oui	±
Stade IV	IVB		ADP inguinale et/ou MT			Oui		Oui **Hormonothérapie** si RH+

N.B : Dans le nouveau collège de gynéco-obstétrique, il est bien précisé que le traitement n'est pas au programme, le traitement est à titre indicatif (il n'est pas développé dans le collège)

ITEM 303 : TUMEUR DE L'OVAIRE

Diagnostic

SF

- **Découverte fortuite** : examen gynécologique ou échographie
- 5 à 10% des femmes auront une tumeur de l'ovaire (le plus souvent de nature bégnine)
- Troubles gynécologiques : **douleur pelvienne, masse pelvienne, trouble du cycle** (ménorragies, dysménorrhée, spanioménorrhée, aménorrhée…), **métrorragies**
- Troubles digestifs : ↗ **du volume abdominal**, **ascite**, **AEG** → fortement évocateur d'une tumeur maligne

SC

- Examen général et gynécologique complet avec palpation abdominale et des aires ganglionnaires, examen vulvaire, examen au spéculum et touchers pelviens
- Caractéristiques cliniques de la tumeur : localisation exacte, taille sensibilité, mobilité…

PC

Echographie pelvienne

En faveur d'un kyste fonctionnel	En faveur d'un kyste organique
- Masse liquidienne pure - Taille **< 7 cm** - Uniloculaire - Pluriloculaire à **cloison très fine < 3 mm** - Bords réguliers bien définis - Paroi fine **< 3 mm** - **Vascularisation périphérique**, **régulière** → **Surveillance** à 3 mois	- Masse solide ou mixte - Taille **≥ 7 cm** - Bords irréguliers, parois épaisses - Pluriloculaire à cloison épaisse - **Végétations** endo- ou exo-kystique - **Néo-vascularisation anarchique** - **Ascite** associée - ADP ou masse pelvienne associée → **IRM** ou **coelioscopie**

- **β-hCG chez une femme non ménopausée** *(éliminer une GEU)*
- **IRM** (ou TDM) : en 2nd intention pour les tumeurs ovariennes indéterminées ou de taille ≥ 7 cm
- **Dosage du CA 125** = marqueur spécifique du cancer séreux de l'ovaire : en 2nd intention, en cas de tumeur indéterminé ou chez la femme ménopausée
- Autres marqueurs tumoraux : **CA 19.9** (cancer mucineux), **ACE** (ADK), **AFP - β-hCG - LDH** (tumeur germinale), **HE4** (*Human protein 4*) avec l'utilisation du **score ROMA** (*prend en compte l'aspect échographique, le statut ménopausique, l'HE4 et CA125*)

DD

- Masse latéro-utérine : **GEU, pathologie tubaire** (hydrosalpinx, pyosalpinx), **fibrome utérin sous-séreux pédiculé**

Etiologie

Kyste fonctionnel

= **Follicule** ou **corps jaune** subissant une **transformation kystique** (diamètre > 3 cm) : tumeur ovarienne la plus fréquente en période d'activité génitale, toujours bénigne
- Généralement asymptomatique, régression spontanée en quelques semaines
- ↗ en cas de traitement inducteur de l'ovulation

KYSTE ORGANIQUE

= Développement indépendant du cycle ovarien : de nature **bénigne** (le plus souvent), **maligne** (cancer de l'ovaire = **20%** des kystes organiques) ou **frontière** (**TOLM** = **tumeur ovarienne à la limite de la malignité** ou **borderline**)
- **Tumeur d'origine épithéliale** (90%) : provient du mésothélium recouvrant la surface de l'ovaire
- **Tumeur d'origine germinale** : dérivée des cellules germinales ovariennes
- **Tumeur d'origine stromale** : dérivée du stroma gonadique

Origine	Tumeur bénigne	Tumeur maligne
Tumeur épithéliale	- Tumeur séreuse (plus fréquente) : **cystadénome séreux** - Tumeur mucineuse : **cystadénome mucineux** - **Endométriome**	- Tumeur séreuse : **cystadénocarcinome séreux** - Tumeur mucineuse : **cystadénocarcinome mucineux** - **Adénocarcinome endométrioïde** - **MT** (tumeur bilatérale, mucineuse) : **digestive, sein** - Autres : **tumeur à cellules claires, tumeur de Brenner**…
Tumeur germinale	- **Tératome mature = kyste dermoïde** : dérivé des tissus ectodermiques (poils, cheveux, os, dents…) → Dégénérescence maligne exceptionnelle (< 1%)	- **Tératome immature** - **Choriocarcinome** - Dysgerminome : **séminome** - Tumeurs femelles (oestrogéno-secrétante) : **tumeur de la granulosa, tumeur fibro-thécale** - **Tumeur à cellules de Sertoli et de Leydig** (androgéno-secrétante)
Tumeur stromale	- **Fibrothécome** : toujours bénins - Autres tumeurs : de malignité variable	

- **Syndrome de Krukenberg** : MT ovarienne mucineuse d'un cancer **digestif** (gastrique++), **mammaire** ou **pelvien**
- **Syndrome de Demons-Meigs** (rare) : épanchement pleural transsudatif associé à une tumeur ovarienne bénigne
- **Gonadoblastome** (rare) : associe cellules germinales et éléments des cordons sexuels mâles et femelles

		TTT	- **Abstention thérapeutique** : kyste uniloculaire liquide **< 10 cm asymptomatique → surveillance** - **Indication chirurgicale** : kyste symptomatique, compliqué, > 10 cm, complexe ou suspect de malignité → TTT chirurgical **conservateur** (**kystectomie**) ou **non conservateur** (**ovariectomie**) par **coelioscopie**
Démarche diagnostique	Tumeur ovarienne probablement bénigne		- **Femme jeune, en période d'activité génitale** - Aspect de **kyste ovarien fonctionnel simple** : unique, unilatéral, contenu purement liquidien (anéchogène), parfois fines et régulières, souvent diamètre < 6 cm
		CAT	= **Contrôle échographique** à **3 mois** : en début de cycle (pendant les règles) - Disparition spontané : **kyste fonctionnel** - Persistance : **kyste organique → surveillance** ou **coelioscopie** (surtout si symptomatique ou suspect de malignité)
		Chez la femme enceinte	= Kyste fonctionnel normal au 1er trimestre : **corps jaune sécrétant** - **Abstention < 16 SA** : risque d'opérer un kyste fonctionnel, et de priver la grossesse de la source de progestérone (entraînant une fausse couche) - Si persistant > 16 SA : **IRM pelvienne**, voire **exploration chirurgicale** au 2nd trimestre en cas de tumeur persistante de grande taille, d'aspect maligne ou symptomatique
	Tumeur ovarienne suspecte		= ≥ 1 critère : - Patiente ménopausée - Kyste ovarien persistant **> 3 mois** - Aspect échographique de kyste organique - Taille **> 7 cm** - Tumeur ovarienne bilatérale
		PC	- **Dosage du CA 125** et **CA 19.9** : orientation diagnostique - **IRM pelvienne :** possiblement réalisée avant coelioscopie en cas de critère de malignité - **Surveillance simple** possible si kyste uniloculaire liquidien asymptomatique < 10 cm
		PC – **Coelioscopie diagnostique**	- Information préalable sur le risque de laparo-conversion - Exploration complète de la cavité péritonéale + cytologie péritonéale - **Kystectomie** ou **ovariectomie** avec extraction protégée et histologie - **Examen extemporané** seulement en cas de kyste suspect de malignité - En cas de nature maligne : **conversion laparotomique** pour **stadification** et **chirurgie de réduction tumorale complète**
	Cancer évident		- **Chirurgie de réduction tumorale complète** après confirmation histologique de la malignité
Complications	**Torsion d'annexe**		= Torsion de l'ovaire autour de son pédicule vasculaire nourricier : surtout pour des kystes lourds (**dermoïde++**, mucineux) ou à pédicule fin (kyste du para-ovaire), rare pour les kystes endométrioïdes - **Episodes de sub-torsion** (précède la torsion) : douleurs paroxystiques spontanément résolutives
		C	- **Douleur pelvienne** violente, intolérable, s'amplifiant, résistante aux antalgiques - **Palpation abdominale** très douloureuse, **défense** en regard de la torsion - **Touchers pelviens** très douloureux, **masse latéro-utérine** parfois palpable
		PC	- **Echo pelvienne** : douleur au passage de la sonde, ovaire oedématié, ↗ de volume, kyste ovarien volumineux, arrêt de la vascularisation au Doppler (inconstant), ovaire ascensionné
		TTT	= **Urgence chirurgicale** : risque de nécrose de l'ovaire > 6h → **coelioscopie** - **Risque d'annexectomie** en cas de nécrose ovarienne (rare) ou de laparo-conversion - **TTT conservateur** à privilégier : **détorsion de l'annexe** et **kystectomie**
	Hémorragie intra-kystique		- **Douleur pelvienne** latéralisée, d'installation rapide - **Douleur provoquée** latéro-utérine, **masse latéro-utérine** douloureuse au TV - **Echo pelvienne** : kyste ovarien de contenu hétérogène (sang) ± épanchement péritonéal - PEC symptomatique : **antalgique** + **repos** - Risque de **rupture hémorragique** (hémopéritoine) : surveillance clinique + taux d'Hb → **Coelioscopie** au moindre doute (élimine une torsion d'annexe) ou si douleur intense (traitement)
	Rupture de kyste ovarien		- **Douleur pelvienne** d'apparition brutale, de résolution spontanée et complète en quelques jours - **Echographie** : lame liquidienne au niveau du cul-de-sac de Douglas, ovaires souvent normaux - **TTT préventif** (rupture de kyste fonctionnel à répétition) : **contraception oestroprogestative** - **Rupture hémorragique** (plus rare) = **hémorragie intra-péritonéal** : douleur d'installation brutal, avec signes péritonéaux, jusqu'au **choc hémorragique** avec **hémopéritoine massif → urgence chirurgicale**
	Compression extrinsèque		= Surtout en cas de tumeur ovarienne maligne : - Vessie : **pollakiurie** - Uretère : **urétéro-hydronéphrose chronique** - Rectum : **troubles du transit, ténesme, épreintes** - Vasculaire **: TVP, lymphoedème**
	Complication obstétricale		- Gros kyste enclavé dans le cul-de-sac de Douglas : risque **d'obstacle praevia** gênant la descente de la tête fœtale → **césarienne** - Complication plus fréquente lors de la grossesse

CANCER DE L'OVAIRE

<table>
<tr><td colspan="5">Cancer de l'ovaire : 4500/an, 7ème cancer le plus fréquent ; en diminution depuis les années 2000 (utilisation croissance de la contraception hormonal) principalement chez la femme > 45 ans
- 5ème cause de décès par cancer de la femme, de mauvais pronostic (2e cancer gynécologique)
- 10% des cancers surviennent dans un contexte de prédisposition génétique
- Très longtemps asymptomatique : diagnostic précoce difficile, 75% diagnostiqués à un stade évolué (FIGO III ou IV)
- Développé sur des kystes d'inclusion épithéliale formée par la cicatrisation après ovulation (théorie plus récente : origine tubaire des cellules néoplasiques)
- Histoire naturelle : essentiellement envahissement péritonéal (carcinose) et extension lymphatique (ADP iliaques externes et primitives, et lombo-aortiques), plus rarement hématogène (métastases hépatique, pulmonaire, cerveau)</td></tr>
<tr><td>FdR</td><td colspan="4">- Age > 50 ans, ménopause, antécédents d'irradiation pelvienne
- ↗ du nombre d'ovulations : nulliparité, 1ère grossesse tardive > 30 ans, infertilité, puberté précoce
- Antécédents personnels ou familiaux de cancer du sein, de l'ovaire, de l'endomètre ou du colon
- Syndrome héréditaires (autosomiques dominants) : syndrome familial de cancer du sein ou de l'ovaire, syndrome sein-ovaire (mutation BRCA1++ ou BRCA2), RAD51, syndrome de Lynch, syndrome de Li-Fraumeni
- Stimulation par Clomifène (FIV ++)
- Tabac, amiante, THS à base d'œstrogène (CIRC 2012)
→ Le cancer de l'ovaire n'est pas hormonodépendant
- Facteurs protecteurs (↘ de l'ovulation) : contraception orale, multiparité, allaitement, ligature tubaire</td></tr>
<tr><td rowspan="3">Anapath</td><td colspan="3">Tumeur épithéliale</td><td>- Cystadénocarcinome séreux : forme la plus fréquente (90% des cas)
- Cystadénocarcinome mucineux
- Carcinome endométrioïde
- Autres : cancer à cellules claires, tumeur de Brenner...</td></tr>
<tr><td colspan="3">Tumeur germinale</td><td>- Dysgerminome = séminome
- Tumeur germinale non séminomateuse : tératome, choriocarcinome
- Tumeur femelle = tumeur de la granulosa
- Tumeur mâle = tumeur à cellules de Sertoli et de Leydig</td></tr>
<tr><td colspan="3">MT</td><td>= Tumeur ovarienne bilatérale, généralement mucineuse
- Primitif : cancer du sein (notamment lobulaire), cancer digestif (gastrique, colique → syndrome de Krukenberg), cancer de l'endomètre, cancer du rein...</td></tr>
<tr><td rowspan="6">Diagnostic</td><td>C</td><td colspan="3">- Symptômes (frustes, tardifs) : AEG, douleur ou pesanteur pelvienne, ↗ volume abdominal, masse palpée
- Complication : ascite, constipation/occlusion, OMI, TVP, sciatalgie, épanchement pleural
- Examen clinique complet : palpation hépatique, recherche d'ascite, examen gynécologique...
- Touchers pelviens : masse pelvienne irrégulière, indolore, recherche de carcinose péritonéale
- Palpation des aires ganglionnaires, notamment inguinales et sus-claviculaires</td></tr>
<tr><td rowspan="2">Bio</td><td rowspan="2">Marqueur tumoraux</td><td>CA 125</td><td>= Marqueur de référence des cancers séreux, lié au volume tumoral : normal < 35
- Dosage en pré-opératoire, suivi de la normalisation en post-opératoire et surveillance
- ↗ : grossesse, règles, endométriose, insuffisance hépatique, pancréatite, cancer biliaire
- HE4 : marqueur alternatif, de meilleur sensibilité et spécificité avec calcul du score ROMA (Non utilisé encore en pratique courante)</td></tr>
<tr><td>Autres</td><td>- Dosage de l'ACE et du CA 19.9 systématique : ↗ dans les adénocarcinomes mucineux
- Marqueurs tumoraux embryonnaires chez les femmes jeunes : αFP, hCG, LDH</td></tr>
<tr><td rowspan="3">PC</td><td colspan="2">Echo abdomino-pelvienne</td><td>= Examen de 1ère intention devant toute tumeur ovarienne
- Arguments évocateurs de malignité : végétations endo-/exo-kystiques, ascite, ADP, masse pelvienne associée
- Exploration de l'ovaire controlatéral
- Doppler systématique en cas de volumineuse masse pelvienne à la recherche d'une thrombophlébite pelvienne.</td></tr>
<tr><td colspan="2">IRM abdomino-pelvienne</td><td>= Examen de référence pour la classification (avec coupes jusqu'au pédicule rénal)
- Caractéristiques de la tumeur et rapports
- Bilan d'extension et classification FIGO : ascite, implants péritonéaux, carcinose péritonéale, atteinte digestive, mésentérique ou du grand épiploon, ADP, MT à distance, épanchement pleural</td></tr>
<tr><td colspan="3">- Scanner thoraco-abdomino-pelvien systématique = bilan d'extension : recherche d'ADP, de métastases à distance, ascite, nodules de carcinose
- PET-scanner indiqué en 2nd intention : ↗ isolée du CA 125 sans image à l'IRM/TDM ou récidive isolée
- Mammographie et/ou échographie mammaire : cancer du sein associé
→ Le diagnostic et le pronostic ne sont pas obtenus en pré-opératoire avant la coelioscopie initiale</td></tr>
</table>

<table>
<tr><td></td><td colspan="2">Bilan onco-génétique</td><td colspan="2">Consultation d'oncogénétique + recherche de mutation BRCA1 et 2 :
- Cancer de l'ovaire < 70 ans (hors tumeur frontière, cancer mucineux ou non épithélial)
- Cancer de l'ovaire ≥ 70 ans avec antécédents familiaux au 1er degré de cancer du sein ou de l'ovaire</td></tr>
<tr><td rowspan="6">CLASSIFICATION FIGO</td><td>Stade I</td><td>= Limité aux ovaires</td><td colspan="2">- IA = tumeur limitée à 1 ovaire, capsule intact, cytologie péritonéale négative
- IB = tumeur des 2 ovaires
- IC = rupture capsulaire per-opératoire (IC1), rupture pré-opératoire ou tumeur à la surface d'un ovaire (IC2) ou cytologie péritonéale positive (IC3)</td></tr>
<tr><td>Stade II</td><td>= Etendu à un organe pelvien</td><td colspan="2">- IIA = utérus et/ou trompe
- IIB = autres organes pelviens
- IIC = atteinte pelvienne avec cytologie péritonéale positive</td></tr>
<tr><td>Stade III</td><td>= Au-delà du pelvis</td><td colspan="2">= Atteinte péritonéale extra-pelvienne, ADP rétro-péritonéales et/ou atteinte de l'intestin grêle ou du grand épiploon
- IIIA : ADP rétropéritonéale (IIIA1) et/ou atteinte microscopique extra-pelvienne (IIIA2)
- IIIB : atteinte macroscopique extra-pelvienne < 2 cm ± ADP rétropéritonéale
- IIIC : atteinte macroscopique extra-pelvienne > 2 cm ± ADP rétropéritonéale</td></tr>
<tr><td>Stade IV</td><td colspan="3">= Métastase à distance (autre que péritonéale) : épanchement pleural avec cytologie positive, métastase hépatique, splénique ou extra-abdominale (dont ADP inguinale ou ADP extra-abdominale)</td></tr>
<tr><td colspan="4">- Survie à 5 ans : tous stades confondus = 45%, stade 1 = 85%, stade 2 = 60%, stade 3 = 35%, stade 4 = 20%</td></tr>
<tr style="display:none"></tr>
<tr><td rowspan="9">TTT</td><td colspan="4">→ En cas de tumeur avancée (carcinose péritonéale, non résécable d'emblée) : adresser la patiente en centre expert afin de décider de la résection rapide ou d'une chimiothérapie préalable</td></tr>
<tr><td rowspan="5">Chirurgie</td><td colspan="3">= 1er temps thérapeutique : diagnostic (anatomopathologie extemporané), pronostic et thérapeutique</td></tr>
<tr><td>Coelioscopie initiale</td><td colspan="2">= En 1ère intention : confirmation diagnostique et bilan de résécabilité
- Cytologie péritonéale, biopsie tumorale et bilan d'extension (carcinose péritonéale)</td></tr>
<tr><td>Laparotomie médiane xipho-pubienne</td><td colspan="2">= Immédiatement après la coelioscopie en cas de cancer de l'ovaire retrouvé à l'examen extemporané et de tumeur résécable : chirurgie de réduction tumorale maximale
- Hystérectomie totale avec annexectomie bilatérale
- Curage ganglionnaire pelvien bilatéral et lombo-aortique (intérêt discuté)
- Omentectomie (exérèse du grand épiploon)
- Appendicectomie
- Biopsies péritonéales multiples ± élargie (digestive, péritonéale...)
→ Peut être réalisé dans un 2nd temps (généralement 15 jours après la coelioscopie) en cas de cancer avancé (carcinose péritonéale) mais résécable</td></tr>
<tr><td>Chirurgie d'intervalle</td><td colspan="2">= En cas de chirurgie de réduction tumorale complète impossible : chirurgie d'intervalle + CHIP (chimiothérapie hyperthermique intra-péritonéale) après 3 cures de chimiothérapie néo-adjuvante, suivie de 3 nouvelles cures de chimiothérapie</td></tr>
<tr><td>TOLM ou tumeur maligne de stade IA de grade 1 ou 2</td><td colspan="2">- Chez la femme jeune avec désir de grossesse : possibilité de chirurgie initiale conservatrice = annexectomie unilatérale avec vérification de l'ovaire controlatéral ± curage (sauf si TOLM)
- Femme > 40 ans ou multipare : hystérectomie totale avec annexectomie complémentaire recommandée
→ Les TOLM peuvent être associées à des localisations extra-ovariennes (implants péritonéaux), à distinguer d'une carcinose péritonéale</td></tr>
<tr><td colspan="2">Chimio-thérapie</td><td colspan="2">= 6 cycles de polychimiothérapie adjuvante : association taxol + sel de platine
- Indication systématique, démarrée le plus tôt possible : 6 cures toutes les 3 semaines
→ Le cancer de l'ovaire est très chimiosensible (mais non radiosensible)</td></tr>
<tr><td colspan="2">Facteurs pronostiques</td><td colspan="2">- Réduction tumorale complète : principal facteur pronostique
- Stade FIGO
- Age et état général
- prise en charge par un centre expert
- Type histologique : tumeur mucineuse, endométrioïde ou à cellules claires de meilleur pronostic
- Grade de différenciation histologique
- Réponse à la chimiothérapie
→ Pronostic : survie à 5 ans de 45% tous stades confondus : 85 % au stade 1, 60% au stade II, 35% au stade III, et 20 % au stade IV.</td></tr>
</table>

	Surveillance	**- Clinique + CA 125** (+ échographie en cas de traitement conservateur) : tous les 4 mois pendant 2 ans, puis tous les 6 mois pendant 3 ans, puis 1/an - **Pas d'examen radiologique** de manière systématique - En cas de suspicion de récidive : **scanner abdomino-pelvien** en 1ère intention
Prévention		= Chez les femmes avec un risque génétique de cancer de l'ovaire (BRCA1/2) : - Suivi dès 30 ans : **examen gynécologique** et **mammaire** 2 fois/an + **échographie pelvienne** et **CA125** 1 fois/an - A partir de 40 ans (BRCA1) ou 45 ans (BRCA2) : **annexectomie bilatérale** prophylactique proposée
TOB ou TOF		= Tumeur ovarienne borderline ou frontière : se situent entre les tumeurs bénignes et les tumeurs malignes - **Excellent pronostic** - **IRM pelvienne** en séquence diffusion et en perfusion mais ne peut différencier à elle seule une tumeur bégnine d'une tumeur maligne - Dans 30% des cas, on retrouve des **localisations extra-ovariennes avec des implants péritonéaux** - Seule **l'anatomopathologie** permet de poser le diagnostic - **Prise en charge chirurgicale** : cytologies + biopsies péritonéales + kystectomie ou annexectomie + omentectomie infra-colique. Pas de curage, appendicectomie seulement en cas de forme mucineuse. - Facteurs pronostiques : - **Type histologique** - **Présence d'implants invasifs** ++

TUMEUR OVARIENNE HORMONO-SECRETANTE

Oestrogènes	**Tumeur de la granulosa**		= **Tumeur maligne** : 90% des tumeurs des cordons sexuels et du stroma - Quasi-toujours **oestrogénosécrétante**, plus rarement **virilisante** - Survenue à tout âge, plus fréquemment entre 30 et 50 ans
		C	- Jeune fille : **pseudo-puberté précoce** - Femme : **aménorrhée**, **méno-métrorragie** - Femme ménopausée : **métrorragies** par hyperplasie endométriale
		PC	- Imagerie : tumeur souvent volumineuse, fréquemment kystique, multiloculaire - Biologie : ↗ **inhibine B** et **AMH** (utile lors de la surveillance)
		TTT	- **Ovariectomie unilatérale** au 1er stade chez la femme jeune - **Récidive** fréquente, parfois tardive
	Thécome		= Très rare : principalement en péri-ménopause ou après la ménopause - Généralement **oestrogénosécrétante** - Tumeur solide, parfois fibroblastique (fibro-thécome), bénigne
Androgènes	**Tumeur à cellules de Sertoli-Leydig**		= **Androblastome** ou **arrhénoblastome** : tumeur ovarienne rare, généralement à 30-40 ans - **Signes de virilisation** : **hypertrophie du clitoris, alopécie androgénique, voix rauque** - Associé ou non à des troubles des règles : **spanioménorrhée, aménorrhée, métrorragie** - **Dosage de testostérone** > 1,5 ng/ml - Imagerie : **échographie** ou **IRM pelvienne** → En cas de tumeur non visible : **cathétérisme sélectif des veines ovariennes** - **Traitement conservateur** chez la femme jeune (rarement maligne)
	Tumeur à cellules de Leydig		= **Tumeur stromale à cristaux de Reinke** : bénigne, de petite taille - **Tumeur virilisante** de la femme ménopausée - Traitement par **ovariectomie bilatérale** (risque d'hyperplasie leydigienne controlatérale)
Autres	**Tumeur ovarienne à hCG**		= Tumeur maligne, souvent mixte syncytio-trophoblastique, plus rarement **choriocarcinome** ou **carcinome embryonnaire** - Touche principalement la femme jeune : **aménorrhée, douleur abdominale, métrorragie** - **Dosage d'hCG** positif - Traitement : **conservateur** chez la femme jeune, **chimiothérapie** si forme étendue
	Gonado-blastome		= Tumeur mixte germinale et des cordons sexuels - Peut sécréteur des **androgènes** et de **l'hCG** - Touche principalement les patientes avec **syndrome de Turner** avec caryotype en mosaïque avec chromosome Y : **gonadectomie préventive**

ITEM 309 : TUMEUR DU SEIN

Cancer du sein = le plus fréquent des cancers de la femme : 60 000 cas/an, 12 000 décès/an, 1 Française/9, incidence stable
- Majorité des cas entre 50 et 70 ans, 25% diagnostiqués < 50 ans et 30% > 70 ans, très rarement métastatique au diagnostic
- 87% de survie à 5ans, 76% de survie à 10 ans. 1ere cause de décès chez la femme (devant le cancer du poumon)
- Histoire naturelle : canaux galactophoriques (cancer canalaire) ou lobules galactophoriques terminaux (cancer lobulaire) → dissémination précoce vers les ganglions axillaires (de bas en haut) puis sus-claviculaire → métastase : **os, poumon, foie...**

N.B : Le drainage lymphatique se fait par les **nœuds axillaires** ++, les **nœuds sus et sous claviculaires**, les nœuds de la chaîne **mammaire interne.**

FdR	*Hormonaux*		= **Cancer hormonodépendant** : favorisé par une **hyperoestrogénie** relatif ou absolue - Puberté précoce **< 12 ans** - 1ère grossesse tardive **> 30 ans** - Absence d'allaitement - Nulliparité - Ménopause tardive **> 55 ans** - THS ou contraception oestro-progestative - Mastopathie à risque - Obésité
	Familiaux		- Antécédents familiaux de cancer du sein **- Facteurs génétiques** (4% de formes héréditaires) = **syndrome « sein-ovaire »** : mutation du gène **BRCA1/ BRCA2 / PALB2,** autosomique dominante → Autres : **cancer de la prostate** et **cancer exocrine du pancréas** (BRCA2), **cancer des trompes**
		Indication de consultation oncogénétique	- ≥ 3 cas de cancer du sein (ou ovaire) apparentées au 1er degré (ou 2nd degré par un homme) - ≥ 2 cas de cancer si : 2 cancers du sein dont 1 < 40 ans ou 2 cancers du sein < 50 ans - ≥ 1 cas de cancer si : cancer de l'ovaire < 70 ans ou cancer du sein < 35 ans, chez l'homme, bilatéral, de type médullaire ou associé à un cancer du pancréas
	Histo		- **Hyperplasie canalaire atypique** : prolifération anormale non cancéreuse - **Néoplasie intra-lobulaire de type 1 ou 2** : marqueur de haut risque de survenue d'un cancer infiltrant (mais ne dégénère pas elle-même en cancer) → 75% de carcinome canalaire/25% lobulaire
	Environnement		- Alcool, tabac, haut niveau socio-économique, antécédent d'irradiation, sédentarité (en post-ménopause)
Histologie			**- Cancer canalaire *in situ* (CIS)** ou **carcinome intracanalaire** : prolifération épithéliale maligne à l'intérieur des canaux galactophoriques sans franchissement de la membrane basale → microcalcifications, atteinte multifocale possible **- Adénocarcinome canalaire infiltrant** (ou **galactophorique**) = le plus fréquent (90%) : prolifération maligne d'origine épithéliale franchissant la membrane basale et envahissant le tissu conjonctif → risque d'ADP et de métastase **- Adénocarcinome lobulaire infiltrant** (plus rare) : souvent bilatéraux et/ou multicentriques → **IRM mammaire** - Autres (rares) : **carcinome mucineux, carcinome médullaire, papillaire, tubuleux, lymphome, sarcome**...
Diagnostic	SF		**- Dépistage** : autopalpation, examen clinique mammaire annuel, mammographie **- Tuméfaction** découverte par la patiente ou à l'examen clinique - Anomalie du mamelon : **rétraction, écoulement séro-sanglant unipore, lésion eczématiforme** **- Sein inflammatoire** : placard érythémateux et oedémateux (pouvant mimer une infection) **- Ecoulement** : - **Non suspect** : ancien, intermittent, provoqué, bilatéral, pluri-canalaire, blanc, marron ou verdâtre - **Suspect** : récent, spontané, unilatéral, uni-canalaire, clair, jaune, rouge ou noir
	SC		- **Inspection** : ↗ volume mammaire, rétraction cutanée, ride, méplat, capiton, rétraction du mamelon, rougeur localisée ou diffuse, aspect de peau d'orange, ulcération, bombement (++ en supéro-interne), aspect de maladie de Paget eu niveau de la plaque aérolo-mammaire - Palpation : **nodule dur, irrégulier, indolore, pression mamelonnaire à la recherche d'un écoulement** (suspect si unilatéral, récent, unicanalaire, couleur translucide, jaune ou sanglant) - Palpation des **aires ganglionnaires axillaires et sus-claviculaires** (les ADP mammaires ne sont pas palpables) - **Adhérence cutanée** spontanée ou provoquée : apparition d'une ride ou d'un capiton en pinçant la tumeur - **Adhérence au muscle grand pectoral** par **manœuvre d'adduction contrariée de Tillaux** : ↘ de la mobilité de la tumeur à la contraction du grand pectoral en s'opposant au mouvement d'adduction du bras
	PC	**Mammo-graphie bilatérale**	= En 1ère intention (sauf chez la femme jeune < 30 ans), préférentiellement en 1ère partie de cycle : **3 incidences** (face, profil, oblique externe) ± **cliché d'agrandissement** ou **compression** **- Dans le cadre du dépistage, seules 2 incidences sont réalisées** **- Critères de qualité (sur incidence oblique ++):** visualisation du sillon sous-mammaire et du muscle grand pectoral - Opacité dense, hétérogène, irrégulière, **spiculée** (image stellaire), rétractile, classiquement plus petite que la tumeur palpée, **rupture architecturale**, entourée d'un halo clair oedémateux - **Microcalcifications punctiformes**, groupées en foyer, irrégulières : carcinome in situ associé

Diagnostic		**Echographie**	= Surtout chez la femme jeune < 30 ans aux seins denses, à n'importe quel moment du cycle : - **Echographie mammaire** : **nodule** mal circonscrit, hypoéchogène, désorganisé, de grand axe perpendiculaire à la peau, avec cône d'ombre et atténuation postérieure - **Echographie axillaire** : indiquée : . en cas d'**ADP cliniquement suspecte** = épaississement cortical, arrondie, disparition du hile . Systématique dans le cadre du **bilan préopératoire**
Diagnostic		**IRM mammaire**	= Non systématique, réalisée de préférence en 1ère partie de cycle : indiquée si - Diagnostic : - Carcinome lobulaire invasif - Doute sur l'imagerie standard - Recherche de récidive locale après traitement conservateur - ADP métastatique d'un cancer du sein avec bilan sénologique normal - Suspicion de rupture prothétique en cas de reconstruction mammaire par prothèse - Surveillance : - Mutation BRCA ou haut risque génétique familial - Patiente sous chimiothérapie néo-adjuvante
Diagnostic	*Histo*		= Biopsie transcutanée de la lésion ± d'ADP si palpée ou retrouvée à l'échographie : - **Micro-biopsie au pistolet** sous guidage échographique : réservée aux tumeurs palpables/repérables à l'écho - **Macro-biopsie au mammotome** sous guidage stéréotaxie : pour les lésions non repérables (calcification) → La **cytoponction** n'a qu'une valeur prédictive positive : inutile
Diagnostic	*Extension*		- Examen clinique : douleur osseuse, palpation hépatique, examen neurologique - **Echographie axillaire** systématique → **cytoponction** ou **micro-biopsie** de toute ADP suspecte pour confirmation - **Dosage du CA 15-3** : Non recommandé pour le diagnostic ou pour le bilan d'extension
Diagnostic	*Extension*	Bilan d'extension de 1ère intention	= Non systématique en l'absence de signe d'appel - Recommandé **si T3-T4 / N+ / signes d'appels/ RH - / HER2 +++ / Garde 3** - A discuter si : T2 / présence d'emboles vasculaires/ pN1 micrométastatique / Ki67 > 20% - Plusieurs options : - **Scanner thoraco-abdomino-pelvien + scintigraphie osseuse** - **PET-scanner au 18 FDG**
Diagnostic	*TNM*	**T1 = ≤ 2 cm** **T2 = 2 à 5 cm** **T3 = > 5 cm** **T4a** : paroi thoracique (hors pectoral) **T4b** : œdème (dont peau d'orange) ou ulcération cutanée ou nodule de perméation sur la peau **T4c** : 4a + 4b **T4d** : cancer inflammatoire	**N1mi** : micro-métastase > 0,2 mm et ≤ 2 mm **N1** : c = ADP axillaire mobile p = 1 à 3 ADP axillaire **N2** : c = ADP axillaire fixée p = 4 à 9 ADP axillaire **N3** : c = ADP mammaire interne p = ≥ 10 ADP axillaire ou ≥ 1 ADP sous-clavière **M1** = métastase (y compris ADP sus-claviculaire)
Diagnostic	**Ganglion sentinelle**		= Permet de ne retirer que quelques ganglions (2 en moyennes) pour éviter le curage axillaire **Ultra-stadification ganglionnaire** : analyse histologique fine (coupes séries + immunohistochimie) permettant de mettre en évidence des envahissements de petite taille - Résultat : - Aucun envahissement : pN0 (i-) - Cellules tumorales isolées ≤ 0,2 mm : **pN0 (i+)** - Micro-métastase 0,2 à 2 mm : p**N1mi** - Macro-métastase ≥ 2 mm : **pN1**
Formes cliniques	**Cancer canalaire in situ**		= Prolifération néoplasique intra-galactophorique (isolée ou associée à un carcinome infiltrant) - Mammographie : **microcalcifications** groupées en amas, poussiéreuses TTT : - **Zonectomie** après repérage radiologique pré-opératoire + **radiothérapie** - **Mastectomie** avec **reconstruction mammaire** (surtout si CIS étendu ou multifocal)
Formes cliniques	**Maladie de Paget du mamelon**		= **Invasion néoplasique par les canaux galactophoriques du mamelon**, généralement sur carcinome *in situ* : **lésion eczémateuse du mamelon** (croûtelles, exulcération cutanée), prurigineux - Diagnostic par **biopsie du mamelon** → Une maladie de Paget du mamelon ne modifie pas le TNM
Formes cliniques	**Cancer inflammatoire du sein**		= Mastite carcinomateuse : sein érythémateux, oedémateux, avec aspect de peau d'orange - Classification : - **PEV 0** = ø signe inflammatoire - **PEV 1** = doublement du volume tumorale en < 6 mois - **PEV 2** = signes inflammatoires en regard de la tumeur < 1/3 de la peau du sein - **PEV 3** = signes inflammatoires étendus à tout le sein = **mastite carcinomateuse** - Croissance rapide avec risque élevé de MT occulte au diagnostic : de mauvais pronostic - Confirmation diagnostique par **biopsie chirurgicale mammaire** emportant un fragment cutané : mise en évidence d'emboles lymphatiques dans le derme - TTT : **chimiothérapie néo-adjuvante** + **mastectomie** et **curage axillaire** + **radiothérapie** ± **hormonothérapie** si RH+

Pronostic	**Cancer du sein chez l'homme**		= Rare (< 1% des cancers du sein) : diagnostic évoqué devant une **tumeur irrégulière, indolore, rétro-mamelonnaire** apparue chez un homme → Recherche systématique : **mutation** (**BRCA2**++) et **cancer de la prostate** associé (TR, PSA)
Pronostic	FdR de récidive		**- Limites d'exérèse chirurgicale non saines** ou **marges insuffisantes** (R1, R2) → Reprise chirurgicale indispensable (radiothérapie non suffisante)
Pronostic	FdR métastatique		- Statut ganglionnaire +++ : **envahissement axillaire** (y compris micro-métastase) ou **rupture capsulaire** - Terrain : **âge < 35 ans**
Pronostic	FdR métastatique	*Tumeur*	- **Taille** de la tumeur infiltrante **> 2 cm ++++** - **Tumeur inflammatoire** - **Grade histo-pronostique de Scarff-Bloom-Richardson (SBR)** ou **d'Ellis-Elston (EE)** : selon le degré de différenciation architecturale, les inégalités nucléaires et l'index mitotique → **grade I, II ou III** - **Tumeur de grade II proliférante** : index mitotique élevé ou facteur de prolifération Ki67 **> 20%** - **Emboles vasculaires péri-tumoraux** - **Absence de récepteurs hormonaux** (tumeur indifférenciée de mauvais pronostic) - **Surexpression tumorale d'HER2 (3+)** en **IHC** ± **amplification du gène HER2** en **FISH** si 2+ - Récepteurs hormonaux **négatifs** - Marqueur de prolifération **: Ki67, phase S** (la place du Ki67 est controversée)
TTT	*Chirurgie locale mammaire*	**Tumorectomie ou zonectomie**	= TTT conservateur : exérèse d'une tumeur palpable = **tumorectomie** ou non = **zonectomie** - Indication : tumeur unifocale **< 3 cm** non récidivante → Choix selon le rapport volume tumoral/volume mammaire (résultat esthétique) - Examen extemporané : taille tumorale, limites d'exérèses saines, marges **> ou égale à 2 mm** → **L'examen extemporané** est contre-indiqué si tumeur < 1 cm ou lésion non palpable
TTT	*Chirurgie locale mammaire*	**Mastectomie**	= TTT radical : exérèse de la totalité de la glande mammaire (conservant le muscle pectoral) - Indication : tumeurs volumineuses **> 3 cm** ou multifocales ou récidive - **Reconstruction mammaire** à distance (sauf en cas de mastectomie pour carcinome intracanalaire étendu : reconstruction immédiate possible) → Diminue le risque de récidive sans augmenter la survie par rapport au TTT conservateur
TTT	*Chirurgie régionale ganglionnaire*		= Systématique en cas de cancer infiltrant, réalisé dans le même temps opératoire : - **Exérèse du ganglion sentinelle axillaire** : si tumeur uni-focale < 3 cm, cN0 - **Curage ganglionnaire axillaire** : si N+ ou tumeur > 3 cm, multifocale, T4 ou après chimiothérapie néo-adjuvante
TTT	*Chirurgie régionale ganglionnaire*	**Curage axillaire homolatéral**	= Exérèse chirurgicale de tous les ganglions axillaire homolatéraux à la tumeur **≥ 10 ganglions** *Complications* : Per-opératoire : Plaie de la **veine axillaire**, du **pédicule vasculo-nerveux du grand dorsal** ou du **nerf grand dentelé** Post- opératoire précoce : - **Hématome axillaire** - **Lymphocèle** - **Trouble sensitif** (creux axillaire, face interne du MS) et/ou moteur (décollement de l'omoplate) - **Algoneurodystrophie** Post-opératoire tardif : - **Lymphoedème du membre supérieur** - **Cicatrice axillaire** douloureuse et rétractile - **Enraidissement de l'épaule**
TTT	*Chirurgie régionale ganglionnaire*	**Exérèse du ganglion sentinelle**	= Lymphadénectomie sélective du ou des 1er relais ganglionnaires axillaire (2 en moyenne) - Technique : injection au niveau de la tumeur de Technétium 99 (**méthode radio-isotopique**) et d'un colorant bleu de patente (**méthode colorimétrique**) → détection lors de la chirurgie - **Examen extemporané** → curage axillaire complémentaire si ganglion envahit
TTT	**Radiothérapie externe post-opératoire**		= Prévention des récidives locorégionales : systématique après traitement conservateur - Après tumorectomie : irradiation du **sein restant** (50 Gy) + complément sur le **lit tumoral** (+ 15 Gy) - Après mastectomie: irradiation de la **paroi thoracique** si T3-T4 ou T2 + atteinte ganglionnaire ≥ N1mi - **Irradiation sus-claviculaire et mammaire interne** si tumeur N+ ou tumeur volumineuse multifocale → **Irradiation axillaire** contre-indiquée après curage : ↗ le risque de lymphoedème sans bénéfice - Réalisé en 5 semaines : < 12 semaines après chirurgie ou < 5 semaines après chimiothérapie → Abaisse le taux de récidive locale à **10%** (contre 40% sans radiothérapie)
TTT	**Radiothérapie externe post-opératoire**	Complication	- Mineure : **œdème mammaire** (quasi-constant), **sclérose, télangiectasie, douleur, fracture de côte asymptomatique** - **Sclérose du pectoral** - **Fracture de clavicule** - **Pneumopathie radique** - **Plexite post-radiothérapie** - **Cardiopathie ischémique** - **Cancer radio-induit**

TTT	**Chimio-thérapie adjuvante**		= Polychimiothérapie comportant **anthracycline** et/ou **taxane** : **6 cures** de **FEC 100 (5-FU, epirucibine, cyclophosphamide**) ou **FAC** (**anthracycline** à la place de l'épirucibine) ou **taxane (Taxotère®)** - Indication : - Envahissement ganglionnaire ≥ pN1mi : N+ - ≥ 1FdR métastatique : - Tumeur ≥ pT2 - Présence d'emboles vasculaires - Récepteurs hormonaux négatifs - Surexpression d'HER2 (3+) - Age < 35 ans - Envahissement lympho-nodal (à discuter au cas par cas) - Réalisé dans les 3 à 6 semaines après la chirurgie, avant la radiothérapie
TTT	**Chimio néo-adjuvante**		= **6 cycles de chimiothérapie**: ↘ de **50%** les mastectomies - Indications : - Tumeur inflammatoire (systématique) - Tumeur volumineuse (pour permettre un traitement conservateur) - Tumeur avancée inopérable = **T4**, **N2** (pour permettre une exérèse) - Après **bilan d'extension** et **IRM mammaire** systématique - **Suivi clinique** et par **IRM mammaire** : mastectomie si aucune réduction après 2-3 cures → Aucune amélioration prouvée sur la survie globale
TTT	**Thérapie ciblée**		**Trastuzumab** (Herceptin®) = Ac monoclonal anti-HER2 : injection toutes les 3 semaines **pendant 1 an** - Indication : cancer du sein (métastatique ou non) sur-exprimant HER2 (HER2+++) - **Toxicité cardiaque** : surveillance de la FEVG, association contre-indiquée avec des anthracyclines
TTT	**Hormono-thérapie**		= Améliore la survie globale et diminue les récidives locales, controlatérales et métastatiques - Indication : récepteurs hormonaux (RH > **1-5%**) aux oestrogènes et/ou à la progestérone, pendant **5 ans** (voire 10 ans si atteinte lymphonodale)
TTT	**Hormono-thérapie**	**Tamoxifène**	= Anti-œstrogène : chez la femme **non ménopausée** (± association à un **antagoniste LHRH** si mauvais pronostic chez les patientes de < 35 ans), ou ménopausée si intolérance/CI aux anti-aromatases - EI : - **Asthénie**, **bouffée de chaleur**, **prise de poids** - ↗ **Cancer de l'endomètre** : surveillance échographique, biopsie si métrorragies - ↗ **Risque thrombo-embolique** - **Kyste fonctionnel de l'ovaire**
TTT	**Hormono-thérapie**	**Anti-aromatase**	= **Anastrozole, létrozole, exémestane** : chez la femme **ménopausée** - EI : - **Arthralgie, myalgie** : fréquente et invalidante - **Aggravation d'une ostéoporose** : **ostéodensitométrie** systématique - **Bouffées de chaleur, prise de poids, dyslipidémie** (↗ risque cardiovasculaire)
TTT	*Mesures associées*		- **Prothèse mammaire externe en silicone** si mastectomie sans reconstruction, **prothèse capillaire** si alopécie - **Kinésithérapie de drainage lymphatique** du membre supérieur si curage axillaire - Arrêt et contre-indication absolue de tout oestroprogestatif ou progestatif (contraception hormonale, THS) - Contraception : **DIU au cuivre**, **contraception locale**, **stérilisation**
TTT	*Mesures associées*	PEC du lymphoedème	= Aucun traitement curatif : traitement uniquement symptomatique, peu efficace - Port d'une **manche de compression** - **Kinésithérapie du MS** avec **drainage lymphatique**, **élévation du bras** - **Prévention de lymphangite** : antisepsie précoce des plaies, éviter les prises de sang - RHD : ne pas dormir sur le bras, ne pas prendre la TA, ne pas exposer au soleil ou à la chaleur, ménager le bras (ne pas porter de charges), éviter tabac/alcool, lutte contre le surpoids
TTT	Surveillance		- Examen clinique tous les 6 mois pendant 5 ans, puis 1/an - **Mammographie bilatérale +/- écho mammaire** 1 fois/an **à vie**
TTT	Patiente métastatique		- Traitement systémique : **chimiothérapie, thérapie ciblée** (**trastuzumab** si surexpression HER2, **bevacizumab** sinon) et/ou **hormonothérapie** - Suivi tous les 2 mois : **scanner** + **dosage du CA 15-3** - En cas de résistance au traitement mis en place : changement de stratégie thérapeutique

Prévention

Consultation d'onco-génétique = Dépistage individuel

- Rechercher une **mutation BRCA1, BRCA2 ou PALB2** en cas :
  - Femme < 36 ans, cancer du sein de type médullaire, cancer du sein triple négatif avant l'âge de 51 ans ou cancer du sein chez l'homme
  - Cancer du sein et de l'ovaire chez la même patiente
  - Cancer de l'ovaire survenant avant 71 ans
  - Cancer du sein bilatéral (synchrone ou non)
  - 3 cancers du sein chez des personnes apparentées du 1er et 2nd degré
  - Au moins 2 cancers du sein chez des personnes apparentées du 1er et 2e degré âgées de moins de 70 ans, dont une de moins de 50 ans.
- Si Mutation retrouvée:
  - **Examen clinique mammaire et pelvien** tous les 6 mois à partir de 20 ans
  - **Mammographie + écho + IRM** 1/an à partir de 30 ans
  - **Mastectomie prophylactique** (avec reconstruction immédiate), **annexectomie bilatérale** > 45 ans

Dépistage

Dépistage de masse (programme national) : **mammographie 2 incidences** (face et oblique externe) tous les 2 ans pour les femmes de 50 à 74 ans avec double lecture des clichés (si cliché normal)
- **Echographie mammaire** systématique si : ACR ≥ 3, seins de densité élevée, anomalie clinique avec Rx normale

Mammographie

= Radiographie du sein, écrasé entre 2 plaques, divisé en 4 quadrants (supéro-externe QSE, supéro-interne QSI, inféro-externe QIE et inféro-interne QII) → l'essentiel de la glande mammaire se situe dans le QSE
- **Incidence de face** (cranio-caudale) : aplati horizontalement → côté externe ou interne en bas
- **Incidence oblique-externe** (axillaire ou médio-latérale) : aplati obliquement → côté supérieur ou inférieur
- Autres : **incidence de profil** (systématique si mammographie diagnostique), clichés localisés/agrandis

Résultat

ACR : classification en 7 stades, selon la mammographie ± **l'échographie** (si ACR ≥ 3)
- **ACR 0** : examen non concluant
- **ACR 1** : mammographie normale (aucune anomalie)
- **ACR 2** : mammographie subnormale (petite anomalie non retenue)
- **ACR 3** : probablement bénigne → **mammographie** à 4 mois si nodule ou 6 mois si microcalcifications
- **ACR 4** : image justifiant une preuve histologique → **biopsie**
- **ACR 5** : image typique de cancer du sein → **biopsie**
- **ACR 6** : cancer prouvé histologiquement

ACR5
- **Nodule** : opacité mal limitée, spiculée, à centre dense, microcalcifications associées
- **Microcalcifications** : vermiculaire (en bâtonnet), arborescente, irrégulière en forme/taille, nombreuses, groupées, topographie galactophorique

Densité mammaire

- **Type 1** : sein presque entièrement graisseux, graisse homogène = < 25% de la glande
- **Type 2** : reliquats fibro-glandulaires, graisseux hétérogène = 25 à 50% de la glande
- **Type 3** : seins denses hétérogènes = 50 à 75% de la glande
- **Type 4** : seins denses homogènes = > 75% de la glande

LESION BÉNIGNE DU SEIN

Tumeur bénigne solide	**Adéno-fibrome**		= **Prolifération mixte** (épithéliale et conjonctive) : tumeur bénigne solide la plus fréquente - Taille moyenne = 2-3 cm, croissance lente, parfois multiples/bilatérales - Surtout chez la femme jeune (20 à 30 ans) - ↗ de volume pendant la grossesse et ↘ après la ménopause
		C	- Patiente jeune (< 30ans) - **Nodule mammaire** indolore, bien limité, mobile, de consistance ferme, < 3cm
		PC	**- Mammographie** : opacité homogène bien limité **- Echo** (surtout si sein dense) : lacune hypoéchogène homogène, bien limité, sans cône d'ombre, refoulant le tissu mammaire, grand axe perpendiculaire à la peau
		CAT	- Confirmation diagnostique histologique par **cytoponction, micro-** ou **macro-biopsie** si doute (Age >30ans, contexte à risque, discordance clinique/imagerie/histologie) - **Exérèse chirurgicale** si doute diagnostique ou gêne esthétique
	Papillo-matose juvénile		= Femme jeune < 25 ans, **tuméfaction** mobile, proche de l'aréole ± **écoulement** - **Echographie** : petites cavités kystiques au sein du nodule - TTT : **exérèse chirurgical**
	Hamartome		= Lésion limitée par une capsule reproduisant du tissu mammaire normal : survenue à tout âge - **Tumeur** bien limitée, parfois volumineuse, molle (surtout si constitué de tissu adipeux) - **Mammographie/échographie** : opacité bien limitée, de tonalité identique à la glande mammaire - **Exérèse chirurgicale** souvent nécessaire : diagnostic et thérapeutique
	Cytostéato-nécrose		= Tuméfaction de survenue spontanée ou suite à un traumatisme du sein, chez la femme ménopausée - **Masse** limitée, arrondie, parfois indurée, adhérente à la peau avec rétraction cutanée → suspect - **Mammographie** : image claire, cerclée, « en bulle de savon » - **Exérèse** souvent nécessaire pour diagnostic histologique
Tumeur bénigne kystique	**Kyste**		= Formation liquidienne à point de départ galactophorique : plus fréquente de 35 à 50 ans **- Tumeur** ronde, bien limitée, rénitente, apparaissant souvent en période prémenstruelle - **Mammographie** : opacité arrondie, bien limitée - **Echographie** : lacune anéchogène, bien limitée, avec renforcement postérieur - **Cytoponction** en cas de gêne esthétique : diagnostic et thérapeutique
	Mastopathie fibro-kystique		= Mastopathie très fréquente : **éléments kystiques** associés à une **fibrose du tissu conjonctif** et une **hyperplasie (simple ou atypique) des cellules épithéliales des canaux galactophoriques** **-** Maladie bégnine du sein **la plus fréquente** chez les femmes de **35 à 50 ans (**peut persister après la ménopause en cas de THS) - Surtout en péri-ménopause (40-50 ans), sur un **terrain d'hyperoestrogénie** : aucun risque de dégénérescence mais développé sur le même terrain hormonal que le cancer (= marqueur de risque)
		C	- **Mastodynies cycliques**, en période prémenstruelle - Masse unique ou multiple, arrondie, bien limitée, mobile de consistance variable (molle++), sensible voire douloureuse - **Placards indurés, sensibles** +/- écoulement blanc ou vert épais - **Pas d'ADP suspecte**
		PC	- **Mammographie** : larges opacités floues (fibrose) associées à des opacités kystiques - **Echographie** : kyste au sein de la fibrose → recherche d'anomalies suspectes associées
		CAT	- Si doute diagnostique (placard suspect) : **micro-biopsies mammaires** - TTT : RHD + **progestatif** en 2ème partie de cycle (action anti-oestrogénique) → Disparition à la ménopause **- Pas d'indication chirurgicale** sauf si : récidive / Gene persistante/ Kystes atypiques

ITEM 21 : BILAN PRECONCEPTIONNEL

Certificat prénuptial = obligatoire pour le mariage civil jusqu'en 2007 : bilan médical, prévention obstétricale et éducation du couple sur l'hygiène de vie, les IST, la contraception et la grossesse

Bilan préconceptionnel

Int.	= Recueil des facteurs de risque ayant un impact sur la fertilité ou sur la survenue de complications obstétricales : - **Consanguinité du couple** - **FdR généraux** : âge < 18 ans ou > 35 ans, maigreur ou surpoids/obésité, toxiques - **Atcds** : - Médicaux : infectieux, transfusion sanguine… - Chirurgicaux : chirurgie abdomino-pelvienne… - Gynécologiques : malformation utéro-vaginale, grossesse pathologique, herpès génital… - Obstétriques : - **Gestité** = nombre de grossesses (y compris **fausses couches**, **GEU** et **IVG**) - **Parité** = nombre de naissances **> 22 SA** ou **> 500 g** (y compris **mort-nés**) - Familiaux : diabète type 2, prééclampsie, pathologie héréditaire… - **Mode de vie** : tabagisme, alcoolisme, toxiques, profession, origine géographique… - Prise de **médicament à potentiel tératogène** (*distilbène = Risque augmenté de malformation utérine*) - **Statut vaccinal** : notamment **rubéole, rougeole, varicelle, coqueluche** et **grippe**
C	- **Poids, taille, IMC, TA** - Examen gynécologique : **frottis cervico-utérin de dépistage** si > 2ans, **palpation mammaire**
Bio	- **Détermination du groupe sanguin ABO-Rhésus-Kell** (2 déterminations) - **Groupe sanguin du conjoint** si patiente Rh-, si le rhésus du père est + génotypage du rhésus fœtal possible à partir de 11 SA - **Sérologie toxoplasmose** (en l'absence de preuve écrite d'immunité) - **Sérologie rubéole** (sauf si 2 vaccinations antérieures documentées) - **Sérologie varicelle** ni non documentée durant l'enfance - Proposer un **bilan de dépistage des IST** : **sérologie VIH, hépatite B, syphilis, PCR Chlamydia sur 1er jet urinaire**

Mesures préconceptionnelles

- **Traitement à risque tératogène** = **antiépileptique, anticoagulant, psychotrope**… : revoir l'indication, substitution par un médicament avec un potentiel tératogène plus faible, consulter un spécialiste si besoin
- **Pathologie chronique** = diabète, épilepsie… : programmer la grossesse après un bon équilibre de la pathologie
- **Origine du pourtour méditerranéen** : **électrophorèse de l'hémoglobine** à la recherche d'une **thalassémie mineure**
→ Risque de thalassémie homozygote chez l'enfant en cas d'hétérozygotie chez les 2 parents
- **FdR de diabète** (âge > 35 ans, IMC > 25, atcd familial au 1er degré, atcd personnel de diabète gestationnel ou de macrosomie) : dépistage du **diabète de type 2** par une **glycémie à jeun**
- **Antécédent de transfusion** : **recherche d'agglutinines irrégulières**
- Antécédent spécifique (maladie chronique, infertilité, grossesse pathologie, malformation…) : **consultation pré-conceptionnelle spécialisée**
- Antécédents familiaux de malformation ou de maladie héréditaire : **consultation de conseil génétique**

Vaccins	- En l'absence de vaccination anti-rubéole par 2 doses, si la sérologie est négative : **vaccination anti-rubéolique** → éviter toute grossesse dans les **2 mois** → Si vaccination anti-rubéole ultérieure par 2 doses : **ne pas revacciner**, même si la sérologie est négative - En l'absence d'antécédent de varicelle (± sérologie négative) : **vaccination anti-varicelle** → après vérification des β-hCG, suivie d'une contraception obligatoire **3 mois** après chaque dose - S'assurer d'une **vaccination anti-coqueluche** efficace du couple et de l'entourage ± **rappel** si besoin - **Vaccination maternelle antigrippale** : recommandée en période hivernale, surtout en cas de pathologie maternelle respiratoire, cardio-vasculaire, neurologique, néphrologique, déficit immunitaire ou diabète - Mise à jour du DTP-ca
Folates	= Prévention du risque d'anomalie de fermeture du tube neural **:** **-** Supplémentation systématique en **vitamine B9** (**acide folique**) : **0,4 mg/jour** depuis le souhait de grossesse (au mieux **2 mois** avant le début de grossesse), poursuivie jusqu'à 8 semaines après la conception (**12 SA**) - En cas de FdR = antécédent de non-fermeture du tube neural ou antiépileptique : dose de **5 mg/j**
RHD	- **Conseil diététique** en cas de surpoids : régime alimentaire équilibré - **Sevrage tabagique** et **arrêt des toxiques** (alcool, drogue) - **Diminuer la consommation de caféine** à moins de 5-6 tasses de café/jour (ou de soda) - Recherche de **situation de précarité** ou de **vulnérabilité** - Evaluation du **risque professionnel** et de la **pénibilité du travail** **- Évaluer les risques de maltraitance, de violence domestique**

ITEM 22 : GROSSESSE NORMALE

<table>
<tr>
<td>Suivi</td>
<td colspan="4">- 7 consultation prénatales obligatoires (remboursées à 100%) : 1ère consultation dans les 3 mois puis 1/mois
→ La 1ère consultation peut être faite par une sage-femme ou un médecin (généraliste, gynécologue ou obstétricien), les autres consultation peuvent être suivie par une sage-femme ou un médecin généraliste en cas de grossesse sans risque
→ Le relai entre médecin généraliste et l'équipe obstétricale (médecin ou sage-femme) se fait < 30 SA (7, 8 et 9ème mois)
- 3 échographies obligatoirement proposés (non obligatoires) pour une grossesse normale : remboursées à 100%, nécessité du consentement écrit de la patiente
- Programme d'accompagnement du retour à domicile (PRADO) : 2 consultations par une sage-femme à domicile
- 1 consultation post-natale dans les 6 à 8 semaines du post-partum</td>
</tr>
<tr>
<td>Modifications physiologiques durant la grossesse</td>
<td colspan="4">- Poumon : Augmentation du diamètre transverse de la cage thoracique, surélévation du diaphragme, augmentation de la ventilation et de la consommation en O2, augmentation du volume courant et diminution du volume résiduel (PC02 naturellement plus basse que la normale)
- Cardiovasculaire : Les œstrogènes agissent sur la FC et le DC, la progestérone agit sur le relâchement veineux et la rétention hydrique, majoration de la rénine, de la pro-rénine et de l'aldostérone (effet Poseiro : compression cave en position allongé)
- Digestif : Diminution du tonus du SIO, du péristaltisme, majoration de la synthèse d'albumine, des triglycérides et des PAL, VB atone et vidange ralentie, grêle de mobilité réduite, réabsorption d'eau majorée au niveau du côlon.
- Endocrinologie : hyper-vascularisation et hyperplasie de l'hypophyse, ocytocine, hypercorticisme, hypertrophie thyroïdienne, TSH basse avec T3-T4 normales, hypocalcémie.
- SNC : Sécrétion d'endorphines et d'enképhalines, insomnie, attention modifiée, « post-partum blues »
- Yeux : Augmentation de PIO, œdème cornéen
- Rhumatologie : lordose, mobilité des os du bassin
- Peau : Vergetures, ligne brune, masque de grossesse, érythrose palmaire
- Seins : volume augmenté, modification des aréoles et des mamelons
- Constantes : Leucocyte < 15 000, Hb = 11-12 g/dl, PNN augmentés, myélocytes et métamyélocytes = 3%, VS augmenté, plaquettes diminuées au T3, fibrinogène (5-6g/l), FVII et VIII très augmentés, FII, X, X, XII augmentés, FV inchangé, FXI ET XIII diminués, ATIII et protS diminués, activité fibrinolytique diminuée
- Métabolisme : Majoration de 15 à 30% de la DER, gain pondéral recommandé pour une patiente ayant un IMC entre 18 ,5-24,9 : + 11,5 à 16 Kg</td>
</tr>
<tr>
<td rowspan="5">1er trimestre</td>
<td rowspan="5">1ère cs
=
< 3 mois
< 15 SA</td>
<td>Confirmation de l'état de grossesse</td>
<td colspan="2">- Retard des règles
- Signes sympathiques de grossesse : tension mammaire, somnolence, fatigue, pollakiurie, puis nausées, voire vomissements
- Examen au spéculum : col violacé, glaire cervicale coagulée voire absente
- TV : utérus globuleux, augmenté de volume (7 SA = mandarine, 10-12 SA = orange, 14 SA = pamplemousse), ramollissement utérin > 8 SA
- BDC fœtal (Doppler fœtal) : perçus à la fin du 3ème mois (9-10 SA), 190-200 bpm à 9 SA
- Dosage qualitatif de β-hCG (très fiable) : seulement en cas de doute diagnostique</td>
</tr>
<tr>
<td>Datation théorique du terme</td>
<td colspan="2">- Date de début de grossesse (DDG) = 14 jours après les dernières règles
→ En cas de cycle modifié ≠ de 28 jours (seule la phase folliculaire est modifiée, la phase lutéale est constante à 14 jours) : DDG = (durée du cycle – 14) jours après les dernières règles
→ En cas d'infertilité : DDG = date du décalage thermique
→ En cas de FIV : DDG = date de ponction
- Date du terme : DDG + 9 mois (varie entre 280 et 290 jours = 40,4 SA en moyenne)</td>
</tr>
<tr>
<td rowspan="2">Evaluation du risque de la grossesse</td>
<td colspan="2">- Terrain : âge < 15 ans ou > 35 ans, IMC > 25, tabac, alcool, toxicomanie, HTA, diabète…
- Antécédents familiaux : maladie héréditaire, thrombo-embolique…
- Antécédents personnels : gynécologiques, obstétricaux, chirurgicaux, médicaux
- Contexte socio-économique : précarité, chômage, mère célibataire</td>
</tr>
<tr>
<td>Suivi recommandé</td>
<td>- A = grossesse sans risque : suivi par un médecin ou une sage-femme
- A1 = avis d'un gynécologue-obstétricien ou autre spécialiste conseillé
- A2 = avis d'un gynécologue-obstétricien ou autre spécialiste nécessaire
- B = haut risque : suivi régulier par un gynécologue-obstétricien</td>
</tr>
<tr>
<td>Bilan obligatoire</td>
<td colspan="2">- 1ère détermination ABO, Rh complet et Kell (si aucune détermination complète) et RAI
- Sérologie rubéole et toxoplasmose (en l'absence de résultat antérieur écrit)
- Sérologie syphilis (TPHA, VDRL)
- Hépatite B : Ag HBs
- Glycosurie et albuminurie</td>
</tr>
</table>

<table>
<tr><td rowspan="3"></td><td rowspan="3"></td><td>Bilan à proposer</td><td>- **Sérologie VIH** (avec accord de la patiente) et **VHC**
- **Glycémie à jeun** si ≥ 1 FdR : âge ≥ 35 ans, IMC ≥ 25, atcd familial de diabète au 1er degré ou atcd personnel de diabète gestationnel ou d'enfant macrosome
- **BU** à la recherche d'une infection urinaire **± ECBU** si atcd urologique, BU positive ou diabète
- **NFS** si antécédent d'anémie, grossesses rapprochées ou chez l'adolescente
- **Electrophorèse de l'hémoglobine** si africaine/antillaise (thalassémie, drépanocytose)
- **Frottis cervico-utérin** si dernier > 3 ans
- **Prélèvement vaginal** si leucorrhées (recherche de vaginose bactérienne)
- Détermination du **génotype RHD fœtal** si mère Rh-
- Prescription de **l'échographie du 1er trimestre** (entre **11 SA et 13 SA + 6j**)
- Information sur le **dépistage combiné de la trisomie 21** ± prescription du **dosage des marqueurs sériques du 1er trimestre** (entre 11 SA et 13 SA + 6) après consentement écrit</td></tr>
<tr><td>**Déclaration de grossesse**</td><td>= A réaliser < 15 SA : en ligne ou sur formulaire
- Préciser : date de consultation, date de début de grossesse, examens obligatoires prescrits
- Complété et adressé par la patiente en 2 exemplaires à la **CAF** et 1 exemplaire à la **CPAM**
- Permet la PEC des cs et examens obligatoires et la couverture médicale à 100% > 24 SA</td></tr>
<tr><td colspan="2">- **Conseils hygiéno-diététiques** : arrêt de l'alcool et du tabac, éviter l'automédication, activité sportive adaptée, alimentation équilibrée, prévention de la toxoplasmose (si sérologie négative) et CMV (éviter tout contact avec les sécrétions d'enfant en bas âge)
- Proposer **l'entretien prénatal précoce (EPP) «du 4ème mois»** : entretien de 45 minutes ± renouvelé si besoin</td></tr>
<tr><td rowspan="2">*1er trimestre*</td><td colspan="2">**Echographie de datation du 1er trimestre**
11 SA – 13+6 SA</td><td>- Confirme la **vitalité fœtale** : **sac gestationnel** visible > 5 SA et **activité cardiaque** > 5 SA et ½
- Confirme ou corrige le **terme** (± 3 à 5 jours) : **longueur cranio-caudale** et **diamètre bipariétal**
→ **LCC : 45 mm à 11 SA** puis **+ 13 mm/SA** = 56 mm à 12 SA, 72 mm à 13 SA, 85 mm à 14 SA
- Dépistage : **grossesse multiple**, **malformation sévère** (membre, anencéphalie, omphalocèle...),
- Mesure de la **clarté nucale**</td></tr>
<tr><td colspan="2">**Entretien prénatal précoce**</td><td>= Plan Périnatalité 2005-2007 : entretien individuel ou en couple, proposé systématiquement autour du 4ème mois (ou après si besoin), réalisé par une sage-femme ou un médecin reconnu
- Favoriser **l'expression des attentes, besoins** et **projets parentaux**
- Information sur les **ressources de proximité** et sur le **réseau de périnatalité**
- **Explication sur la grossesse, les modifications du corps**...</td></tr>
<tr><td rowspan="5">*2ème trimestre*</td><td rowspan="2">Examen mensuel</td><td colspan="2">- Recherche d'hématurie, SFU, **contractions utérines physiologiques (de Braxton-Hicks)**, leucorrhées
- Examen général, poids, TA
- **Glycosurie** et **albuminurie**
- **BU** à la recherche d'une bactériurie asymptomatique
- **Bruits du cœur fœtaux, mouvements actifs fœtaux ± TV** seulement si signes cliniques ou dès le 8e mois
± **Sérologie toxoplasmose** : 1 fois/mois si séronégative
± **ECBU** si pathologie urologique, antécédent d'infections urinaires à répétition, diabète ou BU positive</td></tr>
<tr><td>**Hauteur utérine**</td><td>= Mesure du **bord supérieur de la symphyse pubienne** jusqu'au **fond utérin** :
- **De 4 à 7 mois = 4 x nombre de mois** puis **+2/mois au 8ème et 9ème mois**
ou **40 SA = 32 cm**, puis **-2** toutes les **4 SA** jusqu'à **32 SA** puis **-4** toutes **les 4 SA** jusqu'à **20 SA**
- ↘ : erreur de terme, RCIU, oligoamnios, arrêt de grossesse
- ↗ : erreur de terme, grossesse multiple, macrosomie, hydramnios</td></tr>
<tr><td>4ème mois
16-20 SA</td><td colspan="2">- Examen mensuel
- Prescription de **l'échographie morphologique du 2ème trimestre** à faire à **22 SA (entre 20 et 24 SA)**
- Prescription du dosage des **marqueurs sériques du 2nd trimestre (entre 14 et 17+6 SA)** si non fait
- **Sérologie rubéole** si séronégative jusqu'à 20 SA</td></tr>
<tr><td>**Echo du 2ème trimestre**</td><td colspan="2">- **Biométrie fœtale : diamètre bipariétal, périmètre abdominal** et **longueur fémorale**
- **Vitalité fœtale, localisation placentaire**
- **Volume du liquide amniotique : index de liquide amniotique** > 25 **(hydramnios)** ou < 5 **(oligoamnios)**
- Dépistage de **malformations fœtales**</td></tr>
<tr><td>5ème mois
20-24 SA</td><td colspan="2">- Examen mensuel
- Résultats de l'échographie morphologique du 2ème trimestre</td></tr>
</table>

	6ème mois 24-28 SA	- Examen mensuel - **Dépistage d'un diabète gestationnel** par **HGPO** entre **24-28 SA** si ≥ 1 FdR et glycémie à jeu normale - Examens obligatoires : - **NFS** - **RAI** chez la femme Rh- ou Rh+ avec antécédents transfusionnels - Information sur les **cours de préparation à l'accouchement** (100% remboursée)
3ème trimestre		→ Si suivi par un médecin généraliste : début de suivi spécialisé **< 30 SA** (gynécologue-obstétricien ou sage-femme)
3ème trimestre	7ème mois 28-32 SA	- Examen mensuel - **2ème détermination du groupe sanguin-Rhésus** - Prescription de **l'échographie du 3ème trimestre** à faire à **32 SA (entre 30 et 35 SA)** **- Prévention systématique de l'allo-immunisation foeto-maternelle** à **28 SA** si femme Rh- et RAI- et conjoint Rh + (± génotype RHD fœtal +) : injection de **300 µg** de **gammaglobuline anti-D (Rhophylac®)** - **Prophylaxie des carences en vitamine D** : **1 dose unique de 100 000 UI** - Traitement d'une éventuelle **carence martiale** dépistée à la NFS du 6ème mois
3ème trimestre	**Echo de croissance du 3ème trimestre**	**- Présentation fœtale** (céphalique/siège) **- Croissance fœtale** (retard de croissance, macrosomie) - **Localisation placentaire** et **quantité de liquide amniotique** (oligoamnios/hydramnios) - **Score biophysique de bien être de Manning** - Diagnostic tardif de **malformations**
3ème trimestre	8ème mois 33-37 SA	- Examen mensuel - **TV** systématique : présentation fœtale, formation du segment inférieur - **RAI** si femme Rh- (sauf si Rhophylac®) ou antécédent de transfusion - **Prélèvement vaginal pour dépistage du portage de streptocoque B** - Prévoir la **consultation pré-anesthésique** systématique - **Début du congé maternité prénatal** à **35 SA**
3ème	9ème mois 37-42 SA	- **Examen mensuel** avec **TV** et **pelvimétrie clinique** - **RAI** si femme Rh- ou antécédent de transfusion (sauf si Rhophylac®) - Information en cas d'urgence (RPM, nature des contractions du travail) → maternité - **Convocation le jour du terme présumé (41 SA)** : surveillance, déclenchement du travail
Post-natale	**Consultation post-natale**	= Dans les **6 à 8 semaines** suivant l'accouchement : obligatoire, par un médecin généraliste ou spécialiste, ou par une sage-femme si grossesse normale et accouchement eutocique - **Evaluation de l'état psychologique, examen du périnée et des seins** (allaitement) - **Sérologie toxoplasmose** si négative (séroconversion tardive) - **Vaccination rubéole** si non immunisée - Prescription de séances de rééducation abdominales et périnéales si besoin - Discussion et prescription de **contraception** - Congé pathologique supplémentaire post-natal de 4 semaines en cas de pathologie maternelle
Modifications physiologiques	Constantes	- **Température** : **plateau thermique ≥ 37°** au 1er trimestre - **PA** : baisse de PA (5-10 de PAS et 10-15 de PAD) la 1ère moitié, retour à la normale au 3ème trimestre
Modifications physiologiques	Poids	= Prise de poids progressive = **+9 à 12 kg** sur l'ensemble de la grossesse - **+500 g/mois** le 1er trimestre - **+1 kg/mois** le 2nd trimestre - **+2 kg/mois** le 3ème trimestre
Modifications physiologiques	Métabolisme	- **Hyper-métabolisme**: accumulation de réserve au 1er-2ème trimestre, mobilisation au 3ème trimestre - Lipides : - **Hypertriglycéridémie** (x 2-3) jusqu'à 6 semaines post-partum - **Hypercholestérolémie** jusqu'à 8 semaines post-partum - **Hypoprotidémie** totale et **hypo-albuminémie** - **Baisse de la glycémie, hypersécrétion d'insuline** et **↗ de l'insulino-résistance**
Modifications physiologiques	Fonction organique	- Respiratoire = ↗ des besoins en O_2 de 20-30% : ↗ FR, VC, ventilation alvéolaire, ↘ CRF, $PaCO_2$ - Circulatoire : - ↗ volémie, débit cardiaque, FC et VES - ↘ résistances artérielles systémiques et PA - Digestive : altération de la fonction gastrique dès le 3ème mois (toute femme enceinte doit être considérée comme « estomac plein » même à jeun à partir du 2ème trimestre) - Urinaire : ↗ taille et poids des reins, dilatation pyélocalicielle, ↗ DFG (de 40%) et ↘ créatininémie, rétention hydrosodée - Vasculaire : œdème des membres inférieurs et des extrémités, hyperpression veineuse (varices, hémorroïdes...), angiome stellaire, érythème palmaire

	Gynécologique	- Congestion vulvaire, épaississement muqueuse vaginale, leucorrhées physiologiques, ↘ pH vaginal - ↗ du volume mammaire - Col utérin **long**, **fermé** et **postérieur**
	Biologique	- **Augmentation du volume plasmatique** avec **hémodilution** : **↘ protidémie**, **↘ hématocrite**, **↘ Hb** (> 11 au 1er trimestre, > 10,5 au 2e et 3e trimestres) - **Hyperleucocytose physiologique** < 14-16 G/L - **Thrombopénie** discrète > 100 G/L - **↗ facteurs de coagulation** et **↘ fibrolyse** → augmentation du **risque thrombo-embolique** - **Rétention hydrosodée** par **activation du SRA**
Symptômes	1er trimestre	- **Nausée, hypersalivation** - **Anorexie/boulimie** - **Hypersomnie** - **Tension mammaire**
Symptômes	2ème trimestre	- **Chloasma** (tâche hyper-pigmentée du visage), **vergetures**, **varices**, **hémorroïdes**, **varices vulvaires** - **OMI** - **Constipation** - **Douleurs pelviennes** (**cystite**, **candidose**) - **Crampes** - **Anémie**
Symptômes	3ème trimestre	- **OMI, crampes des MI** - **Lombalgie, sciatalgie** - **Contractions utérines** : 5 à 10/jour, surtout le soir - **Pyrosis** - **Prurit** - **Sécrétion lactée** - **Syndrome du canal carpien** - **Palpitations, dyspnée** - **Insomnie nocturne** - **Ralentissement de l'idéation**

Autres — **Congé maternité**

0-1 enfant à charge	**6** semaines prénatales	**10** semaines post-natales
≥ 2 enfants à charge	**8** semaines prénatales	**18** semaines post-natales
Jumeaux	**12** semaines prénatales	**22** semaines post-natales
Triplés ou plus	**24** semaines prénatales	**22** semaines post-natales
Congé supplémentaire si grossesse pathologique : **+ 2 semaines post-natales**		

- Le congé post-natale débute à la date prévue du terme (et non de l'accouchement)
- **Congé paternité** : **11 jours** (ou **18 jours** si grossesse multiple)
- Le congé peut débuter jusqu'à **38 SA**, avec **allongement égal de la durée du congé post-natal**

Autres — **Score de Bishop**

= Maturation du col en fin de grossesse : col favorable à l'accouchement si **≥ 6**

TV	+0	+1	+2
Position	Postérieur	Intermédiaire	Centré
Longueur	Long	Mi-long	Court
Consistance	Dur	Souple	Mou
Ouverture	ø	1 doigt	≥ 2 doigts
Présentation	Haute, mobile	Appliquée	Fixée

Autres — **Rythme cardiaque foetal**

- Enregistrable **dès 25 SA** : devant tout contexte à risque (↘ mouvements actifs fœtaux, métrorragies, HTA-prééclampsie, douleurs abdominales…) ou systématique au cours du travail

Normal	- **Rythme de base = 120 à 160 bpm** - **Oscillations** : variations d'amplitude de **5 à 25 bpm** - **Réactivité** : **périodes d'accélérations, sans décélération**
Anomalie	- **Bradycardie** < 120 bpm ou **tachycardie** > 160 bpm - **Mini-oscillante** ou **micro-oscillante** < 5 bpm voire **rythme plat** - **Aréactif** : diminution/disparition des accélérations - **Décélération** : ralentissement transitoire

Score de Manning	= **Evaluation échographique du bien-être fœtal** : normal = 10/10 - Selon 5 critères : - **Mouvements respiratoires** - **Mouvements fœtaux globaux** - **Tonus et réflexe fœtal** - **Réactivité du rythme cardiaque fœtal** - **Quantité de liquide amniotique**			
Niveau de maternité	= Selon le choix des parents et le niveau de risque de la grossesse (réévalué à chaque consultation)			
	Niveau 1	50%	Unité d'obstétrique et de pédiatre	> 36 SA et > 2000 g
	Niveau 2a	25%	+ Unité de néonatalogie	≥ 33 SA et > 1500 g
	Niveau 2b	15%	+ Unité de néonatalogie avec soins intensifs	≥ 32 SA et > 1500 g
	Niveau 3	10%	+ Unité de réanimation néonatale + CH avec unité de réanimation adulte	< 32 SA et/ou < 1500g Pathologie grave

ITEM 23 : FIEVRE ET GROSSESSE

<table>
<tr><td colspan="4">Fièvre = température maternelle > 38°C : situation fréquente = 10 à 15% des grossesses, jamais anodine
- Pronostic maternel : selon l'étiologie de la fièvre
- Pronostic obstétrical : provoque des contractions utérines → risque de MAP et d'accouchement prématuré
- Pronostic fœtal : en cas d'étiologie potentiellement dangereuse (embryofoetopathie, mort fœtale, infection néonatale...)</td></tr>
<tr><td rowspan="4">Bilan diagnostique</td><td>Int</td><td colspan="2">- Notion de contage, voyage récent à l'étranger, contact avec des enfants en bas âge (profession)
- Signes fonctionnels d'appel : urinaire, pulmonaire, génitaux, digestif, neuro, ORL...
- Situation obstétricale : statut sérologique et vaccinal, contraction utérine, pertes liquidiennes...</td></tr>
<tr><td>C</td><td colspan="2">- Contrôle de la température intra-rectale au repos, mesure de la hauteur utérine, palpation utérine
- Examen au spéculum : recherche systématique d'écoulement, de leucorrhée ou de métrorragies
- TV : recherche de modifications du col
- Examen fœtal : mouvements fœtaux, rythme cardiaque foetal</td></tr>
<tr><td rowspan="2">PC</td><td colspan="2">- NFS (hyperleucocytose inquiétante si ≥ 15 G/L) et CRP
- Systématique : - ECBU (même si BU négative)
- Hémoculture avec recherche de Listeria monocytogenes
- Enregistrement électro-cardio-tocographique : tolérance fœtale, chorio-amniotite</td></tr>
<tr><td>Selon le contexte</td><td>- Prélèvements cervico-vaginaux si RPM, MAP ou leucorrhée suspecte
- Sérologies : toxoplasmose, CMV, rubéole, VHA, VHB, VHC, parvovirus B19, VIH
→ La sérologie de la listériose n'a aucun intérêt en pratique
- Recherche d'une RPM au moindre doute : ACTIM-PROM test, DAO
- Echographie du col utérin au moindre doute de MAP</td></tr>
<tr><td rowspan="8">Etiologies</td><td rowspan="3">3 étiologies à évoquer en priorité</td><td>Listériose</td><td>= Rare (une dizaine de cas/an) mais grave (25% de pertes fœtales)
- Syndrome grippal banal → diagnostic par l'hémoculture avec recherche de Listeria
- TTT si confirmé : - Amoxicilline pendant 10 jours + aminoside pendant 5 jours par voie IV
- Amoxicilline prolongé orale pendant 4 semaines ou jusqu'à accouchement
→ Maladie à déclaration obligatoire</td></tr>
<tr><td>Pyélonéphrite aiguë</td><td>- 2% des femmes enceintes
- Signes évocateurs : antécédents d'infection urinaire, urines troubles, SFU, douleurs lombaires spontanées ou provoquées (le plus souvent à droite), BU positive
- Diagnostic par l'ECBU → bilan par échographie rénale systématique</td></tr>
<tr><td>Chorio-amniotite</td><td>= Infection de la cavité amniotique et des membranes : le plus souvent 2^{ndr} à une RPM
- Risque de mort fœtale in utéro, d'infection néonatale ou de séquelles neurologiques graves
- Tableau de MAP fébrile avec : - Douleurs abdominales intenses et diffuses
- Liquide amniotique sale, teinté voire purulent
- ↘ MAF, tachycardie fœtale et/ou anomalie du rythme fœtal
→ Urgence obstétricale : extraction fœtale en urgence par césarienne + antibiothérapie IV
→ Tocolyse contre-indiquée</td></tr>
<tr><td colspan="2">Infection maternelle</td><td>Rubéole, toxoplasmose, CMV, VHA, VHB, VHC, VIH, syphilis, parvovirus B19, herpès, fièvre Q</td></tr>
<tr><td rowspan="2">Cause digestive</td><td>Appendicite aiguë</td><td>- Souvent trompeur : douleur plus haute en fin de grossesse, défense abdominale rare
- Appendicectomie en urgence sous antibiothérapie
- Hospitalisation pour surveillance si doute diagnostique</td></tr>
<tr><td>Cholécystite aiguë</td><td>- Diagnostic généralement facile, confirmé par l'échographie
- TTT : antibiothérapie, antalgique et cholécystectomie par coelioscopie</td></tr>
<tr><td></td><td>Hépatite aiguë</td><td>- Fièvre modérée, nausées, vomissement, douleur à l'hypochondre droit, prurit
- Puis : ictère
- Forme asymptomatique fréquente néanmoins
- Bio : cytolyse importante, cholestase variable, sérologies à faire
- Échographie hépato-biliaire pour éliminer un obstacle
- Traitement symptomatique</td></tr>
<tr><td>Autres</td><td colspan="2">= Nombreuses autres causes : grippe, paludisme, pneumopathie infectieuse, méningite, accident thrombo-embolique</td></tr>
</table>

TTT	
TTT	**- Hospitalisation** systématique si cause non identifiée, infection à risque (pyélonéphrite...), contractions utérines ou anomalies des mouvements fœtaux ou du rythme cardiaque → **Prise en charge ambulatoire** possible uniquement en cas d'étiologie bénigne clairement identifiée (syndrome grippal typique en période endémique, gastro-entérite...) sans contraction utérine ni anomalie fœtale : traitement symptomatique, pas d'ATB, et une surveillance rapprochée - **Antipyrétique** systématique : **paracétamol** par voie orale ou IV - **Antibiothérapie probabiliste** systématique (après prélèvements) : - **Amoxicilline** 1g x 3/j pendant **10 jours** - **Erythromycine** en cas d'allergie - Adaptation secondaire : **C3G ± aminoside** si pyélonéphrite, **C3G + aminoside** si chorio-amniotite... - **Tocolyse** en cas de contractions utérines (sauf en cas de chorio-amniotite)

ITEM 23 : HEMORRAGIE GENITALE LORS DE LA GROSSESSE

→ **Examen au spéculum** systématique : origine **endo-utérine** (métrorragie) ou **cervico-vaginale** des saignements
→ Injection de **gammaglobuline anti-D** dans les **72h** si patiente Rh-, père Rh + ou inconnu et fœtus Rh+ ou inconnu

1er trimestre			= 25% des grossesses : 1er motif de cs aux urgences gynécologiques, évolution défavorable dans **50%** des cas (ASP) - Evaluation du retentissement maternel : signes cliniques d'anémie, NFS
	GEU (1%)		→ Toute femme consultant pour métrorragie du 1er trimestre a une GEU jusqu'à preuve du contraire
	Avortement spontané précoce (12%)		= Expulsion d'un fœtus avant qu'il ne soit viable (22 SA) = précoce si **≤ 12 SA** : **20%** des grossesses - Cause : **anomalie chromosomique** (60%), **SAPL**, **médicament tératogène, malformation**
		C	- **Métrorragie** : sang rouge, d'abondance variable (parfois cataclysmique), avec caillots et débris - **Douleur pelvienne :** médiane, à type de crampes, intermittente (colique) - **Disparition récente des signes sympathiques de grossesses** (nausée, tension mammaire…) - **TV** : indolore, col utérin ouvert (perméable au doigt), mou
		PC	- **Echo** : - Sac ovulaire intra-utérin bien visible (couronne trophoblastique échogène) - Embryon > 6 mm sans activité cardiaque ou à 2 reprises à 7 jours d'écart si < 6 mm - **Œuf clair** : sac intra-utérin aplati, hypotonique, en voie d'expulsion
		TTT	**- Abstention thérapeutique** avant **8 SA** : attente de l'expulsion spontanée complète du sac (s'assurer ensuite de la vacuité utérine) → **aspiration endo-utérine** si échec **- Prostaglandine** = **misoprostol** (hors AMM) : si œuf de petite taille, hémorragie peu importante **- Aspiration-curetage endo-utérin** : si avortement spontané hémorragique ou **> 8 SA** avec rétention de débris de trophoblaste → **Examen histologique** des débris systématique → Complication : **perforation, rétention**, **syndrome d'Asherman** (synéchie), **infection**
		ASP à répétition	= **≥ 3 ASP consécutifs** < 14 SA : bilan étiologique (négatif dans **70**% des cas) - **Echo pelvienne** : anomalie utérine = **malformation, myome, béance cervico-isthmique** - **Caryotypes parentaux** : translocation réciproque équilibrée ou robertsonienne - **Bilan hormonal** : **insuffisance ovarienne prématurée, dysthyroïdie, diabète** - **Bilan de coagulation** : **coagulopathie** (mutation facteur V Leiden, facteur II…), **SAPL** → TTT préventif en cas de thrombophilie : **aspirine** à faible dose ± **héparine** (HBPM)
	Grossesse intra-utérine évolutive (12%)	C	- Signes sympathiques de grossesse omniprésent - **Métrorragie** de faible abondance, souvent récidivantes, isolées (**sans douleur**) - Abdomen souple et indolore - **TV** : indolore, utérus augmenté de volume, col fermé
		PC	**- Echographie** : **sac intra-utérin** contenant un **embryon avec activité cardiaque**, de taille correspondant au terme, souvent avec une image de **décollement trophoblastique** - Si vacuité utérine et hGC < 1500 UI/L : **cinétique normale de l'hCG** (doublement en 48h)
		TTT	- **Repos** avec surveillance - Pronostic : risque d'extension du décollement trophoblastique et d'avortement spontané
	Môle hydatiforme (maladie trophoblastique)		= **Maladie gestationnelle trophoblastique** : dégénérescence kystique des villosités du trophoblaste, généralement en l'absence d'embryon (40% d'accouchement à terme si embryon) - Evolution : risque de **choriocarcinome** si môle complète (15%) ou partielle (1%)
		C	- **Métrorragies** répétées ± abondantes - **Signes sympathiques de grossesse exacerbés** (hyperproduction d'hCG) - TV : utérus mou, anormalement volumineux pour le terme, ovaires ↗ de volume et sensibles
		PC	- **Taux d'hCG** anormalement élevé (> 100 000 UI/L) - **Echo** : absence d'embryon, image intra-utérine caractéristique en « **tempête de neige** » (hétérogène, floconneuse), ovaires ↗ de volume poly-kystiques
		TTT	**- Aspiration endo-utérine** sous contrôle écho avec **examen histologique** (confirmation) **- Contrôle de la vacuité utérine** : **écho pelvienne** à **J7-J14** - Surveillance **1/semaine** de la **décroissance du taux d'hCG** jusqu'à **négativation** (< 6 mois), puis contrôles répétés pendant **1 an,** associé à une **contraception efficace** au moins 6 mois - **Choriocarcinome** = absence de décroissance ou réascension du taux d'hCG : bilan d'extension (échographie hépatique et pelvienne + RP) → **chimiothérapie**
	Lyse d'un jumeau		= Mort d'un embryon d'une grossesse multiple multi-choriale : rare, risque d'**ASP global**

2nd trimestre	Etiologie			**- Avortement spontané tardif** = > 12 SA : à évoquer en priorité, rare (1%), le plus souvent par chorio-amniotite, infection maternelle, béance cervicale, malformation, thrombophilie ou cause génétique - **Placenta bas inséré** (= placenta praevia au 2nd trimestre) - **Hématome rétro-placentaire** ou **hématome décidual marginal** - **Idiopathique** (30%) : de meilleur pronostic
	Evolution			- Risque d'**avortement spontané tardif**, de **prématurité** ou d'**hypotrophie fœtale** - Risque de **mortalité périnatale** plus important
3ème trimestre				= < 5% des grossesses : urgence diagnostique et thérapeutique, évaluation du retentissement materno-foetal
	PEC			- Examen clinique complet : retentissement maternel (pouls, TA), examen au spéculum (origine endo-utérine) - **TV contre-indiqué** avant une échographie éliminant un placenta praevia : risque d'**hémorragie cataclysmique** - **Rythme cardiaque fœtal** : souffrance fœtale anoxique - **Echographie obstétricale** (avant le TV) : position du placenta, hématome rétro-placentaire, décollement décidual marginal, bien-être fœtal (score de Manning) - Mesures associées : **NFS, bilan de coagulation, groupage sanguin, RAI** et **pose de VVP,** mise en réserve de **CGR**
	Hématome rétro-placentaire			= **Décollement prématuré du placenta normalement inséré** : généralement en contexte hypertensif - 30% des causes de métrorragie du 3ème trimestre, mortalité périnatale = **30 à 50%** - Fœtus : ↘ surface d'échanges materno-fœtaux → **hypoxie aiguë** jusqu'à la **mort fœtale in utéro** - Mère : passage de thromboplastine placentaire dans la circulation → **fibrinolyse, CIVD**
		FdR		- HTA gravidique et prééclampsie - Traumatisme abdominal - Toxique : cocaïne, tabac, alcool - Age maternel avancé - Dépassement du terme - Multiparité
		C		- **Douleur pelvienne** en coup de poignard, brutale, intense, permanente - **Métrorragie** : sang noirâtre de faible abondance, incoagulable - Palpation abdominale : utérus dur (« de bois »), ↗ hauteur utérine
		PC		→ Ne doit pas retarder la prise en charge thérapeutique : diagnostic clinique - **Electro-cardio-tocographie externe** : **anomalies du rythme cardiaque fœtal** - **Echo** : - Elimine un placenta praevia - Confirmation : image anéchogène en lentille biconvexe entre le placenta et l'utérus - Recherche d'activité cardiaque fœtale → L'absence d'HRP visible à l'échographie n'élimine pas le diagnostic
		TTT	Forme incomplète avec foetus vivant	- **Extraction fœtale en extrême urgence** par césarienne → Diagnostic : caillots en arrière du placenta, aspect en cupule du placenta - **Réanimation maternelle** : remplissage, transfusion…
			Forme complète avec mort fœtale (CIVD constante)	- **Expulsion par voie basse** : **rupture manuelle des membranes** si accessible ou maturation cervicale par **prostaglandine** sinon → Anesthésie péridurale contre-indiquée en cas de CIVD **- Réanimation maternelle** (CIVD constant) : oxygénation, remplissage, transfusion (CGR, PFC, plaquettes)
	Placenta praevia			= Implantation du placenta sur le segment inférieur de l'utérus : 30% des cas, 1% des grossesses - **Segment inférieur** : 10 cm, n'apparaît qu'après 32 SA par les **contractions utérines de Braxton-Hicks** - Classification : - **Latéral** : à distance de l'orifice interne du col - **Marginal** : le bord inférieur du placenta atteint l'orifice interne du col sans le recouvrir - **Partiellement recouvrant** ou **recouvrant** - **Placenta accreta** = placenta praevia sur cicatrice de césarienne antérieure → risque d'**envahissement vésical** (hématurie)
		FdR		- Antécédent : placenta praevia, césarienne, aspiration endo-utérine, endométrite - Terrain à risque : multiparité, âge maternel avancé, grossesse multiple, tabac - FdR gynécologique : malformation utérine, fibrome endo-utérin sous-muqueux
		C		= Très longtemps asymptomatique, découverte fortuite à l'échographie fréquente - **Métrorragie** d'apparition brutale, de sang rouge coagulable, indolore ou avec contractions utérines sans douleur permanente, parfois très abondante - **Utérus souple et indolore**

3ème trimestre	Placenta praevia	PC		**- Echo obstétricale** par voie **abdominale** puis **endovaginale** (non contre-indiquée) : localisation exacte du placenta, recherche de décollement placentaire associé, vitalité/présentation fœtale **- Electro-cardio-tocographie externe** : recherche d'anomalies du rythme cardiaque fœtale
		Complications	Maternelle	- **Hémorragie récidivante**, parfois **cataclysmique** : choc hémorragique - **Allo-immunisation foeto-maternelle** - Post-partum : carence martiale, ↗ risque thrombo-embolique
			Foetale	- **Souffrance fœtale aiguë** par hypoxie avec risque de **mort fœtale in utéro** - **Rupture prématurée des membranes** - **RCIU** (mauvaise vascularisation placentaire) - Risque de **prématurité induite** (hémorragie génitale, RPM) - **Présentation dystocique** - **Procidence du cordon** en cas de RPM → **césarienne** - Mortalité périnatale = 5-6%
		TTT	Découvert fortuitement	- En ambulatoire : - **Repos** avec arrêt de travail - Information sur le risque de saignement - **Suivi échographique**
			Symptomatique non grave	= Aucun signe de mauvaise tolérance fœtale et saignement modéré - **Hospitalisation** en maternité de niveau 3 **- Remplissage +/- transfusion** - **Repos au lit + Bas de contention** - **Corticothérapie prénatale** < 34 SA et **sulfate de magnésium** < 33 SA - **Tocolyse** (privilégier un antagoniste de l'ocytocine) : discutée en cas de contractions utérines aggravant le saignement, après avoir éliminé un HRP - **Accouchement** : - Non recouvrant → **attente de mise en travail spontané** - Recouvrant → **césarienne prophylactique programmée**
			Symptomatique grave	= Hémorragie abondante ou anomalie du rythme cardiaque fœtale - **Extraction fœtale par césarienne en urgence**
	Hématome décidual marginal			= Décollement d'une portion périphérique du placenta - **Métrorragie** de faible abondance, examen clinique normal, sans signe de souffrance fœtale **- Echographie** : taille et localisation de l'hématome - TTT : **repos** avec **surveillance en milieu hospitalier**
	Hémorragie de Benckiser			= Hémorragie fœtale par **dilacération d'un vaisseau praevia** lors de la rupture de membrane (vaisseau normalement absent des membranes : cotylédon accessoire ou insertion vélamenteuse du cordon) : très rare, risque vital majeur pour le fœtus (mortalité proche de 100%), sans retentissement maternel - **Lors de la rupture de la poche des eaux** : - **Métrorragie** franche de sang rouge, **indolore** - Etat maternel conservé - **Souffrance fœtale immédiate** avec anomalie sévère du rythme cardiaque → **Sauvetage fœtal** par **césarienne en urgence** (15 minutes)
	Autres			**- Métrorragie** après **rapport sexuel** **- Modifications cervicales** liées aux **contractions** → Diagnostics d'exclusions
	Hémorragie de la délivrance			- *Cf item 33*
DD				→ Examen au spéculum systématique : origine cervico-vaginale des saignements, généralement bénin **- Cancer du col** (1ère cause à éliminer) : lésion bourgeonnante, saignant au contact → biopsie cervicale **- Ectropion** : extériorisation de la muqueuse glandulaire endo-cervicale **- Cervicite** : col inflammatoire, saignant au moindre contact, glaire cervicale louche → antiseptique local **- Polype accouché par le col** : bénin, sans incidence sur la grossesse (ne pas toucher : risque hémorragique) **- Lésion traumatique** : **plaie cervicale** et/ou **vaginale**

ITEM 23 : IMMUNISATION SANGUINE MATERNO-FŒTALE

Allo-immunisation fœto-maternelle = synthèse par la mère d'allo-Ac dirigés contre les hématies fœtales (**Ac anti-D** ++, anti-c, anti-C, anti-Kell...), voire les plaquettes , 1ère cause d'anémie fœtale

Immunisation anti-D		= Chez la femme Rh- porteuse d'un fœtus Rh+ : **passage accidentel d'hématies fœtales Rh+** dans la circulation sanguine maternelle , formation d'**Ac anti-D** type **IgM** ne traversant pas la barrière hémato-placentaire (= sans conséquence sur la grossesse en cours) - Situation à risque : **métrorragie, décollement placentaire, avortement spontané, IVG, GEU, prélèvements ovulaires (amniocentèse, choriocentèse, cordocentèse), chirurgie mobilisant l'utérus** (**laparotomie, cerclage...**), **traumatisme abdominal, version par manœuvre externe, mort in utero, accouchement** - Parfois par **hémorragie fœto-maternelle spontanée** et **silencieuse** - Autre situation (plus rare) : **antécédent d'erreur transfusionnel, échange d'aiguille entre toxicomanes...**
Conséquences		= Lors d'une grossesse suivante de fœtus Rh+ : synthèse rapide d'**allo-Ac anti-D** type **IgM** et **IgG** , traverse le placenta - **Hémolyse fœtal** (au niveau des macrophages de la rate et du foie) : **anémie fœtale**,) **bilirubine amniotique** - **Erythropoïèse fœtale compensatrice** au niveau hépatique : **hépatomégalie**,) **ilots hématopoïétiques** , **souffrance hépatocytaire** (par compression des hépatocytes et des vaisseaux) , + **synthèse des protéines hépatiques** - + **pression oncotique** (anémie, hypoprotidémie) et **hypertension portale** : **anasarque fœto-placentaire**, voire **MIFU** - Ac persistant plusieurs semaines après la naissance : **anémie néonatale, ictère nucléaire**
Dépistage	**Groupe fœtal**	= **Détermination du Rh** ou **Kell fœtal** par **génotypage fœtal sur sang maternel** : proposée chez les femmes Rh- RAI- avec géniteur Rh+ (non remboursé) ou en cas de RAI positive avec Ac à risque - Dès **11-12 SA**, avec **vérification à 15 jours** si fœtus Rh+ - Si fœtus Rh- : aucune indication d'injection prophylactique de gammaglobuline anti-D
	RAI	- Obligatoire : - Femme Rh- : 1ère cs puis 6ème, 8ème et 9ème mois et jour de l'accouchement - Femme Rh+ avec atcd de transfusion sanguine : 1ère cs et au 6ème, 8ème et 9ème mois - **Positivée par l'injection de Rhophylac®** (systématique à 28 SA si femme Rh-) : RAI inutile au 3ème trimestre
	Typage de l'Ac	= **Identification de l'agglutinine irrégulière** (type d'Ac) : systématique en cas de RAI + - **Anti-L, anti-e, anti a-b, anti-lKa-b, anti-P1, anti-H1** : aucun risque d'immunisation materno-fœtale - **Anti-E, anti-C isolé, anti-Fya-b, anti-S-s, anti-M** : risque **d'ictere hémolytique néonatal** - **Anti-D, anti-c, anti-Kell** ou **anti-D+C** ou **anti-D+C+E** : risque **d'anémie fœtale** , **Détermination du Rhésus fœtal si anti-D** (ou du Kell si anti-Kell) sur sang maternel , Si détermination du groupe fœtal impossible **: détermination du groupe du père** , En cas de risque fœtal : estimation du risque par **titrage des Ac** (**Coombs indirect**) et **dosage pondéral des Ac anti-Rh**, répété tous les **15 à 21 jours** pour dépister une réactivation brutale de l'immunisation
Bilan	**Echo-Doppler obstétricale**	= Au minimum tous les **7 à 15 jours** en cas de titre des Ac > 16 ou de dosage pondéral > 1 mcg/mL - **Doppler** (signes précoces) : - **Ombilical** :) du débit sanguin dans la veine ombilicale - **Artère cérébrale moyenne** :) vitesse du flux sanguin en systole , corrélée au **taux d'Hb fœtale** , Le Doppler de l'artère cérébrale moyenne a remplacé l'amniocentèse diagnostique - Signes indirects (tardifs) : **hydramnios, épanchement des séreuses (ascite, péricardique, pleural), œdème cutané, hépatosplénomégalie,**) **épaisseur du placenta, anasarque,** + **vitalité fœtale**
	Electrocardio-tocographie	- **Tachycardie fœtale** : témoin de l'anémie - **Rythme cardiaque fœtal sinusoïdal** : évocateur d'une anémie extrêmement sévère
	Ponction de sang fœtal ou **cordocentèse**	= **Ponction échoguidée du cordon ombilical** : discuté selon la gravité de l'anémie et l'âge gestationnel - Diagnostic : **taux d'Hb fœtal** - Thérapeutique : **transfusion in utéro** ou **exsanguino-transfusion** , Risque de réactivation du taux d'Ac
TTT	**Accouchement**	- **Déclenchement du travail** ou **césarienne** si âge gestationnel avancé - En cas d'extraction < 34 SA : après **corticothérapie prénatale** - **Extraction en urgence** en cas d'anasarque ou de rythme cardiaque fœtal sinusoïdal
	Transfusion fœtale in utéro	= **Transfusion de sang O- déplasmatisé, lavé, irradié, CMV-, VIH-** : objectif d'Hb = **14 à 16** g/L - Avantage : correction rapide du taux d'Hb fœtal - Inconvénient = absence d'épuration des hématies fœtale : risque de **surcharge volémique** , Répété toutes les 3 semaines jusqu'au terme ou extraction fœtale
	Exsanguino-transfusion in utero	= Remplacement du sang fœtal par **ponction du cordon ombilical**, répété toutes les 3 semaines - Avantage : épuration des hématies fœtales, + le risque de surcharge volémique - Inconvénient : hyperspécialisé, durée de 30-45 minutes

<table>
<tr><td rowspan="17">Prévention</td><td colspan="4">= Possible seulement pour l'allo-immunisation anti-D : injection de gammaglobulines anti-D (Rhophylac®) chez la femme RhD- de conjoint RhD+, enceinte d'un fœtus RhD+ ou inconnu
- Injection systématique d'une dose Rhophylac® (200 µg) le plus tôt possible dans les 72h suivant une situation à risque
- Injection systématique de Rhophylac® (300 µg) à 28 SA et dans les 72h suivant l'accouchement si fœtus Rh+
, Nécessite une RAI négative datant de < 1 semaine</td></tr>
<tr><td colspan="2">Rhophylac</td><td colspan="2">= Immunoglobuline anti-D : injection IV (à préférer) ou IM
- RAI systématique avant toute injection : inutile si RAI+ avec Ac anti-D
- Test de Kleihauer systématique (nombres d'hématies fœtales retrouvées dans la circulation maternelle) : hémorragie fœto-maternelle massive si > 5 hématies fœtales/100 000 maternelles ,) la dose de Rhophylac® (+ 100 µg/20 hématies fœtales)
- 24 à 48h après injection : - Test de Kleihauer : doit être négatif
- RAI de contrôle : doit être positive
- Efficace pendant 9 semaines (200 µg) ou 12 semaines (300 µg)</td></tr>
<tr><td colspan="2">Situations à risque faible</td><td colspan="2">- Métrorragie
- Menace d'accouchement prématuré
- Biopsie de trophoblaste, amniocentèse, cordocentèse</td></tr>
<tr><td colspan="2">Situations à risque élevé</td><td colspan="2">- Avortement spontané
- Traumatisme abdominal ou pelvien
- Intervention chirurgicale abdominale ou pelvienne
- GEU
- Grossesse môlaire
- Accouchement (quelle qu'en soit la voie)
- Placenta prævia hémorragique
- IVG ou IMG
- Cerclage du col utérin
- Ponction de sang fœtal
- Mort fœtale in utéro
- Version par manœuvre externe</td></tr>
<tr><td rowspan="9">En pratique</td><td>< 15 SA</td><td colspan="2">- Rhophylac® 200 µg IV dans les 72h</td></tr>
<tr><td rowspan="2">15-27 SA</td><td>Risque élevé</td><td>- Test de Kleihauer puis Rhophylac® 200 µg dans les 72h
- 2nd dose adaptée au test de Kleihauer</td></tr>
<tr><td>Risque faible</td><td>- Rhophylac® 300 µg IV dans les 72h</td></tr>
<tr><td>27-29 SA</td><td colspan="2">= Prévention systématique si patiente Rh-, RAI- : Rhophylac® 300 µg IV ou IM</td></tr>
<tr><td rowspan="2">> 29 SA</td><td>Risque élevé</td><td>- Test de Kleihauer puis Rhophylac® 200 µg IV dans tous les cas
- 2nd dose adaptée au test de Kleihauer</td></tr>
<tr><td>Risque faible</td><td>- Si prévention systématique réalisée : abstention
- Si prévention systématique non réalisée : Rhophylac® 200 µg IV dans les 72h</td></tr>
<tr><td colspan="2">Accouchement</td><td>- Si nouveau-né Rh+ : - Test de Kleihauer puis Rhophylac® 200 µg IV dans les 72h
- 2nd dose adaptée
- Si nouveau-né Rh- : abstention</td></tr>
<tr><td colspan="3">, Abstention possible dans un délai de 9 semaines (si 200 µg) ou de 12 semaines (si 300 µg) après injection</td></tr>
</table>

ITEM 23 : MENACE D'ACCOUCHEMENT PREMATURÉ

MAP = survenue de contractions utérines douloureuses, rapprochées, persistantes, s'accompagnant d'une modification du col clinique et échographique entre **22 et 37 SA** → évolue vers un **accouchement prématuré** en l'absence d'intervention médicale

Cause/FdR

- **Idiopathique** : 60% des cas
- **Cause maternelle** : âge jeune < 18 ans ou élevé > 35 ans, tabagisme, toxique, bas niveau socio-économique, anémie, traumatisme abdominal, métrorragie au 2ème ou 3ème trimestre, précarité, travail pénible ou > 40h/semaine, grossesses rapprochées, enfants à charge, longs trajets quotidiens
- **Antécédents obstétricaux** : antécédent d'accouchement prématuré, d'avortement tardif, béance cervico-isthmique, imprégnation *in utero* au Distilbène®, malformation utérine, fibrome intra-cavitaire, col court à l'échographie, distension utérine (macrosomie, grossesses multiples, hydramnios)
- **Cause infectieuse** : infection urinaire, infection vaginale, bactériurie asymptomatique, chorioamniotite, fièvre
- **Rupture prématurée des membranes**

Diagnostic

C

- **Contractions utérines régulières** et **douloureuses**
- **Modification du col au TV** : col court, ouvert, ampliation du segment inférieur
- **Examen au spéculum** : recherche d'un écoulement liquidien (RPM) ou métrorragique

PC

- **Electro-cardiotocographie externe** (monitoring) : fréquence et régularité des contractions utérines
- **Echographie endo-vaginale du col utérin** : longueur du col **≤ 25 mm** (longueur normale **> 40 mm**)
- Recherche de **fibronectine fœtale dans les sécrétions vaginales** : très bonne VPN →faite par certains centres
- Bilan infectieux : **NFS, CRP, prélèvement cervico-vaginal, ECBU**
- En cas de doute sur une RPM : **test à la diamine oxydase** ou **l'IGF-BP1 ou PAM-G1** ou **test du pH** sur les sécrétions vaginales
- Pas d'ECG nécessaire (pas de B2 mimétiques utilisés)

Bilan foetal

- **Mouvements actifs** et **rythme cardiaque**
- **Echographie** : présentation, vitalité (Manning), biométrie, liquide amniotique, position du placenta

Facteurs de sévérité

- Grossesse < 28 SA	- Inefficacité de la tocolyse	
- Rupture des membranes	- Chorioamniotite	- Maternité de type non adapté
- Métrorragie	- Grossesse multiple	- Impossibilité de transfert vers une maternité adaptée
- Importance des modifications cervicales		- Poche des eaux visible au speculum/ col très dilaté

TTT < 34 SA

→ **Hospitalisation non prolongée** systématique en centre de médecine périnatale **adaptée** au terme
- Mesures associées : **repos au lit non strict** et **arrêt de travail**
- **Antibiothérapie en cure courte** en cas de rupture des membranes (**amoxicilline** pendant 48h)

Tocolyse

= Inhibition des contractions utérines par un médicament à dose d'attaque **pendant 48h**
→ Aucun tocolytique n'est associé à une diminution de la morbi-mortalité néonatale

Antagoniste de l'ocytocine	= **Atosiban** IV : liaison sélective compétitive aux récepteurs de l'ocytocine - Spécificité tissulaire (excellente tolérance) mais coût élevé
Inhibiteur calcique	= **Nifedipine** *po* (la nicardipine IV n'est plus recommandé) : hors AMM - EI : **céphalées, rougeur du visage, hypotension** (rare)
β2-mimétique	= **Salbutamol IV** : liaison aux récepteurs β2 du myomètre → n'est plus recommandé - EI (nombreux) : **tachycardie, hyperglycémie, hypokaliémie, tremblements, céphalées, sueurs, dyspnée, douleur thoracique**, voire **OAP, IDM, décompensation de cardiopathie**
Contre-indication	- **Chorio-amniotite / RPM** - **Souffrance fœtale** (échographique ou rythme cardiaque fœtal) - **Métrorragies importantes**

Cortico-thérapie prénatale

= **Bétaméthasone** ou **dexaméthasone** 12 mg en 2 injections IM à 24h d'intervalle : efficacité prouvée sur la morbi-mortalité néonatale entre **24 et 34 SA**
- Permet la maturation pulmonaire fœtale (↘ le risque de détresse respiratoire) et ↘ le risque d'hémorragie intraventriculaire, de morbidité neurologique et d'entérocolite ulcéro-nécrosante

Sulfate de magnésium

= ↘ le risque de paralysie cérébrale et de trouble du développement : par voie IV
- Recommandé **< 32 SA** en cas d'accouchement imminent (dans les 24h)

Mesures associées

- **Prévention de l'allo-immunisation materno-fœtale** (gamma-globuline anti-D) si patiente Rh-
- Rencontre avec l'équipe pédiatrique et soutien psychologique

	Surveillance	- Surveillance maternelle : contractions utérines ressenties, électro-cardiotocographie externe, échographie du col, dépistage régulier de facteurs infectieux, EI des tocolytiques - Surveillance fœtale : mouvements actifs, rythme cardiaque
> 34 SA		**- Repos, traitement étiologique** et **surveillance rapprochée** sans agent tocolytique ni corticothérapie
Prévention		- **Sevrage tabagique** : seul FdR associé à une diminution de la prématurité - Identification des grossesses à risque : grossesse multiple, travail pénible, diabète, béance cervicale, anémie… - Dépistage et traitement des infections urinaires et cervico-vaginales - **Conseils de repos, limitation des longs trajets, aide-ménagère** - **Amélioration des conditions de travail**, voire **arrêt de travail** - **Béance cervico-isthmique : - Dépistage** par **TV, échographie** ± **manœuvre de Guzman** (reproduction d'une contraction en pressant l'utérus avec l'autre main pour vérifier l'ouverture ou non du col) - **Cerclage à 15 SA** en cas de béance confirmée

RUPTURE PREMATUREE DES MEMBRANES

RPM = rupture des membranes survenant avant le début du travail : 5 à 10% des grossesses
- Survenue **avant terme** (< 37 SA) ou **à terme** (≥ 37 SA)

Cause		- Cause maternelle : **infection, béance cervicale, traumatisme abdominal…** - Cause obstétricale : **placenta praevia, hydramnios…** - **Amniocentèse tardive** - **Tabac**
Diagnostic		- **Ecoulement liquidien** à l'interrogatoire et au spéculum - Tests biochimiques sur les sécrétions vaginales : - **Test à la diamine oxydase** (**Amniocator®, PromTest®)** **- Test à l'IGF-BP1 (Actim-PROM-Test®)** - Rechercher des signes de **chorioamniotites** : - **Fièvre, tachycardie fœtale, NFS, CRP, prélèvement vaginal** - **Bactériologie de liquide amniotique** en cas d'écoulement → Eviter le TV : limiter le risque d'infection
Risques		- **Chorioamniotite** (par voie ascendante) avec infection périnatale - **Prématurité induite** - **RPM précoce** avec **oligoamnios sévère** : **hypoplasie pulmonaire, déformation des membres et de la face** - **Décollement placentaire**
TTT	< 34 SA	→ Hospitalisation ± transfert materno-fœtal selon l'âge gestationnel - **Repos au lit, toilette vulvaire stérile** - **Corticothérapie anténatale de maturation** immédiate - **Antibioprophylaxie** de courte durée : **amoxicilline** pendant 48h - **Tocolyse** en cas de contractions (en attente de l'efficacité des corticoïdes) - Surveillance : pouls, température, MAF, RCF + biologie 2/sem (NFS, CRP, prélèvements bactério) → En cas de signe de chorioamniotite : **extraction fœtale** par **césarienne en urgence** → En l'absence de signe infectieux : discussion entre l'**attitude expectative** (risque infectieux) ou l'**extraction fœtale après les 48h de corticothérapie** (risque lié à la prématurité)
	> 34 SA	- Naissance rapide : **déclenchement du travail**

ITEM 24 : GROSSESSE EXTRA-UTÉRINE

GEU ou **grossesse ectopique** = implantation et développement d'une grossesse en dehors de la cavité utérine : situation fréquente (1 à 3% des grossesses), potentiellement grave

- Localisations possibles :
  - **Tubaire** (majorité des cas) : **ampullaire** (75%), **isthmique** (20%), **pavillonnaire** ou **interstitielle**
  - Exceptionnellement : **ovarienne, abdominale, col** ou **isthme utérin, cicatrice de césarienne**
- Evolution :
  - **Distension** progressive de la trompe et érosion des vaisseaux tubaires → **hématosalpinx**
  - **Rupture tubaire** (par dilatation massive ou envahissement de la paroi par le trophoblaste) → **hémopéritoine,** puis **choc hypovolémique** pouvant conduire au **décès**
  - **Avortement tubo-abdominal** → **guérison** ou **greffe trophoblastique** (exceptionnel)

FdR

- **Lésion tubaire organique** : salpingite, GEU, chirurgie tubaire, chirurgie abdomino-pelvienne, endométriose tubaire, compression extrinsèque (ADP...), malformation utérine ou tubaire (utérus Distilbène®...)
- **Lésion tubaire fonctionnelle : tabac** (avec une relation dose-effet)
- **Age maternel élevé > 35 ans**
- Contraception par **DIU** ou **pilule micro-progestative**
- **Fécondation in vitro** : 4 à 5% de GEU, avec risque de **grossesse hétérotopique** (GEU + grossesse intra-utérine)

Diagnostic

SF

- Triade clinique :
  - **Retard des règles** ou dernières règles inhabituelles
  - **Métrorragies** : foncées, peu abondantes, classiquement « sépia »
  - **Douleur pelvienne** latéralisée ou non du côté de la GEU
- **Signes sympathiques de grossesse** : nausée, vomissements, tension mammaire
- Autres : **malaise, angoisse, agitation, douleur scapulaire**

→ Une GEU peut être **asymptomatique**

SC

- Palpation : **douleur provoquée ± signe d'irritation péritonéale** (défense, douleur à la décompression)
- Examen au spéculum : confirme l'origine endo-utérine des saignements
- TV :
  - Utérus plus petit par rapport au terme théorique
  - **Douleur latéro-utérine** (90%)
  - **Masse latéro-utérine douloureuse** (50%)
  - **Empâtement du cul-de-sac de Douglas**

PC

Dosage quantitatif de l'hCG

→ Elimine le diagnostic de grossesse (donc de GEU) si négatif

Seuil de discrimination de Kadar au delà duquel un sac intra-utérin doit être visible = **1500 UI/mL**

- Si < 1500 → **cinétique du taux d'hCG à 48h**
- Si > 1500 : GEU très probable en l'absence de sac intra-utérin

Cinétique du taux d'hCG à 48h

- **GEU** : stagnation, élévation insuffisante ou diminution
  → Doublement possible dans 20% des GEU
- **GIU** : doublement du taux à 48h → absence de doublement dans 15% des GIU
- **ASP** : stagnation ou diminution

Echo endo-vaginale

Signe direct = **image annexielle latéro-utérine** de petite taille, situé à côté du corps jaune :

- **Sac gestationnel** contenant l'embryon (± activité cardiaque) et la vésicule vitelline
- **Hématosalpinx** : masse latéro-utérine hétérogène

Signe indirect :

- **Vacuité utérine** avec endomètre épais, gravide ± épanchement du Douglas
- **Pseudo-sac intra-utérin** : centré dans la cavité, sans couronne trophoblastique

→ **Diagnostic quasi-certain** si **hCG > 1500 UI/L** avec **utérus vide** à l'échographie

Bilan

- Bilan standard : **NFS, bilan de coagulation, groupage sanguin, CPA**
- Bilan pré-méthotrexate si besoin : **NFS, bilan de coagulation, bilan rénal, bilan hépatique**
- **Groupage sanguin du conjoint** si patiente Rh-
- Progestéronémie (pour évaluer l'évolutivité de la GEU, très peu pratiquée (si > 25 : évolutive)

TTT

- Si patiente Rh- et conjoint Rh+ : **prévention de l'allo-immunisation** materno-fœtale par **Ig anti-D** dans les 72h

TTT chirurgical

= Par **coelioscopie** (référence) ou **laparotomie** (si coelioscopie contre-indiquée ou conversion 2ndr) en urgence

- TTT conservateur : **salpingotomie** (ouverture de la trompe) et **aspiration** (échec dans 6 à 15%)
- TTT radical : **salpingectomie** (ablation de la trompe) si trompe atteinte très endommagée et autre trompe saine
- Information de la patiente : risque de salpingectomie, transfusion, conversion en laparotomie
- **Examen anatomo-pathologique** systématique de la trompe et de la grossesse
- Vérification post-opératoire de la **négativation de l'hCG** en cas de traitement conservateur

Indication

- GEU symptomatique :
  - **Instabilité hémodynamique**
  - **Défense abdominale**
  - **Hémopéritoine à l'échographie**
- Signes de gravité : hCG > 5000 ou algique ++
- Contre-indication ou refus du méthotrexate
- Impossibilité de suivi ambulatoire

	TTT médical		**Méthotrexate** (1 mg/kg IM) : lyse chimique de la grossesse, prédominante sur le cytotrophoblaste (et moins sur le syncitiotrophoblaste qui produit l'hCG : élévation possible à J4) → **10%** d'échec - Information de la patiente : - Effets indésirables : **nausées, diarrhée** - Possible **sensibilité/douleur du côté de la GEU à J3** (par remaniement nécrotique) - Consultation en urgence en cas de douleur abdominale importante ou de malaise : risque de **rupture tubaire** - Surveillance de la **décroissance du taux d'hCG** : J0, J4 puis 1/semaine jusqu'à **négativation** - En cas d'échec (25%) : **2nd injection de méthotrexate** à 1 semaine ou **coelioscopie (à privilégier si antcd de GEU)** → A privilégier dès que possible : risque de stérilité inférieur au traitement chirurgical - Pour les localisations : interstitielles, cervicales ou sur cicatrice de césarienne : MTX peut être fait *in situ* - *EI MTX :* leucopénie, anémie, thrombopénie, mucite, nausées, augmentation des ASAT/ALAT, Insuffisance rénale, prurit, érythème, photosensibilisation, pneumopathie interstitielle.
	TTT médical	**Critères de Fernandez** – Indication recommandée	- hCG < 5000 mUI/mL (traitement toutes fois possible jusqu'à 10 000 mUI/mL) - GEU pauci- ou asymptomatique - Non visible à l'échographie - Patiente compliante
	TTT médical	**Critères de Fernandez** – Indication envisageable	= Si hCG < 5000 UI/L et hématosalpinx < 4 cm, surtout si : - Contre-indication à l'anesthésie - Patiente multi-opérée - Antécédents de chirurgie pelvienne importants - Obésité morbide
	TTT médical	Contre-indication	- Bilan pré-thérapeutique anormal - Mauvaise compliance/compréhension - Antécédent de GEU homolatérale - Diagnostic incertain - Indication chirurgicale : β-hCG > 5000, suspicion de rupture tubaire, état hémodynamique instable, épanchement dans les gouttières pariéto-coliques, épanchement péritonéal significatif, embryon avec activité cardiaque
	Abstention		= Envisageable si faible taux d'hCG < 1000, GEU asymptomatique, patiente informée et compliante - Surveillance de la **décroissance du taux d'hCG** toutes les **48h** jusqu'à négativation - Traitement médical ou chirurgical en cas de stagnation ou d'ascension
Pronostic			- **Risque de récidive** important (10 à 30%) : sevrage tabagique, **échographie précoce** pour la grossesse suivante - **Risque de stérilité tubaire** - Contraception : privilégier un **oestroprogestatif** (bloque l'ovulation) et éviter le DIU et les micro-progestatifs - SI MTX : pas de grossesse pendant 3 mois (tératogène)

ITEM 25 : DOULEUR ABDOMINALE AIGUË CHEZ LA FEMME ENCEINTE

→ Toute douleur abdominale de la femme enceinte survenant en début de grossesse doit faire évoquer une **GEU**
→ Une douleur abdominale aiguë au 3ème trimestre doit faire évoquer un **hématome rétro-placentaire**

Bilan	Int		- Caractérisation de la douleur, signes associés évocateurs - Situation obstétricale : terme, antécédents obstétricaux, présence de mouvements actifs fœtaux, de contractions utérines, pertes liquidiennes, métrorragies
Bilan	C		- **Palpation** : abdominale, fosses lombaires, utérines (hauteur utérine, tonus, mouvements actifs fœtaux) - **Examen au spéculum** : écoulement de liquide amniotique, métrorragies, leucorrhées - **TV** (modification du col utérin) et **TR**
Bilan	PC		- Bien-être fœtal : **électro-cardio-tocographie externe (si > 25 SA), bruits du cœur si < 25 SA,** et **échographie obstétricale** - **Echographie du col** avec mesure de la longueur cervicale en cas de contractions utérines < 34 SA - Bilan maternel : - **Groupage, NFS, CRP, TP/TCA, RAI, iono, créat, bilan hépatique, lipase, glycémie** - **ECBU** systématique - **Hémoculture** avec recherche de *Listeria* si fièvre - **Echo abdominale** et **rénale** → **TDM** possible en 2nd intention (à tout terme de grossesse)
Etiologie	Cause obstétrique	T1	- **GEU** (même en l'absence de métrorragie) - **Fausse couche précoce**
Etiologie	Cause obstétrique	T2	- **Fausse couche tardive**
Etiologie	Cause obstétrique	T3	- **Hématome rétro-placentaire** = 1ère cause à évoquer au 3ème trimestre : douleurs abdominales en coup de poignard, métrorragies de sang noir et de faible abondance, contracture utérine généralisée et permanente, état de choc - **MAP** : contractions utérines douloureuses < 37 SA → échographie du col au moindre doute - HELLP syndrome : douleur épigastrique/hypochondre droit en barre (signe de gravité) - **Chorioamniotite** : RPM, douleur fièvre et contractions utérines, tachycardie fœtale ...
Etiologie	Cause obstétrique	T3 — **Rupture utérine**	= Sur utérus cicatriciel : en cours de travail (exceptionnelle en dehors du travail) - **Antécédent de césarienne** ou de chirurgie utérine - **Douleur brutale, déformation utérine, métrorragie de sang rouge** - **Atteinte fœtale** (constante) : anomalie du RCF ou MFIU
Etiologie	Cause gynécologique		- **Torsion d'annexe** (généralement 2ndr à un kyste ovarien) : douleur d'apparition brutale, intense, insupportable, non calmée par les antalgiques, plus fréquemment au 1er ou 2nd trimestre, prise en charge chirurgicale dans les 6 heures (coelioscopie possible jusqu'à 28 SA) - **Rupture hémorragique** ou **hémorragie intra-kystique** : plus fréquemment au 1er ou 2nd trimestre - **Nécrobiose aseptique d'un fibrome utérin :** à tout moment de la grossesse → La salpingite et l'endométrite ne sont pas possible chez la femme enceinte
Etiologie	Causes urinaires		→ Siège le plus souvent à droite (du fait de la dextrorotation utérine physiologique) - **Infection urinaire = cystite, pyélonéphrite → ECBU** devant toute douleur abdominale - **Colique néphrétique** : douleur brutal du flanc, irradiant en avant et dans les OGE, sans position antalgique → **échographie rénale (uro-TDM si écho rénale non contributive)** **Attention :** Une infection urinaire peut déclencher une MAP Reflexe : IU = MAP, IU = Diabète
Etiologie	Causes digestives		- Pathologie vésiculaire : **colique hépatique, cholécystite** - Pathologie hépatique : - **Hépatite aiguë** - **Stéatose hépatique aiguë gravidique** - **Hématome sous-capsulaire du foie** : douleur de l'hypochondre droit, abdomen souple, en contexte de prééclampsie → **échographie** - **Fécalome** (fréquent) : TR sur point d'appel - **Occlusion intestinale, volvulus du colon** - **Appendicite** (fréquente) ou **péritonite** - Pathologie gastrique : **gastrite, ulcère gastroduodénal, gastroentérite aiguë** - **Pancréatite aiguë**
Etiologie	Causes vasculaires		- **Rupture d'anévrisme** (aorte, artère splénique, artère rénale) par hypervolémie - **Thrombose** - **Nécrose**

ITEM 26 : RISQUE FŒTAL - INFECTION

TOXOPLASMOSE

= Infection parasitaire à ***Toxoplasma gondii*** : **50%** des femmes sont immunisées en France
- Transmission au fœtus par voie hématogène et diffusion trans-placentaire : risque de **toxoplasmose congénitale**
- Primo-infection : généralement **asymptomatique (90%)** ou **fébricule, syndrome mononucléosique, syndrome grippal, poly-adénopathie indolore cervico-occipitale** → diagnostic confirmé par la séroconversion IgM

Prévention	**Dépistage sérologique systématique**	= Réalisé lors du **bilan préconceptionnel**, au **1er trimestre** de la grossesse (sauf si immunité antérieure documentée) puis **mensuelle** jusqu'à l'accouchement et **le mois suivant** si sérologie négative - IgM – / IgG – : patiente non immunisée → suivi **mensuel** et à **2 à 3 semaines après accouchement** - IgM – / IgG + : - Immunité probablement ancienne : à confirmer par un **2ème dosage à 15 jours** - Aucune surveillance (sauf si immunodépression) - IgM + / IgG – : peu spécifique → à recontrôler : séroconversion si **apparition d'IgG à 15 jours** - IgM + / IgG + : **infection évolutive** ou **ancienne** → à différencier → **Etude de la cinétique des Ac** à **3 semaines** : taux stable = immunité ancienne ou toxoplasmose non évolutive datant de > 2 mois, taux augmenté = **primo-infection** ou **réinfection** → **Datation de la primo-infection** par un **test d'avidité des IgG** si ↗ du taux d'Ac à 3 semaines : avidité faible = infection récente, avidité élevée (> 0,5) = infection ancienne
	Mesures hygiéno-diététiques	- Ne consommer que des viandes bien cuites ou ayant été congelées - Laver abondamment les fruits et légumes avant de les manger - Bien se laver les mains après avoir manipulé de la viande crue, des légumes/fruits crus ou de la terre - Eviter tout contact avec les chats et leur litière
Risques foetaux	Transmission	= Le risque de transmission en cas de séroconversion augmente avec l'âge gestationnel : - Très faible en périconceptionnel : **1%** entre 0 et 7 SA - Faible au 1er trimestre : **< 15%** avant 15 SA - Moyen au 2nd trimestre : **20%** - Elevé au 3ème trimestre : **> 50%**
	Sévérité	= La sévérité décroît avec l'âge gestationnel : **embryopathie** ou **foetopathie sévère** au 1er trimestre, **foetopathie** ou **infra-clinique** au 2nd trimestre, **infra-clinique** ou **choriorétinite** au 3ème trimestre - **Avortement spontané, mort fœtale in utero** - Atteinte cérébrale : **microcalcifications, hydrocéphalie, microcéphalie** - Atteinte ophtalmique : **choriorétinite, cataracte, microphtalmie** - **Epanchement séreux** : ascite, épanchement pleural
	→ 70% ont une atteinte infra-clinique (sérologique pure) et 25% une forme légère, surtout oculaire (choriorétinite)	
PEC d' une séroconversion	TTT d'urgence	**- Spiramycine** (Rovamycine®) à débuter en urgence : ↘ de **50%** le risque de passage trans-placentaire
	Exploration foetale	**- Suivi échographique mensuel** : dilatation ventriculaire cérébrale, hydrocéphalie, calcifications intracrâniennes, ascite, ↗ de l'épaisseur du placenta, hépatomégalie... **- Amniocentèse** > 18 SA et > 4 semaines après séroconversion : recherche de *Toxoplasma* par **PCR** dans le liquide amniotique (2% de faux négatif) + **test d'inoculation à la souris** (plus sensible) → Un résultat négatif n'élimine pas l'atteinte fœtale (10% de faux négatifs)
	Echographie normale et PCR et test d'inoculation négatifs	- Maintien du traitement par **spiramycine** jusqu'à l'accouchement **- Surveillance échographique mensuelle**, voire **IRM fœtale cérébrale**
	Toxoplasmose congénitale = PCR et/ou test d'inoculation positif(s)	- Traitement par **pyriméthamine + sulfadiazine** (ou association Fansidar®) : activité antiparasitaire puissante, risque dermatologique et hématologique - Associé : **supplémentation en acide folique** (50 mg/sem) et **hyperdiurèse alcaline** **- Echographie obstétricale mensuelle ± IRM fœtale cérébrale** → envisager une **IMG** seulement en cas de signes de foetopathie
	PEC néonatale et pédiatrique	**- Examen clinique** puis **surveillance prolongée** pendant plusieurs années **- Echographie transfontanellaire** et **FO** systématique **- Examen du placenta ± sang du cordon** : **PCR** et **test d'inoculation** **- Sérologie fœtale** = au cordon (peu contributive), à quelques jours puis tous les mois pendant 1 an : diagnostic confirmé si présence d'**IgA** ou **IgM** (ne traverse pas la barrière placentaire), à confirmer par un profil immunologique comparé mère/enfant par immuno-empreinte si **IgG** → L'absence de toxoplasmose congénitale est affirmée après disparition complète des IgG transmis par la mère, en l'absence de traitement anti-toxoplasmique **- Traitement curatif** pédiatrique, adapté et prolongé si infection prouvée (anténatale ou néonatale) **:** **pyriméthamine-sulfadiazine** pendant au moins **1 an**, voire **2 ans**, associé à de l'**acide folinique**

RUBEOLE

= Infection virale à transmission respiratoire : **95%** des femmes adultes sont immunisées en France
- **Rubéole congénitale** si primo-infection maternelle au cours des 1er mois → risque quasi-nul si infection **> 18 SA**
- **Vaccination** (recommandée mais non obligatoire) : **enfants** et **jeunes filles** en âge de procréer, **femmes séronégatives** avant la grossesse ou dans le **post-partum immédiat**

→ Vaccin viral vivant atténué : formellement contre-indiqué pendant la grossesse, réalisé sous contraception pendant 2 mois

Diagnostic

Tableau clinique peu spécifique	- Incubation = 2 à 3 semaines - **Phase éruptive** (50%) : début au visage, extension au tronc et aux membres, confluente, puis disparition en 3 jours - **ADP** fréquentes, **fièvre** inconstante et modérée, complications rares
Diagnostic sérologique	= Diagnostic positif si **présence d'IgM** et ↗ **du taux d'IgG** entre 2 prélèvements à **15 jours** d'intervalle **Sérologie pré-conceptionnelle** : vaccination si négative **Sérologie systématique en début de grossesse** (sauf si immunité antérieure documentée) **:** - Patiente séronégative : **contrôle mensuel** jusqu'à **18-20 SA** - Sérologie positive : - Immunité probablement ancienne : vérifier le carnet de santé - Si doute de primo-infection : **sérologie** à **3 semaines, IgM, test d'avidité des IgG** En cas **d'éruption maternelle évocatrice** : **sérologie** dans les 48h En cas de **contage** avec un enfant présentant une éruption suspecte : **sérologie < 10 jours** après contage

Risques

Rubéole congénitale : infection fœtale in utéro par passage trans-placentaire en cas de virémie maternelle
- **RCIU** (75%)
- **Surdité centrale** (95%)
- **Cardiopathie** (50%)
- Atteinte cérébrale : **microcéphalie, retard mental…**
- Atteinte ophtalmologique : **microphtalmie, cataracte, glaucome…**
- Variations selon le terme : - Rubéole maternelle **< 13 SA = risque malformatif majeur = microcéphalie, troubles ophtalmiques, troubles de l'audition, et cardiopathies, FCS, mort fœtal in utero.**
  - Rubéole maternelle entre **13 et 18 SA** = **risque de surdité** principalement
  - Rubéole maternelle **> 18 SA** = aucun risque malformatif

PEC

- **Amniocentèse** > 18 SA et > 5 semaines après la séroconversion : recherche virale par **PCR** sur liquide amniotique
- **Surveillance échographique mensuelle** pendant toute la grossesse : RCIU, malformation cérébrale ou cardiaque

→ La demande d'IMG peut être recevable d'emblée en cas de **primo-infection < 13 SA**

ROUGEOLE

Risque

→ **Aucun risque tératogène**
- Risque maternel : **complications pulmonaires**
- Risque fœtal : **accouchement prématuré, mort fœtale** par altération de la circulation utéro-placentaire
- **Rougeole néonatale** (si infection au voisinage de l'accouchement) : gravité variable, de l'**éruption** à la **pneumopathie**, voire **encéphalite**

Contage

→ Si contact avec un cas de rougeole d'une femme enceinte non vaccinée sans antécédent personnel de rougeole :
- Administration d'**Ig polyvalentes** dans les **6 jours** suivant l'exposition
- Possibilité d'échec du traitement préventif : consultation en cas de fièvre ou de signes respiratoires
- Vérification du statut vaccinal de l'entourage

CAT

- Confirmation diagnostic par **recherche virale sur prélèvement de gorge**
- **Isolement de la mère**
- **Prophylaxie du nouveau-né** par **Ig polyvalentes** et **surveillance rapprochée**

SCARLATINE

= Streptocoque pyogène (streptocoque A) :
- Angine de l'enfant avec éruption caractéristique scarlatiniforme après 2 jours
- Formes invasives (septicémie, dermo-hypodermite nécrosante) : rares, mais possiblement létale
- Contamination : sécrétion oropharyngées → contamination aérienne ou contact avec la salive ou lésion cutanée
- **Portage génital** rare, mais peut entraîner des formes graves de **fièvre puerpérale (endométrite, péritonite, sepsis)**

Contage

= Si contact étroit avec un enfant dans les 48h ayant précédé l'éruption et avant les 48h de traitement efficace :
- S'assurer du **traitement efficace du cas index**
- **Surveiller l'apparition de signes cliniques** chez la patiente et son entourage (**antibioprophylaxie** non indiquée)

→ La grossesse n'augmente pas le risque de forme invasive

VARICELLE

= **Infection virale à VZV** : rare à l'âge adulte (98% des femmes immunisées), transmission interhumaine directe
- Incubation = 14 jours, éruption maculo-papuleuse prurigineuse avec intervalles de peau saine, guérison spontanée en 10-15j
➔ Diagnostic clinique (**sérologie** seulement en cas de doute : **IgM anti-VZV** détectables dès le 5ème jour)

Risques

Pneumopathie varicelleuse maternelle (rare) : risque augmenté chez la femme tabagique et au 3ème trimestre
Fœtal : - **< 20 SA** : 8% de risque de contamination fœtale ➔ **varicelle congénitale** (2%)
- **3 semaine avant l'accouchement** : risque de **varicelle néonatale** (20-25%), maximale de **J-5** à **J+2**
- **Zona précoce** dans la 1ère année de vie
- **Varicelle congénitale** : **cicatrices cutanées, RCIU, atteinte neuro, oculaire, digestive, pulmonaire** et **ostéo-musculaire**
- **Varicelle néonatale** : **éruption cutanéo-muqueuse généralisée** avec **lésions ulcéro-hémorragiques, atteinte viscérale** et/ou **pulmonaire** ➔ mortalité élevée

CAT

Contact avec un sujet infecté < 20 SA	= Vérification du statut immunitaire de la patiente : **sérologie VZV** - Si immunisée : aucun risque - Si non immunisée : antiviral préventif par **aciclovir**, démarré à J7 du contage et pendant **8 jours**
Varicelle maternelle < 20 SA	- Traitement antiviral par **aciclovir** : ↘ le risque de varicelle congénitale et de pneumopathie (efficacité non démontrée) - **Suivi échographique spécialisée mensuelle** à la recherche de signes évocateurs (brides amniotiques, anomalie des extrémités, RCIU, atrophie et défect cutané, SNC, yeux, squelette) - **Amniocentèse** avec **PCR virale** : seulement en cas d'anomalie échographique
Varicelle au voisinage du terme	- **Tocolyse** si besoin pour retarder l'accouchement (jusqu'à apparition des Ig maternelles) - **Traitement maternel** et **néonatal** antiviral par **aciclovir** ± discuter les **Ig anti-VZV** pour l'enfant

Prévention

= En l'absence d'antécédent de varicelle (ou histoire douteuse), il est recommandé de vacciner :
- Les adolescentes de 12 à 18 ans ± après contrôle sérologique
- Les femmes en âge de procréer, sous couvert d'un test de grossesse négatif, et suivie d'une contraception efficace pendant 3 mois.
-Les femmes ayant déjà procréer, et qui sont séronégatives
- Tout professionnel de santé dès la première année d'étude médicale ou paramédicale
- Tout professionnel en contact avec la petite enfance
- Toute personne en contact étroit avec des immunodéprimés
➔Pendant la grossesse : éviter tout contact avec des sujets porteurs de lésions varicelleuses, éviter d'hospitaliser les femme atteinte de varicelle en maternité (risque contagieux), vaccination contre-indiqué pendant la grossesse

CYTOMEGALOVIRUS

= Infection materno-fœtale la plus fréquente = 0,5 à 2% des nouveaux nés : 1ère cause infectieuse **d'handicap neurologique**
- Mode de contamination le plus fréquent : **contact avec des enfants en bas âge** (1/3 sont porteurs dans leurs sécrétions)
- En France : 50% des femmes sont immunisés (mais immunité imparfaite avec réinfection possible)
- Primo-infection : **asymptomatique** (90% des cas, 100% si récurrence), **syndrome grippal, syndrome mononucléosique**
- Prévention : éviter le contact intime avec la salive, les urines des jeunes enfants, se laver les mains après les avoir changés...
➔ Le dépistage systématique de l'infection à CMV pendant la grossesse n'est pas justifié (seulement si signe échographique)
➔ L'infection maternelle à CMV est la 1e cause d'infection congénitale vitale et la 1e cause non héréditaire de perte auditive neurosensorielle et de retard mental dans la petit enfance (HAS 2015)

Infection

= Infection fœtale principalement par voie **hématogène transplacentaire**, indépendant de l'âge gestationnel
- **Primo-infection maternelle** (1,5%) ➔ **40%** de transmission fœtale ➔ **30-60%** de risque d'handicap neurosensoriel si primo-infection symptomatique (risque de décès néonatal), **5-15**% de risque si asymptomatique
- **Récurrence** (1%) ➔ **2%** de risque de transmission fœtale ➔ **1-5%** de risque d'handicap neurosensoriel, moins sévère

Risques fœtaux

Infection congénitale : **lésions fœtales cérébrales, handicap neurologique** de sévérité variable, **surdité**
➔ La sévérité des lésions augmente avec la précocité de l'infection

Nouveau-né symptomatique	= 10% des infections congénitales par primo-infection maternelle : - Atteinte modérée ➔ **30% de séquelles** - **Maladies des inclusions cytomégaliques** : **prématurité, RCIU, microcéphalie, hépatosplénomégalie, thrombopénie, choriorétinite, calcifications intracérébrales, anémie** ➔ 30% de décès et 60% de séquelles neurologiques graves
Nouveau-né asymptomatique	= 100% des infections par récurrence, 90% des infections par primo-infection : - **15%** de séquelles si primo-infection, **5%** de séquelle si récurrence : **surdité**, **retard mental**...

PEC	- Circonstance de découverte : **tableau clinique** ou **signe d'appel échographique** (RCIU, dilatation ventriculaire cérébrale, hydrocéphalie, calcification intra-crânienne, anasarque, hyper-échogénicité intestinale) → **sérologie** - **Sérologies maternelles** : cinétique des IgG et IgM, étude de l'avidité des IgG - Confirmation de l'infection congénitale par **amniocentèse** avec **PCR virale** > 6 semaines après infection et après 21 SA - **Surveillance échographique mensuelle** (même si amniocentèse négative) : signes échographique en faveur d'une infection congénitale, signe de gravité pouvant motiver une demande d'IMG - Nouveau-né : **virurie** à la naissance, **suivi neurosensoriel** prolongé
Préventi	- Eviter le contact intime avec la salive : ne pas finir le repas des < 3 ans, ne pas sucer la cuillère ou la tétine ... - Eviter le contact avec les urines des jeunes enfants, se laver les mains après les avoir changés, eviter de les embrasser sur la bouche ... → Ces mesures préventives diminuent le risque de contamination de 3 à 4 fois

PARVOVIRUS B19

= *Parvoviridae* : 60% de femmes immunisées → 1% des femmes enceintes séronégatives font une primo-infection
- Clinique pauvre : **fébricule, éruption cutanée, rougeur des pommettes** → guérison spontanée
- Risque de **sidération médullaire** responsable d'une **anémie aiguë transitoire**

Diagnostic	- A évoquer devant : - **Anasarque foeto-placentaire** (découverte échographique fortuite) - **Symptomatologie maternelle** évocatrice : **éruption** évocatrice ou de cause indéterminée - **Notion de contage ou d'épidémie** - Diagnostic de certitude : **sérologie PVB19,** répétée à 15 jours en cas de séronégativité - **Surveillance échographique rapprochée** pendant 3 mois en cas de séroconversion
Risques	- Primo-infection sans gravité pour la mère (sauf chez l'immunodéprimée) - **Infection fœtale** dans 30% des cas par passage hématogène trans-placentaire : **anémie fœtale, myocardite, anasarque** dans les formes graves, risque de **mort fœtale in utéro** → guérison sans séquelles passé le stade d'anémie - Diagnostic d'infection fœtale : **amniocentèse** + **ponction de sang fœtal au cordon** (taux d'Hb et recherche d'ADN viral)

HEPATITE B

Dépistage	- Dépistage obligatoire : recherche de **l'Ag HBs à la 1ère consultation** - Si Ag HBs + : - **Bilan hépatique** complet avec dosage des transaminases - **Sérologie complète** : Ac anti-HBc, anti-HBe, et anti-HBs et marqueurs de réplication (Ag HBe, ADN viral) - Sérologie VHC, VHD et proposer une sérologie VIH - Bilan de l'entourage **- Hépatite B aiguë** (5%) : infection le plus souvent asymptomatique, **risque de transmission périnatal majeur** **- Hépatite B chronique** (95%) : non aggravée par la grossesse, risque de transmission variable selon la **charge virale**	
Risques	**Transmission verticale du VHB et infection chronique de l'enfant**	= Le plus souvent à **l'accouchement** (par exposition au sang et aux sécrétions génitales maternels), rarement par **voie trans-placentaire** - **Contagiosité forte** (marqueurs de réplication virale présents) : 90% de risque - **Contagiosité faible** (marqueurs de réplication virale absents) : 10-20% de risque - **Contagiosité quasi-nulle** en présence d'Ac anti-Hbe
	Hépatite néonatale	= Portage chronique de l'Ag HBs avec risque d'**hépatite chronique** dans 90% des cas - Risque de **cirrhose** (20%) et de **carcinome hépato-cellulaire** (15%) à l'adolescence
Prévention	**- Vaccination des femmes à risque** (possible pendant la grossesse si haut risque) - Selon le statut VHB de la mère : **traitement antiviral** par **lamivudine** possible **- Traitement du nouveau-né < 12h : - Sérovaccination (Ig anti-HBs) IM** : diminue le risque de transmission de 90% - **Vaccination immédiate** (avec rappel à 1, 2 et 12 mois) - **Toilette antiseptique** de l'enfant à la naissance - Rechercher d'Ag HBs à 15 jours - Les NN de mère Ag Hbs – devraient être vaccinés si la mère ou ses proches font partie de groupes à risque (origine géographique de forte prévalence, consommation de drogues injectables ...) → **Césarienne** non justifiée (ne diminue pas le risque), **allaitement** non contre-indiqué si enfant séro-vacciné	

HEPATITE C

Fréquence 1% chez les femmes enceintes
Risque principal : transmission périnatale du VHC au moment de l'accouchement → **risque de 5%**
→ Le risque augmente avec la charge virale et la co-infection VIH (jusqu'à 15-20%)

CAT	- **Sérologie VHC non obligatoire** au cours de la grossesse (demandée à la 1ère consultation en pratique), systématique à 1 et/ou 6 mois si situation à risque : atcd de transfusion sanguine, toxicomanie IV, VIH +, origine d'une zone d'endémie - Si mère VHC + : - Préciser la **charge virale** : rechercher de l'ARN viral par RT-PCR - Rechercher une **co-infection VIH** (positive dans 50% des cas) - Selon le risque de contamination périnatal : discussion d'un traitement antiviral - Lors de l'accouchement : garder la poche des eaux intacte le plus longtemps possible, éviter les prélèvements au scalp fœtal (pH, lactates) - **Désinfection cutanée** du nouveau-né en salle de naissance → **Césarienne prophylactique** non indiquée → **Allaitement** non contre-indiqué, sauf si crevasse ou saignement du mamelon

VIH

0,1-0,2% des femmes enceintes sont VIH+ (la grossesse ne modifie pas l'évolution d'une infection maternelle VIH)

Risque		**Transmission materno-fœtale du VIH**, essentiellement en fin de grossesse et à l'accouchement = **15-20%** de risque - Diminué à **1%** de risque sous traitement antirétroviral - Facteur maternel : ↗ avec le stade (SIDA déclaré, charge virale élevée, ↘ LT CD4+), VIH 1 > VIH 2, et l'âge - Facteur obstétrical : ↗ en cas de RPM, de décollement placentaire, d'accouchement prématuré ou de chorio-amniotite → Non tératogène
Dépistage		= Systématiquement proposé en début de grossesse : **sérologie VIH 1 et 2** - Test ELISA en 1ère intention, confirmé par un Western Blot si positif - En cas de séropositivité : rechercher une co-infection (VHC, VHB, THPA-VDRL) - En cas de séronégativité chez une femme à risque (toxicomanie…) : **surveillance**
CAT	Suivi de la grossesse	- Surveillance régulière de la **charge virale** (ARN viral) et du **taux de LT CD4+** - **Antirétroviral** pour obtenir une **charge virale indétectable** : débuté au plus tard avant la fin du 2nd trimestre si la charge virale est négative, ou **d'emblée < 26 SA** en cas de charge virale positive - Surveillance mensuelle systématique de la **sérologie toxoplasmique** - **Proscrire les gestes à risque de transmission** (ou sous traitement antirétroviral prophylactique) : **amnioscopie, cordocentèse, ponction trophoblastique, amniocentèse**
	Accouche-ment	- **Césarienne prophylactique non systématique** : si CD4 bas, CV élevée ou de TTT trop tardif ou non pris - Accouchement par voie basse autorisé si la **charge virale est négative**, en évitant les gestes invasifs - **Perfusion de zidovudine** pendant l'accouchement si CV élevée ou en cas de complication obstétricale (accouchement prématuré, RPM…) - Gestes CI : pH au scalp, électrode au scalp, tocométrie interne - **Contre-indication formelle à l'allaitement maternel** dans les pays développés
	Nouveau-né	- **Traitement par zidovudine** si bilan maternel satisfaisant et accouchement en bonnes conditions (non prématuré, sans manœuvre instrumentale…) : pendant 4 semaines si : **- Absence de traitement par ARV de la mère** **- Prématurité < 34 SA** **- Métrorragies actives** **- Chorioamniotite** - **Traitement par trithérapie** (en attendant les résultats virologiques) en cas de prématurité, charge virale maternelle élevée ou d'accouchement compliqué - **Suivi par PCR** à la naissance, à 1 mois, 3 mois et 6 mois

HERPES GENITAL

= IST très fréquentes (20% des femmes), généralement à HSV2

Risques foetaux	Transmission materno-fœtale	**Pendant l'accouchement principalement** : contact avec les sécrétions vaginales maternelles infectées - Lors d'une primo-infection herpétique dans le mois précédent : **50%** d'herpès congénital - Lors d'une récurrence dans la semaine précédente : **2 à 5%** d'herpès néonatal - Lors d'une excrétion intermittente asymptomatique → Exceptionnel au cours de la grossesse (passage trans-placentaire au cours d'une primo-infection)
	Herpès néonatal	= Risque majeur de décès et de séquelles neurologiques par - **Septicémie herpétique** : éruption cutanéo-muqueuse vésiculeuse à tendance nécrotique avec atteinte poly-viscérale (neurologique, myocardique, pulmonaire, hépatique) - **Méningo-encéphalite herpétique**
	Foetopathie herpétique	= **Contamination fœtale lors d'une primo-infection maternelle** pendant la grossesse (exceptionnelle) - **Lésions cérébrales** et **oculaires**
CAT	= En cas de primo-infection dans le dernier mois ou de récurrence herpétique dans la dernière semaine : - Primo-infection : - Confirmation par 2 **sérologies herpétiques** à 15 jours d'intervalle + **culture virale** - Traitement antiviral par **aciclovir** ou **valaciclovir** jusqu'à l'accouchement - **Césarienne prophylactique** (inutile si la poche des eaux est rompue depuis > 6h) : si primo-infection < 1 mois, récurrence < 8 jours ou lésions vulvaires, vaginales ou périnéales à l'entrée en salle de travail	
Prévention	ATCD d'herpès génital	= Risque bas d'herpès néonatal (1/5000) : - **Accouchement par voie basse** avec **asepsie** (**désinfection génitale maternelle à la Bétadine**) → La recherche virale par culture chez des patients asymptomatiques n'est pas recommandée
	Sans ATCD d'herpès génital (2/3 des cas)	= Risque très faible d'herpès néonatal - **Mesure de prévention des IST** au cours de la grossesse
	Chez le nouveau-né	- Interdire tout contact direct avec un sujet porteur d'herpès labial - Contre-indication à l'allaitement en cas d'herpès du mamelon

GRIPPE

- Risque accru d'hospitalisation (surtout au 2ème ou 3ème trimestre)
- Risque accru de complication pulmonaire ou cardiovasculaire

→ Virus non tératogène

Prévention	- **Vaccination antigrippale** systématique : vaccin grippal inactivé, possible à tout terme de grossesse - **Mesures d'hygiène** : port de masque, solution hydro-alcoolique, limitation des visites	
CAT	En cas de grippe dans l'entourage familial	- Traitement **prophylactique** par **oseltamivir**, sauf si femme vaccinée contre la grippe A ou > 48h après dernier contact avec le cas index - Arrêt si RT-PCR virale sur écouvillon négative chez le cas index
	En cas de suspicion de grippe A (H1N1)	- Gestion à domicile en l'absence de signe de gravité - **Prélèvement nasal** pour recherche virologique A H1N1 - **Traitement curatif** par **oseltamivir** quelque soit le trimestre, le plus rapidement possible, au plus tard dans les 48h après les 1ers signes, sans attendre de résultat biologique

LISTERIOSE

Infection par ***Listeria monocytogenes*** : bacille Gram positif, infection par ingestion d'aliments contaminés
- Sensibilité augmentée au cours de la grossesse, maximale au 3ème trimestre

Risque foetal		= Contamination fœtale par voie hématogène trans-placentaire : - **Chorio-amniotite** - **Avortement spontané fébrile** (infection au 1er et 2ème trimestre) - **Accouchement prématuré fébrile** (infection au 3ème trimestre) - **Mort fœtale in utéro** dans **20 à 30%** des cas - **Listériose néonatale** : **cyanose, apnée, détresse respiratoire, troubles de conscience** → risque de **méningo-encéphalite** et **septicémie,** mortalité élevée jusqu'à **50-75%**
Diagnostic	C	- Incubation variable de quelques jours à plusieurs mois - Clinique pauvre ou absente : **syndrome pseudo-grippal** avec **fièvre** dans 70% des cas (isolée dans 20% des cas), **frissons, asthénie, myalgie, céphalées, troubles digestifs** (nausées, vomissements, diarrhée, constipation) - Complication maternelle grave : **septicémie, méningo-encéphalite** → **Rechute fébrile** avec **bactériémie** possible 3 à 4 semaines après : risque d'avortement spontané, accouchement prématuré ou de mort fœtale in utéro dans 20 à 30% des cas
	PC	- **Hémocultures** avec **recherche de listériose** (répétée 3 fois/24h) : systématique devant toute fièvre inexpliquée **- Enquête environnementale** à partir des éléments suspects (surtout en cas de suspicion d'épidémie) - A l'accouchement : - **Examen bactériologique des lochies et du placenta** (souvent contaminé) - **Examen anatomo-pathologique du placenta** : granulome infectieux listérien - Chez le nouveau-né : **culture de prélèvements sanguin,** de **liquide gastrique**, **cutané** ± de **LCR** → **Maladie à déclaration obligatoire**
TTT	Probabiliste	= Devant toute fièvre chez une femme enceinte : **amoxicilline** 3g/j pendant 10 jours
	Adapté	= Dès la confirmation du diagnostic de listériose par l'hémoculture - **Amoxicilline** orale **3-6g/j** pendant 4 semaines**,** voire jusqu'à l'accouchement ± **Gentamicine IV** pendant 5 jours - En cas d'allergie : **Bactrim®** (*Listeria* naturellement résistant aux céphalosporines)
Prévention		= Mesures préventives hygiéno-diététiques : règles élémentaires d'hygiène - Eviter la consommation des **aliments à risque** : fromage à pâte molle au lait cru, fromages vendus râpés, charcuterie cuite (pâté, rillette, produits en gelée, jambon cuit...), poisson fumé, soja cru, coquillages crus, surimi, tarama - **Bien cuire** les **viandes** et les **poissons** → **La *Listeria* est résistante à la congélation (à l'inverse de la toxoplasmose)** - **Laver soigneusement les légumes crus** et les **herbes aromatiques** - **Nettoyer régulièrement le réfrigérateur à l'eau javellisée** - Conserver les aliments crus (viandes et légumes) séparément des aliments cuits ou prêts à être consommés - Respecter les dates limites de consommation - Se laver les mains et nettoyer les ustensiles de cuisine après contact avec des aliments non cuits - Réchauffer soigneusement les restes alimentaires et plats cuisinés, avant consommation immédiate

STREPTOCOQUE B

- Portage asymptomatique fréquent : prévalence de **10 à 15%** de en France
- Risques lors de l'accouchement : **chorio-amniotite, infection néonatale, endométrite du post-partum**

<table>
<tr><td>Dépistage</td><td colspan="3">Dépistage systématique du streptocoque B en fin de grossesse entre 34 et 38 SA : prélèvement à l'écouvillon sur l'ensemble de la cavité vaginale, en incluant la moitié inférieure du vagin
- Antibiogramme en cas d'allergie à la pénicilline (recherche de résistance aux macrolides)
- Dépistage inutile si antécédent d'infection materno-fœtale à streptocoque B ou de bactériurie à streptocoque B au cours de la grossesse → antibioprophylaxie per-partum systématique</td></tr>
<tr><td rowspan="3">TTT</td><td colspan="3">→ Aucun risque pour le fœtus tant que les membranes sont intactes : traitement seulement en per-partum ou si RPM</td></tr>
<tr><td rowspan="2">Antibio-prophylaxie per-partum</td><td colspan="2">= Débutée en per-partum ou en cas de RPM, poursuivi jusqu'à l'accouchement : ↘ le risque de 75%
- Antibiotique : - Amoxicilline IV (2g puis 1g/4h)
- Pénicilline G IV (5 millions d'UI, puis 2,5 millions d'UI/4h)
- En cas d'allergie : macrolide, C3G</td></tr>
<tr><td>Indication</td><td>- Accouchement : - Diagnostic de portage de SGB
- Bactériurie à SGB lors de la grossesse
- Antécédent d'infection néonatale à SGB
- En l'absence de dépistage : - Accouchement < 37 SA
- Durée de RPM > 12h
- Fièvre maternelle > 38°C au cours du travail</td></tr>
</table>

SYPHILIS

IST du à un spirochète, ***Treponema pallidum*** : risque d'infection fœtale par transmission trans-placentaire hématogène lors de la 2ème moitié de la grossesse → **syphilis congénitale**
- Pour la mère, la grossesse ne modifie pas la symptomatologie ou l'évolution de la syphilis

<table>
<tr><td>Dépistage</td><td colspan="2">= Sérologie tréponémique maternelle obligatoire en début de grossesse : TPHA et VDRL
→ Si sérologie positive : test non tréponémique avec titrage :
<u>- Négatif</u> : contrôler à une semaine
- si négatif : cicatrice / FP / Syphilis latente tardive à TNT négatif
- Si positif : Contrôle systématique par WB et traitement
<u>- Positif :</u> WB + traitement
→ Si sérologie négative, contrôle à 28 SA si groupe à risque
- TPHA - / VDRL - : sujet non atteint ou infection < 3 semaine → FTA-abs et IgM ou contrôle à 3 semaines si doute
- TPHA +/ VDRL + : sujet atteint de syphilis
- TPHA - / VDRL + : faux positif (lupus, dysglobulinémie, cirrhose, infection virale, sclérodermie...)
- TPHA +/ VDRL - : syphilis débutante (→ FTA-abs précoce), cicatrice sérologique ou faux positif du TPHA (rare)
→ Devant toute syphilis : bilan IST complet (co-infection) et dépistage-traitement des partenaires</td></tr>
<tr><td>Risques</td><td colspan="2">- < 16-18 SA = aucune transmission au fœtus : aucune malformation, aucun risque d'avortement spontané précoce
→ Le traitement débuté < 4 mois évite tout risque d'atteinte foetale
- > 4ème mois = risque de transmission fœtal (30-60% sans traitement) : syphilis congénitale, avortement spontané tardif, accouchement prématuré, mort fœtale in utéro
- Syphilis congénitale : - Latente : asymptomatique
- Atteinte poly-viscérale : lésions cutanéo-muqueuses avec pemphigus palmo-plantaire et syphilides, hépatomégalie, atteinte méningée, lésions osseuses</td></tr>
<tr><td rowspan="2">TTT</td><td>De la mère</td><td>- Pénicilline à effet retard : - Extencilline (2,4 millions d'unités, renouvelé 8 jours après)
- Biclinocilline (1 million d'unité/jour pendant 15 jours)
- En cas d'allergie : érythromycine (500 mg x 4/jour) pendant 30 jours
→ 2 cures pendant la grossesse : 1ère cure le plus tôt possible, 2ème cure à la fin du 6ème mois
- Corticothérapie systématique en prévention de la réaction d'Herxeimer</td></tr>
<tr><td>Du nouveau-né</td><td>- Examen anatomo-pathologique du placenta ± d'éventuelles lésions cutanées
- Sérologie (FTA-abs + recherche d'IgM) au sang du cordon
- Traitement en cas d'atteinte foetale</td></tr>
</table>

INFECTION BACTERIENNE ASCENDANTE

Infection par voie vaginale ascendante : contamination lors du passage dans la filière génitale maternelle lors de l'accouchement ou de la rupture prolongée des membranes fœtales → risque de **MAP**, **chorio-amniotite** et **fausse couche**

Dépistage	**Prélèvement vaginal**	- En cas de signe clinique de **vulvo-vaginite** : **prurit, brûlure, leucorrhée colorée** ou **nauséabonde** - En cas de MAP, rupture prématurée des membranes ou suspicion de chorio-amniotite - Systématique en début de grossesse en cas d'antécédent d'accouchement prématuré dans un contexte d'infection materno-foetale : recherche de vaginose bactérienne - Systématique entre 35 et 38 SA (8ème mois) : dépistage du portage du streptocoque B
Dépistage	**Prélèvement endo-cervical**	- En cas de signe clinique de **cervicite** : **écoulement cervical séro-purulent**, **col inflammatoire saignant au contact** - En cas de signe d'infection urinaire ou de leucocyturie à ECBU négatif - Chez les patientes atteintes d'une IST ou dont le partenaire est atteint d'une IST
PEC	**Vaginose bactérienne**	- Prélèvement : disparition de la flore vaginale habituelle, avec **score de Nugent** (examen direct des sécrétions vaginales en coloration de Gram), souvent avec profil de bactérie anaérobie de morphotype *Gardenerella* à l'origine de *clue celle* - TTT systématique : **métronidazole** (2g en dose unique ou 1g/j pendant 7 jours) - Surveillance par contrôle trimestriel ± renouvellement du traitement si besoin
PEC	**Cervicite à Chlamydia**	- Diagnostic : **PCR** sur prélèvement endocervical avec *cytobrush* - TTT systématique : **azithromycine** en dose unique, avec traitement du partenaire, dépistage IST
PEC	**Cervicite à gonocoque**	- Diagnostic : **PCR** + **culture** sur milieu sélectif (antibiogramme nécessaire) - TTT systématique : **amoxicilline** + **probénicide** *po*, **spectinomycine** IM, **ceftriaxone** IM ou **céfixime** *po*
PEC	Autre	= ***Escherichia coli* K1, *S. aureus*, *Haemophilus influenzae*, strepto A, pneumocoque, strepto B** ou **autres bactéries d'origine intestinale ou oropharyngée** - Sur prélèvement vaginal : **portage** → traitement non nécessaire - Sur prélèvement d'endocol : **toujours pathologique** → à traiter

TUBERCULOSE

Maladie à transmission respiratoire, à déclaration obligatoire, non exceptionnelle
- A évoquer devant : notion de **contage**, **fièvre maternelle prolongée et inexpliquée**, **AEG**
- Risque : - **Tuberculose néonatale** : aucun risque en cas de traitement correct (mère non bacillifère)
  - **Tuberculose congénitale** : très rare

TTT	- Anti-BK : - Au 1er trimestre : bithérapie **isionazide + ethambutol** - Au 2ème et 3ème trimestre : ajout de **rifampicine** - **Vitamine K1** si **rifampicine** poursuivie jusqu'à l'accouchement : - Mère : 10 mg/j *po* pendant les 15 derniers jours - Nouveau-né : 0,5 à 1 mg IM ou IVL - Si mère bacillifère (traitement incorrect) : isolement du nouveau-né, contre-indication de l'allaitement, bilan néo-natal - **Vaccination BCG** du nouveau-né systématique - Surveillance de la tolérance : examen clinique, examen ophtalmologique, bilan hépatique - Surveillance de l'efficacité : amélioration de l'état général, négativation du BK à 1 et 3 mois

FIEVRE Q

= Zoonose ubiquitaire (bétail, mouton, chèvre, chat, notamment le placenta) à ***Coxiella burnetti***
- A évoquer devant : **fièvre persistante inexpliquée** résistante à l'antibiothérapie, **endocardite à hémocultures négatives**
- Confirmation : **sérologie**, avec différenciation de la phase aiguë/chronique

Risque	Obstétrical	- **Avortement spontané, accouchement prématuré** - **RCIU, oligoamnios** - **Mort fœtale in utéro**
Risque	Maternel	- Fièvre Q chronique : **endocardite, avortements spontanés à répétition** - **Réactivation aux grossesses ultérieures**
TTT		- **Cotrimoxazole** (Bactrim®) pendant toute la grossesse - Lors de l'accouchement : pièce close, masque + gants, manipulation prudente du placenta, décontamination - **Allaitement** contre-indiqué

ITEM 26 : RISQUE FŒTAL - MEDICAMENT

		- Classification des médicaments : **contre-indiqué pendant la grossesse, déconseillée, à éviter par prudence, utilisation envisageable** ou **utilisation possible** - Avant d'arrêter un traitement : évaluer le rapport bénéfice/risque ± consultation spécialisée si besoin - La plupart des médicaments passent la barrière placentaire
Risque		- **0 à J10** post-conceptionnelle (entre fécondation et implantation) : loi du « tout ou rien » → avortement spontané - **4 à 10 SA** = organogenèse : **embryopathie** → risque tératogène maximal (cause de moins de 5% des malformations) - **> 10 SA** = période fœtale : **fœtopathie** = atteinte du développement et de la maturation fœtale - Exposition survenue en fin de grossesse ou pendant l'accouchement : **effets néonataux**
Situations	Démarche préventive	= **Consultation préconceptionnelle** : nécessite de prise du traitement → choisir le traitement maternel le moins nocif pour le fœtus sans sous-traiter la mère - Recherche d'interactions possibles - Si traitement au long cours : programmer la grossesse, préférer le traitement le moins tératogène - Surveillance orientée de la mère et de l'enfant
	Démarche prospective	= Découverte de grossesse : prise de traitement par une patiente ne se sachant pas enceinte → évaluer le risque pour l'enfant - Selon l'âge gestationnel au moment de l'exposition, la durée et la posologie - Analyse des données pharmacologiques, embryologiques et épidémiologiques du médicament → Peu de médicaments sont à l'origine d'une décision d'IMG
	Démarche rétrospective	= Découverte anté- ou néonatale d'une pathologie avec notion de prise médicamenteuse pendant la grossesse → rechercher la possibilité d'un lien entre l'exposition in utéro et la pathologie de l'enfant - Compte rendu détaillé et spécialisé du déroulement de la grossesse, de la malformation/pathologie - Recherche une cause non médicamenteuse (conseil génétique) - **Notifier le cas à un centre de pharmacovigilance**
Tératogène	**Isotrétinoïne** Roaccutane® **Acitrétine** Soriatane®	= **Dérivés de vitamine A** : indiqué dans l'acné sévère (isotrétinoïne) ou le psoriasis sévère (acitrétine) - Effet tératogène majeur : **SNC, oreille externe, cœur, squelette** - Prescription sous **contraception orale exclusive**, avec remise d'un carnet de suivi, après **dosage des hCG** 3 jours avant, à 1 mois, tous les 2 mois et 5 semaines après arrêt - **Contraception efficace obligatoire** : de 1 mois avant le début jusqu'à 1 mois (isotrétinoïne) ou 2 ans (acitrétine) après la fin du traitement - **Don du sang** contre-indiqué pendant 1 an après arrêt du traitement par acitrétine - En cas de grossesse : **CPDPN** pour discuter une **IMG** (suivi échographique difficile)
	Anti-épileptique	= **Carbamazépine** et **valproate de sodium (Dépakine)** : - Risque d'**anomalie de fermeture du tube neural** (1-2%) : **spina bifida, myélo-méningocèle,** + Sous valproate : - **Hémorragie néonatale** par **thrombopénie ou baisse de l'activité plaquettaire, du fibrinogène et des facteurs de coagulation** - **Malformation cranio-faciale, cardiopathie, trouble du neuro-développement** - Prévention : **supplémentation renforcée en acide folique** à 5 mg/j (peu efficace) - En cas de grossesse : - **Echographie spécialisée** à la recherche d'anomalie - **Dosage de l'αFP** : ↗ en cas d'anomalie de fermeture du tube neural
	Lithium Théralite®	- Risque de **malformation cardiaque** (4-8%) : **canal artériel, CIV** - En cas de grossesse : **suivi en CPDPN, échocardiographie fœtale**
	AVK	- ***Warfarin fetal syndrom*** au 1er trimestre (4-6%) : **dysmorphie faciale** (hypoplasie nasale, OPN courts ou absents, des dernières phalanges), **calcifications osseuses prématurées** - **Anomalie cérébrale** au 2-3e trimestre (2%): **microcéphalie, hydrocéphalie, atrophie optique** - **Hémorragie néonatale** - Contre-indication formelle au 1er et 3ème trimestre ± envisageable au 2ème trimestre - En cas de grossesse : **échographie** et **IRM cérébrale fœtale** à la recherche d'anomalies → L'héparine ne franchit pas la barrière placentaire : aucun problème spécifique pendant la grossesse
	Misoprostol Cytotec®	- **Syndrome de Moebius** au 1er trimestre (par mauvaise vascularisation fœtale) : **paralyse centrale des 6e et 7e paires crâniennes, rétrognathie, trismus, anomalies distales des membres** - **Mort fœtale in utero** au 3e trimestre - En cas de grossesse : **échographie** à la recherche d'anomalies, **surveillance en CPDPN**
	Méthotrexate	- Risque important d'**arrêt de grossesse** - **Craniosténose, dysmorphie faciale, RCIU, cardiopathie congénitale**
Térat ogèn	**Myco-phénolate** Cellcept®	- **Fausse couche spontanée** (50%) - **Malformation de l'oreille externe, fente labio-palatine, fente narinaire, micrognathie** - En cas de grossesse : adaptation rapide du traitement ou changement préconceptionnel si possible

	Anti-thyroïdien de synthèse	= **Carbimazole** (Néomercazole®), **propylthiouracile PTU** (Propylex®) - **Aplasie du cuir chevelu, atrésie des choanes, fistule œso-trachéale, dysmorphie faciale, atteinte de la paroi abdominale (omphalocèle, gastroschisis)** - En cas de grossesse : - **Risque malformatif** sous carbimazole : remplacé par le PTU au 1e trimestre - **Risque hépatique sous PTU** : remplacé par carbimazole au 2e et 3e trimestres - **Surveillance thyroïdienne fœtale** (surtout si TRAK+)
	Anti-rétroviral	= **Ribavirine, éfavirenz** : - **Tératogène** chez l'animal : **malformation faciale, des membres, digestive, osseuse** - Risque d'**anomalie de fermeture du tube neural** (0,07%) - En cas de grossesse : traitement à éviter au 1er trimestre, suivi au CPDPN
Fœtopathie	**IEC ARA2**	- **Atteinte rénale fœtale** : **oligoanurie** (**oligoamnios**), **insuffisance rénale** à la naissance - **Anomalie de la voûte du crâne** décrite pour les IEC - En cas de grossesse : contre-indiqué → relai par un autre antihypertenseur - CI losartan aux 2e et 3e trimestres
	AINS	= **Aspirine, ibuprofène, inhibiteur de Cox2** - Risque : - **Mort fœtale in utero** - **Fermeture prématurée du canal artériel** : **HTAP, IVD, détresse respiratoire néonatale** - **Insuffisance rénale fœtale** avec **oligoanurie** et **oligoamnios** - **Risque hémorragique néonatal** - Contre-indication absolue après le 6ème mois de grossesse (éviter l'automédication) - En cas de grossesse : **échocardiographie fœtale** et **surveillance de quantité de liquide amniotique** si prise > 24 SA (sauf **aspirine à dose antiagrégant** : jusqu'à **36 SA**) → Seul antalgique contre-indiqué pendant la grossesse : utiliser paracétamol, morphine...
	Inducteur enzymatique	= **Rifampicine** (Rifadine®), **phénobarbital** (Gardénal®), **phénytoïne**, **carbamazépine** (Tegretol®) : - Déficit en vitamine K : **syndrome hémorragique** pendant le travail et J1 du nouveau-né - Déficit en vitamine D : **anomalies du bilan phosphocalciques** - Chez la mère : - **Vitamine K** : 10-20 mg/j, voie orale le dernier mois de la grossesse - **Vitamine D** : 1000-1500 UI/j le dernier trimestre - Chez le nouveau-né : **vitamine K1** en IV dès la naissance
Risque néonatal	**Psychotrope**	= Classe : - **Neuroleptique : phénothiazine** (Largactil®), **butyrophénone** (Haldol®), **chlorpromazine** - **Antidépresseur imipraminique** : **clomipramine** (Anafranil®) - **Antidépresseur ISRS** : **fluoxétine, paroxétine, citalopram** - **Benzodiazépine** : **diazépam, nordazépam** - **Détresse respiratoire** dès la naissance : polypnée, acidose, respiration irrégulière, RP normale - Risque de **syndrome de sevrage néonatal** ou de **syndrome sérotoninergique** : trémulations, hypertonie, troubles alimentaires, agitation, troubles respiratoires, pleurs, troubles du sommeil - **Hypotonie axiale, troubles de succion, mauvaise courbe pondérale** - **Syndrome extrapyramidal :** hypertonie, mouvements anormaux, opisthotonos **- Signes atropiniques** : tachycardie, distension vésicale, agitation, troubles digestifs (retard à l'émission du méconium, voire iléus paralytique) - A posologie maternelle élevée : **syndrome du petit colon gauche, entérocolite nécrosante** → Ne pas arrêter brutalement en cours de grossesse : risque de syndrome de sevrage → Durée des signes d'imprégnation variable : jusqu'à 3 semaines pour les médicaments à élimination longue (nordazépam), privilégier les médicaments à ½ vie courte
	β-bloquants	- Risque néonatal : **hypoglycémie, bradycardie, insuffisance cardiaque aiguë** - Surveillance du nouveau-né pendant 3 à 5 jours : **rythme cardiaque, glycémie**
Autres	**Antibiotiques**	- A éviter : **- Tétracycline** : **coloration jaune des dents de lait** - **Aminoside** : **ototoxicité** - **Quinolone** : **atteinte articulaire** - **Sulfamide** : **hémolyse, ictère nucléaire** si prise en fin de grossesse
	Vaccins	- **Vaccins vivant-atténués** : BCG, rubéole (ROR), antipoliomyélitique par souche vivante (voie orale), rougeole, oreillons, fièvre jaune, varicelle → Le vaccin contre la fièvre jaune peut être réalisé en cas de nécessité de voyage en zone d'endémie - Vaccin avec risque de réaction vaccinale importante : **diphtérie, coqueluche** - Innocuité non prouvée : **choléra, VHA, typhoïde** (sauf voyage en zone à risque)

ITEM 26 : RISQUE FŒTAL - TOXIQUE

IRRADIATIONS

2 types d'effet biologique : **déterministe** (seuil) et **stochastique** (cancer radio-induit, sans seuil)
Risque selon l'âge gestationnel :
- 0-10 jours post-conceptionnel : loi du tout ou rien
- 4-10 SA = organogenèse : **malformations** si dose > 100 mGy
- > 10 SA :
  . **Carcinogenèse/mutagenèse** si dose > 100 mGy : **leucémie** ++
  . **Retard mental** (- 30 points QI) si dose > 500 mGy : importante entre 10 et 17 SA, ↘ > 18 SA

→ Les irradiations à visée diagnostique en médecine atteignent rarement le seuil de 100 mGy
→ Contre-indication formelle à la **radiothérapie** (dose élevée) et à **l'iode 131** (destruction de la thyroïde fœtale)

CAT en cas d'irradiation accidentelle	- Préciser l'âge gestationnel lors de l'irradiation - Calculer la **dose délivrée** = **dose-gonade** : dose reçue par les ovaires - Evaluation multidisciplinaire du risque tératogène (centre de térato-vigilance : CRAT) → Exposition à des doses gonades **> 500 mGy** entre **5 et 17 SA** : **demande d'IMG** acceptable → Exposition à des doses gonades **< 100 mGy** : aucun risque malformatif attribuable à l'irradiation → Entre **100** et **500 mGy** = risque impossible à évaluer : CAT discutée avec la patiente et le CPDPN
CAT en cas d'indication d'examen radio-diagnostic	- Eviter par principe tout examen irradiant pendant la grossesse - **Echographie** et **IRM** en priorité : aucun risque fœtal - Evaluer le rapport bénéfice/risque : aucun contre-indication si l'état de santé de la mère le nécessite - Précaution visant à limiter l'irradiation fœtale : **choix de la technique radiographique** (incidence, réduction du nombre de clichés), **port d'un tablier de plomb** → Exemples de doses-gonades : ASP = 1 mGy, RP = 0,1 mGy, urographie intraveineuse = 7 mGy, radiopelvimétrie = 7 mGy, pelvimétrie par scanner = 0,2 mGy, scanner abdomino-pelvien = 1,7 mGy
Utilisation de produit de contraste	**- Produit de contraste iodé** : risque de **dysthyroïdie fœtale transitoire** (la thyroïde fœtale fixe l'iode dès 10 SA) → utilisation possible si nécessaire pendant la grossesse **- Gadolinium** : passage transplacentaire faible, peu de données chez la femme au 1er trimestre → utilisation possible si nécessaire pendant la grossesse

TABAC

- En France, **1/3** des femmes en âge de procréer fument régulièrement ou occasionnellement → **50%** d'arrêt lors de la grossesse = **17%** de fumeuses lors de la grossesse
- **Principale cause évitable de morbidité périnatale** en Europe

Risques	**Liés au tabac**	**- Troubles de la fertilité** : 2 x plus de cycles sont nécessaire à un couple fumeur pour obtenir une grossesse **- GEU** = 1ère cause : RR > 2, risque dose dépendant **- Avortement spontané précoce** (RR = 2) et **accouchement prématuré** (RR = 2) **- Faux négatif des marqueurs sériques de trisomie 21** du 1er trimestre **- Effets tératogènes** : réels mais risque très faible **- Rupture prématurée des membranes** (RR = 3) - Risque de césarienne : seulement chez les femmes qui fument > 20 cigarettes par jour **- RCIU** : ↘ du poids de naissance proportionnelle à la quantité, surtout au 2e et 3e trimestre **- Anomalies placentaires** : **placenta praevia** (+30%), **hématome rétroplacentaire** (RR = 2) **- Mort fœtale in utéro** (11% attribuable au tabac) - Autres : **↘ mouvements fœtaux, tachycardie fœtale, pathologie buccodentaire, ↗ risque de vergeture, anomalie de cicatrisation cutanée après césarienne**
	Néo-natal	**- Mort subite du nourrisson** (RR = 2) **- Allaitement** : ↘ production de lait, gout prononcé du lait, voire **signes d'intoxication nicotinique (vomissement, diarrhée, tachycardie**...) si tabagisme > 1 paquet/jour → ne contre-indique pas l'allaitement → Ne pas fumer en présence du bébé et dans les 2h précédant l'allaitement **- Infections respiratoires** et **otite** dans l'enfance (+50%), **asthme** dans la préadolescence, **obésité** de l'adolescent **- Risque psychiatrique (discuté)**
Sevrage		→ Diminue significativement les risques liés au tabac : bénéfique à tous les stades de grossesse **- Consultation spécialisée** : motivation, dépendance (test de Fagerström), taux de CO dans l'air expiré, autres addictions **- Traitement nicotinique substitutif** en cas de dépendance - Mesures associées : **RHD, psychothérapie, thérapie comportementale, séance de groupe** **- Prévention des rechutes** après l'accouchement : 75% des patientes sevrées rechutent

ALCOOL

- 4,5 millions de personnes boiraient de façon excessive en France dont 600 000 femmes, alcoolisation aiguë massive (binge drinking) en augmentation (22% des 18-24 ans en France)
- **30%** des femmes consomment régulièrement de l'alcool dont **20%** pendant la grossesse et 2,5% ont une consommation régulière
- Passage rapide de la barrière placentaire : détoxification hépatique très réduite chez le fœtus, **effet tératogène** et **neurotoxique** (inhibition de la migration neuronale) à tous les stades, sans seuil, avec une relation dose-effet (au-delà de 2 verres par jour = risque documenté de SAF)

→ Une consommation (même modérée) d'alcool pendant la grossesse n'est pas anodine

Conséquences	**Syndrome d'alcoolisation fœtale**	= Effet pathogène démontré à partir de 3 verres/j (30g d'alcool), effet peu probable pour une intoxication aiguë transitoire (sauf répétée) → **1ère cause de retard mental non génétique** **- RCIU harmonieux modéré** (reflet de l'insuffisance de développement cérébral) : 80% **- Dysmorphie cranio-faciale typique** : fente palpébrale rétrécie, hypertélorisme, épicanthus, ptosis bilatéral, ensellure nasale excessive, extrémité du nez recourbée, narines antéversées, philtrum long et bombant, lèvre supérieure mince, convexe, micro-rétrognathie, oreilles basses et décollées **- Malformations congénitales** (10-30%) : **cérébrale** (spina bifida, agénésie du corps calleux, anomalies cérébelleuses, hydrocéphalie...), **squelettique** (scoliose, synostose radio-cubitale, clinodactylie), **cardiaque** (CIA, CIV), **urogénitale**, **anomalies oculaires, fentes labio-palatines** - **Sevrage** : hyperexcitabilité, trouble du sommeil et de la succion - **Trouble du tonus, de la motricité fine, de l'attention, de la mémoire** - **Retard des acquisitions** (langage, lecture) - **Instabilité psychomotrice** : enfant agité, irritable - **Retard intellectuel**
	ETCAF	**= Ensemble des troubles causés par l'alcoolisation fœtale** : **retard mental** (troubles cognitifs et troubles comportementaux) sans retard de croissance ni dysmorphie - Fréquence jusqu'à 5/1000 naissances, de sévérité variable
CAT		- Dépistage à l'interrogatoire par le **score T-ACE** (dépistage de la consommation maternelle d'alcool) - Contexte : atcd de SAF, toxicomanie, violences conjugales, troubles psychiatriques, dépression, tabagisme - Biologie si besoin : **alcoolémie**, ↗ **GGT** (normalisé en 4-8 semaines), ↗ **VGM** (normalisé en 3 mois) carence en vitamine B1-B6 (à supplémenter) - PEC : consultation spécialisée, association anti-alcool, soutien psychologique - Prévention : **objectif « zéro verre », relation dose-effet**

TOXICOMANIE

Opiacés	- Risque maternel : retard du diagnostic de grossesse (aménorrhée), ↗ risque d'avortement spontané, risque infectieux (VIH, VHB, VHC...) - Risque fœtaux : - **RCIU** - En période de manque : risque **d'accouchement prématuré, souffrance fœtale** voire de **mort fœtale in utéro** par hypoxie aiguë → Les opiacés sont non tératogènes et sans effet délétère sur le développement de l'enfant - **Syndrome de sevrage néonatal (40-60%)** : **troubles respiratoires** (tachypnée, apnée), **neurologiques** (trémulation, convulsion, trouble du comportement, difficulté de déglutition) et **digestif** (diarrhée) → Gravité évaluée par le **score de Lipsitz ou de Finnegan** toutes les 6h - PEC multidisciplinaire : - **Substitution (méthadone** ou **buprénorphine)** : ↘ les risques fœtaux, sans incidence sur le syndrome de sevrage néonatal - **Soutien psychosocial**, PEC par la PMI
Cocaïne Crack Ecstasy	= Action : **perturbation hémodynamique maternelle** (poussée hypertensive et vasoconstriction, à l'origine d'une hypoperfusion placentaire), **neurotoxicité**, **contractions utérines** - Risque maternel : **fausse couche spontané**, **RPM**, **prééclampsie**, **hématome rétroplacentaire ++ (RR x 5)** - Risques liés à la cocaïne : **IDM, AVC, OAP**... - Risque fœtaux : **RCIU**, **accouchement prématuré** voire **mort fœtale in utero** - Risque néonatal : . **Complication neurologique** : séquelles, convulsions . **Malformation** (par ischémie) : **face, membre, cœur** . **Syndrome de manque** (moins important que pour les opiacés) : hypertonie, réflexes vifs, hyperexcitabilité, trémulations, tremblements, convulsions . ↗ du risque **d'entérocolite** et **d'infarctus mésentérique** - **Passage dans le lait** → Tératogénicité discutée
Cannabis	- **Fausse couche spontanée, RCIU, prématurité, placenta praevia** - **Trouble du comportement les 1er jours** (hyperexcitabilité, troubles du sommeil) - Passe dans le lait maternel ou il est présent à concentration 8 fois plus importante que dans le sang → Non tératogène

ITEM 27 : INFECTION URINAIRE AU COURS DE LA GROSSESSE

- Infection **la plus fréquente** au cours de la grossesse = **10%** des femmes enceintes, possiblement grave
- Dépistage d'une colonisation systématique à chaque consultation prénatale ou en cas de signes fonctionnels urinaires
- **Germes** : BGN (E.*coli 75%, Proteus mirabilis, Klebsiella Pneumoniae, Serratia ou Enterobacter)* ; CGP *(SGB, entérocoque, staphylocoque doré)*
- *NB : résistance naturelle à E. Coli de l'amoxicilline et du Bactrim chez la jeune femme de 25 à 45% et dans environ 5% des cas, résistance aux C3G et FQ*

<table>
<tr><td>Facteurs favorisants</td><td colspan="3">- Facteur mécanique = compression par l'utérus gravide :
. De la vessie : mauvaise vidange, résidu post-mictionnel
. Des uretères (surtout droite par dextrorotation utérine) : stase urinaire ± reflux vésico-urétéral

- Facteurs hormonaux :
. Progestérone : diminution du péristaltisme urétéral, hypotonie des voies urinaires
. Œstrogènes : congestion/hyperhémie vésicale favorisant l'adhérence des germes

- Physiologie de la grossesse : glycosurie physiologique par diminution du seuil rénal de résorption du glucose, alcalinisation des urines, pullulation microbienne vulvo-périnéale et brièveté de l'urètre féminin

- FdR : diabète (gestationnel ou préexistant à la grossesse), infection cervico-vaginale, malformation urinaire, niveau socio-économique bas, troubles mictionnels, antécédents de cystites aiguës récidivantes

NB : ECBU mensuel systématique en cas de :
. Diabète « sucré » (DT1, DT2, DG),
. Cystite récidivante
. Uropathie sous-jacente organique ou fonctionnelle
. Infection urinaire ou colonisation urinaire</td></tr>
<tr><td rowspan="4">Diagnostic</td><td rowspan="2">Bactériurie asymptomatique</td><td colspan="2">= Patiente asymptomatique avec bactériurie ≥ 10⁵ UFC/mL : fréquente (2 à 10 % des grossesses), la leucocyturie n'intervient pas dans la définition
- Dépistage par BU mensuelle systématique ± ECBU si positive
- Si haut risque d'infection urinaire (uropathie, cystite récidivante, diabète) : ECBU mensuel</td></tr>
<tr><td>TTT</td><td>- Antibiothérapie orale adaptée en général 7 jours +++ :
. 1ère intention : amoxicilline 1 g 3 fois par jour pendant 7 jours (à retenir +++)
. 2e intention : pivmécillinam 400 mg matin et soir pendant 7 jours
. 3e intention : fosfomycine 3 g, 1 sachet en prise en unique
. 4e intention : triméthoprime seul PO (Attention CI au 1er trimestre !), posologie optimale non établie...
. 5e intention : plusieurs options :
- Cotrimoxazole 800 mg/160 mg (Attention CI au 1er trimestre !) matin et soir pdt 7 jrs
- OU nitrofurantoïne 100 mg matin, midi et soir pendant 7 jours
- OU Augmentin 1 g matin, midi et soir pendant 7 jours
- OU céfixime 200 mg matin et soir pendant 7 jours
- RHD : boissons abondantes (non sucrées, intérêt des jus à base de canneberge discutés sans efficacité réellement démontrée), mictions fréquentes, hygiène périnéale simple au savon doux (type Saforelle), rappel essuyage « d'avant en arrière », si très récidivantes enquête sur les pratiques sexuelles (pas en 1ère intention !)
- Surveillance par ECBU 8 à 10 jours après la fin du traitement puis ECBU mensuel
- Si SGB : ATB du per-partum systématique et obligatoire même si PV négatif</td></tr>
<tr><td rowspan="2">Cystite aiguë gravidique</td><td colspan="2">- Clinique : SFU, hématurie ± contractions utérines
- Forme atténuée (fréquente) : fuite urinaire, brûlure mictionnelle, pyurie ou pollakiurie fugace
- Absence de signes de pyélonéphrite : pas de fièvre ni de frisson, absence de douleur lombaire spontanée ou à la palpation ou anomalie biologique (NFS, CRP, bilan vasculo-rénal)
- Diagnostic biologique = ECBU (avec antibiogramme +++) :
- Seuil de leucocyturie ≥ 10⁴/mL
- Seuil de bactériurie :
- ≥ 10³ UFC/mL pour E. coli et Staphylococcus saprophyticus
- ≥ 10⁴ pour autres bactéries</td></tr>
<tr><td>TTT</td><td>- Antibiothérapie probabiliste initiale :
. 1ère intention : fosfomycine-trométamol 3 g dose unique
. 2nde intention : pivmécillinam 400 mg matin et soir jusqu'à obtention antibiogramme
. Rarement en 3e intention :
- Nitrofurantoïne 10 mg matin, midi et soir jusqu'à obtention de l'antibiogramme
- OU céfixime 200 mg matin et soir jusqu'à l'obtention de l'antibiogramme
- OU ciprofloxacine 500 mg matin et soir jusqu'à l'obtention de l'antibiogramme
- Adaptation systématique à l'antibiogramme (identique colonisation urinaire cf. supra)
- Surveillance par ECBU 8 à 10 jours après la fin du traitement puis ECBU mensuel</td></tr>
</table>

	Pyélonéphrite aiguë gravidique		= Atteinte infectieuse du parenchyme rénal, complique 0,5 à 1% des grossesses - Clinique : . Symptomatologie la plus souvent bruyante : **fièvre, frissons, SFU, douleur lombaire** (le plus souvent à droite, dextrorotation utérine physiologique) . Parfois début progressif sur plusieurs jours avec des signes moins intenses dont fièvre isolée et intermittente, hématurie fébrile, aspects pseudo-appendiculaires ou pseudo-colitiques nécessitant la recherche de signes de gravité (PNA, sepsis, choc septique...) - Bilan sanguin maternel : **NFS, plaquette, CRP, Ionogramme sanguin, fonction rénale, glycémie** **- Echographie rénale et des voies urinaires** systématique : recherche de complications (dilatation massive des cavités pyélocalicielles témoignant d'un obstacle), abcès rénal,... - Examens bactériologiques : **ECBU + hémocultures** systématiques (3 paires + recherche de *Listéria* si BU faiblement positive (« toute fièvre chez la femme enceinte est une Listériose JPDC »)) ; NB : noter sur le bon la recherche de Listéria, germe très fragile en culture - Un TDM peut être envisagé de manière exceptionnelle en cas de complications
		TTT	- Hospitalisation systématique en service de grossesse pathologique +++ - **Antibiothérapie probabiliste IV** : **- PNA non grave:** . **1ère intention : C3G IV : céfotaxime** (1 à 2g/8h) ou **ceftriaxone** (1g/24h) . **Si allergie aux C3G : aztréonam** (1 g/12h) + **ciprofloxacine** 500 mg matin et soir **- PNA grave:** . **1ère intention : céfotaxime** (1 à 2 g/8h) ou **ceftriaxone** (1 g/24h) + **amikacine** 15 mg/kg/24h . **Si allergie aux C3G : aztréonam** (2g/8h) + **amikacine** 15 mg/kg/24h **- Si risque EBLSE : imipenème** 500 mg/h + **amikacine** 15 mg/kg/24h - **Antipyrétique** systématique : paracétamol /6h - Hydratation maternelle, minimum 2 L/24h en l'absence d'obstacle - **ECBU de contrôle** à **8-10 jours** puis **surveillance par ECBU mensuel** - **Tocolyse** pendant 48h + **corticothérapie anténatale** si risque d'accouchement prématuré - Surveillance obstétricale : RCF ++ (surtout si terme > 26 SA), échographie LF du col utérin, élimination d'une RPM,... - Prévention des risques thromboemboliques : Bas de contention classe 2, RHD **- Retour rapide en ambulatoire** (à 48h) si apyrexie, voie orale possible, sans comorbidité et sans signe de gravité, poursuite des ATB pendant 14 jours maximum en ciblant le germe avec une antibiothérapie adaptée à spectre le plus étroit possible : . 1ère intention : amoxicilline . 2e intention (équivalents si efficaces) : **Augmentin** ou **céfixime** ou **ciprofloxacine** ou **sulfaméthoxazole-triméthoprime** (à éviter les 2 premiers mois)
Evolution	Complications maternelles		- **Bactériurie asymptomatique et cystite aiguë** : risque d'évolution vers une **pyélonéphrite** ou de déclenchement d'une **MAP,** d'un **accouchement prématuré** ou d'un **avortement tardif**, d'un **MFIU** si non traité, risque de **récidive** (fréquente malgré traitement) **- PNA : récidive, abcès rénal, bactériémie, choc septique, néphrite interstitielle chronique**
	Complications fœtales		**- Prématurité spontanée, MAP, MFIU,...** - **Hypotrophie fœtale** (si infection chronique asymptomatique) - **Infection néonatale** : in utéro par voie hématogène ou lors de l'accouchement par contage direct **- ATTENTION Mortalité périnatale : par infection et prématurité**

ITEM 28 : RISQUES PROFESSIONNELS ET GROSSESSE

- Age de la première grossesse de plus en plus tardif -> 70% ont exercé durant une partie de leur grossesse en 2010
- L'employeur à l'**obligation de reclasser une salariée enceinte** lorsqu'elle est exposée à certains risques professionnels déterminés par décret (fixé par le Code du travail) **ou de réaliser un aménagement de son poste de travail**
- Si le reclassement est impossible : le contrat de travail est **suspendu** (avec une **garantie de rémunération** en cas d'arrêt pour un risque réglementé : **allocation journalière de la Sécurité Sociale + indemnité complémentaire de l'employeur**)
- L'employeur ne **peut pas licencier une salariée** pendant la grossesse, pendant le congé maternité et les 4 semaines qui suivent (sauf en cas de **faute professionnelle grave** non liée à la grossesse ou de **licenciement économique**, en dehors de la période de grossesse et de congé maternité)
- La femme enceinte n'a **pas l'obligation d'informer son employeur** de son état de grossesse avant le congé maternité, mais il est conseillé de consulter le médecin du travail (tenu au secret professionnel)
- Autorisation d'absence pour se rendre aux examens médicaux obstétriques obligatoires

Exposition	Biologiques	= **Exposition bactériologique**, **virale** ou **parasitaire** : **toxoplasmose, rubéole, CMV, *Coxiella*, VIH, grippe, parvovirus B19, VZV, tuberculose, VHB, VHC**... - Contact avec des enfants, des malades...
	Chimiques	= Exposition à : **arsenic, mercure, plomb, esters diphosphoriques, dérivés des hydrocarbures aromatiques, pesticides** et **produits antiparasitaires à usage agricole** étiquetés cancérigène-mutagène, **solvants** (**benzène** et dérivés), **agents toxiques pour la reproduction de catégorie 1 ou 2** (CMR)... - 180 substances toxiques pour la fertilité - 260 substances à risque pour l'enfant à naître - Effet seuil (effets n'apparaissant qu'après avoir atteinte une certaine dose) - Période à risque : 1e trimestre, malformations en dehors de cette période aussi (SNC) - Conséquences : malformations avortements, hypotrophie, troubles neurocomportementaux, cancers, stérilité ...
	Physiques	**- Air comprimé, vibrations** (travail avec des engins type marteau-piqueur) **- Hyperbare** **- Bruit > 80 dB** (par sécrétion de catécholamines et vasoconstriction placentaire), basses fréquences : risque d'altération de l'audition de l'enfant **- Charge physique** : port de **charge lourde, station debout prolongée, activité physique intense** **- Travail de nuit** : non interdit, mais affectation possible de jour sur demande de la patiente ou recommandation du médecin du travail - **Travail posté** (alternance de travail de jour et de nuit) **- Fatigue excessive, longs trajets, stress** **- Chaleur (**l'exposition au froid n'a pas démontré d'impact) **- Conséquences :** avortement, RCIU, prématurité
	Radiologique	= **Rayonnements ionisants** : risque à partir de **doses > 100 mGy** - < 4 SA : **loi du « tout ou rien** (fausse couche) si dose **> 100 mGy** - 4 à 10 SA : **tératogénèse** si dose **> 100 mGy** - 10 à 17 SA : **retard mental** si dose **> 500 mGy** - 10 à 41 SA : **cancer** si dose **> 300 mGy** → **Rayonnement cosmique** (> 1 mSv) : travail en avion
	Autres	**- Électro-magnétisme :** aucun effet n'est avéré chez l'homme, néanmoins risque de malformations, d'avortement, et de prématurité chez l'animal **- Rayonnement ionisants** : Grave si survient durant les 2 premiers mois de grossesse. Cependant, la sensibilité persiste durant toute la grossesse. Risque de prématurité, FCS, RCIU, malformations, cancers
Professions types		**- Personnel soignant** : risque biologique, risque physique (station debout prolongée, fatigue excessive, port de charges lourdes...) ± travail de nuit ± radiation ionisante **- Technicien de radiologie et de laboratoire** : risque chimique, radiation ionisante, risque biologique **- Personnel naviguant en aviation** : fatigue excessive, station debout prolongée, irradiations cosmiques **- Employé de pétrochimie, employée de pressing ou de l'imprimerie, coiffeuse, esthéticienne** : risque chimique - **Agricultrices** : risque chimique (pesticides), port de charge, risque biologique (zoonoses) - **Vétérinaires :** rayonnements ionisants, risque biologique (zoonoses), risque chimique (anesthésiques)

<table>
<tr><td colspan="2">Risques</td><td>- Sur l'enfant : tératogène, fœtopathie, carcinogène
- Sur la grossesse : fausse couche, accouchement prématuré, infection maternofœtale</td></tr>
<tr><td rowspan="4">CAT</td><td>Evaluation des conditions de travail</td><td>= Idéalement à la 1ère consultation prénatale ou à la consultation préconceptionnelle
- Profession, statut professionnel, horaires de travail, moyen de transport utilisé, contraintes et risques physiques, risques chimiques et biologiques (manipulation de chimiques, exposition à un agent infectieux, contact avec des jeunes enfants ou des malades…), pénibilité, stress
→ Attention aussi aux risques extra-professionnels : jardinage, sport à risque…</td></tr>
<tr><td>Evaluation des risques</td><td>- Par le médecin du travail : évalue le risque, propose des aménagements de poste
- Conseil possible par différents organismes : CCPP, INRS, CRAT
- Vaccinations si possible en amont (rougeole, oreillons, rubéole, varicelle, grippe)</td></tr>
<tr><td>Retrait du poste à risque</td><td>- Changement temporaire d'affectation en cas d'exposition à des agents reprotoxiques (sans modification du salaire)
- Si impossibilité d'aménagement ou de reclassement : suspension du contrat de travail à partir de 21 semaines avant la date prévue de l'accouchement (≠ d'un arrêt maladie classique)
- Poursuite du reclassement/aménagement/suspension du poste possible jusqu'à 1 mois après la fin du congé postnatal en cas de risque sur l'état de santé ou l'allaitement
- Travail de nuit :
. A éviter à partir de la 12e semaine de grossesse
. Reclassement sur un poste de jour après le congé postnatal seulement si le médecin du travail juge l'état de santé incompatible avec le travail de nuit</td></tr>
<tr><td colspan="2">→ En cas de risque malformatif important : suivi par échographie morphologique possible à partir de 18 SA</td></tr>
<tr><td>Congés</td><td colspan="2">
<table>
<tr><td>0-1 enfant à charge</td><td>6 semaines prénatales</td><td>10 semaines post-natales</td></tr>
<tr><td>≥ 2 enfants à charge</td><td>8 semaines prénatales</td><td>18 semaines post-natales</td></tr>
<tr><td>Jumeaux</td><td>12 semaines prénatales</td><td>22 semaines post-natales</td></tr>
<tr><td>Triplés ou plus</td><td>24 semaines prénatales</td><td>22 semaines post-natales</td></tr>
<tr><td colspan="3">Possibilité de reporter une partie du congé prénatal (3 semaines maximum) après l'accouchement
Congé supplémentaire si grossesse pathologique : + 2 semaines post-natales
Visite de reprise obligatoire après maternité, réalisée par le médecin du travail dans les 8 jours qui suivent la date de reprise du travail</td></tr>
</table>
</td></tr>
</table>

ITEM 29 : PREMATURITÉ, RCIU

PREMATURITE

Accouchement prématuré = survenant **< 37 SA** : 6% des naissances vivantes (*5,5% des grossesses uniques, 19% des gémellaire)*, cause la plus importante de morbi-mortalité périnatale (60% des causes de morbi-mortalité proviennent d'enfants nés avant 30 SA, la ½ des sequelles neurologiques sont observés chez les < 32 SA)
vivantes - **Prématurité moyenne** = 32-37 SA (80%), **grande** = 28-32 SA (10%) ou **très grande** = < 28 SA (10%)
- **Prématurité induite** (30%) : extraction fœtale volontaire pour sauvetage maternel et/ou fœtal
- **Prématurité spontanée** = survenue sans intervention médicale : - Après **travail spontané** à membranes intactes (45%)
- Après **rupture prématurée des membranes** (30%)

→ **Viabilité selon l'OMS** : terme **≥ 22 SA** et poids **≥ 500g**

Cause maternelle	FdR	- Antécédent d'accouchement prématuré ou d'avortement provoqué ou spontané - Age maternel < 18 ans ou > 35 ans - Surmenage : travail pénible, longs trajets quotidiens, enfant en bas âge à charge, mère célibataire - Grossesses rapprochées = **< 1 an** entre accouchement et conception, antcd de AP, de FCT - Exposition au Distilbène, FIV, grossesse multiple, IGH - Bas niveau socio-économique, mauvais suivi pré-natal - Tabagisme, toxiques, stress, anxiété, dépression. → **Non associés à la prématurité** : caféine, parité, antécédents familiaux, rapports sexuels lors de la grossesse
	Causes générales	- **Infection** (à rechercher systématiquement) : **infection urinaire, bactériurie asymptomatique, infection cervico-vaginale, chorioamniotite** ou **toute infection** ou **fièvre isolée** - **Pathologies vasculaires gravidiques** (HTA gravidique, pré-eclampsie, RCIU…) - **Anémie maternelle** - **Diabète gestationnel** : infection intercurrente, macrosomie, hydramnios - **Traumatisme abdominal accidentel**
	Causes locales	- **Malformations utérines** : utérus bicorne, unicorne, cloisonné, utérus Distilbène® - **Béance cervico-isthmique** (congénitale ou acquise) : trouble mécanique fonctionnel du col → fausse couche tardive au 2ème trimestre sans contrations utérines ressenties - **Antécédent de conisation** - **Fibrome endo-cavitaire volumineux** (rare)
Causes ovulaires	Causes fœtales	= Surdistention utérine : - **Grossesses multiples** : RR = 7 - **Hydramnios : diabète, malformation fœtale** (atrésie de l'œsophage), **anémie fœtale** (immunisation Rh, parvovirus B19), **pathologie placentaire** ou **idiopathique**
	Causes liées à l'œuf	- **Rupture prématurée des membranes** (RPM) - **Chorioamniotite** (généralement après RPM, exceptionnellement à membranes intactes) - **Métrorragies du 2ème et 3ème trimestres** : ↗ le risque d'accouchement prématuré - Anomalies placentaires : **placenta praevia, décollement placentaire**
Idiopathique		= Aucune étiologie retrouvée dans **40%** des cas
Prévention	Prévention primaire	- Limiter le travail pénible avec des positions debout prolongées > 6h ou de nuit - Alimentation équilibrée - Sevrage tabagique et alcoolique - Diminuer le stress maternel - Limiter le nombre de grossesses multiples en cas de PMA
	Prévention secondaire	- Correction d'anomalie utérine : cloison utérine… - **Prélèvement vaginal au 1er trimestre** ± traitement d'une éventuelle **vaginose bactérienne** : en cas d'antécédent de prématurité ou fausse couche tardive - **Cerclage** en cas de suspicion de béance cervicale : antécédent de ≥ 3 fausses couches tardives ou accouchements prématurés, ou à discuter si 1 ou 2 accouchements prématurés avec col court < 25 mm - **Progestérone** jusqu'à 36 SA : indication à discuter en cas de col court < 20 mm entre 16 et 24 SA pour les grossesses mono-fœtales asymptomatiques et sans antécédent d'accouchement prématuré

RETARD DE CROISSANCE INTRA-UTÉRIN

- **Petit poids pour l'Age Gestationnel (PAG)** : poids fœtal ou de naissance **< 10ème percentile**
- **RCIU** = fœtus de Petit poids pour l'Age Gestationnel dû à un **défaut de croissance pathologique** : 3ème cause de mort périnatale, morbidité plus élevée → diagnostic par le poids fœtal estimé à l'échographie (à différentier des fœtus constitutionnelement « petit », sans infléchissement de la courbe de croissance !)

→ RCIU évoqué devant un PAG :
- Sévère **< 3ème percentile** ou **cassure de la courbe de croissance**
- Avec anomalie échographique : **oligoamnios, anomalies Doppler**
- Avec ↘ **des mouvements actifs fœtaux** ou **anomalies du rythme cardiaque foetal**

- Nouveau-né de faible poids de naissance = hypotrophie : poids de naissance < 2500g quel que soit l'âge gestationnel

Etiologie	Cause maternelle (40%)	- FdR - Age < 20 ans ou > 35 ans - Primiparité ou grande multiparité - Milieu socio-économique défavorable - Antécédent de RCIU - Toxiques : tabac, alcool, autre drogue - Dénutrition, insuffisance pondérale ou obésité - Cause locale : **malformation utérine, hypoplasie utérine** - Cause vasculaire : **HTA chronique, prééclampsie, HTA gravidique, SAPL, lupus, autre maladie auto-immune, diabète** - Hypoxie chronique : **cardiopathie cyanogène, anémie, hémoglobinopathie...**
	Cause fœtale (25%)	- **Grossesse multiple** - **Anomalies chromosomiques** : trisomie 13, 18... - **Infections** : **CMV** (RCIU isolé), **toxoplasmose, rubéole, varicelle, syphilis...** - **Malformation** - **Syndrome génétique** (nanisme...)
	Cause placentaire (5%)	- **Insuffisance placentaire**, généralement lié à un **syndrome prééclamptique** : **oligoamnios** et **anomalie du Doppler utérin** (précédant le RCIU) associées - **Infarctus placentaire** - **Placenta praevia** - **Choriangiome** (tumeur placentaire à l'origine d'un vol vasculaire) - Pathologie du cordon : **insertion vélamenteuse** (détecté à l'écho), **nœud au cordon**
	Idiopathique	= Cause non retrouvée dans **30%** des cas
Diagnostic anténatal	Dépistage	- **Hauteur utérine insuffisante** par rapport à l'âge gestationnel : contrôle échographique si anormal → **Entre 20 et 32 SA : La HA** correspond au nombre de SA – 4 semaines, après 32 SA, la HU augmente de 1 cm toutes les 2 semaines **- Echographie : L'estimation du poids fœtal** (EPF) est donnée par la formule de **Hadlock** en fonction du **Périmétre abdomonale** (PA), la **longueur fémorale** (LF), et le **périmétre crânien** (PC) **- Si EPF entre le 3e et le 10e percentile :** Faux positif ou Nainisme, RCIU → **contrôle de la croissance fœtale** à 3 semaines en dehors d'un contexte evocateur de RCIU (oligoamnios, anomalie du doppler utérin ou ombilical, pré-eclampsie) A noter que dans le RCIU la LF et le PA sont les premiers affectés
	Orientation étiologique selon le terme	- Au 1er trimestre (20%): **trisomie 13/18 ou infection (CMV) =>** précoce, sevère et hydramnios associé - Au 2ème trimestre : **anomalie chromosomique, infection, MAI, malformation fœtale** - Au 3ème trimestre : **insuffisance utéro-placentaire (35 à 50%)**
	Confirmation et bilan échographique	**- Contrôle de la biométrie fœtale et estimation du poids fœtal :** confirmation - Type : **- Harmonieux =** ↘ de tous les paramètres (longueur fémorale, diamètre bipariétal) : cause principalement constitutionnelle ou génétique, survenue précoce, de moins bon pronostic **- Dysharmonieux =** prédominant sur le poids : principalement vasculaire, survenue tardive - Bilan **: anomalie morphologique, placentaire, Doppler des artères utérines maternelles** - Score de bien-être fœtal de Manning - **Quantité de liquide amniotique** : recherche d'**oligoamnios** - **Doppler ombilical fœtal** : recherche une ↗ **des résistances placentaires** - **Doppler cérébral fœtal** : **signes d'épargne cérébrale** (adaptation à une hypoxie chronique)

	Bilan étiologique maternel	- **Taille du père et de la mère** - Résultats des tests de dépistage d'une anomalie chromosomique - Courbe de tension artérielle, recherche d'œdème, BU - **Bilan infectieux maternel : sérologie CMV, toxoplasmose, rubéole, herpès** - **NFS, protéinurie des 24h ± électrophorèse de l'Hb** - **Fibronectine plasmatique maternelle** - **Doppler des artères utérines** : recherche d'anomalie (incisure protodiastolique nette et/ou vélocité très faible en fin de diastole) en faveur d'une **insuffisance placentaire** **- Analyse antomopathologique du placenta et cordon ombilical** (infarctus placentaires = origine vasculaire)
	Bilan étiologique foetal	**- Echographie obstétricale** avec **doppler ombilical et cérébral** ± **Amniocentèse** : - Indiqué si RCIU précoce, sévère, sans argument pour une cause vasculaire - **Caryotype fœtal** - **Bilan infectieux** par **PCR ± test d'inoculation** : **CMV, toxoplasmose, rubéole** ± Etude du squelette fœtal par **scanner fœtal osseux** si suspicion de nanisme
TTT	**- Surveillance échographique** toute les **2 à 3 semaines** : privilégier une prise en charge conservatrice jusqu'à > 32 SA → Risque de mort fœtal rapide en cas de diastole nulle à l'artère ombilicale	
	RCIU à risque	= Si RCIU sévère avec risque de prématurité induite ou diastole nulle à l'artère ombilicale : - **Hospitalisation** systématique pour surveillance ± **corticothérapie prénatale** < 34 SA - **Extraction** : - Systématique > 32 SA - < 32 SA si : variabilité à court terme (VCT) du RCF < 3 ms, onde α négative ou nulle au Doppler du canal d'Arantius ou anomalie du RCF
Prévention primaire	Avant la grossesse	- Objectif d'IMC pré-conceptionnel (entre 18 et 30) - Sevrage tabagique, alcoolique et toxicomanie - Lutte contre les infections materno-fœtales : vaccination pré-conceptionnelle contre la rubéole et la varicelle, conseils hygiéno-diététiques si sérologie toxoplasmose négative - Si pathologie chronique (diabète, lupus, HTA) : consultation pré-conceptionnelle multidisciplinaire pour adaptation du traitement et programmation de la grossesse
	Pendant la grossesse	- Respect des objectifs de prise de poids, sevrage tabagique/toxique - **Eviter les hypoglycémies** en cas de diabète - HTA chronique : objectif tensionnel de PAS = 140-160 mmHg et PAD = 90-110 mmHg - SAPL : aspirine (100-160 mg) + HBPM
Prévention 2^{ndr}	= En cas d'antécédent de RCIU : - Pour une nouvelle grossesse : respecter un délai de **18 mois à 2 ans** après une grossesse compliquée d'un RCIU - **Recherche de SAPL** si RCIU sévère < 3e percentile ayant entraîné une naissance < 34 SA - Surveillance rapprochée par **échographie mensuelle** - **Aspirine** à faible dose (100 à 160 mg/j) débuté au 1er trimestre, jusqu'à **35 SA** : si antécédent de RCIU < 5ème percentile présumé d'origine vasculaire ou antécédent de prééclampsie < 34 SA	

ITEM 30 : ACCOUCHEMENT, DELIVRANCE ET SUITES DE COUCHE

<table>
<tr><th colspan="4">ACCOUCHEMENT NORMAL</th></tr>
<tr><td colspan="4">- Accouchement = expulsion du fœtus et des annexes (placenta, liquide amniotique et membranes)
- Accouchement eutocique = accouchement abouti par la seule influence des phénomènes naturels
- Accouchement dystocique = accouchement entraînant des difficultés ou des impossibilités d'accouchement par voie basse</td></tr>
<tr><td rowspan="6">Anatomie</td><td rowspan="4">Bassin osseux</td><td colspan="2">Bassin osseux = principale obstacle : doit avoir des dimensions normales
- Evaluation clinique du bassin en dernière partie de grossesse
- Pelvi-scanner (sauf diamètre oblique) indiqué si :
. Présentation en siège
. Antécédent de fracture du bassin ou de rachitisme
. Rétrécissement clinique du bassin</td></tr>
<tr><td>Détroit supérieur</td><td>= Plan de l'engagement : limité en avant par le bord supérieur de la symphyse pubienne, en arrière par le promontoire et latéralement par les lignes innominées
- Axe oblique en arrière et en bas : vise l'interligne sacro-coccygien
- Diamètre promonto-rétro-pubien: bord supérieur de la symphyse > promontoire = 105 mm
- Diamètre transverse médian : à mi-distance du pubis et du promontoire = 120 mm
- Diamètres obliques : articulation sacro-iliaque > pubis = 120 mm
→ Indice de Magnin = diamètre promonto-rétro-pubien + transverse médian ≥ 230 mm</td></tr>
<tr><td>Excavation pelvienne</td><td>= Zone de descente et de rotation : entre le détroit supérieur et le détroit inférieur, limité en arrière par le sacrum, en avant par la symphyse et latéralement par l'os iliaque
- Détroit moyen : zone de rétrécissement du aux épines sciatiques, à l'union du tiers inférieur et du tiers supérieur
- Diamètre bi-épineux ou bi-sciatique = 100-110 mm</td></tr>
<tr><td>Détroit inférieur</td><td>= Plan du dégagement : limité en avant par le bord inférieur de la symphyse pubienne, en arrière par le sommet du coccyx et latéralement par les branches ischio-pubiennes, les tubérosités ischiatiques et les grands ligaments sacro-sciatiques
- Diamètre bi-ischiatique = 120 mm</td></tr>
<tr><td>Bassin mou</td><td colspan="2">= Tube ouvert en haut et en avant, distensible, en forme de boutonnière médiane antéro-postérieure
- Vagin et diaphragme pelvi-périnéal profond (releveur de l'anus, muscles ischio-coccygiens, ligament sacro-sciatique) et superficiel (muscles du périnée superficiel)</td></tr>
<tr><td>Mobile foetal</td><td colspan="2">Présentation = partie du corps du fœtus entrant en contact avec le détroit supérieur → 1ère partie du corps à s'engager dans l'excavation pelvienne
- Présentation céphalique = du sommet (95%) : présentation normale en fin de grossesse (tête fœtale de forme ovoïde dont la petite extrémité = menton, et la grande extrémité = occiput)
- Présentation caudale = du siège (4%) :
. Siège complet : jambes en 1ère
. Siège décompléte : fesses en 1ère, jambes repliés
- Présentation transverse : présentation de l'épaule → indication de césarienne
Palpation abdominale : type de présentation fœtale (palpation du pôle céphalique, dos, épaule...)
TV : repères osseux en cas de présentation céphalique, notamment la fontanelle postérieure (lambda)
- Dimensions de la tête fœtale : sous-occipito-bregmatique = 9.5 cm / sincipito-mentonnier = 13.5cm / occipito-frontal = 12 cm/ sous mento-bregmatique = 9.5cm / sous-occipito-frontal = 11 cm / Bipariétal = 9.5 cm / Bitemporal = 8 cm</td></tr>
<tr><td rowspan="2">Etapes</td><td colspan="3">- Perte du bouchon muqueux (inconstante) : écoulement de glaires épaisses et brunâtres par la vulve
- Entrée en travail =
. Apparition de contractions utérines rapprochées, régulières et douloureuses
. Modifications du col : se raccourcit (effacement) et s'ouvre (dilatation complète = 10 cm)
- 1ère étape : début du vrai travail → fin de dilatation du col = dure 6 à 18h (primipare) ou 2 à 10h (multipare)
- 2e étape : fin de dilatation du col → naissance de l'enfant = dure 6 à 18h (primipare) ou 2 à 10h (multipare)
- 3e étape : naissance de l'enfant → expulsion du placenta = dure 5 à 30 minutes
- 4e étape : délivrance → stabilisation des constantes maternelles = dure 2h</td></tr>
<tr><td>Poche des eaux</td><td colspan="2">- Formée par les membranes découvertes lors de la dilatation du col
- Rupture :
. Avant le travail = prématurée
. Sans intervention extérieure pendant le travail = spontanée
. Provoquée volontairement pendant le travail = artificielle
- Tempestive si produite à dilatation complète ou intempestive si produite avant dilatation complète</td></tr>
</table>

<table>
<tr><td>1ère phase</td><td colspan="2">= Modification du col selon la courbe de Friedman : se raccourcit, se centre, se ramollit et s'ouvre progressivement jusqu'à dilatation complète (10 cm)
- Phase de latence jusqu'à 5-6 cm : lente, peut durer plusieurs heures (en moyenne 8h si primipare ou 5h si multipare)
- Phase active jusqu'à 10 cm : dilatation > 1 cm/heure (primipare) ou > 1,5 cm/h (multipare), doit durer au maximum 6h (pathologique si dilatation < 1cm/4h de 5 à 7cm et < 1cm/2h de 7cm à dilatation complète)
→ La rupture de la poche des eaux est recommandée quand la dilatation dépasse > 6 cm si la présentation est engagée</td></tr>
<tr><td rowspan="4">2e phase</td><td colspan="2">= Progression du fœtus → de la dilatation complète à la naissance, durée ≈ 2h normalement</td></tr>
<tr><td>Engagement</td><td>= Franchissement du détroit supérieur par le plus grand diamètre de la présentation
- Engagement par l'aire du détroit supérieur la plus large = diamètres obliques
- 4 positions d'engagement = selon la position de l'occiput : occipito-iliaque gauche antérieure (OIGA, 57%), droite postérieure (OIDP, 33%), gauche postérieure (ODGP, 6%) ou droite antérieure (OIDA, 4%), transverse gauche/droite (OIDT ou GT)
→ Au TV : palpation des fontanelles lambda (petite, postérieure) et bregma (grande, antérieure)
- Accommodation de la tête fœtale : flexion, orientation en oblique ± asynclitisme (inclinaison latérale) et déformations plastiques
- Palpation des épines sciatiques : la tête fœtale est engagée lorsque le pôle céphalique est à hauteur des épines sciatiques (niveau 0) → niveaux -1 à -5 si au dessus et niveaux +1 à +5 en dessous
- Palpation abdominale : la tête fœtale est engagée si on ne peut pas placer 2-3 doigts (signe de Le Lorier) ou < 7 cm (signe de Favre) entre l'épaule antérieure du fœtus et le bord supérieur du pubis
- TV :
. Signe de Farabeuf : seulement 2 doigts peuvent être placés entre le pôle céphalique fœtal et le plan sacro-coccygien
. Signe de Demelin : lorsque l'index introduit perpendiculairement bute contre la présentation</td></tr>
<tr><td>Descente et rotation</td><td>= Descente dans l'excavation pelvienne jusqu'au détroit inférieur, avec un mouvement de rotation pour passer d'un engagement en position oblique ou transverse à une présentation verticale
- Occipito-pubienne :
. Après une rotation de 45° pour les présentations antérieures : dans le sens horaire pour l'OIDA et antihoraire pour l'OIGA
. Après une rotation de 135° pour les présentations postérieures : dans le sens horaire pour l'OIDP et antihoraire pour l'OIGP
→ 3% des présentations postérieures tournent à 45° : position occipito-sacrée</td></tr>
<tr><td>Dégagement</td><td>= Sous l'action des contractions utérines, renforcées par les efforts de poussée abdominale
- Après la descente, la tête fœtale appuie sur le périnée → déclenche une envie de pousser
- Distension du périnée postérieur puis du périnée antérieur
- Dégagement de la présentation (autour d'un point fixe sous-symphysaire) en occipito-pubienne (OP) ou sacrée (OS)
- Après dégagement de la tête : vérifier l'absence de circulaire du cordon au niveau du cou
- Engagement des épaules selon un axe oblique ou transversal (alors que la tête est vertical) : l'accoucheur doit leur donner un axe vertical pour franchir le détroit inférieur → traction vers le bas (dégagement de l'épaule antérieur) puis vers le haut (dégagement de l'épaule postérieur)
→ Le temps d'extraction des épaules ne doit pas dépasser 45 secondes
± Episiotomie : incision périnéale à 45° pour prévenir les lésions traumatiques du périnée
→ Les efforts expulsifs ne doivent pas dépasser 20 minutes</td></tr>
<tr><td rowspan="2">3e phase</td><td>Délivrance</td><td>= Expulsion du placenta et des membranes : délivrance naturelle, dirigée (5 UI d'ocytocine IV) ou artificielle (à la main, sous AL ou AG)
- Décollement par reprise des contractions utérines : apparition de métrorragies, déroulement du cordon à la vulve → la pression utérine sus-pubienne ne fait pas remonter le cordon
- Expulsion : sous l'action des contractions utérines et des efforts expulsifs maternels → extraction par manœuvre douce (abaissement du fond utérin vers le bas)
- Hémostase par rétraction utérine : contraction et oblitération des vaisseaux utérins → globe utérin, optimale seulement si l'utérus est complétement vide</td></tr>
<tr><td colspan="2">- Examen des membranes (intégrité, vaisseau accessoire), du cordon ombilical (1 veine et 2 artères) et du placenta (face fœtale = cordon et face maternelle = cotylédon)
- Révision utérine : si placenta ou membrane incomplets ou systématique après délivrance artificielle
→ Après toute délivrance artificielle ou révision utérine : prévention de l'endométrite par antibioprophylaxie
- Risque d'hémorragie de la délivrance → la délivrance ne doit pas durer plus de 30 minutes
- Prévention de l'hémorragie de la délivrance par administration prophylactique d'ocytocine 5 ou 10 UI ou APO en IVL voire IM → réduit de moitié les hémorragies du post-partum +++</td></tr>
</table>

Surveillance	En début de travail		- **Hospitalisation en salle d'accouchement**, **repos**, pose d'une **VVP** - **Surveillance de la vidange vésicale** pendant tout le travail ± **sondage évacuateur** si besoin (anesthésie péridurale : risque de globe vésical, nécessitant une césarienne)
		C	- Interrogatoire (grossesse, suivi, antécédents), lecture du dossier obstétrical, calcul du terme exact - Prise des constantes (pouls, TA, température) - Palpation abdominale avec **mesure de la hauteur utérine** - **TV** toutes les **30 minutes** à **1h** : présentation, caractéristiques du col et du bassin
		PC	- Vérification du **groupe sanguin** et **Rh** + mise en réserve de **culots globulaires** - Vérification des **sérologies** et de la **NFS** et **bilan d'hémostase**
	Pendant le travail	**Bien-être fœtal**	- **Electro-cardio-tocographie en continu** - Mesure du RCF par un **électrode de scalp** lors de l'accouchement (contre-indiqué en cas de risque infectieux : VIH, VHC, VHB) - En cas de rupture des membranes : liquide amniotique normalement clair et transparent → témoin d'une **souffrance fœtale** si méconial, verdâtre
		Evolution du travail	- **TV horaire :** surveillance des modifications cervicales (en 1ère partie) puis de la descente et de la présentation (en 2e partie) → noté sur le **partogramme** - **Surveillance des contractions utérines** : possibilité d'augmenter la régularité et l'intensité des contractions par injection IV d'**ocytocique** (Syntocinon®)
	Analgésie		- **Anesthésie péridurale** mise en place au début du travail : ↘ la douleur en gardant les efforts expulsifs
	A la naissance		- **Recueil des pertes sanguines**: dépistage des **hémorragies post-partum** → seuil d'alerte = **500 mL** - Nouveau-né : **pH artériel et veineux ombilicales**, **poids**, **score d'Apgar** (vitalité)
Complication	**Dystocie des épaules**		= Epaule (généralement antérieure) coincée derrière la symphyse pubienne : - FdR : obésité, diabète gestationnel, bébé de sexe masculin, terme de l'accouchement, durée du travail, extraction instrumentale, macrosomie, antécédent de dystocie - Risques : **fracture de clavicule, lésion du plexus brachial** - TTT : . **Manœuvre de Mac Roberts** : mère en hyper-flexion des cuisses → hyperpression sus-pubienne . En cas d'échec : **manœuvres obstétricales** (**Wood inversée, Jacquemier**...)
	Procidence du cordon		= Sortie du cordon avant le bébé : compression du cordon par la tête → risque d'arrêt des échanges - TTT : **repousser la tête du fœtus** et la maintenir, ne pas essayer de réintégrer le cordon → **césarienne**
	Circulaire du cordon		= Enroulement du cordon autour du cou - TTT : **faire glisser** autour du thorax si **circulaire lâche** ou **couper** entre 2 pinces Kocher si **serrée**

ACCOUCHEMENT INOPINÉ

Accouchement inopinée : souvent eutocique et très rapide → jugé **imminent** si estimation d'accouchement dans l'heure
- Appel : faire préciser la date prévue du terme (si accouchement prématuré → **SAMU pédiatrique**), la parité (travail plus rapide si parité élevée), l'horaire de survenue des contractions régulières, la durée des contractions, l'intervalle de temps entre, la sensation d'une envie de pousser (imminence de l'accouchement) et la rupture de la poche des eaux
- Sur place : **TV** pour évaluer les modifications du col et l'état d'avancement du travail
- Dans tous les cas : organiser le **transfert vers la maternité** la plus proche

Déroulement	Installation	- Patiente en travers du lit avec mise en place de plusieurs épaisseurs de draps, pose d'une **VVP** si possible - Matériel : **compresses, fil, ciseaux** + **table basse** avec **draps** pour installer l'enfant
	Diriger les efforts expulsifs	= Rassurer et accompagner l'accouchement : - Apprendre à pousser - Surveiller le bien être fœtal entre les contractions si possible au **stéthoscope obstétrical** - Surveiller le périnée → **épisiotomie** si besoin - Freiner la tête fœtale au moment du dégagement → rotation de restitution spontanée pour ramener l'occiput dans le prolongement du dos → appliquer une traction vers le bas pour dégager l'épaule antérieur puis vers le haut pour l'épaule postérieure → dégagement du siège
	1er soins néonataux	- **Couper le cordon ombilical** : **ligature au fil** ou **clampage** et couper entre 2 nœuds - S'assurer de la **liberté des voies respiratoires** - Eviter **l'hypothermie néonatal** : sécher l'enfant, le couvrir de draps chauds - Calcul du **score d'Apgar** à 1, 5 et 10 minutes de vie
	Délivrance naturelle dirigée	- **S'assurer du décollement placentaire** (manœuvre de refoulement utérin/déplissage du segment inférieur) → ne pas tirer sur le cordon si le placenta n'est pas décollé - Empaumer le fond utérin et pousser vers le bas pour chasser le placenta - **Recueil du placenta** : à 2 mains, en le vrillant sur lui-même, dans un plateau pour le conserver - S'assurer de la **bonne rétraction utérine (globe utérin)**, perfusion 10 UI d'ocytocique IV

Complication	**Présentation du siège**	- S'abstenir de réaliser des manœuvres obstétricales intempestives - Attendre l'expulsion spontanée en disposant un plan recouvert de linge sous le périnée
	Hémorragie de la délivrance	- Mise en place d'une 2e VVP et perfusion de soluté macromoléculaire, SAD si possible - **Délivrance artificielle** (si la délivrance n'a pas eu lieu) et **révision utérine**, sous analgésie - **Massage doux de l'utérus** et perfusion d'agent **ocytocique** (10 UI de Syntocinon) - Transfert en urgence vers le centre le plus proche avec surveillance rapprochée

POST-PARTUM

Suites de couches normales	= Période allant **de l'accouchement jusqu'au retour de couches (retour des règles)** - Risques de complications : **hémorragie, infection, thrombo-embolie, psychiatrique** → surveillance		
	Physiologie	- **Utérus** : **involution utérine** → retrouve ses dimension et caractéristiques habituelles en 2 à 3 mois - **Col** : fermeture de l'orifice externe vers 10 jours et de l'orifice interne vers 15-20 jours - **Lochies** : **écoulement glairo-sanglant** d'origine utérine, persistant environ 3 semaines (arrêt vers J10) - **Vagin/vulve** : reprise d'une dimension normale, cicatrisation d'éventuelle déchirure/épisiotomie - **Périnée** : récupération de la tonicité, cicatrisation si lésion - **Glande mammaire** : **montée laiteuse** dans les 3 premiers jours suivant l'accouchement - Cycle menstruel : . **Reprise d'un cycle** à J25-J45 → **retour de couches** 15 jours après = **6 à 12 semaines** . 1er cycle **ovulatoire** dans 5 à 10% des cas . **Retardé par l'allaitement** : généralement < 4 à 6 mois - Biologie : normalisation progressive → l'hypercoagulabilité persiste pendant le 1er mois	
	Post-partum immédiat = 2h	= Surveillance pendant au moins **2h**, patiente à jeun et perfusée - /30 minutes : . Constantes : **PA, température, pouls** . Vérification du **globe utérin** : rétraction de l'utérus en dessous de l'ombilic . Surveillance des saignements avec **expression utérine** (pression du fond utérin à la recherche d'un éventuel saignement persistant) - **Allaitement maternel** dans l'heure suivant la naissance - Surveillance de la **miction spontanée** ou **sondage évacuateur** avant retour en chambre	
	Hospitalisation en suites de couche = 3 à 5 jours	J1	- Prévention des accidents thromboemboliques : **lever précoce**, port de **bas de contention** ± **anticoagulation préventive** - Surveillance : pouls, TA, température, globe utérin, lochies, qualité des mictions et du transit, palpation des mollets, examen des seins et mise en route de l'allaitement - Bio : **NFS (à J2), bilan de coagulation** → anémie, trouble de l'hémostase - **Si mère Rh-** et **nouveau-né Rh+** : injection maternelle de **gammaglobulines anti-D dans les 72h** suivant l'accouchement
		J2 à J5	- Surveillance identique avec **NFS à J2** - Evaluation de **l'état psychique** - **Montée laiteuse vers le 3e jour** (fréquemment accompagnée d'un fébricule à 38°C) - Vaccination anti-rubéole si sérologie rubéoleuse maternelle négative
		→ Hospitalisation possible jusqu'à **12e jour** pour la Sécurité sociale	
	Post-partum tardif	**Evolution normale** : - **Involution** utérine sur 2-3 mois, fermeture de l'orifice interne du col en 10 jours, et de l'orifice externe en 15 jours. - **Lochies** pendant 10 jours, reprise de l'activité sexuelle - **Retour de couche** vers le 45e J (si pas d'allaitement) / 4-6 mois si allaitement / 6 S après l'arrêt de l'allaitement **Consultation post-natale obligatoire** à 6-8 semaines : examen gynéco et clinique, cicatrisation vulvaire et périnéale, évaluation psychique, adapter la contraception, FCU si besoin Proposer une **rééducation abdomino-périnéale** (10 séances) : non systématique, uniquement en cas d'incontinence urinaire persistante à 3 mois ou d'incontinence anale → Aucune efficacité de la rééducation systématique en prévention des prolapsus et dyspareunie **Vaccinations** : - **Anti-rubéolique** si séronégative, **anti-varicelleuse** si aucun atcd ± séronégative, - **Anti-coqueluche** si dernier vaccin > 10 ans (+ entourage de l'enfant)	

	Post-partum tardif	**Contraception du post-partum** : - Méthode **non médicalisée** : Ogino et Knaus, Bilings, allaitement (MAMA) - Méthode **barrière** - Méthode **médicalisée** : . DIU : à partir de 4 semaines post-accouchement (HAS 2019) . OP après 3 mois que la femme allaite ou non (HAS 2019 : si allaitement : pas recommandés dans les 6 mois post-accouchement ; pas d'allaitement : à partir de 42J post-accouchement (21 jours selon OMS)) . Micro progestatif / Implants : à partir de 21 jours (HAS 2019) **Prévention thrombo-embolique** : **bas de contention** pendant **6 semaines** si AVB ou **6 mois** si césarienne ± **anticoagulation préventive** pendant l'hospitalisation	
Prévention thrombo-embolique	Risque majeur	- Atcd de MTEV multiples - Thrombophilie traitée au long cours	- **AVK** pendant > 3 mois - **Bas de contention**
	Risque élevé	- Atcd de MTEV idiopathique - Thrombophilie symptomatique - Atcd de MTEV en cours de grossesse ou sous oestroprogestatif	- **HBPM prophylactique forte** pendant 6 à 8 semaines - **Bas de contention**
	Risque modéré	- Atcd de MTEV avec FdR temporaire - Thrombophilie biologique - Césarienne en urgence ou avec chirurgie pelvienne majeure associée - Présence de ≥ 3 FdR de risque faible	- **HBPM prophylactique faible** pendant 6 à 8 semaines (ou moins si risque modéré bas) - **Bas de contention**
	Risque faible	- < 3 FdR: - Age > 35 ans - Césarienne - Obésité - Alitement strict prolongé - Multiparité > 4 - Varices - Hémorragie du post-partum - Prééclampsie - HTA - Maladie thrombogène sous-jacente (sd néphrotique, MICI)	- **Bas de contention** - Aucun anticoagulant

ITEM 32 : ALLAITEMENT

- En France : **60%** d'allaitement maternel, 39% à 3 mois et 9% à 12 mois ; Intérêt des cours de préparation à la naissance et de l'EPP du 4e mois pour information des bienfaits, préparer les jeunes parents à la réalité de ce que ça implique au niveau psychique et physique ; inciter l'allaitement maternel est une mission de santé publique
- Ne pas forcer une femme qui ne le souhaite pas à allaiter

Physiologie	Avant la grossesse	- Glande mammaire constituée : - **Aréole** qui lors de la stimulation déclenchera la sécrétion de prolactine et d'ocytocine - **Mamelon** : cône contenant des fibres musculaires lisses permettant son érection, avec à son sommet de nombreux pores, des canaux lactifères - **Glande mammaire** : une quinzaine de lobes, subdivisés en lobules puis en acini, chaque glande a son propre canal excréteur, galactophore principal, s'ouvrant au mamelon par un pore
	Pendant la grossesse	→ Durant les 2 derniers trimestres : - **Allongement** et **ramification** des canaux galactophoriques puis division en **canalicules sous l'action des hormones** - Prolifération des cellules sécrétrices et organisation en **alvéoles** (= unités sécrétoires) + développement des **cellules myoépithéliales** contractiles et d'un important **réseau sanguin et lymphatique** en périphérie des alvéoles - **Progestérone** : bloque la fonction de lactation et d'éjection du lait jusqu'à l'accouchement → Lactogénèse : - Phase 1 : **Colostrum** : produit à partir du milieu du 2è trimestre, écoulements durant la grossesse possibles (le plus souvent physiologiques mais peuvent être pathologiques) - Phase 2 : P**hase lactée** suite à la chute de la progestérone
	Accouchement	- Baisse Progestérone → Augmentation prolactine → installation de la lactogénèse
	2 premiers jours = **Colostrum**	- Consistance épaisse, couleur jaune-orangée, sécrété en faibles quantités - Riche en **protéines** (IgA) et en **cellules immunitaires**, pauvre en graisses - Importance des tétées régulières, « à la demande », un enfant né à terme avec une bonne adaptation à la vie extra-utérine sait normalement s'auto-réguler sur les tétées
	« Montée de lait » vers le 3e jour	- **Seins œdémateux, gonflés, chauds**, souvent accompagné d'un **fébricule** à 38° ; attention aux diagnostics différentiels, devant une hyperthermie du post-partum, le fébricule lié à la montée de lait est un diagnostic d'élimination (ne pas méconnaître une complication du post-partum) - La « Montée de lait » peut être retardée en cas de : mise au sein non précoce en salle de naissance (importance du peau à peau +++), séparation mère-enfant, absence de stimulation du mamelon, compléments artificiels donnés de façon inappropriée, tétine/sucette donnée à l'enfant, césarienne, hémorragie du post-partum, FDR anémie... - Modification de la composition du lait et augmentation de la quantité à partir du 15e jour avec une importance à l'allaitement maternel strict jusqu'à la fin du 1er mois qui est déterminant pour la l'allaitement maternel à long terme
	Allaitement	- Entretien de la lactation : répétition des tétées → stimulation du mamelon et de l'aréole → pic d'**ocytocine** (éjection du lait) et pic de **prolactine** (20 minutes après la tétée, persistant 2h) - Evolution de la composition qualitative du lait au cours de la tétée (lait plus chargé en eau en début de tétée et chargé en acides gras sur la fin) et dans le temps pour s'adapter à la croissance de l'enfant : couvre tous les besoins de l'enfant pendant les 6 premiers mois (recommandations OMS) - Tout au long de l'allaitement importance de la tétée nocturne pour la montée de lait et l'entretien de la lactation (pic physiologique de prolactine vers 2-4h du matin)
	Sevrage	- Diminution progressive du rythme des tétées → diminution de la production lactée et involution de la glande mammaire ; doit se faire de façon progressive sur plusieurs jours/semaines en maintenant la tétée du soir autant que possible

		Pour le nouveau-né	Pour la mère
Propriétés	*Bénéfices*	- **Nutritionnel** : lactose, protéine (α-lactoglobuline), lipides (AG essentiels) **- Immunologique** : IgA, lysozyme, lactoferrine, macrophages, lymphocytes - Effet protecteur dose-dépendant contre les **infections digestives**, les **otites** et les **infections des voies aériennes inférieures** - **Vecteur de la relation mère-enfant** - Autres (discutés) : diminution de la **mort subite du nourrisson, diabète, Crohn/RCH, lymphome, pathologie allergique, meilleur développement cognitif**	- Etablissement du lien mère-enfant (si l'allaitement est un choix et est bien vécu par la mère, pas de pression familiale ou de l'équipe soignante) - **Réduction du risque de cancer du sein** en cas d'allaitement prolongé - Bénéfice économique - Retour plus rapide au poids antérieur à la grossesse (catabolisme important!)

Propriétés	*Limites*	- **Ictère au lait de la mère** (2%) : bilirubine non conjuguée, isolé, bénin - Insuffisance nutritionnelle : **vitamine D et K** - Transmission possible **d'agents infectieux** (bactérie, VIH), de **substances médicamenteuses** et **toxiques** (drogue, alcool, toxique industriel...)	- Difficulté de mise en route - Crevasse du mamelon - Engorgement mammaire - Lymphangite - Galactophorite - Abcès du sein
Déroulement	- **1ère tétée** : activité réflexe qui doit avoir lieu dans les **30 à 60 minutes** suivant la naissance → conditionne les suivantes **- Montée laiteuse** dans les **48 à 72h** après l'accouchement (en général, cf. supra) → Parfois accompagnée d'un fébricule : ne peut être attribué à la montée laiteuse qu'en l'absence de signes d'appel - **Tranchées** (surtout chez la multipare) : **contractions utérines**, parfois douloureuses, survenant au cours des tétées (signe positif d'une tétée efficace) - **Rythme des tétées** : à la demande du bébé et selon les capacités de production et stockage de la mère (la capacité de stockage est indépendante du volume de la glande mammaire : une « petite poitrine » peut produire beaucoup de lait et inversement), « classiquement » au début toutes les 2-3h puis espacement progressif guidé par le nouveau-né : tétée à la demande, le NN à terme s'auto-régule la plupart du temps - Grossièrement : - Au début « vider » les 2 seins : donner les 2 à chaque tétée, position confortable, toute l'aréole dans la bouche (mouvement spontané d'attraper par la lèvre inférieure, sans douleur du bout de sein, sensation possible « d'aspiration du sein » parfois désagréable/douloureux au début, position de la gorge neutre permettant la bonne déglutition audible à l'oreille) - Puis alterner G/D à chaque tétée pour bonne vidange et obtenir les corps gras qui « calent » le nouveau-né et pour laisser l'autre au repos et éviter les crevasses (cf. infra) - Possibilité de modifier la position du nouveau-né pour drainer tout le sein avec les différents lobes (« position berceuse », la plus classique, « position en ballon de rugby », très utile pour les jumeaux, « position sur l'épaule »), massage des seins - Eviter les biberons de complément (sauf indication médicale clairement posée par pédiatre selon la perte de poids et l'études des tétées) ou tétine/sucette - **Hygiène de vie** : « boisson abondante » (sans intérêt : contrairement aux idées reçues, bien boire ne donne pas plus de lait, en revanche, une tétée efficace donne souvent très soif et est un signe positif de tétée efficace), alimentation variée comme in utero d'ailleurs (le goût de l'enfant se forge déjà et chaque tétée a un goût différent selon ce que la maman a mangé), conseils pour éradiquer le tabac et l'alcool (+++) comme pendant la grossesse, si impossible, conseil de fumer/consommer de l'alcool immédiatement après une tétée, éviter excitants type thé/café, lavage quotidien des seins normal, pas de soins locaux spécifiques. - Poursuite de l'allaitement : recommandations OMS **6 mois exclusivement** puis jusqu'à l'âge de **2 ans en complément de la diversification alimentaire** qui doit être commencée vers 4-6 mois de vie		
Contre-indications	Maternelle	- La SEULE grande CI à retenir pour l'ECN = **VIH** : allaitement contre-indiqué dans les pays développés - **Cardiopathie ou néphropathie sévère** - **Antécédent de psychose puerpérale** (discuté, selon terrain) **- Tuberculose active :** pendant les 2 premières semaines **- Varicelle-Zona :** pendant les 10 premiers jours **- HTLV1 et 2 positifs :** pour le don de lait au lactarium - Pathologie locale : **gale** - Traitement au long cours : **AVK, corticoïdes, antithyroïdien de synthèse, IEC...** **- Fièvre de cause indéterminée :** suspension de l'allaitement provisoire jusqu'au diagnostic (à discuter) - Non contre-indiqué : infection courante, herpès, CMV, hépatite B, hépatite A, ATCD de cancer du sein	
	Infantile	**- Intolérance au lactose** (galactosémie congénitale, déficit en lactase), très rare **- Fente labio-palatine** en l'absence de prothèse créée sur mesure en lien étroit avec les CMF, pas de CI absolue !	
Complications maternelles	**Crevasse du mamelon**	= Fréquentes les 1er jours, provoquées par la mauvaise position du bébé ou une prise du sein incorrectes : entraîne des **tétées douloureuses**, mais ne contre-indique pas l'allaitement	
		TTT	- **Correction de la position du nouveau-né et de la prise du sein, aide renforcée des sages-femmes et auxiliaires de puériculture en maternité** - **Soins locaux simples, hydratation avec corps gras à étaler sur le mamelon :** le plus efficace et le moins couteux = presser du colostrum/lait maternel et l'étaler puis recouvrir d'une compresse propre sinon vente en pharmacie de crèmes adaptées type Lansinoh - Eventuellement **bouts en silicone** si trop douloureuses (pas de preuve d'efficacité) - Gare à la surinfection locale par staphylocoque ou candidose

Complications maternelles	**Insuffisance de lait**		- Imaginaire collectif +++, **l'insuffisance lactée vraie est très rare**, souvent mauvais conseils sur les positions, environnement toxique (expérience personnelle exprimée de l'entourage...), fatigue des visites en maternité.../ Conseils en maternité par personnel formé voire conseillère en lactation - Première cause d'interruption précoce de l'allaitement. - Facteurs favorisants : séparation mère-enfants / Antécédent de chirurgie esthétique des seins - Ne pas confondre avec le retard à la montée de lait retardée (cf. supra) - L'allaitement à l'éveil et à l'accompagnement peuvent aider la mère
	Engorgement mammaire		= **Congestion mammaire** due à la production de lait → ne contre-indique pas l'allaitement - Prévention : tétées fréquentes et efficaces dès la naissance +++
		C	- **Sein gonflé, tendu, douloureux, brillant** avec **œdème** ± **rougeur**, sans fièvre
		TTT	- **Expression du lait** : aide avec douche chaude pour vasodilatation mécanique des lobules du sein, mise au sein, expression manuelle en partant du bord externe de l'aréole vers le centre pour expression de lait ou au tire-lait avec association de massages glandulaires - Si très douloureux : **antalgique** (palier 1 !) **± AINS à dose pédiatrique** - Aucune efficacité à restriction hydrique ou aux diurétiques
	Lymphangite **= Mastite inflammatoire**		= Inflammation du sein pouvant évoluer vers une infection → ne contre-indique pas l'allaitement - Stase alvéolaire du lait → congestion des vaisseaux lymphatiques → insuffisance lymphatique → œdème interstitiel → inflammation strictement localisée au tissu lymphatique (lait non contaminé)
		C	- **Fièvre** à 39-40° - **Douleur mammaire intense** avec seins tendus et durs - **Zone inflammatoire** induré et douloureuse - **ADP axillaires** - Absence de pus dans le lait : **signe de Budin** négatif (intérêt discuté)
		TTT	- Rechercher et traiter : crevasse du mamelon, engorgement mammaire - **Poursuivre l'allaitement** (ou expression du lait si tétée douloureuse) - TTT local (peu efficace) : **cataplasme d'antiphlogistine, alternance chaleur/froid** ± **Antibiothérapie** si non amélioration après 12 à 24h
	Galactophorite **= Mastite infectieuse**		= Prolifération de germes dans le tissu glandulaire et/ou interstitiel, compliquant généralement une lymphangite insuffisamment traitée (ou d'emblée si porte d'entrée infectieuse) **→ Arrêt temporaire des tétées du sein infecté** jusqu'à guérison (lait tiré et jeté)
		C	- **Fièvre** à 39°C - **Mastodynie** - **Lait souillé de pus : signe de Budin** (le lait sur une compresse laisse une auréole jaune)
		PC	- **Examen du lait** : - En 2nd intention si : - Situation traînante ou récidivante - Infection précoce (J5-J6) - Nosocomiale - Seuil **>** 10^6 UFC/ml : ***S. aureus ++, E. coli,* streptocoque B** (bilatérale)
		TTT	- **Antibiothérapie orale** active sur *S. aureus* : **oxacilline** (Bristopen®) pendant **10 jours** - **Antalgique** + **AINS** per os - Traitement local : **chaleur, soulagement local cataplasme d'antiphlogistine** (discuté) - Suspension temporaire de l'allaitement sur le sein atteint possible mais non obligatoire - Si arrêt : reprise du côté sain - Reprise de l'allaitement par l'autre sein atteint dès disparition de la fièvre
	Abcès du sein		→ L'Arrêt de l'allaitement sur le sein ayant un abcès n'est plus obligatoire !
		C	- Galactophorite préalable - **AEG** avec **fièvre à 40°** - **Douleur lancinante, inflammation mammaire ± localisée** - **Collection mammaire fluctuante** et **hyperalgique**, le plus souvent péri-aréolaire
		PC	- **Echographie mammaire** en cas de doute
		TTT	**→ Hospitalisation** en gynécologie - **Traitement chirurgical** sans antibiothérapie associée si abcès isolé **: incision, lavage et drainage** de l'abcès sous AG **- Antibiothérapie probabiliste** active sur *S. aureus* en cas de mastite uniquement - Allaitement maternel possible dès que le sein est drainé avec antibiothérapie adaptée, dès lors que la mère tolère la tétée

Inhibition de la lactation	- Il n'y a plus de traitement préconisé pour éviter la montée de lait - Pas d'intérêt à la restriction hydrique - Meilleur traitement = ne pas stimuler le mamelon - Bandage et soutien-gorge serrés (en retirant la baleine inférieure si besoin ! Controversés - Intérêt éventuel de l'homéopathie (proposée dans certaines maternités)
Contraception et allaitement	- **MAMA** (Méthode de l'Allaitement Maternel et de l'Aménorrhée) : effet contraceptif de l'allaitement si **exclusif jour et nuit** (sans intervalle **> 6h**, ≥ **6** tétées longues et **≥ 10** tétées courtes/jour) avec persistance de l'aménorrhée et risque de grossesse quasi-nul pendant **3 mois** (Attention, doit être scrupuleusement bien conduit, indice de Pearl élevé!) - **Micro-progestatif** : peut diminuer la quantité de lait → prescription recommandée après **6 semaines**, peut cependant être introduit dès la sortie de la maternité - **Contraception locale** : adaptée à une contraception ponctuelle (notamment les 2 premiers mois), en l'attente de la consultation post-natale ou plus si désir de la femme/du couple - **Pose d'un DIU** (avec ou sans hormones) : peut être envisagée dès la 4e semaine du post-partum, sans effet sur l'allaitement, peut être prescrit sur ordonnance de sortie de maternité en vue d'une pose à la consultation post-natale → **Contraception oestroprogestative** déconseillée pendant les **6 premiers mois** de l'allaitement : gêne la mise en place de la lactogénèse et le maintien de la lactation
Médicament et allaitement	- Compatible avec l'allaitement : paracétamol, aspirine à faible dose, AINS à demi-vie courte, néfopam, tramadol, morphine, antibiotique (ne pas hésiter à consulter le CRAT) - Contre-indiqué : aspirine à dose antalgique ou anti-inflammatoire, AINS, codéine, oxycodone, antihistaminique H1 anxiolytique (hydroxyzine) - Eviter le tabagisme, le cannabis et la prise d'alcool (conseils toxiques et tabagisme passifs notamment sur les risques de mort subite du nouveau-né ; cf. supra) - Aucun examen d'imagerie (hors médecine nucléaire) ne justifie d'interrompre l'allaitement

	Poursuite allaitement	Signe de Budin	Fièvre	ATB	Tire-lait	Rougeur cutanée	Côté	Masse localisée palpable
Crevasse	OUI	-	NON	NON	-			
Engorgement	OUI	-	38°C	NON	±	ø	Bilatéral	NON (2 seins sous tension)
Lymphangite	OUI	-	39-40°C	±	+			
Galactophorite	NON	+	38,5°C	OUI	+	Localisé (quadrant)	Unilatéral	Aucun
Abcès	NON	±	Pics fébriles	OUI	+	Localisée	Unilatéral	OUI

NB : si nécessité d'un tire-lait : possibilité de donner le lait à la cuillère, à la pipette, à la tasse pour éviter de donner un biberon et compromettre l'allaitement maternel.

ITEM 33 : SUITES DE COUCHE PATHOLOGIQUE

Suite de couche = période allant de 2h après l'accouchement jusqu'au retour de couche (6 semaines après)
- **Mortalité maternelle** = décès d'une femme pendant sa grossesse, lors de l'accouchement ou dans le post-partum jusqu'à 1 an après la fin de la grossesse : **9-13 décès/100 000**, soit **75 décès/an** en France, risque ↗ avec l'âge

→ Cause : hémorragie de la délivrance > complications de l'HTA > thromboembolique > embolie amniotique > infection

→ **La césarienne** est à risque augmenté de complication en post-partum par rapport à l'accouchement par voie basse

Selon la période	Post-partum immédiat < J1	Période d'hospitalisation en suites de couche < J3 à J5	Post-partum tardif > J5
	- Hémorragie de la délivrance - Infection aiguë - Rétention aiguë d'urine	- Hémorragie génitale - Anémie - Troubles psychiques du post-partum - Complication de l'allaitement - Accident thromboembolique - Troubles génito-sphinctériens : crise hémorroïdaire - Infection puerpérale : urinaire, endométrite...	- Complication de l'allaitement - Anomalie de cicatrisation - Retour de couche hémorragique - Aménorrhée du post-partum - Troubles génito-sphinctériens : incontinence urinaire

Hémorragie	**Atonie utérine** et/ou **Rétention placentaire**		= Dans les **24 premières heures** suivant la naissance : peut n'apparaître qu'après la délivrance (différée) ou succéder à une hémorragie de la délivrance maitrisée - **Atonie utérine** = absence de globe de sécurité : utérus non rétracté, mou, dépassant l'ombilic - Sans fièvre, ni lochies malodorantes, ni douleur pelvienne - **Echographie pelvienne** : éliminer une rétention placentaire (membranes, cotylédon)
		TTT	- Atonie utérine : **massage utérin,** utéro-tonique = **oxytocine, analogue de prostaglandine** - Rétention placentaire : **révision utérine** prudente au doigt ou à la curette mousse sous contrôle échographique, sous antibioprophylaxie, principal risque : synéchies utérines
	Placenta acretta		= Anomalie de l'implantation du placenta : pénétration excessive des villosités dans le myomètre → absence de plan de clivage, voire atteinte des organes avoisinants (vessie... = **placenta percreta**) - Délivrance impossible : risque de **déchirure placentaire** avec **hémorragie cataclysmique** - Facteur favorisant : altération de la muqueuse utérine = **utérus cicatriciel** ++ (césarienne...) → Un placenta praevia antérieur chez une femme avec utérus cicatriciel doit faire craindre un placenta accreta
	Hémorragie génitale précoce (> J1)		- **Atonie utérine** et/ou **rétention placentaire secondaire** - **Endométrite hémorragique** - Autres (rare) : **faux anévrisme de l'artère utérine, choriocarcinome, coagulopathie** → Toute hémorragie du post-partum ou endométrite doit faire évoquer une rétention placentaire partielle inaperçue (diagnostic échographique)
	Hémorragie génitale tardive		= **Retour de couches hémorragique** : retour des règles après l'accouchement, généralement dans les 6 à 8 semaines, souvent retardé en cas d'allaitement - **Echographie** : éliminer une rétention placentaire ou une endométrite - TTT : **oestrogènes** (en l'absence de contre-indication)
	→ **L'aspiration endo-utérine est contre-indiquée pour les hémorragies du post-partum** : risque de synéchie utérine		
Infectieuse	**Endométrite aiguë**		= 1ère cause de fièvre du post-partum : début souvent précoce vers **J3-J5** - FdR : - Rupture prématurée des membranes (> 24h avant naissance) - Absence de prophylaxie per-partum du streptocoque B - Manœuvres endo-utérines, accouchement dystocique - Rétention placentaire partielle inaperçue
		C	- **Syndrome infectieux discret** - **Gros utérus** mou et douloureux spontanément et à la mobilisation utérine - **Lochies** nauséabondes et sales, parfois hémorragiques - Complication : - Infectieuse : **pelvipéritonite**, **bactériémie** - **Thrombose pelvienne**
		PC	- NFS-CRP, ECBU, hémocultures si T° > 38,5°C - **Echographie pelvienne** systématique : recherche une rétention placentaire - **Prélèvement bactériologique vaginal ± des lochies** -TDR de SGA (le plus redouté), néanmoins culture souvent poly-microbienne (BGN,SGB, SGA, entérocoques, anaérobies, mycoplasme, chlamydia...)

		TTT	→ **Hospitalisation** quasi-systématique - Anticoagulation préventive à discuter selon l'état veineux de la patiente - Pas d'utérotonique de manière systématique - **Antibiothérapie IV** : . Allaitement maternel : **C3G ± métronidazole** ou **Augmentin®** . Allaitement artificiel : **clindamycine** + **gentamicine** . Durée : **5 à 10 jours**, avec relai oral dès que absence de fièvre à adaptée à l'antibiogramme - En cas **d'endométrite hémorragique** : traitement **utérotonique** ++ - Si *mauvaise évolution*, deux diagnostics à évoquer : - Thrombophlébite pelvienne - Rétention de fragments placentaires
Infectieuse	**Pyélonéphrite**		= Fréquente dans le post-partum - Favorisée par sondages évacuateurs répétés (surtout en cas de péridurale) - Diagnostic par BU/ECBU - ATB à adapter en cas d'allaitement (C3G ± aminosides pendant 21J)
Infectieuse	Autres		- Complication infectieuse de l'allaitement : **lymphangite, galactophorite, abcès mammaire** - **Infection de la cicatrice de césarienne** : **abcès de paroi** - **Infection de la cicatrice d'épisiotomie** ou **de déchirure génitale** : désunion de cicatrice, fièvre peu fréquente *→ Toute infection rapidement évolutive associée à un purpura et/ou décollement cutané doit faire rechercher et traiter un SGA*
Thromboembolique	= Période de **haut risque thromboembolique** : état d'hypercoagulabilité physiologique persistant jusqu'à **6 semaines** - FdR : - Terrain : âge > 35 ans, obésité, varices, antécédent thromboembolique, thrombophilie - Accouchement dystocique ou par césarienne (surtout en urgence), hémorragie de la délivrance, endométrite - Procréation médicalement assistée - Alitement		
Thromboembolique	**Thrombose veineuse superficielle**		- Cordon rouge, chaud, douloureux survenant sur un trajet de veine superficielle **- Echo-Doppler des MI** systématique : recherche d'une extension (surtout en cas de thrombose saphène interne s'étendant à la crosse) ou d'une association à une TVP - TTT : **anti-inflammatoire locaux**, **contention veineuse** ± **anticoagulation** (non obligatoire)
Thromboembolique	**Thrombose veineuse profonde**		= Complique **1%** des grossesses, dans **2/3 des cas** dans le post-partum, surtout la **2e semaine ++** - Douleur unilatérale du mollet, œdème unilatéral ± fièvre modérée - **Echo-Doppler** pulsé en urgence : recherche de caillot flottant (risque d'EP) - TTT : **HBPM** avec relai précoce par **AVK**, **contention veineuse** (force III) → La **warfarine** ne diffuse pas dans le lait = non contre-indiqué (à la différence de la fluindione) - Prévention : lever précoce, contention veineuse d'indication large, anticoagulation préventive en fonction de l'importance des FdR
Thromboembolique	**Thrombophl ébite cérébrale**		- Rare mais **sévère** - **Céphalées** : symptôme le plus fréquent et le plus révélateur sans profil évolutif spécifique -**HTIC et/ou déficit neurologique** focal voire **crise convulsive** - Sinus **longitudinal** le plus souvent atteint - Diagnostic fait à **l'IRM en particulier** - Prise en charge par **anticoagulation efficace + mannitol et corticothérapie**
	Thrombose veineuse pelvienne		= Thrombose au niveau du **ligament lombo-ovarien** : complique souvent une endométrite → A évoquer devant une endométrite sévère, résistante au traitement (absence d'apyrexie ≥ 5 jours) ou associée à des signes urinaires et rectaux
	Thrombose veineuse pelvienne	C	- **Douleur pelvienne** importante ± **signes urinaires** et **rectaux** (ténesme, épreinte) - **TV** : palpation du cordon dur et douloureux le long de la paroi pelvienne
	Thrombose veineuse pelvienne	PC	- **Angio-TDM pelvien** ou **angio-IRM** : confirmation diagnostic, caractère flottant du caillot
	Thrombose veineuse pelvienne	TTT	- **Antibiothérapie** pendant 7 à 14 jours - **Héparinothérapie curative pendant la durée de l'ATB puis relais AVK** - Complication : - Extension : **veine cave, veines rénales, veines ilio-fémorales, EP** - **Infarctus ovarien** - **Choc toxi-infectieux** avec **défaillance multiviscérale**

<table>
<tr><td rowspan="3">Autre</td><td colspan="3">- Troubles psychiques du post-partum : baby-blues, dépression du post-partum, psychose puerpérale confuso-délirante
- Rétention aiguë d'urine : surtout dans les 1ère heures du post-partum
- Anémie ferriprive : dépistage systématique → clinique et NFS à J2
- Incontinence urinaire et/ou anale : souvent transitoire, amélioré par la rééducation abdomino-périnéale (PEC à 100%)
- Troubles de cicatrisation : désunion de cicatrice, hématome, abcès
- Crise hémorroïdaire (fréquent) : douleur anale invalidante → veinotonique (Daflon®), antalgique local (Titanoréïne®)</td></tr>
<tr><td rowspan="2">Absence de retour de couche</td><td colspan="2">= Aménorrhée du post-partum : absence de retour de couche : - À 5 mois si allaitement maternel
- À 3 mois si allaitement artificiel
- Nouvelle grossesse : dosage systématique de l'hCG
- Synéchie utérine totale (rare)
- Aménorrhée anovulatoire : hyperprolactinémie, retard simple, syndrome de Sheehan</td></tr>
<tr><td>Syndrome de Sheehan</td><td>= Nécrose du lobe antérieur de l'hypophyse 2ndr à un choc hémorragique survenu lors de l'accouchement : tableau d'insuffisance antéhypophysaire globale
- Insuffisance corticotrope et thyréotrope
- Insuffisance lactotrope : absence de montée de lait
- Insuffisance gonadotrope : absence de retour de couche</td></tr>
</table>

<table>
<tr><td rowspan="3">Embolie amniotique</td><td colspan="2">= Passage du liquide amniotique dans la circulation maternelle suite à la déchirure du placenta et des veines utérines, à l'origine d'une réaction maternelle systémique (CIVD, anaphylaxie, SDRA…) : 30% de mortalité
- FdR : âge maternel > 35 ans, forceps, éclampsie, anoxie fœtale, césarienne, HRP</td></tr>
<tr><td>Dg</td><td>- Défaillance maternelle brutale : CIVD, hypotension, hypoxie, convulsion, OAP, choc, arrêt cardiorespiratoire
- Détresse fœtale brutale
- Biologie : recherche de cellules épithéliales fœtales, dosage d'αFP et IGFBP1, dosage de tryptase</td></tr>
<tr><td>TTT</td><td>= Essentiellement symptomatique : réanimation médicale et extraction foetale</td></tr>
</table>

HEMORRAGIE DE LA DELIVRANCE

= **Hémorragie d'origine utérine** survenant **dans les 24h suivant la naissance** avec pertes estimées **> 500 mL**
- **5%** des accouchements, met en jeu le pronostic vital = 1ère cause mortalité maternelle en France
- FdR : utérus cicatriciel, antécédent d'hémorragie de la délivrance, travail déclenché, hyperthermie

Etiologie	- La délivrance nécessite 4 conditions = **délivrance complète, vacuité utérine complète, bonne rétraction utérine** et **coagulation sanguine normale** → si l'une des conditions manque = risque d'hémorragie de la délivrance		
	Atonie utérine		= Anomalie de la contraction utérine = absence de globe utérine de sécurité → cause la plus fréquente - FdR : - Sur-distension utérine : grossesses multiples, hydramnios, macrosomie fœtale - Travail prolongé ou trop rapide - Age **> 39 ans** - Utérus fibromateux ou malformé - Multiparité - Utilisation récente de tocolytiques - Anesthésie profonde par halogénés
	Rétention placentaire		= Anomalie de la délivrance = utérus non vide - **Rétention placentaire totale** : absence de délivrance spontanée complète dans les 30 minutes suivant la naissance → **délivrance artificielle** - **Rétention placentaire partielle** : délivrance incomplète et rétention d'un fragment (cotylédon et/ou fragment de membrane) → **révision utérine**
	Troubles de coagulation		- 2 troubles à redouter : **CIVD** ou **fibrinolyse** → cause et/ou conséquence des hémorragies obstétricales - Situation à risque : prééclampsie, infection grave, hématome rétro-placentaire, embolie amniotique
	Inversion utérine		= Exceptionnelle : extériorisation de la surface interne de l'utérus à la vulve - Circonstance favorisante : atonie utérine, traction excessive sur le cordon lors de la délivrance, pression abdominale intempestive sur le fond utérin lors de la délivrance → **Réduction immédiate** et prévention de la récidive par **ocytocique** (Syntocinon®)
TTT	1er temps	Assurer la vacuité utérine	= En urgence sous anesthésie : main abdominale maintenant le fond utérin et main dominante gantée remontant le long du cordon ombilical en « main de l'accoucheur » - **Délivrance artificielle** sous anesthésie si hémorragie avec expulsion du placenta - **Révision utérine** sous anesthésie (± répétée) si hémorragie après expulsion du placenta ou après délivrance artificielle → Sauf exception (suspicion de placenta accreta), l'utérus doit être vide
		PEC de lésion génitale	- **Inspection sous valve** du col et du vagin : déchirure du col ou des parois vaginales - **Suture** d'épisiotomie ou de déchirure périnéale
		Contraction utérine	- **Perfusion d'ocytocine** (Syntocinon®) : **5 à 10** UI en IVL puis **20** UI/2h - **Massage utérin** par mouvements circulaires jusqu'à obtention d'un globe tonique
		Réanimation médicale	- Mise en condition : **2ème VVP, sondage, scope** (pouls, TA, diurèse), **oxygénothérapie** - Bilan : **NFS, groupage sanguin, RAI, TP, TCA, fibrine, PDF, D-dimères** - **Soluté de macromolécule** ou **transfusion sanguine** si besoin - Correction d'une coagulopathie associée : **fibrinogène, PFC, acide tranexamique** - Si **hémorragie sévère > 1L : CGR, acide tranexamique** et **fibrinogène** d'emblée
	2ème temps		= En cas d'échec des mesures précédentes **à 15-30 minutes** sous ocytocine : - **Prostaglandine E2 = sulprostone** (Nalador®) IVSE → contre-indiqué en cas d'antécédent d'IDM - Recherche et traitement de trouble de coagulation : **CIVD** ou **fibrinolyse réactionnelle**
	3ème temps		- **Compression par ballon de Bakri** (ballon gonflé dans l'utérus) : temporaire, si les autres techniques ne sont pas disponibles → permet le transport de la patiente - **Radio-embolisation sélective des artères utérines** par voie fémorale en radiologie interventionnelle → A privilégier si accessible, état hémodynamique stable et transport médicalisé possible rapidement, surtout si accouchement par voie basse ou lésion cervico-vaginale - **Compression chirurgicale, ligature chirurgicale des artères utérines**, voire des **ligaments ronds et utéro-ovariens**, voire des **artères hypogastrique** → Surtout en cas de non accessibilité ou d'impossibilité de radiologie interventionnelle ou d'hémorragie de la délivrance au cours d'une césarienne - **Hystérectomie d'hémostase** : en dernière intention si persistance du saignement
Prévention	- **Quantification des pertes sanguines** en salle de naissance par poche de recueil marquée à 500 mL - **Délivrance dirigée systématique** recommandée pour toutes les patientes au moment de l'accouchement (AVB et césarienne) : administration d'**ocytocine** (5 à 10 UI en IVD) dès la sortie de l'enfant (sortie des épaules) - **Révision utérine** systématique en cas de doute sur l'intégrité du placenta et/ou des membranes - **Délivrance artificielle** systématique en cas de non-décollement placentaire > 30 minutes après accouchement		

ITEM 133 : ANALGESIE OBSTETRICALE

= Concerne **70%** des accouchements, le plus souvent par **anesthésie péridurale lombaire**
- Consultation d'anesthésie prénatale = obligatoire avant tout acte d'anesthésie : réalisée habituellement au 3ème trimestre (ou plus tôt en cas de grossesse pathologique ou d'urgence), même en l'absence de souhait d'anesthésie prénatale

Physiopathologie		= Deux types de douleur : **viscérale** et **somatique** - Lors de la 1ère phase du travail : - **Contraction** → effacement puis dilatation du col utérin : **influx douloureux d'origine viscérale**, véhiculé par des fibres non myélinisées C - **Douleur propre aux contractions** : véhiculée par des fibres Aδ - Relai au niveau de la corne postérieure de la moelle de **T10 à L1** - A la fin de la 1ère phase et lors de la 2ème phase du travail : **douleur d'origine somatique** par **distension du plancher pelvien, du vagin et du périnée**, transmise par les **nerfs honteux** issus des **racines sacrées S2-S4** → L'administration systémique d'analgésiques morphiniques contrôle partiellement les douleurs d'origine somatique mais est inefficace pour soulager les douleurs viscérales
ANESTHESIE PERIDURALE		- Objectif : bloc sensitif contrôlant la douleur, sans bloc moteur (paralysie) ni retentissement hémodynamique majeur (la circulation utéro-placentaire est corrélée à l'état hémodynamique maternel)
	Méthode	- Pose dès l'entrée en travail de la parturiente - **Cathéter péridural perforé** : administration continue d'**anesthésiques locaux à faibles concentrations** - Potentialisé par un adjuvant : généralement un **analgésique opioïde (sufentanil)**
	Dose	- **Dose d'induction** administrée manuellement par le médecin anesthésiste-réanimateur - **Dose d'entretien** souvent par auto-administration de bolus d'anesthésique local directement par la parturiente par pression sur une pompe : analgésie épidurale contrôlée par la patiente
	Contre-indication	- Refus du patient - Infection au site de ponction ou infection systémique - Troubles de l'hémostase - Cardiopathie avancée - Hypertension intra-crânienne
	Complication spécifique	- **Brèche dure-mérienne** (en cas de perforation accidentelle de la dure-mère) : céphalées → traitement par ***blood patch*** à partir de 48h - **Hypotension maternelle** : risque de retentissement et de souffrance fœtale - **Analgésie insuffisante** - Bloc moteur : **paralysie**
Autres méthodes	Péri-médullaire	- **Péri-rachi-anesthésie combinée** : induction rapide par rachianalgésie, suivie d'une analgésie par voie péridurale → installation rapide de l'analgésie - **PCEA** = **analgésie péridurale contrôlée par la patiente** : permet de réduire les doses d'anesthésique, améliore la satisfaction maternelle et réduit l'incidence du bloc moteur
	IV	= **Anesthésie par opioïde** = **remifentanyl** : alternative en cas de contre-indication ou d'impossibilité d'anesthésie périmédullaire, d'efficacité inférieure, souvent autocontrôlée par la patiente (PCA) - **Risque fœtal** (passage de la barrière placentaire) : **ralentissement des oscillations** et de la **réactivité** du rythme cardiaque fœtal, risque de **dépression respiratoire néonatale**
	Inhalée	= **Inhalation d'analgésique gazeux** (**sévolurane** ou **protoxyde d'azote**) : peu utilisée en France
	Bloc loco-régional	- **Bloc des nerfs honteux** = injection trans-périnéale au contact des 2 nerfs honteux, au niveau des épines sciatiques : indiquée en cas d'extraction instrumentale chez une patiente sans analgésie péridurale - **Bloc para-cervical** = injection trans-vaginale au contact des plexus utérins
	Autre	- Méthodes non pharmacologiques : **hypnose, acupuncture, psychoprophylaxie**…

ITEM 252 : DIABETE ET GROSSESSE

DIABÈTE PRÉ-EXISTANT

- 1er trimestre : **phase d'anabolisme** et **insulino-sensibilité** physiologique → risque accru **d'hypoglycémie**
- 2ème trimestre : **phase de catabolisme** et **insulino-résistance** physiologique → risque accru de **déséquilibre glycémique**
- 3ème trimestre : **catabolisme** et **insulino-résistance** maximale → risque de **déséquilibre sévère** voire d'**acidocétose**

→ L'insuline ne passe pas la barrière placentaire, mais le glucose et les corps cétoniques passent la barrière placentaire : hyperglycémie maternelle → hyperglycémie fœtale → hyperinsulinisme fœtal → macrosomie

Complications	Complication aiguë	- **Hypoglycémie** : surtout au 1er trimestre (↘ les dose d'insuline), sans retentissement fœtal → **Facteurs favorisants** : antécédents d'hypoglycémies, vomissements, baisse initiale des besoins d'insuline, recherche de la normo-glycémie → Prévention par équilibre du diabète en préconceptionnel - **Acidocétose** : surtout au 3ème trimestre, risque de **mort fœtale** → **Facteurs favorisants :** vomissements, ß-mimétiques, glucocorticoïdes, mauvais équilibre, infection, diabète méconnu, pompe à insuline défectueuse → Prévention : recherche de cétonurie/cétonémie si la glycémie > 2g/l, augmentation des doses d'insuline, contact du diabétologue, prise en charge urgente en milieu spécialisé
	Complication maternelle chronique	- **Infections urinaires** plus fréquentes : bactériurie à rechercher tous les mois - **Rétinopathie** : **- Apparition** ou **aggravation d'une RD favorisée par l'HTA et l'hyperglycémie**, avec régression habituelle après grossesse - Risque d'**hémorragie intra-vitréenne** ou de **décollement de rétine** lors des efforts de poussée en cas de **RD proliférante** : **voie basse déconseillée** - **HTA** ou **atteinte rénale** : risque de **prééclampsie** (30% en cas de microalbuminurie, 40% en cas de protéinurie, > 50% en cas d'IRC) ; **RCIU** plus fréquent **- Insuffisance coronaire non revascularisée :** contre-indique formellement la grossesse
	Complication embryonnaire et foetale	- **Malformation** : - Système nerveux : **anencéphalie**, **spina bifida** - Cardiaque : **transposition des gros vaisseaux**, **hypertrophie septale** - Urologique : **agénésie rénale**, **pyélon double** - Digestive : **atrésie intestinale**, ***situs inversus*** → Corrélé à l'HbA1c à la conception et à l'équilibre glycémique durant l'organogenèse → Le risque d'anomalie chromosomique n'est pas augmenté - **HTA gravidique** et **pré-éclampsie** : RR = 4, surtout si HTA préexistante, IRC ou macro-albuminurie - **Mort fœtal in utéro** favorisée par : diabète mal contrôlée, acidocétose, macrosomie, hydramnios, - **Hypotrophie** : souffrance fœtale chronique, surtout en contexte de prééclampsie - **Hydramnios** **- Macrosomie :** le bon contrôle du diabète diminue mais ne supprime pas le risque - **MAP** - **Prématurité modérée (spontanée et induite)** est 5 à 10 fois plus importante - **Grande prématurité** augmentée en cas de néphropathie diabétique - **FCP** plus fréquentes en cas de diabète déséquilibré
	Complication néonatale	- **Hypoglycémie néonatale** (par hyperinsulinisme fœtal) - Autres troubles métaboliques : **polyglobulie, ictère néonatal**, **hypocalcémie** - **Maladie des membranes hyalines** (MMH) : due à la prématurité et à l'hyperinsulinisme fœtale - **Macrosomie** : fracture de la clavicule, paralyse obstétricale du plexus brachial, dystocie des épaules - **Cardiomyopathie hypertrophique transitoire** (par épaississement septal) : généralement asymptomatique, risque d'insuffisance cardiaque, **régressive**
PEC avant la grossesse	Bilan du diabète	- Rétinographie, FO, TA, créatinine plasmatique, DFG, micro albuminurie, protéinurie. (facteurs de mauvais pronostic fœtal : protéinurie > 1g/J, DFG < 60) = Equilibre du diabète et complications contre-indiquant la grossesse ou à traiter avant : - Microangiopathie (rétinopathie, néphropathie) ou HTA : **aspirine 100 mg/j** dès le diagnostic - **Photo-coagulation rétinienne** en cas de rétinopathie proliférative → Accouchement par voie basse déconseillé en cas de RD proliférante ou de décollement de rétine
	Equilibre du diabète	= Optimisation de **l'insulinothérapie**, **arrêt des ADO** si DT2, voire **mise sous pompe à insuline** - Objectifs : **glycémie à jeun < 0,95 g/L**, **post-prandiale < 1,2 g/L** et **HbA1c < 6,5%**
	Comorbidités	- HTA : arrêt des IEC/ARA2 et relai par un autre antihypertenseur - **Arrêt des statines**

PEC pendant la grossesse	Suivi diabétologique	= Mensuel pendant le 1er et 2ème trimestre, bimensuel au 3ème trimestre - **Uricémie** et **ECBU** mensuelle, **BU** hebdomadaire **- Bilan ophtalmo (± angiographie)** tous les 3 mois - Adaptation de l'insuline selon les glycémies capillaires : ↘ au 1er trimestre et ↗ **forte** après **17-20 SA**
	Suivi obstétrical	- **Surveillance fœtale rapprochée** dès **32 SA** par **rythme cardiaque fœtal** (1 à 2/semaines) - **Echographie obstétricales trimestrielle** avec **Doppler des vaisseaux ombilicaux et utérins**
	Accouchement	- **Accouchement programmé** vers **38-39 SA** - **Déclenchement** ou **césarienne** selon la suspicion de macrosomie et les critères obstétricaux - Sous **perfusion d'insuline + G10% IVSE**
	Post-partum	- Surveillance néonatale rigoureuse : glycémie, calcémie, NFS, ictère, cardiomyopathie - ↘ des doses d'insuline et réadaptation aux besoins maternels **- Allaitement** : **possible et recommandé sans restriction,** contre-indique les **ADO**

DIABÈTE GESTATIONNEL

Diabète gestationnel = hyperglycémie de sévérité variable, **débutant** ou **diagnostiquée pendant la grossesse** (quelque soit les traitements nécessaires et l'évolution en post-partum) **: 5%** des grossesses
- **Diabète de type 2 méconnus** (15% des cas) : persistant après l'accouchement
- **Diabète gestationnel vrai** : insulino-résistance progressive et réversible due aux hormones placentaires

FdR		- Age maternel **≥ 35 ans** - **Surcharge pondérale** : IMC **≥ 25** - **Antécédents familiaux** au 1er degré de diabète - **Antécédents personnels** de **diabète gestationnel** ou **d'enfant macrosome** (poids > 4000g) - Signe d'appel en cours de grossesse : **macrosomie** (biométrie fœtale > 97ème percentile), **hydramnios** - Autres (sans indication de dépistage) : HTA, dyslipidémie, SOPK, stéatose hépatique, intolérance au glucose ➜ Facteurs non associés : niveau socio-économique, tabac, multiparité, grossesse multiple, prise de poids gestationnelle
Diagnostic		- **Recherche de glycosurie** systématique : parfois physiologique, mauvais dépistage du diabète
	Au 1er trimestre	**- Glycémie à jeun** : **- Diabète gestationnel** si **> 0,92 g/L** **- Diabète de type 2** si **> 1,26 g/L** - **2ème dosage** avec **HbA1c** si anormal : confirmation diagnostique
	Entre 24 à 28 SA	**= HGPO** avec 75 g de glucose et mesure des glycémies à T0, T60 et T120 : 1 valeur affirme le diagnostic **T0 = 0,92 g/L** **T60 = 1,80 g/L** **T120 = 1,53 g/L**
Complications	Malformation congénitale	- Aucun risque de malformation congénitale en cas de diabète gestationnel vrai - Risque de malformation en cas de DT2 méconnu avec absence d'équilibre préconceptionnel
	Complication maternelle	- **HTA gravidique** et **pré-éclampsie** - **Infection urinaire**
	Complication fœtale	- **Macrosomie** (et conséquences) **- Hydramnios, MAP, mort fœtale in utéro** - Néonatal **: hypoglycémie** (rare)**, cardiomyopathie hypertrophique** (du à l'hyperinsulinisme)
TTT	Equilibre glycémique	= Surveillance glycémique : **auto-surveillance glycémique** 4 à 6 fois/jours**, HbA1c** ± **fructosamine** - **Glycémie à jeun** : objectif **< 0,95 g/L** - **Glycémie à 2h post-prandiale** : objectif **< 1,20 g/L**
	RHD	- Alimentation équilibrée normo-calorique (**1600-2000 kcal/j)** réparti en **3 repas** et **2 collations** avec 50% de glucides, en favorisant les sucres lents - Eliminer les grignotage et sucres rapides - **Activité physique** régulière et adaptée au terme de la grossesse
	Insulino-thérapie	= Si échec des RHD après **7 à 10 jours** = **> 10%** des glycémies en dehors de l'objectif - Selon le profil glycémique (généralement 3 injections/j) : privilégier une **insuline rapide** en cas de glycémies post-prandiales élevées ou une **insuline lente** en cas de glycémies préprandiales élevées
	Surveillance	- **Surveillance diabétologique** 1 fois/mois sous RHD seule ou 2 fois/mois sous insuline - **Echographie mensuelle** si diabète mal équilibré ou sous insuline - **Echographie proche du terme** (en plus de celle de 32 SA) : **dépistage de la macrosomie fœtale**
	Accouchement	- Modalités d'accouchement normales en cas de diabète bien équilibré sous RHD sans retentissement fœtal - **Accouchement voie basse** sous **surveillance glycémique** et **cétonurie** 1 fois/h : **insulinothérapie** + **G10%** en cas de **glycémie > 1,44 g/L** - **Déclenchement à 39 SA** en cas de diabète mal équilibré sous insuline ou avec retentissement fœtal (macrosomie) - **Césarienne à 39 SA** en cas de macrosomie > 4250-4500 g selon les caractéristiques de la patiente - **Surveillance de la glycémie du nouveau-né** si mère sous insuline ou macrosomique : début après le 1er repas (à 30 minutes) et avant le 2ème
Suites	Post-partum	- Suivi de la **normalisation des glycémies capillaires** sans traitement - **Glycémie à jeun** ou **HGPO 75g** dans les **3 à 6 mois** après l'accouchement
	Risques	- **Risque d'intolérance au glucose** ou de **diabète** (facteur déclenchant : œstrogène, corticoïde, nouvelle grossesse) ➜ **40%** développent un diabète de type 2 dans les 15 ans - **Récidive** lors d'une prochaine grossesse : risque **> 30%** - **Risque augmenté d'obésité de l'enfant** : surveillance (courbe de corpulence), mesures préventives

ITEM 252 : NUTRITION ET GROSSESSE

FdR de carence nutritionnelle	- Age jeune - Bas niveau socio-économique - Grossesses rapprochées - Grossesse multiple - Intoxication alcoolo-tabagique - Régime végétarien - Pathologie chronique sous-jacente : traitement antiépileptique, syndrome de malabsorption... - Antécédent : anomalie de fermeture du tube neural, chirurgie bariatrique
Energie	- 1er trimestre **: + 150** kcal/jour - 2ème et 3ème trimestre : **+ 350** kcal/jour - Allaitement : **+ 500** kcal/jour
Hydratation	- Plus de 1.5 L/J - Pas de boisson gazeuse, pas de soda, éviter les boissons riches en sel - Pas d'alcool, limiter les excitants (café, thé)
Macro-nutriments	- **Protéines** : **0,8 g/kg/j** au 1er trimestre**, 0,9 g/kg/j** au 2ème trimestre**, 1 g/kg/j** au 3ème trimestre - **Lipides et glucides** : ANC de la population générale - **Poisson conseillé** : 3 fois par semaine (éviter les poissons prédateurs lié au risque d'accumulation de métaux lourds = maquereau, espadon, saumon d'élevage)
Fer	= ↗ des besoins chez la femme enceinte à **30 mg/j**, compensée par ↗ de l'absorption digestive - FdR : grossesses rapprochées, faible consommation de viande, atcd de carence martiale **- NFS** systématique en début de grossesse et à 6 mois **- Supplémentation** en fer si anémie ferriprive : **Hb < 11** au 1er ou **< 10,5** au 2e trimestre, **ferritine < 12** - En cas d'anémie ferriprive sévère : risque d'**accouchement prématuré** ou de **RCIU** - Excès de fer possiblement dangereux : **RCIU**
Folates (Vitamine B9)	= Carence en début de grossesse : risque d'**anomalie de neurulation** (spina bifida, anencéphalie), **RCIU** - **Supplémentation systémique par 0,4 mg/j** : dès l'arrêt de contraception ou le désir de grossesse (au moins 4 semaines avant conception, au mieux 2 mois avant), jusqu'à **12 SA** - Prévention secondaire (**antécédent de dysraphie**) ou situation à risque (**antiépileptique, surpoids**) : supplémentation systématique en **acide folique** à 4 à **5 mg/j, l'adjonction de vitamine B6 et B12 sont souhaitables**
Iode	- Augmentation des besoins au cours de la grossesse et de l'allaitement : **200 µg/j** - Carence → stimulation thyroïdienne → goitre réversible puis irréversible, risque d'hypothyroïdie maternelle induisant une **hypothyroïdie fœtale** et **néonatale** et des **troubles psychomoteurs** **- Dépistage des carences en iode** chez les femmes enceintes et en âge de procréer **- Dépistage d'un goitre** par palpation systématique chez la femme enceinte
	PEC : **= Supplémentation iodée** et/ou **mesures alimentaires** (**sel enrichi en iode**) afin de garantir un apport de **150 µg/j** hors grossesse et **200-250 µg/j** lors de la grossesse - **Supplémentation à 150 µg/**j possible (en l'absence de dysthyroïdie), si possible dès la période préconceptionnelle
Vitamine D	- Carence en vitamine D : risque **d'hypocalcémie néonatale** et de **rachitisme** **- Supplémentation en vitamine D** : 1 administration unique de **100.000 UI** au **7ème mois**
Calcium	= Besoins inchangés : 1000 µg/j
Vitamine K	- Supplémentation **en cas de traitement inducteur enzymatique** (prévention du risque hémorragique du nouveau-né) : **10-20 mg** de **vitamine K1** *per os* à partir de **36 SA**
Vitamine A	**- Eviter un apport excessif de vitamine A** lors de la grossesse
Principaux risques	**- Prise de poids excessive,** facteur de risque de diabète gestationnel **- Ingestion d'aliments contaminés par Listeria** - Anémie ferriprive en cas de précarité, ou de régime végétarien → NFS au début de grossesse ± supplémentations si besoin - Effets de **l'alcool** - **Carences vitaminiques** dans certains groupes : - En **acide folique** : si épilepsie traitée, antécédents d'enfants né avec spina bifida ou IMC > 28 - En **Iode** : ++ dans les régions éloignées de la mer - En **vitamine K** : si prise de médicaments interférant avec le métabolisme de la Vit K (anticonvulsivants, antituberculeux, cholestyramine)

Hygiène	**- Se laver les mains avant chaque repas** **- Prévention de la listériose** : pas de fromage pasteurisés, supprimer les produits lactés crus, les charcuteries artisanales, viande, poisson cru ou fumés - Si toxoplasmose négative : bien cuire la viande, laver tous les fruits et légumes, éviter le contact avec les chats et leurs excréments - Laver le réfrigérateur régulièrement, ne pas mélanger les aliments, idéalement suivre un régime type nourrisson

ITEM 339 : HTA GRAVIDIQUE et PRÉ-ÉCLAMPSIE

- **HTA gravidique** = tableau d'HTA survenant **> 20 SA**, typiquement au 3ème trimestre, chez une femme enceinte sans antécédent vasculo-rénal, avec guérison en post-partum (exclusivement gravidique)
- **HTA chronique** = préexistante à la grossesse (possiblement méconnue), souvent améliorée en début de grossesse (permettant l'arrêt des antihypertenseurs), avec réapparition en fin de grossesse

→ A évoquer devant une HTA < 20 SA ou une HTA persistante **> 6 semaines** du post-partum

- **HTA chronique** avec **prééclampsie surajoutée**
- **HTA gravidique labile** ou **transitoire** : apparaît uniquement lors des grossesses

<table>
<tr><td rowspan="4">Physiopathologie</td><td colspan="3">= Trouble précoce de la placentation : anomalie de colonisation des artères spiralées utérines par les cellules trophoblastiques → artères spiralées étroites et sensible aux vasopresseurs → inadaptation de la perfusion placentaire → baisse du débit utéro-placentaire → ischémie placentaire</td></tr>
<tr><td rowspan="2">Retentissement fœtal</td><td>Altération de la circulation fœtale</td><td>= Détectable précocement en écho-Doppler :
- ↗ Résistance vasculaire de l'artère utérine et ombilicale : ↘ de la pression en diastole, jusqu'à négativation (notch)
- ↘ Résistance vasculaire de l'artère cérébrale (vasodilatation), jusqu'à inversion des rapports cérébraux/placentaires</td></tr>
<tr><td>Souffrance fœtale hypoxique chronique</td><td>- RCIU disharmonieux (abdominal en 1er)
- Oligoamnios</td></tr>
<tr><td>Retentissement maternel</td><td colspan="2">= Libération de substances cytotoxiques par le placenta → altération des endothéliums
HTA par ↗ des résistances vasculaires périphériques (pour préserver le débit utéro-placentaire)
Microangiopathie thrombotique par altération endothéliale :
- Atteintes rénales : lésions endothéliales glomérulaires → protéinurie
- Atteinte hépatique : micro-thromboses capillaires péri-lobulaires → HELLP syndrome
- Atteinte cérébrale : dépôts de fibrine, œdème, hémorragie
Troubles de la coagulation (CIVD, thrombopénie) souvent associé</td></tr>
<tr><td>FdR</td><td colspan="3">- Antécédents personnels ou familiaux au 1er degré d'HTA gravidique ou de pré-éclampsie
- Terrain : âge maternel avancé, race noire, grossesse multiple, intervalle long entre 2 grossesses
- FdR immunologiques : primiparité, période d'exposition au sperme paternel courte, insémination avec donneur
- Pathologie maternelle : obésité, insulino-résistance, diabète, HTA chronique, pathologie rénale chronique, thrombophilie acquise (SAPL) ou congénitale
- Facteurs environnementaux : altitude, stress, travail
- Facteurs fœtaux : anomalie congénitale ou chromosomique, anasarque fœtal
- Môle hydatiforme</td></tr>
<tr><td>Suivi post-partum</td><td colspan="3">- Surveillance en suites de couche : complication encore possible (poussée hypertensive, pré-éclampsie, éclampsie)
- Arrêt progressif des traitements antihypertenseurs
- Contraception : éviter les oestroprogestatifs, préférer les microprogestatifs et progestatifs
- Contre-indication absolue à la bromocriptine (Bromokin®) pour inhiber la lactation
- Bilan vasculo-rénal à 3 mois (PA, créatininémie, protéinurie/24h) à la recherche d'une pathologie sous-jacente : HTA chronique révélée par la grossesse, néphropathie
→ La pré-éclampsie ne justifie plus la recherche de pathologies auto-immunes (SAPL) ou thrombophilie congénitale</td></tr>
<tr><td rowspan="2">Prévention</td><td>Récidive</td><td colspan="2">- Risque de récidive < 10% : surtout en cas de néphropathie, thrombophilie ou pathologie prothrombotique</td></tr>
<tr><td>Prévention</td><td colspan="2">- Prise en charge des FdR : arrêt du tabac et d'une toxicomanie, obésité, dyslipidémie
- Surveillance rapprochée par Doppler des artères utérines
- Aspirine 100 mg/j débuté à la fin du 1er trimestre et poursuivi jusqu'à 35 SA : en cas de RCIU sévère ou de prééclampsie précoce et/ou sévère</td></tr>
</table>

<table>
<tr><th colspan="3">HTA GRAVIDIQUE</th></tr>
<tr><td colspan="3">= PAS ≥ 140 et/ou PAD ≥ 90 à 2 reprises isolée, sans protéinurie, chez une femme enceinte > 20 SA
- Concerne 5-10% des grossesses, généralement au 3ème trimestre → 10% vont se compliquer de pré-éclampsie</td></tr>
<tr><td rowspan="2">Diagnostic</td><td>C</td><td>= Dépistage systématique par prise mensuelle de la PA (au repos, aux 2 bras, en décubitus latéral gauche ou position semi-assise, à distance de l'examen gynécologique, vérifiée à 4h d'intervalle)
- PAS ≥ 140 mmHg et/ou PAD ≥ 90 mmHg à 2 reprises
- Absence de signe clinique de gravité : céphalées, troubles visuels (phosphène), acouphène, barre épigastrique, HTA > 160/110, réflexes ostéo-tendineux vifs, diffusés et polycinétiques, protéinurie à la BU</td></tr>
<tr><td>PC</td><td>- Protéinurie/24h (seul examen indispensable)
- Bilan biologique de sévérité seulement en cas de signes de gravité : ionogramme sanguin ± urinaire, créatininémie, NFS, haptoglobine, LDH, schizocytes, transaminases, TP/TCA, fibrinogène, D-dimères, PDF
- FO en cas d'HTA sévère ou de troubles visuels
- Fibronectine maternelle plasmatique possiblement augmentée
- Echographie obstétricale : biométrie et vitalité normales, liquide amniotique normal, doppler ombilical normal</td></tr>
<tr><td rowspan="2">TTT</td><td colspan="2">- Repos non strict à domicile et arrêt de travail
- Surveillance renforcée : - Consultation tous les 10 jours
- Bilan biologique régulier
- Echographie mensuelle avec Doppler utérin (à 22 SA, puis à contrôler si pathologique)
- Au terme (41 SA) : discuter un déclenchement artificiel du travail selon les conditions obstétricales</td></tr>
<tr><td>Anti-hypertenseur</td><td>= Intérêt limité (influence peu le pronostic) : objectif = éviter les à-coups hypertensifs et limiter les complications maternelles de l'HTA sévère
- Indication limitée : - PAS > 160 mmHg et/ou PAD > 110 mmHg
- A discuter si facteurs de risques ou antécédents cardio-vasculaires
- Objectifs tensionnels : - PAS = 140 à 155 mmHg
- PAD = 90 à 105 mmHg
- Mesures associées : repos, décubitus latéral gauche, régime normosodé
- Choix: - 1ère intention : antihypertenseur central (clonidine, méthyldopa)
- 2nd intention : anticalcique (nicardipine), α-bloquant (urapidil), α-β-bloquant (labétalol)
- Contre-indiqués : régime sans sel et diurétiques (hypovolémie), IEC/ARA2 (foetotoxique)
- A éviter : β-bloquant (risque de RCIU, hypoglycémie, bradycardie et hypotension néonatale)
→ Un traitement excessif (hypotension maternelle) peut aggraver une hypoxie fœtale en réduisant la perfusion placentaire</td></tr>
</table>

<table>
<tr><th colspan="4">PRE-ECLAMPSIE</th></tr>
<tr><td colspan="4">= Toxémie gravidique = HTA gravidique + protéinurie ≥ 0,3 g/24h</td></tr>
<tr><td rowspan="3">Diagnostic</td><td>C</td><td colspan="2">- Facteurs de risque :
- Antécédents familiaux de PE, peau noire
- Nullipare, primiparité, changement de partenaire, insémination avec donneur
- Age < 20 ans ou > 35 ans
- obésité, insulino-résistance, diabète, HTA chronique, MRC, SAPL
- Hypoxie liée à l'altitude, stress, travail
- Antécédents de grossesse compliquée de PE ou d'HTA gestationnelle, grossesse multiple, môle hydatiforme
- Prise de tension à 2 reprises
- BU : protéinurie ≥ 2 croix (++) → à confirmer par une protéinurie/24 : > 0.3g/J
- Œdème : mains, bouffissure du visage, prise de poids, ascite</td></tr>
<tr><td>Bio</td><td colspan="2">- Bilan sanguin : NFS, bilan de coagulation, urée, créatinémie, bilan hépatique, uricémie, recherche de schizocytes et dosage de l'haptoglobine, groupage sanguin, RAI
- Bilan urinaire : protéinurie des 24h, ECBU (éliminer une infection urinaire à l'origine d'une protéinurie)
→ Le dosage de la fibronectine plasmatique est inutile (facteur prédictif)</td></tr>
<tr><td>PC</td><td colspan="2">- Bilan fœtal : - Mouvements actifs fœtaux, électro-cardio-tocographie externe
- Echo obstétricale : biométrie (RCIU), morphologie, vitalité, liquide amniotique, Doppler utérin
- Consultation pré-anesthésique
- Échographie hépatique en cas de HELP sd ou de barre épigastrique
- Imagerie cérébrale en cas de crise convulsive pour éliminer un diagnostic différentiel et rechercher des complications</td></tr>
<tr><td rowspan="2">Gravité</td><td colspan="3">= Prééclampsie sévère si ≥ 1 critère : transfert immédiat dans un service spécialisé
- HTA sévère PAS> 160 et/ou PAD >110 mmHg (à 2 reprises à 6h d'intervalle)
- Céphalée persistantes ou troubles visuels
OAP
- Éclampsie
- Douleur épigastrique en barre horizontale ou douleur de l'hypochondre droit, nausées, vomissements
- Atteinte rénale : oligurie < 500 mL/24h, ↗ créatininémie > 135 µmol/L, protéinurie > 5 g/24h (selon le collège 2019)
- HELLP : thrombopénie < 100 G/L, ASAT > 2N, schizocytes, LDH > 600 UI, bilirubine totale > 12 µmol/L
- Retentissement fœtal : RCIU sévère, oligoamnios</td></tr>
<tr><td colspan="2">Gravité justifiant une extraction immédiate</td><td>- HTA instable sévère > 160/110 non contrôlable par un traitement médical associant 2 anti-HTA
- Complication : HRP, hématome sous-capsulaire hépatique, éclampsie, OAP, céphalées ou troubles visuels
- Perturbation biologique sévère : CIVD, HELLP sd
- Altération du rythme cardiaque fœtal, RCIU important, arrêt de croissance oligoamnios sévère
- Altération Doppler sévère prolongée ou évolutive : diastole ombilicale artérielle inversée > 32 SA</td></tr>
<tr><td rowspan="3">Complication maternelle</td><td rowspan="3">Eclampsie</td><td colspan="2">= Accident aigu compliquant < 1% des prééclampsies → pronostic vital maternel et fœtal
- Crises convulsives généralisées par accès, suivi d'un état comateux
- Prodrome : aggravation de l'HTA, de la protéinurie, des œdèmes, céphalées intenses « en casque », somnolence, phosphène/acouphène, douleur épigastrique, ROT vifs, diffus, polycinétiques</td></tr>
<tr><td>Risque</td><td>- Risque maternel : état de mal convulsif, complications cérébrales (hémorragie, œdème, infarctus et nécrose), asphyxie, œdème pulmonaire, décollement de rétine
- Risque fœtal : souffrance fœtale anoxique aiguë, voire mort fœtale in utéro</td></tr>
<tr><td>TTT</td><td>- Libération des VAS et assistance respiratoire : oxygénothérapie ± intubation
- Traitement anticonvulsif IV (benzodiazépine) + sulfate de magnésium (4 g IV)
- Extraction fœtale en urgence dès la fin des crises convulsives
- IRM en urgence après la césarienne : épilepsie, tumeur cérébrale, hémorragie cérébro-méningée, encéphalite herpétique, neuro-paludisme, thrombophlébite cérébrale, engagement cérébral
- Récidive possible jusqu'à 48h du post-partum : surveillance, sulfate de magnésium</td></tr>
</table>

Complication maternelle	**Hématome rétro-placentaire**		= **Décollement prématuré du placenta normalement inséré** : grave et imprévisible, 3-5% des prééclampsies sévères → interruption des échanges maternofœtaux
		C	- **Douleur abdominale brutale** « en coup de poignard » - **Métrorragies** de sang noir de faible abondance - **Etat de choc** : **pâleur, hypotension, tachycardie** - **Hypertonie utérine permanente** (« ventre de bois ») - **Anomalies sévères du rythme cardiaque foetale**, voire **mort fœtale in utéro** → Echographie inutile devant un tableau typique
		Risque	- Maternelle : **trouble de la coagulation** souvent associé (**CIVD**) → surveillance de l'hémostase - Fœtale : **souffrance fœtale aiguë, mort fœtal in utéro**
		TTT	- **Extraction fœtale en urgence** (15 minutes) si les bruits du cœur fœtaux sont présents - Fœtus décédé : **voie basse** autorisée si bilan de coagulation normal, surveillance/6h
	Syndrome HELLP		= Témoin de la microangiopathie thrombotique → 10% des prééclampsies sévères - Peut apparaître d'emblé sans HTA (10-20% des cas) ou dans les 48h du post-partum
		Dg	- H = **hémolyse** : **anémie régénérative** (↗ réticulocyte), **hémolytique** (↗ bilirubine totale, ↗ LDH, ↘ haptoglobine) de type **mécanique** (schizocytes au frottis) - **EL** = ***Elevated liver enzyme*** = **cytolyse hépatique** : ↗ transaminases - **LP** = ***Low platelets*** = **thrombopénie :** plaquettes< 100 G/L
		Risque	→ Mortalité maternelle (2-10%) et fœtale (10-50%) importante - **Anémie, hémorragie, CIVD** - **Hématome sous-capsulaire du foie** : risque de rupture spontanée du foie → **choc hémorragique** (exceptionnel), dépisté par **échographie hépatique**
		TTT	- **Extraction fœtale** ± après **corticothérapie de maturation** < 34 SA
	CIVD		= Peut compliquer un **HRP**, une **crise d'éclampsie** et/ou un **HELLP syndrome** - Bio : effondrement de l'activité des **facteurs de coagulation**, **fibrinogène** < 1 g/L, **plaquettes** < 50 G/L, **antithrombine** < 70%, ↗ **complexes soluble** et **D-dimères**
	Autres		- **OAP :** conséquence de l'IRA anurique et/ou de l'HTA non contrôlée - **AVC hémorragique ou sur œdème cérébral (PRES sd), hémorragie cérébro-méningée** - **Insuffisance rénale aiguë anurique**, voire **nécrose corticale** - **Décollement de rétine**
Foetale	Souffrance fœtale chronique		- **RCIU disharmonieux** (baisse du périmètre abdominal en 1er), le plus souvent au 3ème trimestre → Aucun parallélisme strict entre les chiffres tensionnels et la présence ou la sévérité d'un RICU - **Oligoamnios** par **baisse de la diurèse foetale**
	Souffrance fœtale aiguë		= **H**ypoxie aiguë surajoutée en cas d'hématome rétro-placentaire ou crise d'éclampsie - **Anomalie du rythme cardiaque fœtal** : risque de MFIU - **Mort fœtale in utéro** : **2 à 5%** des prééclampsies (après une évolution longue ou une complication aiguë) - **Prématurité induite** : parfois extrême, avec morbidité associée
TTT de la prééclampsie sévère non compliquée	Traitement symptomatique		→ **Transfert materno-fœtal** pour **hospitalisation** en **maternité de niveau adapté** au terme et/ou au poids à proximité d'un service de réanimation adulte - Mise en conditions **: repos au lit, VVP, sonde urinaire** - **Corticothérapie prénatale** systématique si **< 34 SA** (Célestène® 2 x 12 mg en IM à 24h d'intervalle) - **Sulfate de magnésium** dans les heures précédant la naissance si **< 32 SA** - Expansion volémique systématique non recommandée (risque d'OAP)
	Anti-hypertenseur		= **Nicardipine** (contre-indiqué si grossesse gémellaire), **labétalol** ou **clonidine** IVSE, bithérapie si besoin - Indication : **HTA sévère > 160/110** - Objectif : TA < 140/90 (toléré jusqu'à 150/100)
	Sulfate de magnésium		= **$MgSO_4$ par voie IV** en prévention de l'éclampsie : **4g IV sur 20 minutes** puis **1g/h sur 12 à 24h** - Indication : signes neurologiques = céphalées rebelles, ROT polycinétiques, troubles visuels - Contre-indication : insuffisance rénale, maladie neuromusculaire - Surveillance 1/h : **FR, diurèse, ROT** → antagonisé par **gluconate de calcium** si FR < 12 ou ROT abolis
	Naissance		= Seul traitement étiologique = choix selon le terme et la sévérité du tableau maternel : **extraction fœtale par césarienne** (le plus souvent) ou **déclenchement du travail** (forme modéré ou mort fœtale) - Prééclampsie sévère < 24 SA : discuter une **interruption thérapeutique de grossesse**

		< 34 SA	- **PEC conservatrice** en l'absence de complications, avec surveillance au moins pendant 48h (le temps de la corticothérapie prénatale et du transfert materno-fœtale) - **Extraction fœtale**, généralement par **césarienne, au moindre signe de gravité**
		35-36 SA	- **Surveillance** en cas de pré-éclampsie non sévère - **Extraction foetale** en cas de pré-éclampsie sévère
		> 37 SA	- **Envisager la naissance immédiate** par déclenchement ou césarienne
	Surveillance		- Clinique : c**ourbe de tension, signes fonctionnels de gravité, poids 1/j, diurèse 1/j** - Bio : **NFS, TP, TCA, fibrinogène, créat, uricémie, ASAT/ALAT, bilan d'hémolyse, protéinurie/24h** - Surveillance fœtale : **RCF, mouvements actifs fœtaux, échographie 1 à 2 fois/semaine** - Poursuite de surveillance et du traitement **1 semaine** après accouchement : aggravation possible dans les 48h suivant l'accouchement, risque augmenté d'hémorragie post-partum et de HELLP - **Consultation** à 3 mois : vérifier la disparition de l'HTA et de la protéinurie, bilan vasculo-rénal, rechercher SAPL si PE sévère ou précoce - Envoi placenta en anapath ++ - Risque de récidive de 25% lors d'une prochaine grossesse, visite préconceptionnel à prévoir, aspirine 75-160 mg à mettre en place avant 20 SA et jusqu'à 35 SA, anticoagulant en cas de thrombophilie associée

	< 24 SA	24-34 SA	34-36 SA	> 37 SA
PE sévère	IMG à discuter	expectative	Césarienne	Césarienne
PE modérée	expectative	expectative	expectative	AVB

ITEM 254 : SYNDROME OEDEMATEUX

Œdème = accumulation visible ou palpable de fluide dans le tissu interstitiel
Le myxœdème de l'hypothyroïdie n'est pas un véritable œdème (peau pâle, sèche, cireuse)
Anasarque = association d'œdèmes généralisés et d'épanchement des séreuses pleurales (± péritoine, ± péricarde)

<table>
<tr><td rowspan="9">ŒDEME LOCALISE</td><td>C</td><td colspan="3">- Caractère unilatéral ou asymétrique
- Moins bonne distribution selon la déclivité
- Aspect parfois inflammatoire : dur, douloureux, prenant moins le godet, voire cartonné
- ± dermite ocre, ou signes de maladie post-phlébitique/ variqueuse associées
- Lymphœdème : - Extension jusqu'à la distalité du membre
- Impossibilité de plisser la peau des orteils (signe de Stemmer)
- Plis articulaires des pieds plus marqués
- Installation progressive
- Consistance élastique puis fibreuse</td></tr>
<tr><td rowspan="6">Cause</td><td>Obstacle veineux</td><td colspan="2">- Thrombose veineuse profonde : à évoquer en 1er lieu
- Insuffisance veineuse chronique : primitive (= maladie variqueuse) ou post-thrombotique
- Iatrogénie : Inhibiteur calcique de type dihydropyridine +++, AINS, POP, corticostéroïdes.</td></tr>
<tr><td>Obstacle lymphatique</td><td colspan="2">= Œdème persistant au décubitus, asymétrique, avec épaississement fibreux du derme
- Forme primaire par anomalie des vaisseaux lymphatiques : œdèmes généralement bilatéraux
- Forme secondaire : - Néoplasie : pelvienne, mammaire
- Curage ganglionnaire (axillaire ++)
- Radiothérapie
- Filariose lymphatique (Asie, Afrique)</td></tr>
<tr><td rowspan="3">Angiœdème</td><td colspan="2">= Œdème localisé, transitoire, non inflammatoire, avec régression totale entre les crises
Œdème de Quincke si siège au visage (sans présumer de son étiologie)</td></tr>
<tr><td>Angiœdème histaminique</td><td>= Plus fréquent, associé à une urticaire :
- Spontané (70%) : généralement bénin
- Allergique (20%) : anaphylaxie
- Secondaire aux AINS (10%) : isolé, bénin</td></tr>
<tr><td>Angiœdème bradykinique</td><td>= Plus rare, circonscrit, blanc, non prurigineux, touchant souvent le tube digestif (douleurs abdominales, syndrome pseudo-occlusif, ascite)
Engage le pronostic vital en cas d'œdème laryngé
- Déficit quantitatif ou fonctionnel en C1 inhibiteur : héréditaire (90%) ou acquis (gammapathie monoclonale, hémopathie lymphoïde)
- Diminution de la dégradation des kinines : effet indésirable des IEC</td></tr>
<tr><td>Œdème inflammatoire</td><td colspan="2">- Infection : dermohypodermite infectieuse (érysipèle), fasciite nécrosante...
- Algodystrophie
- Piqûre d'insecte
- Traumatisme
- Allergie</td></tr>
</table>

ŒDEME GÉNÉRALISÉ

Physiopathologie	**Altération de l'hémo-dynamique capillaire**	= Accumulation d'œdème dans les zones de **pression hydrostatique capillaire maximale (zones déclives)** ou de **contre-pression des tissus interstitiels minimale** (**orbite de l'œil, chez l'enfant**) - **Augmentation de la pression hydrostatique capillaire (insuffisance cardiaque, ...)** - **Diminution de la pression oncotique plasmatique (hypoalbuminémie)** - **Augmentation de la perméabilité capillaire (choc septique)**
	Rétention de sodium et d'eau	- **Hypervolémie vraie** = rétention primaire de sodium par le rein : **insuffisance rénale** - **Hypovolémie relative** ou **« efficace »** : **insuffisance cardiaque** droite ou globale, décompensation œdémato-ascitique de **cirrhose**, **hypoalbuminémie** (syndrome néphrotique...) Systèmes anti-natriurétiques : - **Système sympathique neuro-adrénergique** - **Système rénine-angiotensine-aldostérone** - **Endothéline** - **ADH (hormone antidiurétique)** Systèmes natriurétiques : - **Facteurs natriurétiques auriculaire** et **cérébral** - **Prostaglandine E2** - Facteur de relaxation de l'endothélium : **NO** Les deux systèmes sont régulés par les mécanorécepteurs, sensibles aux variations de volume sanguin
	Mécanismes spécifiques – Insuffisance rénale	- **IRA sévère oligo-anurique** : constitution d'œdèmes, parfois majorés par des apports excessifs de sodium et d'eau (dans l'hypothèse d'une IRA fonctionnelle) - **IRC** : - Œdèmes francs au stade <u>préterminal</u> par dérégulation de la balance hydro-sodée - Plus <u>précocement</u> dans les maladies <u>glomérulaires (cf. infra) et vasculaires (atteinte veineuse et artérielle associée des membres), par mécanismes surajoutés</u>
	Mécanismes spécifiques – Syndrome néphrotique et néphropathie glomérulaire	- **Rétention primaire d'eau et de sodium**, de mécanisme non connu : excès de réabsorption de sodium dans les segments distaux du néphron (tube contourné distal et tube collecteur) - **Hypovolémie efficace** induite par le transfert d'eau et de sodium vers le secteur interstitiel par baisse de la pression oncotique : seulement un facteur contribuant à la rétention hydrosodée par le rein Intérêt de l'association d'un diurétique à effet distal (thiazidique, amiloride ou anti-aldostérone) à un diurétique de l'anse
	Mécanismes spécifiques – Insuffisance cardiaque (IC)	- **Hypovolémie efficace** secondaire à la diminution du débit cardiaque, entraînant une diminution du débit sanguin rénal, stimulant les systèmes de <u>réabsorption du sodium et d'eau</u> - **IC modérée** : effet positif de l'augmentation de la volémie sur la fonction cardiaque par augmentation des pressions de remplissage (relation de Frank-Starling) - **IC avancée** : effet délétère de l'augmentation de la volémie sur la fonction cardiaque par augmentation de la pré-charge et de la post-charge
	Mécanismes spécifiques – Cirrhose hépatique	- **Hypovolémie efficace** par <u>séquestration</u> de sang dans le territoire splanchnique, en amont du foie (à l'origine de l'ascite) et diminution des résistances vasculaires périphériques et de la pression artérielle conduisant à l'activation des systèmes de réabsorption de l'eau et du sodium
Diagnostic	C	= Signes cliniques francs pour une **rétention hydrosodée > 3 à 5% du poids**, soit **2,5 à 3L**
	C – **Œdèmes**	- **Bilatéraux** et **symétriques** - **Blancs, mous, indolores, prenant le godet** - **Déclive** : - **Aux membres inférieurs** en orthostatisme, initialement **aux chevilles** (effacement du sillon rétro-malléolaire) - **Aux lombes** après alitement prolongé - Chez les patients jeunes **:** fréquemment **palpébral** et **périorbitaire** au lever
	C	- En cas d'**œdèmes évoluant depuis plusieurs mois/années** : possible aspect dur, douloureux, avec lésions cutanées cyanotiques de stase - Chez les jeunes : œdème péri-orbital et palpébral fréquent au lever. - **Anasarque** possible : **épanchement pleural**, **ascite** (surtout chez l'enfant), exceptionnellement **péricardique** L'importance des œdèmes est évaluée par la **prise de poids** (en l'absence de variation de la natrémie)
	Bio	- **Hémodilution** (souvent modeste) : diminution de l'hématocrite et de la protidémie - **Hyperhydratation intracellulaire** (hyponatrémie) associée en cas de balance hydrique > balance sodée (prise de poids supplémentaire) - En cas d'épanchement séreux : **transsudat** (protéines < 20 g/L) - **Natriurèse** : - **Effondrée** (< 20 mmol/j) dans la **phase de constitution** des œdèmes - **Reflet des apports sodés** à **l'état d'équilibre** - **Augmente** avec l'**instauration d'un traitement diurétique**

Etiologies

- **Insuffisance rénale** : IRA, IRC préterminale
- **Néphropathie glomérulaire** : syndrome néphrotique (primitif ou secondaire), syndrome néphritique (GNA)
- **Insuffisance cardiaque globale** : cardiopathie ischémique, hypertensive, valvulaire, obstructive ou dilatée
- **Insuffisance cardiaque droite** : insuffisance respiratoire chronique, cœur pulmonaire chronique, pathologie valvulaire, shunt droit-gauche
- **Cirrhose hépatique** : éthylisme, hépatite chronique virale ou auto-immune, métabolique
- **Hypoalbuminémie : carence d'apport, malabsorption, insuffisance hépatocellulaire, diarrhée exsudative, brûlure étendue, affection catabolisante** (infection chronique, cancer...)
- **Pré-éclampsie :** HTA, protéinurie, insuffisance rénale au troisième trimestre de grossesse
- **Médicament : inhibiteur calcique +++ , corticoïdes, POP**
- Trouble de la perméabilité capillaire : **œdèmes cycliques idiopathiques, choc septique.**

Cause rare

- ***Syndrome de Clarkson*** *: hyperperméabilité capillaire avec hypovolémie et œdèmes généralisés récidivants, jusqu'au choc hypovolémique, généralement associée à une Ig monoclonale*
- ***Syndrome de Gleich*** *: hyperperméabilité capillaire avec hyperéosinophilie et IgM*
- ***POEMS syndrome***
- ***Vascularite***

Bilan étiologique

C

Eliminer la contribution de facteurs locaux : insuffisance veino-lymphatique, inhibiteur calcique...

- **Cause cardiaque** : turgescence jugulaire, reflux hépato-jugulaire, signes d'insuffisance cardiaque gauche, épanchements pleuraux plus fréquents à droite
- **Cause hépatique** : ascite, intoxication éthylique, hépatite virale
- **Cause rénale** : créatininémie, affection glomérulaire, HTA, protéinurie, hématurie, oligurie

Hypo-albuminémie	Défaut de synthèse protéique	- **Dénutrition** : . Carence d'apport : avec signe de Kwashiorkor (peau craquelée, décolorée, tombant en lambeaux, cheveux roux et cassants, apathie) . Maladie digestive avec malabsorption sévère - **Insuffisance hépatocellulaire** : cirrhose, hépatite aiguë
	Perte de protéines	- **Syndrome néphrotique** (bandelette urinaire) - **Diarrhée exsudative avec pertes protéiques** : maladie de Crohn, entérite, lymphome non hodgkinien, maladie de Waldmann (lymphangiectasie) - **Brûlures étendues, inflammation chronique**
Œdèmes cycliques idiopathiques		= Diagnostic d'élimination : chez la femme en période d'activité génitale - **Prise de poids rapides** en quelques jours, voire sur un jour, de **1,5 à 2 kg** - **Œdèmes déclives**, accompagnés d'une **oligurie** - Souvent liés au **cycle menstruel**

PC

En fonction du contexte

- Bilan cardiaque : **ETT** (FEVG, trouble de la compliance), **BNP** ou **NT-pro-BNP, ECG, Radiographie thoracique**
- Bilan hépatique : **albuminémie, TP, facteur V, bilan hépatique, échographie hépatique et des voies biliaires**
- Bilan rénale : **créatininémie, évaluation du DFG, protéinurie, sédiment urinaire, protidémie, albuminémie, échographie rénale et des voies urinaires**
- Autres : **pré-albumine et transferrine** (dénutrition)

TTT

Objectif : bilan sodé (et éventuellement bilan hydrique) négatif

Restriction	- **Restriction des apports sodés** : **régime hyposodé** de **2 à 4 g/jour** - **Restriction hydrique** seulement si signes d'hyperhydratation intracellulaire (hyponatrémie)
Diurétique de l'anse	= **Furosémide, bumétanide** : effet natriurétique le plus puissant - Doses : - **Furosémide** : 20 à 500 mg/j par voie orale, ou intraveineuse mais avec doses deux fois inférieures - **Bumétanide** : 1 à 10 mg/j (voie orale = voie IV) - **Forme injectable** (IVSE) en cas d'œdèmes majeurs ou résistant au traitement oral
Diurétique d'action distal	= Effet synergique avec les diurétiques de l'anse - **Spironolactone** : - Particulièrement en cas de cirrhose - Evite l'hypokaliémie induite par les diurétiques de l'anse - Contre-indiqué en cas d'insuffisance rénale sévère (risque d'hyperkaliémie) - **Amiloride** : - Effet synergique natriurétique, particulièrement en cas de syndrome néphrotique - Evite l'hypokaliémie induite par les diurétiques de l'anse - Contre-indiqué en cas d'insuffisance rénale sévère (risque d'hyperkaliémie) - **Diurétique thiazidique** : - Effet synergique natriurétique, particulièrement chez l'insuffisant cardiaque - Effet synergique sur la kaliurèse : risque d'hypokaliémie

- **Perfusion d'albumine** (ou autre expanseur volémique) : indication limitée dans la cirrhose (ponction d'ascite)

Surveillance

- **Poids +++** : limiter la perte de poids à **1 kg/jour** chez les sujets à risque d'insuffisance rénale aiguë fonctionnelle (sujet âgé, diabétique, syndrome néphrotique, insuffisance rénale chronique), surtout en cas d'hypoalbuminémie
- Pression artérielle debout-couché : rechercher une hypotension artérielle orthostatique
- **Natriurèse/24h** : - Augmente dans les 1ers jours après instauration/augmentation des diurétiques
  - A distance de toute modification du diurétique : suivi de la restriction sodée
  17 mmol de natriurèse = 1 g de NaCl, soit **100 mmol de natriurèse = 6 g de NaCl**
  NB : Les posologies de diurétiques peuvent être adaptées en surveillant la natriurèse
- **Effets indésirables :** Urée-créatinine (IR fonctionnelle) ; hémoconcentration, dyskaliémie, dysnatrémie.

ITEM 255 : ELEVATION DE LA CREATININEMIE

Créatininémie = valeur inversement liée au débit de filtration glomérulaire, donc à la fonction rénale
- Dépend également de la production musculaire de créatinine : ↗ si masse musculaire importante, ↘ si sujet dénutri
- Valeurs normales : - Chez la femme : **50 à 90** µmol/L
  - Chez l'homme : **80 à 115** µmol/L

Physio

Créatinine = produit terminal du catabolisme de la **créatine musculaire** (production hépatique puis captage musculaire)
- Production stable pour un individu donné, constante sur 24h (fluctuation < 10%)
- Dépend de la **masse musculaire** : varie en fonction du poids, de l'état nutritionnel, de l'âge, du sexe et de l'ethnie
- Élimination essentiellement rénale par **filtration glomérulaire**, avec très faible part de **sécrétion tubulaire**
- **Relation hyperbolique inverse** entre DFG et créatininémie : de faibles variations de créatininémie dans les valeurs proches de la normale correspondent à des variations importantes de DFG

Élévation physiologique de la créatinine	- Substance interférant avec le dosage de la créatinine : **acide acéto-acétique** (acidose diabétique), **bilirubine, acide ascorbique, céfoxitine, flucytosine** - Production accrue de créatinine : **rhabdomyolyse, régime très riche en viande** - ↘ Sécrétion tubulaire de créatinine : **cimétidine, triméthoprime, amiloride, spironolactone**
Surestimation du DFG chez l'insuffisant rénal	- ↗ **Sécrétion tubulaire** de créatinine (jusqu'à **30%** de la créatinine urinaire) - ↗ **Elimination digestive** de la créatinine (habituellement négligeable)

Débit de filtration glomérulaire

- DFG normal = 90 à 120 mL/min/1,73 m²
- DFG = 60 à 90 : selon d'autres marqueurs d'atteinte rénale persistant > 3 mois (protéinurie, hématurie, leucocyturie, anomalies morphologiques de l'appareil urinaire) évoquant l'existence d'une **néphropathie sous-jacente**
- DFG < 60 : > 3 mois indique une **maladie rénale chronique** que les marqueurs d'atteinte rénale soient présents ou non

Estimation

Formule de Cockroft et Gault

= Estimation de la clairance de la créatinine incluant l'âge, le sexe, le **poids** et la créatininémie : résultant en mL/min, non indexé à la surface corporelle

$$= \frac{(140 - \text{âge en années}) \times \text{poids en kg} \times k}{\text{créatininémie } (\mu mol/L)}$$

k = 1,23 chez l'homme
k = 1,04 chez la femme

→ Simple d'utilisation, mais peu performante, particulièrement chez le sujet âgé ou obèse

Autres formules

= **Formule MDRD simplifiée** et **formule CKD-EPI** : estimation du DFG indexé à la surface corporelle, selon le sexe, l'âge la créatininémie et l'ethnie (indépendante du poids)
- Performance nettement supérieure à la formule de Cockroft (recommandé par la HAS)
- La formule CKD-EPI est supérieure à la formule MDRD pour les valeurs basses de créatininémie
- Méthode de dosage de créatininémie :
  . **Enzymatique** → CKD-EPI, recommandé pour les valeurs basses de créatininémie
  . **Colorimétrique (= méthode Jaffé)** → MDRD, recommandé pour les valeurs hautes de créatinémie.

- **Cystatine C** : autre protéine endogène corrélée à la fonction rénale, utilisée en oncologie et chez l'enfant
- Défaut : - Chez l'enfant : **formule de Schwartz** selon la taille (DFG = 0,413 x taille/créatininémie)
  - **Variation aiguë de la fonction rénale**
  - **Gabarit hors norme**
  - **Amyotrophie majeure** : amputation, myopathie, para/tétraplégie
  - **Dénutrition majeure**
  - **Cirrhose décompensée**
  - **Grossesse**

Calcul

= **Méthodes de référence, en milieu spécialisé** : réservées aux situations cliniques particulières (don de rein, suivi de fonction de greffon rénal) ou en cas de mise en défaut des formules d'estimation

Clairance urinaire de la créatinine sur urines de 24h	= Valeur proche du DFG (discrètement surestimée par sécrétion tubulaire de créatinine) : ne dépend pas de la masse musculaire - **Clairance = Créatinine urinaire x Volume urinaire / Créatinine plasmatique** → N'est plus recommandé (hors grossesse)
Clairance de substances exogènes filtrées par le rein	= Élimination exclusivement par filtration glomérulaire - **Inuline** : méthode de référence, nécessite une perfusion continue, mais ne peut plus être réalisée (ANSM 2018, survenue de cas d'hypersensibilité) - **EDTA marqué au Chrome-51** : nécessite seulement des injections en bolus - **Iothalamate radioactif marqué à l'iode-125** - **Iohexol** (produit de contraste iodé)

Recherche d'IR

- **Diabète**
- **HTA** traitée ou non
- **Age > 60 ans**
- **Obésité** (IMC > 30)
- **Insuffisance cardiaque** ou **maladie cardiovasculaire athéromateuse**
- **Maladie systémique** ou **auto-immune** (lupus, vascularite, PR)
- **Affection urologique** : uropathie obstructive, infections urinaires récidivantes...
- **Antécédents familiaux de maladie rénale**
- **Antécédents d'insuffisance rénale aiguë**
- **Exposition à des toxiques professionnels** : **plomb**, **cadmium**, **mercure**
- **Traitement néphrotoxique** : AINS, PCI, chimiothérapie, radiothérapie...

Distinction aiguë/chronique	En faveur du caractère chronique			- **Anamnèse** : antécédents de maladie rénale, dosages élevés antérieurs (de plusieurs mois-années), absence de circonstance aiguë (choc, réanimation, hypovolémie efficace, médicaments...) - **Echographie rénale** : **↘taille des reins < 10 cm** et/ou **dédifférenciation cortico-médullaire** - **Biologie** : . **Anémie normochrome normocytaire arégénérative** (↘ production d'EPO) . **Hypocalcémie par carence en vitamine D active** (calcitriol, ↘ hydroxylation en 1α)
Distinction aiguë/chronique	Exceptions			- IRC avec gros reins ou de taille normale : **diabète** ++, **hydronéphrose bilatérale, polykystose rénale, amylose, néphropathie associée au VIH (HIVAN)** - IRC sans hypocalcémie : **myélome, sarcoïdose,** autre **granulomatose** - IRA avec hypocalcémie : **rhabdomyolyse, syndrome de lyse tumorale** - IRA avec anémie : **syndrome hémolytique et urémique, choc hémorragique**
Insuffisance rénale aiguë				- En faveur : reins de taille normale, élévation récente de la créatininémie (quelques jours-semaines) → **<u>Aucune formule d'estimation du DFG n'est utilisable en cas d'insuffisance rénale aiguë +++</u>**
Insuffisance rénale aiguë	**IRA sur obstacle**			- Obstruction vésicale : **dysurie** ou **mictions par regorgement, globe vésical** - **Palpation d'un gros rein, sensibilité des fosses lombaires** - Échographie rénale +++ : **dilatation des cavités pyélocalicielles**
Insuffisance rénale aiguë	**IRA sur obstacle**	Cause		- Obstacle sous-vésical : **hypertrophie bénigne de prostate, maladie du col** - Obstacle sus-vésical : **cancer de la prostate, cancer du col de l'utérus, lithiase bilatérale, fibrose rétropéritonéale, syndrome de la jonction**
Insuffisance rénale aiguë	**IRA fonctionnelle**			= Sur hypovolémie vraie ou efficace : situation très fréquente → Si l'hypovolémie se prolonge : risque d'IR organique par **nécrose tubulaire aiguë**
Insuffisance rénale aiguë	**IRA fonctionnelle**	C	**Hypovolémie vraie**	- **Hypotension artérielle** : déshydratation extracellulaire (perte de poids, pli cutané) ou globale, hémorragie - **Hypotension orthostatique** (avant le stade d'hypotension)
Insuffisance rénale aiguë	**IRA fonctionnelle**	C	**Hypovolémie efficace**	- **Etat œdémateux majeur** : syndrome néphrotique, insuffisance hépato-cellulaire, dénutrition, cirrhose en décompensation œdémato-ascitique, insuffisance cardiaque globale ou droite - **Choc septique, anaphylactique** ou **cardiogénique** à la phase initiale - Médicament : **AINS, IEC, ARA2**
Insuffisance rénale aiguë	**IRA fonctionnelle**	Bio		- Rapport urée/créatininémie : 1000 x **Urée plasmatique**$_{(mmol/L)}$ **/Créatininémie**$_{(\mu mol/L)}$ **> 100** - Indices de concentration urinaire élevés : . **Osmolarité** : **urinaire > 2 x plasmatique** . **Urée** : **urinaire > 10 x plasmatique** . **Créatinine** : **urinaire > 30 x plasmatique** - **Na urinaire < 20 mmol/L** - **Fraction d'excrétion du Na < 1%** (hors instauration diurétique) - **Fraction excrétée d'urée basse < 35%** (utile en cas de traitement diurétique) - **Inversion du rapport Na/K urinaire** (par hyper-aldostéronisme secondaire)
Insuffisance rénale aiguë	**IRA organique**			= Probable si IRA sur obstacle et IRA fonctionnelle éliminées, le plus souvent par NTA
Insuffisance rénale aiguë	**IRA organique**	**Nécrose tubulaire aiguë (80% des cas)**		- **Absence d'HTA** - **Etat de choc** : hémorragique, septique, cardiogénique, hémolytique - **Toxique** : **antibiotique** (aminoside...), **produit de contraste iodé...** - **Rhabdomyolyse** : traumatique (compression de membre...) ou non (infection virale, statine, fibrates, effort intense) - **Obstruction intra-tubulaire** : **hyperuricémie aiguë** (syndrome de lyse tumorale), **médicament (indavinir, sulfamide)**
Insuffisance rénale aiguë	**IRA organique**	**Nécrose tubulaire aiguë (80% des cas)**	Bio	- Ionogramme urinaire en faveur d'une IR organique - **Protéinurie** absente ou de faible abondance **< 1 g/j**, à < 50% d'albumine - **Sédiment urinaire normal** : sans hématurie, sans leucocyturie
Insuffisance rénale aiguë	**IRA organique**	**Glomérulo-néphrite (5% des cas)**		- **Glomérulonéphrite aiguë post-infectieuse** - **Glomérulonéphrite rapidement progressive** - **Glomérulonéphrite membrano-proliférative**
Insuffisance rénale aiguë	**IRA organique**	**Glomérulo-néphrite (5% des cas)**	Bio	- **Protéinurie glomérulaire** (> 50% d'albumine), souvent de forte abondance, voire **syndrome néphrotique** - **Hématurie** macroscopique ou microscopique - **HTA ±**

Insuffisance rénale aiguë	**IRA organique**	**Néphrite tubulo-interstitielle aiguë (5% des cas)**		- **Pyélonéphrite aiguë** - **Allergie médicamenteuse : pénicilline (M ++, A), sulfamide, AINS** - **Infiltrat tumoral de lymphome**
			Bio	- **Allergique** : signes allergiques, hyperéosinophilie, **éosinophilurie pathognomique** - **Leucocyturie aseptique** ou avec **infection urinaire** - **Hématurie macroscopique** - **Protéinurie tubulaire**
		Néphropathie vasculaire aiguë (10% des cas)		- **HTA maligne** : HTA ancienne négligée, encéphalopathie, insuffisance cardiaque - **Syndrome hémolytique et urémique** : anémie hémolytique, thrombopénie, post-diarrhée infectieuse - **Emboles de cristaux de cholestérol** après cathétérisme aortique sus-rénal (coronarographie) ou traitement fibrinolytique ou anticoagulant chez un patient athéromateux : orteils « pourpres », livedo - **Périartérite noueuse** (rare) : HTA, signes généraux, multinévrite - **Thrombose de l'artère rénale** (rare) : HTA, hématurie
Insuffisance rénale chronique	= Irréversible, présente **depuis > 3 mois** = A TOUJOURS TRAITER AU MOINS DE MANIERE SYMPTOMATIQUE (néphroprotection ++)			
	Int			- Antécédents familiaux de néphropathie, antécédents personnels de diabète, HTA, infections urinaires hautes récidivantes, uropathie, maladie athéromateuse, lithiase, maladie systémique, goutte - Prise de médicament : **AINS, antalgiques, lithium, anticalcineurine** (ciclosporine, tacrolimus), **sels d'or, D-pénicillamine, chimiothérapie, antiviraux…** - Exposition à des toxiques professionnels : **plomb, cadmium**
	C			- HTA, souffle vasculaire sur les axes artériels, disparition de pouls périphériques - Œdèmes - Reins palpables, obstacle urologique (globe vésical, touchers pelviens) - Signes extra-rénaux de maladie génétique ou systémique : cutanée, articulaire, oculaire, auditif… - **BU** : hématurie, protéinurie, leucocyturie, nitrites
	Bio			- Sanguin : **électrophorèse des protéines sanguines, glycémie à jeun, uricémie, ionogramme sanguin** - Urinaire : **protéinurie/24h, cytologie urinaire quantitative.**
	PC			- **Echographie rénale** : taille des reins, recherche d'asymétrie, de contours bosselés, de gros reins polykystiques, de néphrocalcinose, de calculs, d'hydronéphrose ou de kystes ou tumeur - **Echographie vésicale :** recherche de pathologie du bas appareil ou de résidu post-mictionnel
	Orientation	**Néphropathie glomérulaire**		- HTA, œdèmes - Protéinurie de débit variable (parfois néphrotique) et/ou > 50% d'albumine - Hématurie et/ou cylindres hématiques - Reins **symétriques, contours réguliers** - Atrophie rénale **harmonieuse** à un stade évolué
		Néphropathie tubulo-interstitielle		- Atcds d'infections urinaires récidivantes, uropathie, goutte, maladie métabolique - HTA absente, ou modérée et tardive - Protéinurie de faible débit (souvent < 1 g/24h) et/ou < 50% d'albumine - **Leucocyturie** sans germes, cylindres leucocytaires - Atrophie rénale **asymétrique, contours bosselés**
		Atteinte vasculaire parenchymateuse		- FdRCV, HTA ancienne - Protéinurie faible - Reins de taille **symétrique**
		Atteinte réno-vasculaire		- HTA sévère résistant à une bithérapie synergique, OAP flash - Protéinurie faible - Alcalose hypokaliémique - Reins de taille **asymétrique** (↘ du côté de la sténose)

ITEM 256 : PROTEINURIE – SYNDROME NEPHROTIQUE

PROTEINURIE

Physiopathologie

Protéinurie physiologique = 100 à 150 mg/j (< 0,2 g/jour) pour 10 à 15 kg/j de protéines passant par le système rénal
- **30%** d'albumine et **70%** de protéines de bas poids moléculaire
- **Paroi du capillaire glomérulaire** : s'oppose à la filtration de la majorité des protéines (notamment de l'albumine)
- **Tubule proximale** : réabsorption de la grande majorité des protéines filtrées en raison de leur faible poids moléculaire
- **60%** proviennent d'une **filtration des protéines du plasma** : **protéines de bas poids moléculaires** < 70 kDa principalement = **lysozyme, β2-microglobuline, chaînes légères κ et λ**, avec **albumine** en faibles quantités
- **40%** proviennent de la **sécrétion tubulaire d'uromoduline** (**protéine de Tamm-Horsfall**) **ou de l'urothélium** (**urokinase**)

Analyse quantitative

Bandelette urinaire

= Méthode semi-quantitative = technique de dépistage : détecte la présence d'albumine > **50-100** mg/L
- Détecte seulement l'albumine (et non les chaînes légères d'Ig ni les protéines de bas PM)
- Faux positif : urines alcalines (pH > 9), bandelettes mal conservées, contamination par un désinfectant
  . Résultat normal ou non significatif : **aucune**, **traces** ou **1+** (< 0,3 g/L)
  . Résultat anormal, à confirmer par un dosage pondéral : **2+** (≈ 1 g/L) ou **3+** (≈ 3 g/L)

Dosage pondéral de protéinurie

- **Protéinurie des 24h** (en g/24h) : N < **0,2 g/j**, valeur anormale si > **0,3 g/j**
- **Rapport protéinurie/créatininurie** sur **échantillon urinaire** (préférentiellement sur urines du matin) : avec 1 g de créatininurie ≈ 10 mmol de créatininurie ≈ excrétion urinaire sur 24h
- Gêné par une **hématurie macroscopique** (= **1 à 2 g/j** de protéinurie) ou une **pyurie**
- Le débit de protéinurie diminue souvent quand le DFG est < 50 mL/min

Seuil	mg/24h	mg/mmol de créatininurie	mg/g de créatininurie
Albuminurie normale	< 30	< 3	< 30
Microalbuminurie	**30 à 300**	3 à 30	30 à 300
Albuminurie	**> 300**	> 30	> 300
Protéinurie	**> 300**	> 30	> 300

Analyse qualitative

Électrophorèse des protéines urinaires = Étude qualitative

- **Protéinurie glomérulaire sélective** = protéines de PM ≥ 69 kDa avec **albumine > 80%** : généralement néphropathie glomérulaire sans lésion décelable au microscopique (lésions glomérulaires minimes)
- **Protéinurie glomérulaire non sélective** = toutes les classes de globulines du sérum avec un taux **d'albumine compris entre 50 et 80%.**
- **Protéinurie tubulaire** (trouble de réabsorption tubulaire proximale) = protéinurie < 1 g/j avec ↗ lysozyme, β2-microglobuline et chaînes légères d'Ig et ↘ **albumine < 10-20%** : isolée (rarement) dans un **syndrome de Fanconi** ou **autre tubulopathie** ou une **néphropathie tubulo-interstitielle**, ou accompagnée (masquée) par une protéinurie glomérulaire
- Protéinurie de surcharge :
  . Taux élevé de production de protéines physiologiques : **chaînes légères κ et λ** → dysglobulinémie (Myélome, amylose, MGUS)
  . Libération de protéines absentes à l'état normal: **hémoglobine, myoglobine**

Micro-albuminurie

= Dosage radio-immunologique : pathologique si excrétion urinaire d'albumine de 30 à 300 mg/j (ou 30 à 300 mg/g de créatininurie ou > 20 à 200 mg/L ou albumine/créatininurie = 3 à 30 mg/mmol)
- **Spécifique** d'une atteinte glomérulaire chez le diabétique ++
- Diabétique (surtout type 1) : marqueur de **glomérulopathie diabétique débutante**, mesuré 1/an
- Dans la population générale : **marqueur indépendant de risque cardiovasculaire élevé, notamment en cas d'hypertension. Elle témoigne d'une dysfonction endothéliale**

Situation clinique

Protéinurie intermittente ou transitoire

= Protéinurie < 1 g/24h, asymptomatique, transitoire
- **Protéinurie orthostatique** (en **période pubertaire** (12-16 ans), longiligne, disparaît < 20 ans) : **bénigne**, disparition de la protéinurie en clinostatisme (après 2h de décubitus dorsal ou la nuit) -> Aucun examen complémentaire n'est préconisé une fois que le diagnostic est confirmé.
- **Protéinurie d'effort** : au décours d'un exercice physique intense et prolongé.
- Si pathologies : **fièvre élevée, infection urinaire, insuffisance ventriculaire droite, polyglobulie**

Protéinurie permanente

Bilan étiologique : **Antécédents, PA, sédiment urinaire/ECBU, créatininémie, glycémie, iono sang, échographie rénale**

+ **Immunoélectrophorèse sérique et urinaire** > 45 ans (recherche de gammapathie)
± **PRB** selon orientation

- **Protéinurie abondante > 3 g/24h ± syndrome néphrotique = glomérulaire : sélective** (lésion glomérulaire minime ou néphrose lipoïdique) ou **non sélective** (lésion visible en MO).
- Le débit de la protéinurie diminue quand le DFG devient inférieur à 50 ml/min
- **Protéinurie abondante sans syndrome néphrotique** : **protéinurie à chaîne légère d'Ig** ou **néphropathie glomérulaire d'installation très récente**
- **Protéinurie moins abondante** : **glomérulaire, tubulaire, interstitielle** ou **vasculaire**

SYNDROME NEPHROTIQUE

- Syndrome néphrotique = définition biologique :
. **Protéinurie > 3 g/24h** chez l'adulte ou **> 50 mg/kg/j** chez l'enfant
. ET **hypoalbuminémie < 30 g/L**
- **Pur** si isolé : sans **hématurie** (microscopique ou macroscopique), ni **hypertension artérielle**, ni **insuffisance rénale organique**
- **Impur** si associée à ≥ 1 des symptômes
Circonstances de découverte : syndrome œdémateux / dépistage à titre systématique (médecine scolaire/ du travail)

Physiopathologie

= Trouble de la perméabilité capillaire glomérulaire multifactoriel :
- **Anomalie de structure** de la membrane basale glomérulaire : **syndrome d'Alport**
- **Perte des charges électronégatives** de la membrane basale glomérulaire : **lésions glomérulaires minimes**
- **Dépôts de protéines dans les glomérules : Glomérulonéphrite extramembraneuse , amylose**
- **Altération des podocytes : hyalinose segmentaire et focale**
- **Altération de l'endothélium : microangiopathie thrombotique**
- **Anomalie des cellules glomérulaires** : prolifération des cellules résidentes, mésangiales, endothéliales ou épithéliales pariétales, infiltration par des cellules circulantes (macrophages, PNN)

Protéinurie

= Essentiellement composée **d'albumine** ou de **protéines de poids moléculaire supérieur** (> 69 kDa)
- Fuite urinaire d'albumine, dépassant les capacités de synthèse hépatique → **hypoalbuminémie**

Œdèmes

- **Rétention sodée** dans les cellules principales du tube collecteur cortical
- **Déséquilibre de répartition du volume extracellulaire** : secteur interstitiel massivement augmenté, avec volume plasmatique normal ou légèrement augmenté, voire parfois diminué
- **Baisse de pression oncotique**, pouvant entraîner une hypovolémie efficace

Diagnostic

C

Syndrome œdémateux

- **Œdèmes mous, blancs, prenant le godet**
- Prédominant:
. En **territoire déclive** : chevilles et jambes en position debout, lombes et dos en décubitus dorsal
. Dans les régions à pression extravasculaire faible : **périorbitaire** (surtout matinal)
- **Hypertension artérielle possible (Dépendant de la cause, et de la présence d'une IRA organique)**
- Plus ou moins progressif selon l'étiologie, parfois avec **oligurie** si installation rapide
- **Prise de poids** : constante, permet de chiffre l'importance de rétention hydrosodée
- L'absence de syndrome œdémateux n'écarte pas le diagnostic, surtout chez les patients suivant un régime sans sel ou traités par diurétiques

TTT

- **Restriction sodée stricte < 2 à 4 g/jour** (soit 34 mEq de sodium)
- **Repos transitoire non strict au lit** (facilite la mobilisation des œdèmes)
- **Diurétique de l'anse** (furosémide ou bumétanide) à posologie croissante en 2-3 prises/j, adapté à la perte de poids (cible = **1 kg/j**), le volume d'urine et la natriurèse/24h
- Association d'autres diurétiques en cas de résistance :
. **Diurétique thiazidique**
. **Amiloride**
- Réponse natriurétique progressive pour éviter une hypovolémie ou une thrombose
- **Perfusion d'albumine :** réservée aux situations d'hypotensions symptomatiques

- **Epanchement séreux transsudatif** possible : **ascite, pleurésie, péricardite**, jusqu'à l'**anasarque**
- **Œdème pulmonaire** : exceptionnel en l'absence d'insuffisance cardiaque
- **Hypovolémie** dans 1/3 des cas : **IRA fonctionnelle**, voire **collapsus**

Bio

Urinaire

- **Protéinurie**, éventuellement détectée par BU, confirmée au laboratoire : permanente, abondante (> 3 g/24h)
- **EPU** : protéinurie sélective ou non
- **Analyse du sédiment urinaire** : recherche d'une **hématurie microscopique** ± de cylindres hématiques
- **Ionogramme urinaire** : ↘ **de natriurèse** (habituellement < 20 mEq/24h), avec **kaliurèse adaptée** aux apports

Sanguine

- **Hypoalbuminémie** < 30 g/L avec **hypoprotidémie** < 60 g/L
- **EPS** :
. ↗ **α2-globuline**, **β-globulines** et **fibrinogène**
. **Hypogammaglobulinémie**
- **EAL** : **hyperlipidémie** fréquente avec **hypercholestérolémie** et **hypertriglycéridémie**
- Associé à l'hypoprotidémie : ↗ **VS, fausse hypocalcémie**
- **Créatininémie** : variable selon la cause du syndrome néphrotique et l'association à une insuffisance rénale organique ou fonctionnelle

DD

= Autres causes d'œdèmes généralisés :
- Rétention sodée : **cirrhose, insuffisance cardiaque, péricardite constrictive**
- Dans de rare cas, l'insuffisance cardiaque droite sévère ou la cirrhose peuvent être associée à une protéinurie
- Autre cause d'hypoprotidémie (mécanisme d'œdème incertain) : **malabsorption, dénutrition…**

Complication aiguë	**Insuffisance rénale**		- **Insuffisance rénale fonctionnelle** (natriurèse < 20 mmol/L) : discrète, banale à la phase initiale - **Nécrose tubulaire aiguë** (parfois avec oligo-anurie) : complication de certains syndromes néphrotiques de l'enfant ou du sujet âgé. Sur hypovolémie sévère et prolongée
		Thrombose uni- ou bilatérale des veines rénales	= Notamment au cours des **GEM** ou de l'**amylose** - **Douleur lombaire, hématurie macroscopique** ± **insuffisance rénale** si bilatérale - Diagnostic à l'imagerie : **doppler, TDM** ou **angio-IRM** - Risque d'**extension à la veine cave inférieure** et d'**embolie pulmonaire**
	Thrombose vasculaire		= Hypercoagulabilité par **perte urinaire de facteurs anticoagulants** (antithrombine III, protéine S et C...) et **synthèse accrue de facteurs pro-coagulants** (protéine C, facteur VIII, fibrinogène...) - **Thrombose vasculaire artérielle** ou **veineuse (le plus souvent)**, concernant tous les territoires - Volontiers à l'installation du syndrome néphrotique, **plus fréquent chez l'adulte** ou en cas de GEM - Cas particuliers : **thrombose d'une ou des 2 veines rénales, thrombose du sinus veineux cérébral**
		TTT curatif	- **HNF ou HBPM** puis relais par **AVK (INR 2-3)**: prolongé tant que le syndrome néphrotique persiste - **Aspirine** + **héparine ou thrombectomie** en cas de thrombose artérielle - Equilibration des AVK compliquée par l'hypoalbuminémie (↗ de la forme libre)
		TTT préventif	- **Eviter l'immobilisation prolongée, bas de contention** - **Eviter la déplétion hydrosodée brutale** (cible d'une perte de < 1 à 2 kg/j chez l'adulte) - Discuter la prescription d'**anticoagulant** en cas d'hypoalbuminémie **profonde < 20 g/L** et **durable**
	Complication infectieuse		= **Fuite d'Immunoglobulines et de complément**, avec modification de l'immunité cellulaire →risque infectieux, notamment à **bactérie encapsulée** (pneumocoque, *Haemophilus*, *Klebsiella*) - **Infection : -** Cutanée : **érysipèle**, **cellulite** (favorisée par un syndrome œdémateux majeur) : point d'entrée : érosions, points de ponction généralement. - **Péritonite primitive** chez l'enfant : douleur abdominale aiguë fébrile, diagnostic posé sur la ponction d'ascite
		TTT	- **Vaccination antipneumococcique** et **antigrippale à discuter** - **Pas d'antibioprophylaxie** - **Contre-indication des vaccins vivants en cas de corticothérapie ou immunosuppresseurs**
	Autres		- **Collapsus** par hypovolémie plasmatique
Complication chronique	**Hyper-lipidémie**		= Généralement de **type mixte IIb** par ↗ de production de lipoprotéines hépatiques (VLDL et LDL) et ↘ de leur catabolisme - **Hypercholestérolémie** parfois très importante (> 10 mmol/L), athérogène (↗ LDLc), directement corrélée à l'importance de la protéinurie → augmente le risque cardiovasculaire
		TTT	= En cas de syndrome néphrotique durable **> 6 mois** et résistant au traitement spécifique (hyalinose segmentaire et focale, glomérulopathie extramembraneuse) - **Statine** : . Posologie progressivement croissante . Sous contrôle des CPK (risque accru de rhabdomyolyse) : à 3 mois ou si symptômes
	HTA		= Très fréquente au cours des glomérulonéphrites chroniques - Objectif : Pression artérielle < 130/80 mmHg - TTT : **IEC** ou **ARA2** en 1ère intention, puis **diurétique thiazidique**
	Insuffisance rénale chronique		= Risque selon le type de glomérulopathie, l'effet néphrotoxique direct sur l'épithélium tubulaire d'une protéinurie prolongée (favorise la **fibrose** interstitielle) et l'hypertension artérielle non contrôlée
		TTT	= Néphroprotecteur non spécifique : objectifs = PA < 130/80 mmHg et protéinurie < 0,5 g/24h - **Régime contrôlé en sel** < 6 g/jour - **Bloqueur du SRA** = **IEC** ou **ARA2** : à introduire après la phase aiguë, uniquement en cas de syndrome néphrotique durable (ne répondant pas rapidement à un traitement)
	Dénutrition		= Dénutrition par **fuite protidique** et **carence azotée** : fréquente, aggravé par la corticothérapie - **Atrophie musculaire** : souvent observée à la disparition des œdèmes - **Ostéoporose** - Chez l'enfant : **retard de croissance** (principalement imputable à la corticothérapie)
		TTT	- **Régime normo-protidique** suffisant = **1 à 1,5 g/kg/j** - Lors du pic pubertaire : discuter la substitution des corticoïdes par immunosuppresseur
	Autres anomalies métaboliques		- Augmentation de la fraction libre plasmatique des médicaments liés à l'albumine (**AVK, AINS, statines**) : risque de **surdosage** et **d'effet toxique** - ↘ Métaux éléments : **carence en fer**, en **cuivre**, en **zinc** - ↘ Protéines porteuses : - . **Céruléoplasmine, transferrine** . ***Vitamine D binding protein* : carence en vitamine D** . ***Thyroxin binding globulin* : hypothyroïdie**

Bilan étiologique	C			- Début : . **Brutal** (quelques heures/jours) : **lésions glomérulaires minimes, glomérulonéphrite proliférative** . **Progressif** (sur plusieurs semaines) = dépôts sans prolifération cellulaire : **diabète, glomérulonéphrite extramembraneuse, amylose** - **Episodes allergique** précédant le syndrome : fréquent dans les néphroses idiopathiques - **Episodes infectieux** : . > 3 semaines : **glomérulonéphrite aiguë post-infectieuse** . Contemporain : **maladie de Berger** - Antécédents personnels : diabète, drépanocytose, surdité, VHB, VHC, contage VIH, fièvre méditerranéenne familiale - Antécédents familiaux de néphropathie: syndrome d'Alport, protéinurie/syndrome néphrotique familial - Usage antérieur de médicaments : **AINS, sels d'or, D-pénicillamine, lithium, anti-VEGF**
	Bio			- Bilan systématique : **glycémie à jeun, fractions C3 et C4 du complément, AAN, sérologie VHB et VHC** + Chez le sujet > 45 ans : **immunoélectrophorèse sanguin et urinaire**
	PC			**- Echographie rénale** : recherche d'uropathie malformative
		Ponction-biopsie rénale		= Indication systématique, sauf si : - **Enfant** de 1 à 10 ans, syndrome néphrotique pur, sans signes extra-rénaux : **syndrome néphrotique à lésions glomérulaires minimes** par argument de fréquence - **Diabétique** avec rétinopathie diabétique et syndrome néphrotique pur, sans hématurie **glomérulopathie diabétique** par argument de fréquence - **Suspicion d'amylose** confirmée à la BGSA - **Glomérulopathie héréditaire** déjà identifié dans la famille, seulement si aucun traitement spécifique n'est à proposer - A discuter en cas de dangerosité de la biopsie : rein unique, trouble de l'hémostase... - **Syndrome néphrotique impur** : PBR systématique
Etiologie	**Glomérulo-néphrite primitive**	Syndrome néphrotique pur		- Syndrome néphrotique idiopathique (ou primitif) . **Lésions glomérulaires minimes = néphrose** : cause majoritaire chez l'enfant . **Hyalinose segmentaire et focale** - **Glomérulopathie extramembraneuse primitive** : cause majoritaire chez l'adulte
		Syndrome néphrotique impur		- **Glomérulonéphrite membrano-proliférative** - **Néphropathie à IgA** - **Glomérulonéphrite extra-membraneuse** - **Glomérulonéphrite endocapillaire ou endo-extra-capillaire**
	Syndrome néphrotique secondaire	Syndrome néphrotique pur		- **Diabète** - **Amylose AL** primitive ou au cours d'un myélome - **Amylose AA** secondaire à une maladie inflammatoire chronique
		Syndrome néphrotique impur	Maladie systémique	- **Diabète** - **Lupus érythémateux disséminé** - **Vascularite nécrosante** (rare) - **Purpura rhumatoïde** - **Cryoglobulinémie**
			Infection	- **Infection VHB** ou **VHC** - **Infection VIH** - **Glomérulonéphrite aiguë post-infectieuse : streptocoque, pneumocoque** - **Infection d'un shunt atrio-ventriculaire** - Autres : **paludisme, syphilis, bilharziose**
			Cancer	- Tumeur solide : **cancer bronchique...** - Hémopathie : **myélome multiple, lymphome non hodgkinien** - **Gammapathie monoclonale isolée** - **Cryoglobulinémie**
			Médicament	- **AINS** - **Lithium** - **Anti-VEGF** - **D-pénicillamine**
			Autres	- **Pré-éclampsie**

ITEM 257 : HÉMATURIE NÉPHROLOGIQUE

Physiopathologie

Hématurie urologique : lésion anatomique mettant en **communication des vaisseaux sanguins** et un conduit urinaire (du fond du calice jusqu'à l'urètre prostatique)

Hématurie d'origine rénale : le plus souvent par **maladie glomérulaire**

- Anomalie congénitale de la composition de la membrane basale : syndrome **d'Alport**
- Lésion acquise de la membrane basale = foyers de nécrose et de prolifération glomérulaire : syndrome de glomérulonéphrite rapidement progressive ou subaiguë maligne
- **Glomérulonéphrite mésangiale à dépôts d'IgA (maladie de Berger)** : cause inconnue (passage des hématies sans perméabilité anormale aux protéines)

. Les hématuries macroscopiques d'origine glomérulaire sont émises **sans caillots et sans brûlures mictionnelles, sans douleurs** contrairement aux hématuries d'origine urologique, par mise en jeu de systèmes fibrinolytiques dans la lumière tubulaire

. La présence d'une hématurie lors d'une maladie **glomérulaire** est généralement = **signe de gravité** : lésion glomérulaire proliférative et/ou nécrosante

Diagnostic positif

Circonstances de découverte	- **Hématurie macroscopique** rapportée à l'interrogatoire - **Hématurie microscopique** : **BU** (en dehors d'une période menstruelle, sur urines du matin, fraîches, après toilette génitale), confirmé par une **cytologie urinaire quantitative**
Examen cytologique quantitatif urinaire	- Diagnostic positif : présence de **≥ 10 hématies/mm^3 (= 10 000/mL)**. - **Cylindres hématiques** : rarement mis en évidence, spécifique d'une origine glomérulaire - **Déformation des hématies** : oriente vers une origine glomérulaire - Elimine une fausse hématurie : **hémoglobinurie, myoglobinurie, porphyrie, prise médicamenteuse** (**métronidazole, rifampicine** érythromycine, métronidazole, AINS, vitamine B12, laxatifs avec phénolphtaléine, antiseptiques (Povidone iodine ou eau de Javel), consommation de **betteraves : urines rouges sans globules rouges** - *Le compte d'Addis ne doit plus être pratiqué*

Etiologie

	Cause fréquente	Cause rare
Affection urologique	- **Infection urinaire** : cystite hématurique - **Tumeur vésicale** bénigne ou maligne - **Cancer rénal** - **Lithiase rénale** (rarement vésicale) - **Cancer prostatique** - **Prostatite aiguë** - **Traumatisme du rein ou des voies urinaires**	- **Polykystose rénale** (hémorragie intrakystique) - **Nécrose papillaire** 2^{ndr} à une néphropathie aux analgésiques, diabète ou drépanocytose - **Tumeur bénigne du rein** (angiomyolipome) - **Tuberculose rénale** - **Tumeur de la voie excrétrice supérieure** - **Exercice physique** très important - **Infarctus rénal** - **Malformation vasculaire** - **Bilharziose** - Traitement anti-coagulant
Affection rénale	- Le plus souvent **glomérulaire** : **glomérulonéphrite à dépôts mésangiaux d'IgA (maladie de Berger)**, **glomérulonéphrite aiguë post-infectieuse, glomérulonéphrite membrano-proliférative, glomérulonéphrite extracapillaire, syndrome d'Alport** - Parfois par **néphropathie interstitielle aiguë** : hématies non déformées - Rarement néphropathies vasculaires aiguës : MAT (SHU), infarctus rénal	

Bilan étiologique

- Hématurie macroscopique : - **Hématurie initiale** : souvent cervicoprostatique
  - **Hématurie terminale** : souvent vésicale
  - **Hématurie totale** : origine urologique abondante ou néphrologique
- Recherche de signes en faveur d'une **origine urologique** : émissions de caillots, douleur lombaire, fièvre, SFU
- Recherche de signes en faveur d'une **origine néphrologique** : HTA, œdème, protéinurie des 24h, DFG.
- **Echographie rénale ± vésicale** si > 50 ans ou FdR de polype vésical
- Suspicion de néphropathie glomérulaire (maladie de Berger, GNRP) : discuter la **PBR**

En faveur d'une origine néphrologique	- **Cytologie en contraste de phase** : présence de **cylindres** ou **d'hématies déformées** - **Protéinurie** > 0,5 g/24h (mesurée après la fin de l'épisode d'hématurie macroscopique) - ↘ **DFG** ou ↗ **créatininémie** → 2 pathologies avec hématurie macroscopique : M. de Berger, GNRP avec prolifération extracapillaire → Les 2 pathologies les plus fréquentes : M. de Berger, maladies des membranes fines. - Absence d'anomalie échographique • **Biopsie rénale** : - Impérative en urgence en cas de suspicion de GNRP (altération récente du DFG) - Sans urgence en cas de suspicion de maladie de Berger = valeur pronostique
Hématurie isolée	- Recherche en 1er lieu une **tumeur urothéliale**, surtout > 50 ans ou si FdR (tabagisme, origine africaine (bilharziose), exposition toxique (aniline, colorants), néphrite interstitielle chronique toxique ou médicamenteuse) : **cytologie urinaire, cystoscopie, uroscanner, urographie intra-veineuse** - Si bilan négatif = hypothèse diagnostique de **néphropathie glomérulaire** la plus vraisemblable : **surveillance annuelle** clinique (PA) et biologique (protéinurie/24h, cytologie urinaire, créatinine) - **Biopsie rénale** indiquée en cas de modification des paramètres urinaires ou sanguins (aggravation)

ITEM 265 : ANOMALIE DU BILAN HYDROSODÉ

Eau = **60%** du poids corporel :
- 2/3 = **40%** dans le **secteur intracellulaire**
- 1/3 = **20%** dans le **secteur extracellulaire** : **secteur interstitiel** (15%) et **secteur vasculaire** (5%)

Teneur en eau : plus faible chez la femme, diminue avec l'âge

Physiologie

La quantité d'eau dans un secteur est étroitement liée à la concentration des solutés le composant, et ne diffusant pas librement dans le secteur adjacent = osmoles : exprimé en **osmolaRité** (/L de plasma) ou en **osmolaLité** (/kg d'eau)
- L'osmolalité : vrai reflet de la force motrice physique qui régit les mouvements d'eau à travers la membrane cellulaire
- A l'état d'équilibre : l'osmolalité est identique entre le compartiment intracellulaire et extracellulaire = **285 mOsmol/kg**
- Estimation de l'**osmolalité plasmatique efficace** (= **tonicité**) : **Posm = [Na] x 2 + glycémie (en mmol/L)**
- L'urée n'est pas prise en compte : passage libre à travers les membranes % n'entraîne pas de mouvement d'eau

Trouble de l'hydratation intracellulaire	= Conséquence d'un **bilan hydrique** non nul : positif si hyperhydratation, négatif si déshydratation - S'accompagne obligatoirement d'une **modification de l'osmolalité** : hypo-osmolalité dans l'hyperhydratation et hyper-osmolalité dans la déshydratation - Isolé ou associé à un trouble de l'hydratation extracellulaire
Trouble de l'hydratation extracellulaire	= Conséquence d'un **bilan sodé** non nul : positif si hyperhydratation, négatif si déshydratation - Au sein du secteur extracellulaire : les mouvements d'eau sont régis par les différences de pression hydrostatique et oncotique (pouvoir osmotique des protéines)

HYPERHYDRATATION EXTRACELLULAIRE

Hyperhydratation extracellulaire =) volume du compartiment extracellulaire, en particulier du secteur interstitiel
- Hyperhydratation cellulaire pure : rétention iso-osmotique de sodium et d'eau % **bilan sodé positif**

Physiologie

- **Diminution de la pression oncotique intra-capillaire** : avec + du volume plasmatique, à l'origine d'une **hypovolémie efficace**, responsable d'un hyperaldostéronisme 2[ndr] aggravant la rétention hydrosodée
- Par **hypoprotidémie sévère** : insuffisance hépato-cellulaire, dénutrition, syndrome néphrotique, entéropathie
- **Augmentation de la pression hydrostatique intra-capillaire** : avec) du volume plasmatique (hypervolémie) par **insuffisance cardiaque** ou **rétention sodée rénale primitive**
- Combinaison des 2 mécanismes :
. **Insuffisance cardiaque congestive** : hypovolémie efficace % rétention sodée
. **Cirrhose** : obstacle veineux post-sinusoïdal, **vasodilatation splanchnique** (à l'origine d'une hypovolémie efficace) et hypoalbuminémie

Diagnostic

C	- **Prise de poids** - Surcharge du secteur interstitiel : - **Œdèmes généralisés** : déclives, blancs, mous, indolores, prenant le godet - **Epanchement des séreuses = anasarque** : péricardique, pleural, ascite N.B : Les œdèmes apparaissent pour une **augmentation du volume interstitiel > 10% (+1 à 2 kg** chez l'adulte) - Surcharge du secteur vasculaire : **HTA**, avec risque **d'OAP** si constitution rapide
Bio	- **Hémodilution** par surcharge vasculaire (inconstante) : **hypoprotidémie, + hématocrite, fausse anémie** - Aucun signe biologique ne reflète le volume du **secteur interstitiel**
Principales causes	- **Insuffisance cardiaque** - **Cirrhose ascitique** - **Syndrome néphrotique**
Autres causes	- Maladie primitive rénale : - **Glomérulonéphrite aiguë** - **Insuffisance rénale** : si les apports sodés dépassent la capacité d'excrétion - Hypoprotidémie : **dénutrition, entéropathie exsudative** - Vasodilatation périphérique excessive : - **Fistule artério-veineuse** - **Grossesse** - **Maladie de Paget** - **Traitement vasodilatateur**

TTT

= Induction d'un bilan sodé négatif

Mesures associées	- **Régime alimentaire désodé < 2 g/jour** (efficacité lente) - Associé à une **réduction modérée des apports hydriques** - **Repos au lit** en cas de syndrome œdémateux important (+ l'hyperaldostéronisme)
Diurétique d'action rapide	- **Diurétique de l'anse** en 1ère intention : action rapide (1 à 4 minutes IV, 30 minutes *per os*), proportionnelle à la dose utilisée, plus prolongée en cas d'IR. Effet durable (6h) - **Diurétique thiazidique** : moins puissant, durée d'action plus longue - **Diurétique épargneur de potassium** (amiloride, anti-aldostérone) : en association en cas d'œdème résistant aux diurétiques de l'anse à forte dose

DESHYDRATATION EXTRACELLULAIRE

Déshydratation extracellulaire =+ du volume du compartiment extracellulaire aux dépens des 2 secteurs vasculaire et interstitiel : due à une perte de sodium % **bilan sodé négatif**

- Pour maintenir une natrémie constante, toute perte de 140 mmol de Na s'accompagne d'une perte d'1L d'eau plasmatique
- Si la déshydratation extracellulaire est pure (perte sodée iso-osmotique), l'osmolalité extracellulaire reste normale et le volume du secteur intracellulaire est inchangé

Diagnostic

C

- **Perte de poids** (parallèle à l'importance de la déshydratation)
- **Pli cutané** *(en défaut chez les enfants et les obèses, en excès chez les patients âgés dénutris)*
- **Hypotension artérielle** orthostatique, puis de décubitus, avec **tachycardie** compensatrice réflexe
- **Aplatissement des veines superficielles**
- **Baisse de la pression veineuse centrale**
- **Oligurie** avec **concentration des urines** (en cas de réponse rénale adaptée : perte sodée extrarénale)
- **Sécheresse de la peau**, surtout marquée au niveau des aisselles
- **Soif :** fréquente, <u>moins</u> marquée que dans la déshydratation intracellulaire
- **Choc hypovolémique** lorsque les pertes liquidiennes sont **> 30%**

Bio

- Aucun marqueur biologique ne permet d'apprécier directement une diminution du volume interstitiel
- **Hémoconcentration** : -) #**Protidémie > 75 g/L**
  -) #**Hématocrite > 50%** (sauf situation d'hémorragie)
- Calcul du **déficit extracellulaire** (en L) = 20% x poids x (hématocrite/0,45 – 1)
- Réponse rénale de conservation du Na (si perte extrarénale de Na) : **natriurèse effondrée** < 20 mmol/24h
- Conséquences de l'hypovolémie : **IRA fonctionnelle, hyperuricémie, alcalose métabolique de concentration**

Bilan étiologique

Pertes sodées extrarénales	Pertes sodées rénales
Oligurie : diurèse < 400 mL/24h	**Diurèse normale** ou **augmentée >1L/J**
Natriurèse effondrée < 20 mmol/L	**Natriurèse élevée** > 20 mmol/L
Rapport Na/K urinaire < 1 (activation du SRA)	**Rapport Na/K urinaire > 1**
Urines concentrées :	**Urines non concentrées** :
- Urée U/P > **10**	- Urée U/P < **10**
- Créatinine U/P > **30**	- Créatinine U/P < **20**
- Osmolalité U > **500**	

C

Pertes extra-rénales *(Na+ u < 20mmol)*	**Digestive**	- **Vomissements prolongés** - **Diarrhées profuses** - **Aspiration digestive non compensée** - **Fistules digestives** - **Abus de laxatifs**
	Cutanée	- Sudation importante : **fièvre prolongée, exercice physique intense** - Exsudation cutanée : **brûlure étendue, dermatose bulleuse diffuse** - Anomalie qualitative de la sueur : **mucoviscidose**
Pertes rénales *(Na+ u > 20mmol)*	Maladie rénale intrinsèque	- **Néphropathie interstitielle** avec perte de sel obligatoire : **néphrite interstitielle chronique, néphronophtise…** - **IRC sévère** avec **régime désodé** - **Syndrome de levée d'obstacle**
	Anomalie fonctionnelle (défaut de réabsorption)	- **Polyurie osmotique** : **diabète sucré décompensé, perfusion de mannitol** - **Hypercalcémie** - **Diurétiques** - **Insuffisance surrénale aiguë**
3ème secteur		= Compartiment liquidien formé souvent brutalement aux dépens du compartiment extracellulaire, non équilibré avec lui : - **Péritonite** - **Occlusions intestinales** - **Pancréatite aiguë** - **Rhabdomyolyse traumatique**

TT

- Hypovolémie sévère avec collapsus hémodynamique : **soluté de remplissage** (colloïde) ± **transfusion** si hémorragie
- Augmentation rapide du volume plasmatique, sans correction du déficit sodé
- **Apport de NaCl** :
  - Par voie orale :) #**ation de sel ± gélules de NaCl**
  - Par voie IV : **soluté salé à 9 g/L de NaCl isotonique** au plasma
  - **Bicarbonate de sodium isotonique** (HCO3Na à **14‰**) en cas d'acidose associée
- Quantité : perte de **1 kg de poids corporel = 1L de soluté NaCl 9 g/L**
- Vitesse : **1 à 2L** ou **50%** du déficit dans les **6h**, adapté à la fonction cardiaque, avec surveillance des constantes.

Prévention

- Utilisation prudente des diurétiques chez les sujets âgés
- Maintien d'un régime normosodé en cas de néphropathie interstitielle chronique et au cours de l'insuffisance surrénale chronique substituée (en l'absence d'insuffisance cardiaque)

DESHYDRATATION INTRACELLULAIRE = HYPERNATREMIE

Déshydratation intracellulaire = mouvement d'eau des cellules vers le secteur extracellulaire secondaire à une hyperosmolalité plasmatique efficace (> 300 mOsm/kg), due à une perte d'eau libre % **bilan hydrique négatif**

Physiologie

Régulation du bilan hydrique :
- Entrées : eau de boisson et des aliments, production d'eau par oxydation intracellulaire % régulées par la **soif**
- Sorties : rénales, cutanées, respiratoires et digestives % régulées par le **rein**, sous l'action de l'**ADH**

ADH

= **Hormone antidiurétique** : hormone polypeptidique sécrétée par les noyaux para-ventriculaires et supra- optiques de l'**hypothalamus**, puis transportée jusqu'à la **partie postérieure de l'hypophyse**
- Stimulé par : -) **Osmolalité plasmatique** (de l'ordre de 1%) : **osmorécepteurs** du 3e ventricule cérébral
  - + **Volume plasmatique** (de l'ordre de 10-15%) : **barorécepteurs** carotidiens et aortiques
- L'ADH se fixe sur ses récepteurs spécifiques V2 sur les cellules principales du canal collecteur à leur pôle basal % expression à la membrane apicale d'**aquaporines 2** entraînant des **variations de la perméabilité du canal collecteur**, et donc de l'osmolalité urinaire
- La réabsorption d'eau nécessite un gradient osmolaire cortico-papillaire (entre le tubule et l'interstitium)

Diagnostic

C

- **Soif +++**, parfois intense
- **Perte de poids**
- **Sécheresse des muqueuses**, notamment de la face interne des joues
- **Troubles neurologiques** (<u>non spécifiques</u>, peu évocateurs) = selon la sévérité et la rapidité d'installation : asthénie, troubles du comportement, somnolence, syndrome pyramidal, fièvre d'origine centrale, crise convulsive, coma, **hémorragie cérébrale ou méningée, hématome sous-dural, thrombose veineuse cérébrale**
- **Syndrome polyuro-polydipsique** en cas de cause rénale
- Une hypernatrémie ne peut se développer qu'en cas d'absence d'accès à l'eau (rare ++ : patients grabataire, enfants, troubles de la soif, patients psy...)

Bio

- **Hypernatrémie > 145 mmol/L**
- **Osmolalité plasmatique élevée > 300 mOsmol/kg d'eau**

Posm = (Na x 2) + glycémie (mmol/L) = 285 ± 5 mOsm/l

Déficit en eau = 60% x poids x (natrémie/140 – 1)

Diagnostic étiologique

En cas d'hyper-natrémie

Selon l'état du compartiment extracellulaire : évaluation clinique
- **Déshydratation globale** (déficit hydrique > déficit sodé) : mesure de la **natriurèse**
- **Déshydratation intracellulaire isolée** (déficit hydrique sans perte sodée) : mesure de la **diurèse**
- **Déshydratation intracellulaire** avec **hyperhydratation extracellulaire** (excès de sodium > excès d'eau) : **cause iatrogène** (soluté salé hypertonique notamment) ou **hyperaldostéronisme**

En cas de SPUPD

- Eliminer une **polyurie osmotique** par **diabète sucré** ou **mannitol** : osmolalité urinaire > 300 mOsmol/kg avec trou osmolaire urinaire (différence osmolalité calculée et mesurée)

Test de restriction hydrique

= Pendant **12 à 18h**, en milieu médical : stimulation de l'ADH endogène
- Surveillance : poids, diurèse, natrémie, osmolalité plasmatique et urinaire
- Arrêt : - Osmolarité urinaire en plateau
  - Osmolalité plasmatique = 320 mosm/kg (stimulation maximale de l'ADH)
- Résultat : **osmolalité urinaire non modifiée < 700** en cas de diabète insipide

Injection de ddAVP

= **Minirin® = ADH exogène** : si test de restriction anormal
- Diabète insipide **néphrogénique** : osmolalité urinaire non modifiée (<700)
- Diabète insipide **central** : augmentation de l'osmolalité urinaire

Etiologie

Avec hyper-natrémie – Perte d'eau non compensée

Perte extra-rénale

= Réponse rénale adaptée (urines concentrées, sans polyurie)
- Cutanée **: coup de chaleur, brûlure**
- Respiratoire **: polypnée, hyperventilation prolongée, hyperthermie**
- Digestive **: diarrhée osmotique**

Perte rénale

- Polyurie osmotique : **diabète, mannitol**
- Polyurie hypotonique (U/P osm ≤ 1) : **diabète insipide**

Diabète insipide central

= Absence complète ou partielle de sécrétion d'ADH : polyurie, généralement compensée par une polydipsie % hypernatrémie seulement si accès à l'eau non possible
- **Traumatisme hypophysaire**
- **Post-chirurgical** : **chirurgie d'adénome hypophysaire**
- **Ischémique**
- Néoplasique : **pinéalome, métastase, craniopharyngiome**
- Granulome hypophysaire : **sarcoïdose, histiocytose**
- Infection : **encéphalite**, **méningite**
- **Idiopathique**

Etiologie	Avec hyper-natrémie	Perte d'eau non compensée	Perte rénale	**Diabète insipide néphro-génique**	= Réponse rénale à l'ADH diminuée ou abolie : osmolalité urinaire basse, non modifiée par l'administration d'ADH - Médicament : **lithium, déméclocycline, amphotéricine B** - **Néphropathie interstitielle : amylose, Sjögren, néphrocalcinose** - Altération du gradient cortico-papillaire : **syndrome de levée d'obstacle, traitement diurétique** - Métabolique : **hypercalcémie, hypokaliémie** - **Héréditaire** (mutation du récepteur de l'ADH) : lié à l'X dans 90% des cas, récessif dans 10% des cas
		Apport massif de sodium			= Particulièrement chez l'enfant - Utilisation de **soluté bicarbonaté hypertonique** après réanimation d'un ACR - Utilisation d'un **bain de dialyse trop riche en sodium**
		Déficit d'apport d'eau			- Anomalie hypothalamique : **hypodipsie primitive** - Absence d'accès libre à l'eau : **nourrisson, vieillard, coma** - **Conditions climatiques : zone désertique...**
	Sans hyper-natrémie : polyurie osmotique				= Présence anormale d'un soluté autre que le sodium, de bas poids moléculaire, osmotiquement actif, responsable d'un **trou osmotique** (osmolalité mesurée ≠ osmolalité calculée) : 1/ Contexte particulier : - Mannitol - Ethylène glycol - Hyperglycémie : coma hyperosmolaire 2/ **Osm U > 300 mOsm/kg** + **Trou osmolaire** en calculant le TA urinaire - Lorsque le soluté diffuse librement dans les cellules (**urée**, **éthanol**), il est osmotiquement inactif
TTT	Administration d'eau : - **Eau pure** par voie orale - **Soluté glucosé G5% ou 2,5%** par voie IV - **Soluté de NaCl hypo-osmotique 4,5 ‰** - En cas de **déshydratation globale** : privilégier la correction de l'hypovolémie par **soluté de NaCl isotonique à 4,5g/l** - En cas de **déshydratation intracellulaire isolée** : **apport d'eau pure (jamais par voie IV)** - En cas **d'hyperhydratation extracellulaire associée** : **diurétique + eau pure** (orale) ou **soluté hypotonique** (IV)				
	Objectifs				- Hypernatrémie aiguë symptomatique : + de natrémie de **2 mmol/L/heure** jusqu'à **145 mmol/L** - Hypernatrémie ancienne : + de natrémie **< 10 mmol/L/jour** - Risque d'**œdème cérébral** et de **convulsions** en cas de baisse trop rapide

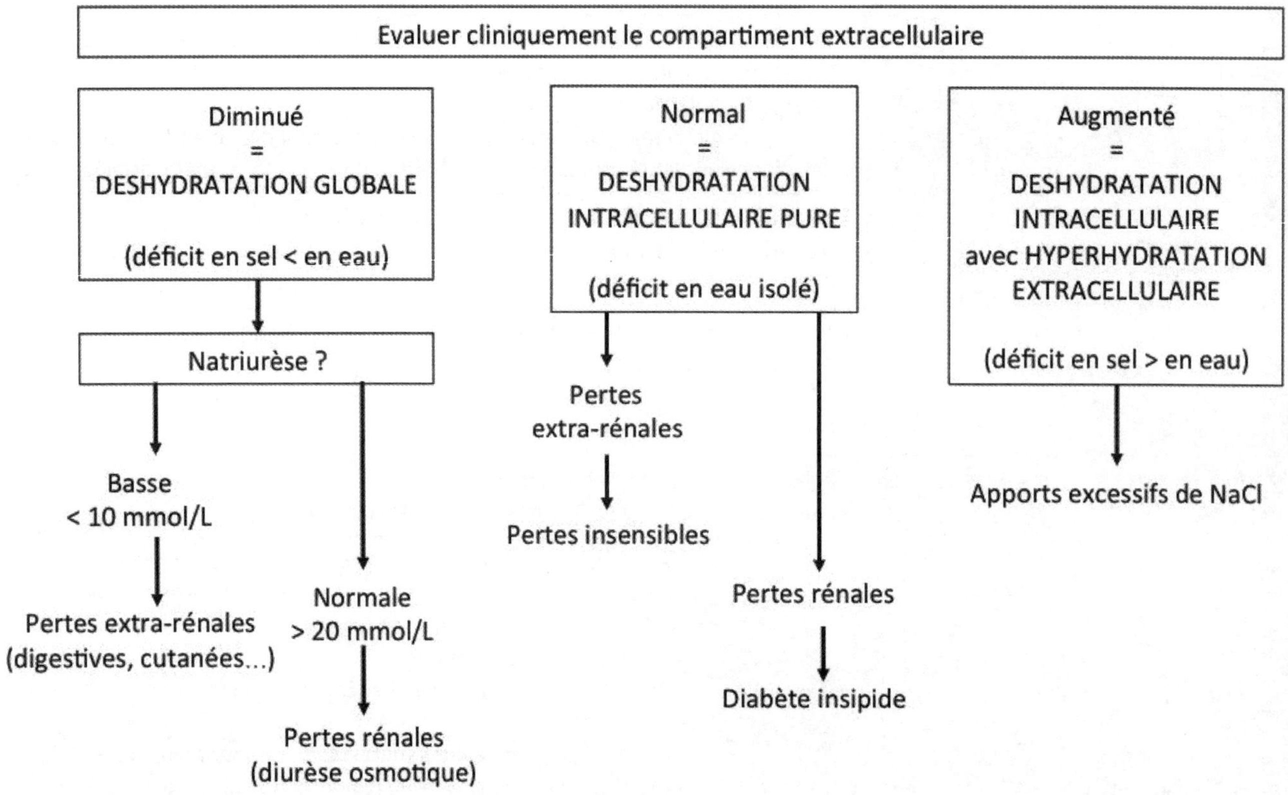

HYPERHYDRATATION INTRACELLULAIRE = HYPONATREMIE

Hyperhydratation intracellulaire =) du volume intracellulaire par transfert d'eau du secteur extracellulaire vers le secteur intracellulaire, due à une hypo-osmolalité plasmatique % **bilan hydrique positif**

Physio			Capacité rénale d'excrétion d'eau libre importante, jusqu'à une osmolalité urinaire de **60 mOsmol/kg** - Dépend de la capacité d'**abaisser, voire supprimer, la sécrétion d'ADH**, et de la **fonction de dilution du rein** - Dépassée par des apports d'eau important : **> 10L d'eau** en cas d'apport osmolaire de 600 mosmol/L (**potomanie**), voire moins en cas d'apport osmolaire diminué (**syndrome *tea and toast*** : alimentation pauvre en protéines et sel) - Altération du pouvoir de dilution du rein : **insuffisance rénale** ou **hypersécrétion d'ADH**
Diagnostic	C		- **Troubles neurologiques** (non spécifiques, peu évocateurs) = **œdème cérébral**, selon la sévérité et la rapidité d'installation : . **Symptômes modérément sévères :** nausées, céphalées, confusion . **Symptômes sévères :** vomissements, crise convulsive, coma, détresse cardio-respiratoire, troubles de conscience, somnolence anormale et profonde - **Prise de poids** modérée - **Absence de soif,** voire **dégoût de l'eau** - **Hyponatrémie chronique** (SIADH ++) : **ostéoporose, rhabdomyolyse**
	Bio		- **Hyponatrémie < 135 mmol/L** (sévère si < 120 mmol/l) - **Osmolalité plasmatique diminuée < 280 mOsmol/kg**
	Diagnostic étiologique	Eliminer une fausse hyponatrémie	= Hyponatrémie associée à une osmolalité plasmatique normale ou élevée - **Hyponatrémie factice** : **hyperprotidémie, hyperlipidémie** (rarement observée avec les techniques de mesure par potentiométrie) - **Pseudo-hyponatrémie** par **hyperglycémie majeure** ou **intoxication au méthanol** ou à **l'éthanol, mannitol** : déshydratation intracellulaire avec hyper-osmolalité plasmatique
		Evaluation du compartiment extracellulaire – Déshydratation extracellulaire	= Déficit hydrique et sodée compensé par un apport d'eau seule et stimulation volo-dépendante de l'ADH = **hyponatrémie de déplétion** : - Cause rénale (natriurèse > 30) : **diurétique, insuffisance surrénale, CSW** (*Cerebral Salt Wasting* en contexte de lésion cérébrale) - Cause extra-rénale (natriurèse ≤ 30) : **pertes cutanées, pertes digestives, 3e secteur** (brûlure, pancréatite…)
		Evaluation du compartiment extracellulaire – Hyperhydratation intracellulaire isolée	= Excès d'eau pure : mesure de l'osmolalité urinaire - Inappropriée (> 100) : . **Sécrétion inappropriée d'ADH** . **Hypothyroïdie** . **Insuffisance cortico-surrénalienne** - Appropriée (< 100) : **intoxication à l'eau = potomanie**
		Evaluation du compartiment extracellulaire – Hyperhydratation globale	= Excès d'eau > excès sodé = **hyponatrémie de dilution** : **insuffisance cardiaque, cirrhose, syndrome néphrotique, IR avancée**
Eti ol – *Altération du pouvoir de dilution des urines*	ADH N		= Défaut rénal primaire d'excrétion : **insuffisance rénale chronique avancée (DFG<20), thiazidiques**
	) ADH	Stimulus volémique de la sécrétion d'ADH	- **Hypovolémie vraie** : toute cause de **déshydratation extracellulaire** - **Hypovolémie efficace : insuffisance cardiaque congestive, cirrhose, syndrome néphrotique**
		Cause endocrinienne	= Absence d'inhibition de sécrétion d'ADH : - **Hypothyroïdie** - **Insuffisance cortico-surrénalienne**
		Sécrétion inappropriée d'ADH = Syndrome de Schwartz-Bartter	Critères diagnostiques : - **Posm < 275 mOsmol/kg** et **Uosm > 100 mOsmol/kg** - **Euvolémie clinique** - **UNa > 30 mmol** - **Uricémie < 240 µmol/L** - Absence d'hypothyroïdie ou d'insuffisance surrénale - Fonction rénale normale, aucune prise de diurétique
		Sécrétion inappropriée d'ADH – Hypo-thalamique	- **Infection** : **méningite, méningo-encéphalite, abcès cérébral** - **AVC ischémique** ou **hémorragique** - **SEP, polyradiculonévrite, porphyrie aiguë** - **Traumatisme crânien**
		Sécrétion inappropriée d'ADH – Affection pulmonaire	- **Pneumopathie** bactérienne et virale - **Insuffisance respiratoire aiguë, tuberculose, cancer, asthme** - **Ventilation assistée + PEEP (pression de fin d'expiration positive)**
		Sécrétion inappropriée d'ADH – Tumorale	- **Cancer broncho-pulmonaire ++ / prostate, digestif, lymphome…**

Etiologie	*Altération de la dilution rénale* –) ADH	**SIADH**	Médicament	- **Carbamazépine** - **Psychotrope** : **halopéridol, phénothiazine, IRSR** (**fluoxétine** ++), **tricyclique, IMAO** - Emétisant : **cyclophosphamide, vincristine, vinblastine**... - Potentialisation de l'effet de l'ADH : **sulfamide hypoglycémiant** (chlorpropramide), **théophylline, clofibrate** - **Amphétamine, ecstasy**
			Autres	- **Période post-opératoire** - **Syndrome nauséeux** important - **Adénome à prolactine** - **Hypothyroïdie, ISA** - Apport exogène : **DDAVP, ocytocine**
	Apports d'eau excessif			= Ingestion d'eau supérieure aux capacités d'excrétion physiologique : - **Potomanie** - Apports osmotiques insuffisants (azotés (protéines animales) et sodés) : **syndrome *tea and toast* syndrome des buveurs de bière**
	« Reset osmostat »			**= Seuil de déclenchement de la sécrétion d'ADH anormalement bas**
TTT	Hyponatrémie chronique (> 48h) asymptomatique			= Correction très prudente : risque de **myélinolyse centro-pontine** - Vitesse de correction de l'hyponatrémie **< 10 mmol/L les premières 24h puis 8 mmol/L/24h**
		Déshydratation extracellulaire associée		- **Restriction hydrique** = 500 à 700 ml/jour - **Apport supplémentaire de NaCl** : **oral** ou **soluté salé isotonique 9 g/L** - La normalisation du secteur extracellulaire va freiner l'ADH et permettre au rein d'éliminer l'excès d'eau libre
		Secteur extra-cellulaire normal		**- Restriction hydrique seule**
			En cas d'osmolarité urinaire très élevée	- Apport d'osmole : **NaCl hypertonique**, **gélule d'urée** **- Diurétique de l'anse (furosémide) + apport de sel oral** **- Tolvaptan = aquarétique** (antagoniste des récepteurs V2 de l'ADH) : sur avis spécialisé - Inhibiteur de l'ADH = **déméclocycline**
		Hyper-hydratation extracellulaire		- **Restriction hydrique** - **Régime hyposodé** - **Diurétique de l'anse**
	Hyponatrémie sévère			= Hyponatrémie profonde < 120 et symptomatique (coma, convulsions) - Perfusion de **NaCl hypertonique** à 3% (150 ml IV en 20 minutes, renouvelable 2 fois) : objectif initial d'augmentation de la natrémie de **5 mmol/L** **- Relai par NaCl isotonique** à 9‰ - En cas d'augmentation trop rapide de la natrémie : **soluté glucosé 5%** ou **desmopressine (AVP)** **- La correction d'une hypokaliémie associée est nécessaire** *(augmente le risque de correction trop rapide la natrémie)* - Vitesse de correction de la natrémie **< 1-2 mmol/L/heure dans les 3-4 premières heures** (jusqu'à résolution des symptômes), sans dépasser **10 mmol/L dans les premières 24h** et **8 mmol/L dans les 24h suivantes** - Objectif de correction rapide = **130 mmol/L** puis correction lente
	Myélinolyse centro-pontine			**= Démyélinisation osmotique** : agression osmotique, le plus souvent par correction trop rapide d'une hyponatrémie - Risque accru en cas d'hyponatrémie chronique (> 48h) corrigée trop rapidement, particulièrement dans un contexte **d'hypoxie**, de **malnutrition** ou **d'éthylisme** - Manifestations variables : **convulsion, syndrome pseudo-bulbaire** (dysphagie, dysarthrie, troubles oculomoteurs), **trouble de conscience**, **quadriplégie bulbaire**, voire ***locked-in* syndrome** - **IRM** : hypo-T1/hyper-T2 centro-pontique ± extra-pontique, non rehaussée au gadolinium - Récupération variable

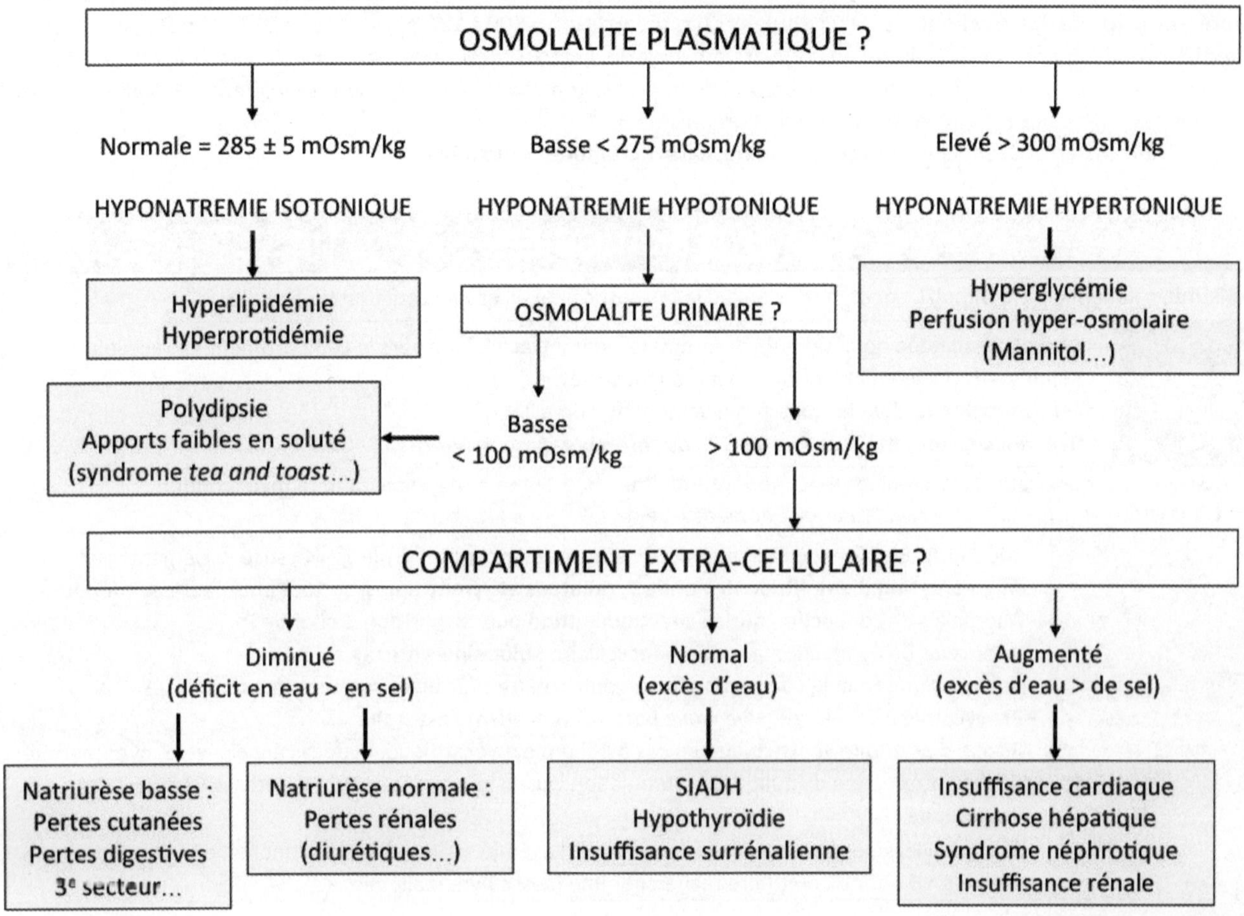
OSMOLALITE PLASMATIQUE ?
Normale = 285 ± 5 mOsm/kg
Basse < 275 mOsm/kg
Elevé > 300 mOsm/kg
HYPONATREMIE ISOTONIQUE
HYPONATREMIE HYPOTONIQUE
HYPONATREMIE HYPERTONIQUE
Hyperlipidémie
Hyperprotidémie
OSMOLALITE URINAIRE ?
Hyperglycémie
Perfusion hyper-osmolaire
(Mannitol…)
Polydipsie
Apports faibles en soluté
(syndrome *tea and toast*…)
Basse
< 100 mOsm/kg
> 100 mOsm/kg
COMPARTIMENT EXTRA-CELLULAIRE ?
Diminué
(déficit en eau > en sel)
Normal
(excès d'eau)
Augmenté
(excès d'eau > de sel)
Natriurèse basse :
Pertes cutanées
Pertes digestives
3e secteur…
Natriurèse normale :
Pertes rénales
(diurétiques…)
SIADH
Hypothyroïdie
Insuffisance surrénalienne
Insuffisance cardiaque
Cirrhose hépatique
Syndrome néphrotique
Insuffisance rénale

ITEM 265 : ANOMALIE DU BILAN DU POTASSIUM

Potassium = principal cation des liquides **intra**cellulaires (concentration = 100 à 150 mmol/L) → > 98% du potassium est situé dans le compartiment intracellulaire, en majorité musculaire, grâce à l'action de la pompe Na/K-ATPase membranaire
- Peu abondant dans le compartiment extracellulaire (< 2% du potassium total) : très finement régulé entre **3,5 et 5,0** mmol/L
- La kaliémie ne reflète pas le capital potassique de l'organisme
- Régulation des transferts : **état acido-basique, insuline, catécholamines, aldostérone**

HYPERKALIEMIE

Hyperkaliémie = kaliémie > 5,0 mmol/L : peut mettre en jeu le pronostic vital en cas de constitution brutale

Fausse hyperkaliémie			= Libération adaptée de potassium du compartiment intracellulaire vers le compartiment extracellulaire - **Hémolyse** (prélèvement laborieux avec garrot serré) - **Centrifugation tardive du tube** (prélèvement au domicile) - **Hyperleucocytose majeure** (> 100 G/L) ou **thrombocytose majeure** (> 1000 G/L)
Diagnostic			- Résulte des modifications du gradient K+ et des potentiels de membrane → **hypoexcitabilité myocardique** - **L'aldostérone** est le principal régulateur de l'homéostasie du K+
Diagnostic	Signes cardiaques		= Modifications électrocardiographiques diffuses d'apparition progressive, successivement : - **Augmentation d'amplitude de l'onde T, pointues et symétriques,** surtout antérieure et inférieure - Anomalies de conduction auriculaire : **diminution** puis **disparition de l'onde P** - Anomalies de conduction auriculo-ventriculaire : **bloc sino-auriculaire, BAV** - **Ralentissement de la conduction intra-ventriculaire** avec **élargissement des complexes QRS** **- Bradycardie à QRS large (*sine wave pattern*)** précédant l'**asystolie** - Risque d'**arythmie ventriculaire** en cas d'ischémie myocardique, hypocalcémie sévère, hypothermie, acidose, intoxication digitalique ou stimulation vagale importante : **TV**, **FV, rythme ventriculaire idiopathique** **-** Sans parallélisme strict avec le niveau d'hyperkaliémie, mais l'absence d'anomalie ECG pour des kaliémies > 6 mmol/L doit faire rechercher une fausse hyperkaliémie
Diagnostic	Signes neurologiques		- Symptômes neuromusculaires non spécifiques : **pallesthésies, paresthésies des extrémités et péribuccales** - Tardivement : **faiblesse musculaire**, voire **paralysie flasque** débutant aux MI puis ascendante
Diagnostic	Hémodynamique		- **Hypotension artérielle** (↘ de contractilité cardiaque) : tardive, signe de gravité
Diagnostic	Confirmation		- **Ionogramme sanguin** : diagnostic positif - Réalisation d'un **ECG** en urgence → traitement d'extrême urgence en cas de trouble conductif
Etiologie	Excès d'apport		= Rare, en dehors de l'insuffisance rénale : **1 g de KCl = 13 mmol de K+** - Administration de **doses massives de potassium par voie orale ou IV** (pénicillinate de potassium, exsanguino-transfusion avec sang total conservé...) : surtout si rythme d'infusion rapide ou chez l'enfant
Etiologie	Transfert exagéré	**Acidose métabolique**	**= Acidose aiguë à trou anionique normal** : hyperkaliémie par transfert extracellulaire du potassium, afin de faire pénétrer les ions H+ dans les cellules pour les tamponner - ↘ du pH artériel de 0,1 = ↗ kaliémie de **0,5 mmol/L** - Les acidoses respiratoires n'induisent qu'une hyperkaliémie modérée (stimulation concomitante de la libération de catécholamines → effet β-adrénergique) - Les acides métaboliques organiques (acidocétose, lactique...) n'induisent pas/peu d'hyperkaliémie en raison de la libre diffusion des anions en intracellulaire
Etiologie	Transfert exagéré	Catabolisme cellulaire accru	= Destruction tissulaire aiguë et massive : - **Rhabdomyolyse** et **écrasement musculaire** - **Lyse tumorale** (spontanée ou sous chimiothérapie) - **Syndrome de revascularisation post-opératoire** - **Hémorragie digestive sévère** - **Brûlures étendues** - **Hémolyse massive** - **Hyperthermie**
Etiologie	Transfert exagéré	**Exercice physique**	**= Exercice physique intense et prolongé** : libération de potassium par les cellules musculaires, favorisée par la sécrétion de glucagon et l'inhibition de l'insuline
Etiologie	Transfert exagéré	Cause médicamenteuse et toxique	- **Intoxication digitalique** (inhibition de la pompe Na-K-ATPase : ↗ kaliémie, ↘ kalicytie) - **Agoniste α-adrénergique** (limite le passage intracellulaire de potassium) - **Succinylcholine** (curare dépolarisant utilisé en anesthésie) - **β-bloquant non cardiosélectif** : facteur favorisant, surtout en cas d'insuffisance rénale - **Hyperosmolarité** : augmentation du K+ de 0.3 à 0.6 pour chaque augmentation de 10mOsm/kg (perfusion de Mannitol, hyperglycémie)

Etiologie	Réduction excrétion rénale	**Insuffisance rénale**	- **Insuffisance rénale aiguë** : possible hyperkaliémie sévère, particulièrement en cas d'anurie ou d'IRA par cause génératrice d'hyperkaliémie (rhabdomyolyse, hémolyse) - **Insuffisance rénale chronique** : survenue tardive par adaptation des excrétions rénales et digestives → la survenue d'une hyperkaliémie avant le stade d'IRC préterminale doit faire rechercher un facteur favorisant associé
		Déficit en minéralo-corticoïdes	Iatrogène (plus fréquent) : **- AINS** **- Héparine** - **IEC**, **ARA2** ++, inhibiteur direct de la rénine **- Ciclosporine, tacrolimus** - **Insuffisance surrénalienne** : **maladie d'Addison, déficit enzymatique** (21-hydroxylase, 3β-hydroxy-déshydrogénase) - **Syndrome d'hyporéninisme-hypoaldostéronisme** = **néphropathie diabétique, néphropathie interstitielle, infection VIH**... : hyperkaliémie avec acidose métabolique hyperchlorémique
		Résistance à l'aldostérone	- Antagonisme compétitif : **spironolactone, éplérénone** - Blocage du canal Na épithélial : **diurétique épargneur de potassium** (amiloride), **triméthoprime, pentamidine** - Congénitale (rare) : **pseudo-hypo-aldostéronisme type I ou II (syndrome de Gordon)**
	- Cause la plus fréquente : prise d'IEC ou ARA2 chez un patient avec hypovolémie efficace		
TTT	= Selon la vitesse d'installation et le niveau d'hyperkaliémie, le retentissement électrocardiographique et l'état clinique - Traitement **en extrême urgence** si : . Hyperkaliémie **> 7 mmol/L** . Signes ECG : disparition de l'onde P ou trouble de conduction intra-ventriculaire . Signes neuromusculaires		
	Antagoniste membranaire direct	**Chlorure ou gluconate de calcium**	= Ampoule de 10 mL à 10%, injection IV en 2 à 3 minutes → amélioration des anomalies de conduction cardiaque en 1 à 3 minutes, durant 30 à 60 min - Nouvelle injection en cas d'inefficacité après 5 minutes (surveillance ECG) - Contre-indiqué en cas de traitement par **digitalique** → **chlorure de magnésium** - Les sels de calcium ne font pas ↘ la kaliémie
	Transfert du potassium vers le compartiment intra-cellulaire	**Insuline**	- **Insuline IVSE** (10 à 15 UI) **+ G10% 500 mL** : efficacité constante - Efficacité constante : ↘ la kaliémie de **0,5 à 1,2** mmol/L en **1 à 2h**
		β-adrénergique	= **Salbutamol 20 mg** en **nébulisation** ou **IV** à dose élevée (4 fois celle de l'asthme) - Effet additif avec l'insuline par activation de la Na-K-ATPase - Risque : **tachycardie, angor**, contre-indiqué chez le coronarien
		Alcalinisation plasmatique	= **Bicarbonate de Na IV** : 50 mmol de bicarbonates, délai d'action = 4 à 6 heures - Uniquement si acidose métabolique à TA normal - Effet négligeable si insuffisance rénale chronique avancée - **Isotonique** (14 g ‰) si déshydratation, ou **hypertonique** (42 ou 84 g ‰) sinon - Administration non concomitante du calcium (précipitation du bicarbonate de Ca) - Risque : **surcharge hydrosodée, toxicité veineuse** (si hypertonique) - **A éviter en cas d'OAP**
	Elimination de la surcharge potassique	- **Diurétique de l'anse = furosémide, bumétanide** : ↗ excrétion rénale de K+, délai d'action = 1 à 4h - **Sulfonate de polystyrène sodique Kayexalate®** = résine échangeuse d'ions (échange un ion K+ contre un ion Na+ au niveau de la muqueuse digestive) : **orale** (15-30 g) toutes les 4 à 6h, avec action en quelques heures *ou en lavement (pas plus efficace et peu réalisé en pratique)* - **Epuration extra-rénale par hémodialyse** : surtout en cas d'anurie avec signes ECG, avec un bain pauvre en potassium (30-40 mmol) pendant la 1ère heure → ↘ kaliémie **> 1,5** mmol/L en **15 min**	
Indications	Hyperkaliémie sévère	= Hyperkaliémie > 7 mmol/L ou menaçante sur le plan électrocardiographique (disparition de l'onde P ou trouble de conduction intra-ventriculaire) → urgence absolue - Eviction des médicaments hyperkaliémiants - **Sel de calcium IV** (en l'absence d'intoxication digitalique) - Puis **insuline** IV (10-15U) + G10% + **Salbutamol** (en l'absence de cardiopathie sous-jacente) ± **Bicarbonate de sodium** (si acidose métabolique à TA normal) - En cas d'OAP : - **Furosémide forte dose** - Soluté bicarbonaté contre-indiqué (apport de Na) - EER seulement IR organique associée avec anurie	
	Hyperkaliémie modérée	- Diminution des apports potassiques IV, éviction des médicaments hyperkaliémiants - En cas d'hyperkaliémie entre **6 et 7** mmol/L : **insuline** + G10% + **salbutamol** (/!\ cardiopathie) - En cas d'acidose : **2 à 4 g de bicarbonates de Na/jour** - **± Kayexalate® oral**	
	Cas particuliers	- **Intoxication par digitalique** : traitement rapide par **Ac spécifiques (Digidot®)** - **Hypoaldostéronisme** (insuffisance surrénalienne) : **9α-fluoro-hydrocortisone**	

HYPOKALIEMIE

Hypokaliémie = kaliémie < 3,5 mmol/L : peut mettre en jeu le pronostic vital en raison de son retentissement cardiaque
- **Fausse hypokaliémie** (rare) : chez les malades leucémiques très hyperleucocytaires si le prélèvement sanguin resté de façon prolongée à température ambiante

Diagnostic	Signes cardiaques		= **Hyper-automaticité cardiaque**, retard de repolarisation ventriculaire conduisant à une prolongation de la période réfractaire, avec **hyperexcitabilité** : signes diffus, d'apparition progressive, successivement - **Dépression du segment ST**, surtout en V1-V3 et D3 - **Affaissement**, voire **inversion de l'onde T** - **Augmentation d'amplitude de l'onde U physiologique en V1 et V2 et apparition d'une onde U pathologique en V3 et DII** (ralentissement de la repolarisation) - **Allongement du QT** - **Troubles du rythme** supra-ventriculaire ou ventriculaire : **Tachycardie sinusale, FA, extrasystole, TV, torsade de pointe, FV** → La survenue d'arythmie est favorisée par une cardiopathie ischémique sous-jacente, une hypertrophie ventriculaire gauche, une hypercalcémie, un traitement digitalique ou anti-arythmique → La survenue d'une torsade de pointe est favorisée par une hypomagnésémie
	Signes musculaires		- **Crampes, myalgies** - **Faiblesse musculaire**, voire **paralysie**, survenant **par accès**, débutant aux membres inférieurs puis ascendante, avec abolition des ROT et de la réponse idiomusculaire, réversible sans séquelle - **Rhabdomyolyse** (en cas de déplétion potassique sévère)
	Digestifs		- **Constipation, iléus paralytique** (sd d'Ogilvie), **retard à la reprise du transit post-opératoire**
	Signes rénaux		= **Néphropathie hypokaliémique** en cas de déplétion chronique sévère : - **Syndrome polyuro-polydipsique** par résistance tubulaire à l'ADH et ↘ du gradient cortico-papillaire - **Alcalose métabolique** par ↗ de réabsorption d'HCO3-, sécrétion d'H+ et production d'ammonium - A long terme : **néphropathie interstitielle chronique**, associé à des **kystes de la médullaire rénale**
	Confirmation		- **Ionogramme sanguin** : diagnostic positif - Réalisation d'un **ECG** en urgence
	Démarche diagnostique		- Eliminer une hypokaliémie par **redistribution de K+ intra/extracellulaire** : insuline, stimulation β2-adrénergique, alcalose, régénération cellulaire rapide (B12, G-CSF), paralysie familiale - **Kaliurèse** : . **Basse < 20 mmol/L** = réponse rénale adaptée → cause **extra-rénale** : digestive ++ . **Normale > 20 mmol/L** = réponse rénale inadaptée → cause **rénale : endocrinienne**, médicamenteuse, acidose métabolique, perte de chlore...
Etiologie	**Carence d'apport**		= Exceptionnellement responsable d'une hypokaliémie à elle seule - **Anorexie mentale** : aggrave une hypokaliémie par vomissements ou prise de laxatifs ou diurétiques (rarement des signes ECG sont observés, car le rapport entre le SIC et SEC est conservé) - **Nutrition artificielle exclusive** avec apport de potassium < 3 g/jour
	Transfert excessif du compartiment extracellulaire vers le compartiment intracellulaire	**Alcalose métabolique ou respiratoire**	= Entrée de K+ intracellulaire en échange de H+ : - ↗ de 0,1 unité de pH extracellulaire = ↘ de kaliémie de 0,5 mmol/L
		Administration d'insuline	- Au cours de l'**acidocétose diabétique** - Après **perfusion de grandes quantités de solutés glucosés** (hyperinsulinisme réactionnel)
		Agents β2-adrénergique	- Endogène : **phéochromocytome,** hypercathécholergie = **cardiopathie ischémique, traumatisme crânien, delirium tremens** - Exogène : **salbutamol, dobutamine, intoxication à la théophylline**
		Forte stimulation hématopoïétique	- Administration d'**acide folique** ou de **vitamine B12** - **Anémie mégaloblastique** - **Leucémie** d'évolution rapide - Traitement d'une neutropénie par **G-CSF**
		Paralysie périodique familiale	= Anomalie des canaux calciques musculaires : autosomique dominante - Apparition brutale de **paralysie des membres inférieurs** et **du tronc**, favorisée par un repas riche en glucose ou l'exercice musculaire - Tableau similaire : **ingestion de sels de baryum, thyrotoxicose** (++ si population asiatique)
	Pertes potassiques digestives		= Concentration potassique élevée dans les liquides digestifs bas (40 à 80 mmol/L), faible dans le liquide gastrique (10 mmol/L) - **Diarrhée aiguë** : associée à une acidose métabolique par perte digestive d'HCO3- - **Diarrhée chronique : VIPome, tumeur villeuse, maladie des laxatifs** → **Avec réponse rénale adaptée** : diminution compensatrice de la kaliurèse < 20 mmol/L

Etiologie	Pertes potassiques rénales				→ Avec réponse rénale inadaptée : kaliurèse maintenue > 20 mmol/L - Selon la TA : - HTA → **cause endocrinienne** : dosage de la rénine plasmatique - TA normale ou abaissée → **acidose** ou **alcalose ± perte de chlore**
		Sécrétion surrénalienne excessive			= Hypokaliémie avec fuite urinaire de K+ et HTA
			Rénine élevée		= Hyperaldostéronisme secondaire à l'activation du SRA - **HTA maligne** - **Sténose unilatérale de l'artère rénale** - **Tumeur à rénine** (rare)
			Rénine basse	Hyper-aldostéronisme primitif	= Aldostérone dans 90% des cas : - **Adénome surrénalien** (2/3 des cas) - **Hyperplasie surrénalienne bilatérale**
				Hyper-minéralo-corticisme sans hyper-aldostéronisme	- **Syndromes adréno-génitaux** : hypersécrétion de désoxycorticostérone - **Syndrome de Cushing** (notamment paranéoplasique) - **Déficit en 11β-hydroxy-déshydrogénase de type 2** = syndrome d'excès apparent en minéralocorticoïdes : génétique (**syndrome d'Ulick** : autosomique récessif) ou acquis (inhibiteur : **acide glycyrrhizique** de la réglisse...)
				Syndrome de Liddle	= **Pseudo-hyperaldostéronisme** : mutation activatrice du canal épithélial sodique de la cellule du tubule collecteur, mimant une hyperactivité de l'aldostérone
		Acidose métabolique			- **Acidocétose diabétique** - **Acidose tubulaire rénale avec hypokaliémie**
		Alcalose métabolique associée	Chlorurie basse < 20 mmol/L		- **Diarrhée chronique à chlore** : **mucoviscidose** → En cas de vomissements abondants ou prolongés ou d'aspiration gastrique, l'hypokaliémie est davantage liée à la perte urinaire de K+ et au transfert intracellulaire associée à l'alcalose métabolique
			Chlorurie élevée > 20 mmol/L		- **Diurétique thiazidique** et **diurétique de l'anse** : kaliurétique par inhibition de la réabsorption de K+ (diurétique de l'anse), ↗ débit tubulaire distal de Na, hypomagnésémie associée, hyperaldostéronisme 2^{ndr} et alcalose métabolique de contraction - **Néphropathie avec perte de sel** : **néphropathie interstitielle chronique, syndrome de Bartter** (mime une prise chronique de diurétique de l'anse), **syndrome de Gitelman** (mime une prise chronique de diurétique thiazidique) - **Hypomagnésémie** par **tubulopathie toxique : amphotéricine B, aminoside, cisplatine**
TTT	- Traitement étiologique indispensable				
	Hypokaliémie sévère				= Traitement urgence si : . Kaliémie effondrée **< 2,5 mmol/L** . Troubles cardiaques - **Chlorure de potassium KCl** par voie IV : . Débit de perfusion < 1,5 g/h (risque de veinotoxicité) . Dilué si perfusé sur VVP - Sous surveillance cardiaque et de la kaliémie - Eviter la perfusion de soluté glucosé, surtout à la phase initiale
	Hypokaliémie modérée				= Kaliémie modérément abaissée, sans signe électrocardiographique : **supplémentation orale** - **Aliments riches en K+ : fruits frais et secs, légumes, viande, chocolat** - **Sels de potassium** oraux = **KCl en sirop** ou **microcapsule LP** (Kalérorid®, Diffu-K®)

ITEM 265 : DESORDRE DE L'EQUILIBRE ACIDO-BASIQUE

Gaz du sang

- Mesure du pH : sang prélevé sans air dans une seringue héparinisée (peut être déléguée à un infirmier), en artériel pour mesurer le pH extra-cellulaire.
- Sont mesurés : pO2 et pCO2 (la bicarbonatémie est calculée à partir des deux)
- Risques : ponction veineuse, perforation de l'artère, hématome, dissection, voire ischémie aiguë de membre

Sang	pH	H+ (mmol/L)	pCO2 (mmHg)	HCO3- (mmol/L)
Artériel	**7,38 à 7,42**	37 à 43	**36 à 44**	**22 à 26**
Veineux	7,32 à 7,38	42 à 48	42 à 50	23 à 27

Interprétation		
		- **Acidémie** = acidose décompensée : pH sanguin < 7,38 - **Alcalémie** = alcalose décompensée : pH sanguin > 7,42
	Origine	- **Métabolique** = anomalie primitive de HCO3- : ↗ dans l'alcalose, ↘ dans l'acidose - **Respiratoire** = anomalie primitive de la pCO2 : ↗ dans l'acidose, ↘ dans l'alcalose
	Compensation	- Acidose métabolique (↘ HCO3-) → hyperventilation compensatrice (↘ pCO2) - Acidose respiratoire (↗ pCO2) → génération rénale d'HCO3- compensatrice (↗ HCO3-) - Alcalose métabolique (↗ HCO3-) → hypoventilation compensatrice (↗ pCO2) - Alcalose respiratoire (↘ pCO2) → diminution rénale d'HCO3- compensatrice (↘ HCO3-)

Physiologie

- pH : dépend de la concentration de H+ selon un logarithme inverse → $pH = -\log_{10} [H^+]$
- pH, $PaCO_2$ et HCO_3^- sont liés par l'**équation d'Henderssen-Hasselbach** : $pH = 6{,}1 + \log (HCO_3^- / (0{,}03 \times PaCO_2))$

Systèmes tampons	- **Couple bicarbonate-CO_2** : principal système tampon extracellulaire - Autres systèmes tampons (mineurs) : **protéines, phosphates, hémoglobine**
Excrétion rénale de H+	- Sous forme de **H+ libre** : détermine le **pH urinaire** - Sous forme **liée à l'ammoniac** (**NH4+**) : principal système d'élimination rénale - Sous forme d'**acide titrable** (tampon urinaire non volatil) : **phosphate disodique** (Na_2HPO_4) → Compensation rénale lente (en quelques heures/jours)
Régulation pulmonaire	- Détermination de la $PaCO_2$ par la ventilation pulmonaire : la $PaCO_2$ attendue correspond approximativement aux 2 chiffres après la virgule du pH (pH à 7,30 → PaCO2 attendue à 30 mmHg) → Compensation respiratoire rapide (en quelques minutes)

- Une compensation simple ne normalise jamais le pH (le pH reste > 7,42 en cas d'alcalose ou < 7,38 en cas d'acidose) en dehors de l'alcalose respiratoire chronique : un pH normalisé correspond à un trouble mixte

ACIDOSE METABOLIQUE

Diagnostic

Signes évocateurs		
	Acidose aiguë sévère	- **Hyperventilation : polypnée de Küssmaul** (ample, profonde, lente) - **Détresse respiratoire** en cas d'épuisement respiratoire - **Bas débit cardiaque** - **Coma**
	Acidose chronique	- **Lithiase, néphrocalcinose** - **Amyotrophie** - **Retard de croissance** - **Ostéomalacie, fractures pathologiques**

Confirmation

- **Acidose** : pH artériel < 7,38 ou pH veineux < 7,32
- **Métabolique** : ↘bicarbonates < 22 mmol/L

± Compensation ventilatoire : ↘ de pCO2 estimée par la formule de *Winter* → **ΔpCO2 = ΔHCO3- x 1,2**
ou **ΔpCO2 = ΔHCO3- x 1,5 + 8 ± 2**

→ En cas de pCO2 plus basse ou plus élevée que la valeur calculée : suspecter un désordre acido-basique complexe (alcalose ou acidose respiratoire associée)

<u>Attention:</u>

- un pH < 7,38 n'est pas obligatoire pour porter le diagnostic, le pH peut être totalement compensé (rarement possible)
- En cas d'acidose métabolique avec acidémie, on s'attends approximativement à avoir une valeur de pCO2 proche du centième (ex si pH = 7,32, pCO2 sera autour de 32 mmHg)

<table>
<tr><td rowspan="3">Diagnostic</td><td colspan="3">Trou anionique plasmatique</td><td>= Principe d'électro-neutralité : la somme des cations et des anions est égale dans le sang
- Trou anionique : estimation des anions indosés (protéines plasmatiques, phosphates, sulfates, autres anions organiques) et des cations indosés (calcium et magnésium)
TA = (Na) – (Cl + HCO3-) = 12 ± 4 mmol/L
ou (Na + K) – (Cl + HCO3-) = 16 ± 4 mmol/L
- Acidose avec trou anionique normal : perte rénale ou digestive de bicarbonates, compensée par une augmentation proportionnelle du chlore → acidose métabolique hyperchlorémique ou minérale
- Acidose avec trou anionique élevé : addition d'un acide autre que HCl (lactate...) → baisse du bicarbonate remplacé par un anion non mesuré → acidose organique
→ Doit être adapté à l'albuminémie : - 10 g/L d'albuminémie = - 4 mEq/L de trou anioniques</td></tr>
<tr><td colspan="3">Trou anionique urinaire</td><td>En cas d'acidose à trou anionique normal, la réponse rénale peut être évaluée par le calcul du trou anionique urinaire = reflet de l'ammoniurie (NH4+) : TAU = Na + K – Cl
- TAU < 0 = NH4+ urinaire élevée > 70 mmol/L → réponse rénale adaptée : origine extra-rénale
- TAU > 0 = NH4+ urinaire basse < 70 mmol/L → réponse rénale inadaptée : origine tubulaire rénale</td></tr>
<tr><td colspan="3">Trou osmotique urinaire</td><td>= Alternative au trou anionique urinaire : mesure physique de l'osmolarité urinaire
- Trou osmotique urinaire = osmolarité urinaire mesurée – osmolarité urinaire calculée = 2 x NH4+
- Osmolarité urinaire calculée = Na + K - Cl</td></tr>
<tr><td rowspan="6">Etiologie</td><td rowspan="2">Acidose à TA augmenté</td><td colspan="2">Production endogène ou surcharge exogène</td><td>- Acidose lactique (lactate) : hypoxie tissulaire, metformine, insuffisance hépato-cellulaire, ischémie aiguë
- Acidocétose (β-hydroxy-butyrate) : diabète, alcool, jeun
- Intoxication : aspirine (salicylates), éthylène glycol (oxalate), méthanol (formate)</td></tr>
<tr><td colspan="2">Défaut d'excrétion rénale</td><td>- Insuffisance rénale chronique avancée ou IRA : sulfates, phosphates, hippurate
→ TA discrètement augmenté (défaut d'élimination rénale des H+ associé)</td></tr>
<tr><td rowspan="4">Acidose métabolique hyper-chlorémique (ou minérale)</td><td colspan="3">- TA urinaire négatif : - Perte digestive de bicarbonates : diarrhée / Anastomose urétéro-intestinale
- Par dilution en cas de surcharge hydrosodée
- Intoxications aux acides chlorés
- TA urinaire positif : - Acidose tubulaire distale type 4 et 1
- Acidose tubulaire proximale (moins marqué)</td></tr>
<tr><td rowspan="3">Acidose tubulaire</td><td>Proximale (type 2)</td><td>= Défaut de réabsorption tubulaire des bicarbonates : rare
- Signes associés : syndrome de Fanconi, ostéomalacie
- Cause : myélome, cystinose, acétazolamide, ifosfamide, ténofovir
- Kaliémie basse, aggravée par l'apport alcalin
- pH urinaire variable</td></tr>
<tr><td>Distale (type 1)</td><td>= Anomalie de sécrétion d'H+ distale : atteinte de la pompe à protons apicale (secretion defect) ou rétrodiffusion des H+ (gradient defect) = NH4+ urinaire bas
- Signes associés : néphrocalcinose, lithiase, ostéomalacie, certaines formes génétiques avec surdité
- Cause : - Secretion defect : Gougerot-Sjögren, lupus, hypercalciurie, drépanocytose, congénitale
- Gradient defect : amphotéricine B
- Kaliémie basse, corrigée par l'apport alcalin
- pH urinaire inapproprié > 5,5</td></tr>
<tr><td>Distale hyper-kaliémique (type 4)</td><td>= Défaut de production de NH4+, le plus souvent par hypoaldostéronisme : fréquent ++, NH4+ urinaire très bas.
- Signes associés : signes d'insuffisance minéralocorticoide
- Cause : - Médicament : IEC, ARA2, AINS, spironolactone, amiloride, héparine, anticalcineurine, triméthoprime, pentamidine
- Uropathie obstructive
- Hyporéninisme-hypoaldostéronisme : diabète ++
- Insuffisance surrénale
- Kaliémie élevée avec pH urinaire approprié < 5,5</td></tr>
</table>

TTT	Acidose métabolique aiguë		= **Urgence vitale** si pH **< 7,10** ou bicarbonates **< 8 mmol/L** : ↘ les débits cardiaques et tissulaires, résistance aux catécholamines, arythmie ventriculaire, inhibition du métabolisme cellulaire, coma - **Elimination du CO2** : correction d'un bas débit, ventilation artificielle - **Alcalinisation = bicarbonate de sodium IV** : - Objectif : pH > 7,20 et bicarbonates > 10 rapidement **- Quantité d'HCO3- (mmol) = ΔHCO3- x 0,5 x poids en kg** → Indispensable dans les acidoses hyperchlorémiques, certaines intoxications ou avec hyperkaliémie → Discutée dans les acidoses lactiques et les acidocétoses → A éviter en cas de surcharge hydrosodée ou d'hypokaliémie - **Epuration extrarénale** si insuffisance rénale organique associée : éviter une surcharge hydrosodée liée à la perfusion de bicarbonate de sodium
	Acidose métabolique chronique d'origine rénale	Acidose tubulaire proximale et distale type 1	- **Sels alcalins**: - **Bicarbonate** ou **citrate** - De **sodium** ou de **potassium** selon l'anomalie prédominante - **Eau de Vichy** : riche en bicarbonates et sodium
		Acidose tubulaire distale hyperkaliémique	- **Kayexalate®** et **furosémide** ± **Fludrocortisone** si insuffisance surrénale
		Insuffisance rénale	- **Bicarbonate de sodium** : - 1 à 6 g par jour en gélules - Objectif : taux de bicarbonates > 22 mmol/L

ACIDOSE RESPIRATOIRE

Diagnostic	Signes évocateurs	- **Hypoventilation alvéolaire** : hypoxémie + hypercapnie - Signes neurologiques : **céphalées, astérixis, syndrome confusionnel**, voire **coma** - Signes vasculaires : **sueurs, HTA** - Hypercapnie chronique : **ralentissement psychomoteur, somnolence**
	Confirmation	- **Acidose** : pH artériel < 7,38 ou pH veineux < 7,32 - **Respiratoire** : ↗ pCO2 > 44 mmHg ± **Compensation rénale** en 24 à 48h : augmentation secondaire des bicarbonates
	Diagnostic étiologique	- **Hypoventilation alvéolaire** avec **défaillance de la pompe ventilatoire** : sans anomalie initiale des échanges gazeux pulmonaire, gradient alvéolo-artériel en O_2 normal (échanges gazeux normaux) - **Hypoventilation alvéolaire** avec ↗ **des résistances ventilatoires** : ↗ gradient alvéolo-artériel en O_2 - **Forme mixte :** insuffisance respiratoire bronchopulmonaire avec **capacité d'adaptation neuromusculaire dépassée**

Etiologie	Atteinte du contrôle ventilatoire	Atteinte cérébrale	**- Encéphalite** **- Traumatisme** **- Tumoral** **- AVC du tronc cérébral** **- Sédatif**, **morphinique**
		Perte de contrôle des centres respiratoires	**- Syndrome d'Ondine** **- SAS central** **- Hypothyroïdie** **- Alcalose métabolique** **- Sédatifs** **- Maladie de Parkinson** **- Tétanos**
		Atteinte des voies afférentes/ efférentes	**- Traumatisme médullaire cervical > C5** **- Myélite transverse** **- Sclérose en plaque** **- Maladie de Parkinson**
		Dysfonction des récepteurs périphériques	**- Endartériectomie carotidienne bilatérale** **- Syringomyélie** **- Dysautonomie familiale** **- Neuropathie diabétique** **- Tétanos**

Etiologie	Atteinte de la pompe ventilatoire	Altération de la fonction neuro-musculaire	- Corne antérieure médullaire : **poliomyélite, SLA** - Nerf périphérique : **syndrome de Guillain-Barré, porphyrie aiguë intermittente, toxique** - Jonction neuromusculaire : **myasthénie, botulisme** - Diaphragme : - **Myopathie, myosite inflammatoire, poliomyélite** - **Métabolique** : **hypokaliémie, hypophosphatémie, hypermagnésémie**
		Pathologie de la cage thoracique	- **Cyphoscoliose** - **Spondylarthrite ankylosante** - **Thoracoplastie** - **Fibrose ou calcification pleurale** - **Epanchement pleural liquidien ou gazeux** - **Obésité**
	Atteinte pulmonaire	- **BPCO sévère** - **Emphysème pulmonaire sévère** - Réduction parenchymateuse : **résection chirurgicale, lésion cicatricielle étendue** - Pneumopathie inflammatoire avec myosite diaphragmatique : **lupus, polymyosite**	
TTT	- Traitement étiologique - **Traitement symptomatique de l'insuffisance respiratoire** : **ventilation non invasive** ou **intubation** à discuter		

ALCALOSE METABOLIQUE

- Formation : ↗ addition d'alcalins au liquide extracellulaire (**perte d'H+** ou **excès de bicarbonate**) associé à une altération de l'excrétion rénale de bicarbonates (augmentation des capacités de réabsorption par le tube contourné proximal)
- L'augmentation du taux de réabsorption du bicarbonate est favorisée par :
  - une diminution du DFG sans perte néphronique (insuffisance rénale fonctionnelle)
  - une hypovolémie
  - une déplétion en chlore ou en potassium

→ Plusieurs causes sont généralement associées chez un malade (2 processus au moins)

Physiopathologie	Excès d'apports alcalins	- **Apport excessif** (IV ou oral) préférentiellement chez les patients insuffisants rénaux - **Contraction volémique :** réabsorption proximale de bicarbonates
	Perte d'ions H+	- **Perte digestive haute** (vomissement, aspiration naso-gastrique) : **perte d'acide chlorhydrique** (HCl), associée à une déshydratation extracellulaire et une hypokaliémie majorant l'alcalose - **Perte rénale** avec **déshydratation extracellulaire** : **diurétique**, **hypercalcémie**, **tubulopathie** - **Perte rénale** avec **hyperhydratation extracellulaire = hyper-activation du SRAA** : hyperaldostéronisme primitif, hypercorticisme, hyperréninisme primitif
	Facteurs d'entretien/ aggravant	- **Alcalose de contraction** par **déshydratation extracellulaire** : hypovolémie (stimulation du SRA), insuffisance rénale fonctionnelle (↘ DFG), ↘ chlorurie et natriurèse (↗ réabsorption des bicarbonates) → L'hyperaldostéronisme secondaire à une **hypovolémie efficace** (syndrome œdémateux) ne s'accompagne généralement pas d'alcalose métabolique - **Insuffisance rénale** - **Hypokaliémie** : acidification des urines et transfert d'ions H+ en extracellulaire - **Hypochlorémie**
Di	Signes évocateurs	- Manifestations cliniques (rares, peu spécifiques) : **crise de tétanie, faiblesse musculaire, hypoventilation alvéolaire** (hypoxémie), **arythmie, comitialité, coma** - Anomalie biochimique : **hypokaliémie, hypocalcémie ionisée, hypomagnésémie, hypophosphatémie**
	Confirmation	- Alcalose (pH artériel > 7,42) métabolique (bicarbonates > 27 mmol/L) ± ↗ pCO2 compensatoire **ΔpCO2 = 0,75 x ΔHCO3-** → En cas de pCO2 plus basse ou plus élevée que la valeur calculée : suspecter un désordre acido-basique complexe (alcalose ou acidose respiratoire associée)

Etiologie	PA élevée	= **Alcalose métabolique** avec **expansion volémique** par atteinte du SRA		
	PA basse	Chlorurie élevée > 15 mmol/L	- **Diurétique** - **Néphropathie avec perte de sel** - **Hypomagnésémie** - **Hypercalcémie**	
		Chlorurie basse < 15 mmol/L	Natriurèse élevée > 20 mmol/L	= **Bicarbonaturie** : réponse rénale adaptée - pH urinaire > 6,5 : **perte d'H+ digestive** - pH urinaire < 6,5 : **anions non réabsorbables**
			Natriurèse basse < 20 mmol/L	= **Rétention de bicarbonates** : réponse rénale inadaptée - **Contraction volémique** - **Alcalose post-hypercapnie**

Alcalose métabolique	Contraction volémique extra-rénale	- Pertes digestives hautes : **vomissements, aspiration naso-gastrique** → Perte de Cl extra-rénale avec perte de Na rénale (associé au bicarbonate) - Rarement : **adénome villeux du rectum**, **achlorhydrie congénitale**

Cause	**avec déshydratation extracellulaire**	Perte sodée rénale	- **Diurétique** ++ - **Tubulopathie congénitale : syndrome de Bartter, syndrome de Gitelman** - **Hypomagnésémie, hypercalcémie** - Elimination urinaire d'anion non réabsorbable : **hydroxybutyrate, carbenicillate**
Cause	**Alcalose métabolique avec expansion volémique par atteinte du SRA**	= Expansion volémique, HTA, excès de minéralocorticoïdes	
Cause		Hyperaldostéronisme primaire	- **Adénome de Conn** - **Hyperplasie bilatérale des surrénales** - Exceptionnellement **hyperplasie autosomique dominante** sensible à la dexaméthasone, **cancer surrénal**
Cause		Syndrome apparenté	- **Glycyrrhizine** (réglisse) - **Déficit en 17α ou 11β-hydroxylase** - **Tumeur sécrétante** de précurseur (désoxycorticostérone) - **Syndrome de Liddle**
Cause		Hyperaldostéronisme secondaire	- **Sténose uni- ou bilatérale des artères rénales** - **HTA maligne**
Cause	**Alcalose post-hypercapnique**	- **Hypercapnie chronique** (acidose respiratoire chronique) : lors de la mise en route d'une ventilation assistée (baisse rapide de la pCO_2 avec élimination rénale de bicarbonates retardées)	
Cause	Excès d'apport alcalin	- **Bicarbonate de sodium** : pour corriger une acidose (alcalose de rebond) ou une hyperkaliémie - **Apports importants de citrate** : **transfusion massive** (> 8 CGR anti-coagulés au citrate ou plasma frais congelé citraté), **anticoagulation par citrate** (hémofiltration continue) - Risque augmenté en cas d'insuffisance rénale	
TTT	- TTT principalement étiologique : correction d'une contraction du volume extracellulaire, d'une carence en magnésium ou en potassium, arrêt de traitement diurétique ou d'aspiration naso-gastrique...		
TTT	Alcalose sévère	= pH sanguin > **7,60** ou bicarbonates **> 45 mmol/L** (engage le pronostic vital) : - **Administration IV d'acide chlorhydrique** (en milieu spécialisé) - **Epuration extrarénale**	

ALCALOSE RESPIRATOIRE

Diagnostic	Signes évocateurs	- **Atteinte neurologique** non spécifique : **trouble de la vigilance** (baisse du débit sanguin cérébral en réponse à l'alcalose), **faiblesse musculaire**, **tétanie** (hypocalcémie ionisée) - **Atteinte cardiovasculaire** : **diminution du débit sanguin cardiaque**, **hypokaliémie**
Diagnostic	Confirmation	- Alcalose (pH > 7,42) liée à une **hyperventilation alvéolaire** avec hypocapnie - Compensation métabolique généralement retardée
Cause	Insuffisance respiratoire aiguë	→ **Hyperventilation** pour compensée une **hypoxémie** - Pathologie pulmonaire : **pneumopathie, OAP, SDRA, PID**... - Pathologie vasculaire : **EP**...
Cause	Pathologie centrale	- **Atteinte du tronc cérébral** : **méningite, encéphalite, tumeur, traumatisme** - **Encéphalopathie hépatique** - **Intoxication aux salicylés** - **Hyperventilation psychogène : douleur**, **anxiété**

ITEM 261 : INSUFFISANCE RENALE CHRONIQUE

IRC = diminution progressive et irréversible du débit de filtration glomérulaire : meilleur indicateur de la fonction rénale

- **IRC terminale** :

. Prévalence = 1200/millions d'habitants, 50% sous hémodialyse, 5% sous dialyse péritonéale et 45% greffés

. Incidence : 160 par million d'habitants (en outre-mer : dialyse 2 fois plus fréquente que la greffe)

. Prédominance masculine (2 à 3/1), âge médian = **71 ans**, en augmentation

. Principales causes : vasculaire/hypertensive (25%), diabète (22%), glomérulopathie chronique (11%) héréditaire (8%, essentiellement PKRAD), néphropathie interstitielle chronique (< 5%), indéterminée (16%), diverses (10%)

- **FdR** : HTA (traitée ou non), diabète, âge > 60 ans, obésité, infections urinaires ou lithiases récidivantes, obstacle des voies excrétrices, capital néphronique diminué (congénitale ou acquise), substances néphrotoxiques, antécédents familiaux, maladie auto-immune, infections systémiques, maladie cardiovasculaire athéromateuse, antécédents de néphropathie aiguë, insuffisance cardiaque

Maladie rénale chronique

= **Anomalie rénale fonctionnelle ou morphologique** (à condition qu'elle soit cliniquement significative) et/ou **DFG < 60 mL/min** évoluant depuis **> 3 mois**

Diagnostic

- **Calcul du DFG** : estimé le plus souvent (**Cockcroft-Gault, MDRD, CDK-EPI**) ou mesuré (**clairance de l'inuline**, iothalamate, iohexol)
- Anomalie urinaire : **protéinurie, albuminurie, hématurie, leucocyturie**
- **Anomalie morphologique** des reins ou des voies excrétrices

Caractère chronique (> 3 mois)	- Anamnèse : antécédent de maladie rénale, antériorité de créatininémie élevée, protéinurie ou anomalie du sédiment urinaire (hématurie, leucocyturie) ancienne - Morphologie : + **taille des reins** (grand axe ≤ 10 cm à l'échographie ou ≤ 3 vertèbres à l'ASP) - Biologie : . **Anémie normochrome normocytaire arégénérative** par défaut de production d'EPO . **Hypocalcémie** par carence en vitamine D active par défaut d'hydroxylation rénale de la 25-OH-Vitamine D en 1-25-OH-Vitamine D
Particularités	- Sans diminution de taille des reins : diabète, amylose, hydronéphrose bilatérale, polykystose - Sans hypocalcémie : myélome, métastase osseuse, autre cause d'hypercalcémie - Sans anémie : **polykystose rénale** (sécrétion d'EPO par les kystes)

Stade

1	**Maladie rénale chronique à fonction rénale normale**	DFG ≥ **90**	- Diagnostic étiologique et traitement - Ralentissement de la progression de l'IR : PEC des FdR et comorbidités - Éviction des substances néphrotoxiques
2	**Insuffisance rénale légère**	DFG = **60-90**	
3A	**Insuffisance rénale modérée**	DFG = **45-60**	- Diagnostic, prévention et traitement des complications
3B	**Insuffisance rénale modérée**	DFG = **30-45**	- **Préservation du capital veineux** - **Vaccination contre l'hépatite B**
4	**Insuffisance rénale sévère**	DFG = **15-30**	- Préparation au traitement de suppléance
5	**Insuffisance rénale terminale**	DFG < **15**	% **5D** si dialysé ou **5T** si transplanté rénal - Inscription sur liste de transplantation rénale si possible - Dialyse initiée **selon la tolérance**, en général 5-10 mL/min

Vitesse de progression = perte de DFG annuel :
- Déclin annuel physiologique > 40 ans : **≤ 1** ml/min/1,73m²/an
- Déclin annuel modéré : **1 à 5** ml/min/1,73m²/an
- Déclin annuel rapide : **≥ 5** ml/min/1,73m²/an (diabète non contrôlé : - 12ml/min/an / PKRD : 6mL/min/an)

Etiologie

% D'autant plus réalisable que la maladie rénale est moins évoluée : aux stades évolués d'atrophie rénale, les lésions touchent toutes les structures et sont non spécifiques, empêchant souvent le diagnostic causal

Obstacle chronique	% Toutes les causes d'obstacle chronique des voies urinaires peuvent aboutir à une IRC - **Echographie rénale et des voies excrétrices** systématique
Origine glomérulaire	- Contexte de maladie générale : diabète, lupus, maladie auto-immune... - **Protéinurie**, principalement d'albumine (> 50%) ± **syndrome néphrotique** - **Hématurie microscopique** avec **hématies déformées** et **cylindres hématiques** - **HTA** et **rétention hydrosodée** fréquentes
Origine interstitielle	- **Antécédents urologiques** (infections urinaires...), **médicament néphrotoxique** (antalgique), **toxique** - **Protéinurie**, généralement < 1 g/24h, de type **tubulaire** (α et β-globuline, < 50% d'albumine) - **Leucocyturie** sans germe - **Acidose hyperchlorémique** avec trou anionique normal - HTA et rétention hydrosodée tardives
Origine vasculaire	- Contexte : HTA, FdRCV, atcds cardio-vasculaires, dégradation de fonction rénale sous IEC/ARA2 - Clinique : abolition des pouls, souffles vasculaires, anomalie vasculaire au fond d'œil - **Echographie-Doppler des artères rénales**
Origine héréditaire	- Antécédents familiaux avec arbre généalogique - Etiologies fréquentes : **polykystose rénale, syndrome d'Alport** (généralement lié à l'X)

Maladie rénale chronique	*Facteurs de progression*	Contrôle de la pression artérielle et de la protéinurie				- Objectifs de PA : . **< 130/80** si albuminurie ≥ 30 mg/24h (diabétique ou non) . **< 140/90** si albuminurie < 30 mg/24h . **PAS > 110** dans tous les cas - Objectif de protéinurie : **< 0,5 g/g de créatininurie**
			Restriction sodée			- **Régime hyposodée** : < 100 mmol/j = 6 g/jour - Suivi : **natriurèse/24h** ⇒ 1 g d'apport de sel = 17 mmol de Na urinaire
			Blocage du SRA			= **IEC/ARA2** : - Si **albuminurie ≥ 30 mg/j** chez un diabétique - Si **albuminurie ≥ 300 mg/j** ou **protéinurie ≥ 0,5 g/j** si non diabétique - A privilégier en traitement antihypertenseur Début à posologie basse, ↗ progressive par paliers de 2 à 4 semaines à distance d'une déplétion hydrosodée rapide
				EI		- **Hypotension** à l'introduction ou à l'augmentation de posologie - **Insuffisance rénale aiguë** si hypovolémie efficace - **Hyperkaliémie**
				Instauration		**Créatininémie** et **kaliémie** : avant prescription, après 7-15 jours de traitement et après chaque modification de posologie - ↗ **Créatininémie** : . **10 à 20%** : traitement efficace . **> 30%** : arrêt temporaire et réintroduction progressive après avoir éliminé une sténose des artères rénales - **Hyperkaliémie** : . **5 à 6 mmol/L** : recherche d'écart diététique, ajout d'un **diurétique hypokaliémiant** ou de **Kayexalate®** . **> 6 mmol/L** : arrêt du traitement temporaire
				Suivi		- A 1 mois : mesure de **PA**, **protéinurie/24h**, **kaliémie**, **créatininémie** - **Education thérapeutique** : arrêt du traitement en cas de déshydratation extracellulaire (gastro-entérite…) pour éviter une IR fonctionnelle
					Cible atteinte	- Poursuite du traitement et de la surveillance
					PA non contrôlée	- Ajout d'un **diurétique thiazidique** (si DFG > 30 ml/min) ou d'un **diurétique de l'anse** (si DFG < 30 ml/min) - Si échec : **β-bloquant, inhibiteur calcique**
					Protéinurie non contrôlée	- ↗ **de posologie** jusqu'à dose maximale recommandée ou tolérée (PAS > 110).
		Prévention des épisodes d'IRA				⇒ Toujours rechercher un facteur surajouté devant toute IRC d'aggravation brutale
			Déshydratation extracellulaire			- Cause : **diurétique, vomissement, diarrhée** ⇒ Réversible après apport de sel et d'eau et diminution des diurétiques
			Médicament à effet hémodynamique			= **AINS, IEC, ARA2** ± hypovolémie associée, sténose des artères rénales ou lésions vasculaires graves ⇒ Réversible à l'arrêt
			Obstacle			**- Toute cause d'obstacle** ⇒ réversible après le lever d'obstacle
			Produit toxique			- **Produit de contraste iodé** : discuter l'indication, hydratation préventive - **Médicament néphrotoxique** : respect des règles de prescription
			Pathologie surajoutée			- **Pyélonéphrite aiguë** - **Néphropathie vasculaire** surajoutée…
		Restriction protidique				- **Régime normoprotidique stricte** : **0,8 à 1** g/kg/j à partir d'un DFG **< 60 ml/min** ⇒ Suivi possible par l'urée urinaire : **urée/5** = **consommation protidique** en **g/jour** - Avec **apport calorique suffisant** (30-35 kcal/kg/j). Prise en charge diététique initiale et suivi régulier
		Contrôle du diabète				**ADO** : - DFG < 60 ml/min : metformine à **mi-dose**, inhibiteur DPP4, agoniste GLP1, sulfamide d'action courte, inhibiteurs de l'alpha-glucosidase. - DFG < 30 ml/min : **inhibiteur DPP4**, **répaglinide** Nécessite souvent de l'**insuline** aux stades avancés de MRC (≥ 3B) Cibles d'HbA1c : **≤ 6,5%** si MRC stade 1 ou 2, **≤ 7%** si MRC stade 3 et **≤ 8%** si MRC stade 4 ou 5 ou complications macrovasculaires documentées
		Contrôle des FdRCV				⇒ Les patients insuffisants rénaux chroniques sont à **très haut risque cardio-vasculaire** : risque de mortalité cardio-vasculaire supérieur au risque d'insuffisance rénale terminale - **Arrêt du tabac impératif** : FdRCV et favorise la progression de la maladie rénale

Fonctions rénales : - **Elimination de toxines**, notamment des dérivés du catabolisme azoté
- **Homéostasie : bilan hydroélectrolytique** et **équilibre acido-basique**
- **Fonction endocrine** : synthèse de **rénine**, d'**EPO** et de **vitamine D active**

% Ces fonctions sont assurées pour un **DFG ≥ 60 ml/min** (en dehors d'une rétention d'urée et de créatinine)

Complications			
Conséquences cardio-vasculaires	**HTA**		= Précoce, précédant souvent l'insuffisance rénale (surtout dans les néphropathies glomérulaires et vasculaires et la polykystose rénale) - Facteur majeur de la progression de l'insuffisance rénale chronique - **Volo-dépendante** : traitée par régime hyposodé et diurétiques
Conséquences cardio-vasculaires	**Lésions artérielles accélérées**		= **Athérosclérose** et **artériosclérose** : - FdRCV communs : HTA, dyslipidémie précoce, tabagisme, diabète, âge - Facteurs spécifiques à l'IRC : **trouble du métabolisme phosphocalcique** (**médiacalcose**), **hyperhomocystéinémie, anémie, insulino-résistance, toxines urémiques** - Complication : cardiopathie ischémique, AVC, AOMI… % > 50% des décès
Conséquences cardio-vasculaires	**Atteinte cardiaque**		- **Hypertrophie ventriculaire gauche** : secondaire à l'HTA et à l'anémie - **Calcifications valvulaires** et **coronariennes** - **Cardiopathie urémique** (plurifactorielle : ischémie, toxines urémiques…)
Trouble du métabolisme phosphocalcique et lésions osseuses	**Troubles métaboliques**		- **Hyperparathyroïdie secondaire :** précoce - **Déficit en vitamine D active** (+ de l'activité 1-α-hydroxylase rénale) - **Hypocalcémie** : tardive - **Hyperphosphatémie** : tardive, liée à la diminution de l'excrétion rénale des phosphates, partiellement compensée au stade précoce par la **FGF23**, hormone osseuse stimulant l'excrétion rénale de phosphates
Trouble du métabolisme phosphocalcique et lésions osseuses	**Ostéo-dystrophie rénale = Maladie osseuse rénale**	**Ostéomalacie**	= Diminution de la formation osseuse par déficit en vitamine D - **Douleurs osseuses** (rare) - Rx : déminéralisation, stries de Looser-Milkman - Bio : + 1,25-OH_2-vitamine D (n'est pas dosée en pratique)
Trouble du métabolisme phosphocalcique et lésions osseuses	**Ostéo-dystrophie rénale = Maladie osseuse rénale**	**Ostéite fibreuse**	= Destruction osseuse accélérée secondaire à l'hyperparathyroïdie - **Douleurs osseuses, fractures pathologiques** tardives - **Rx** : . Résorption des extrémités osseuses : phalanges et clavicules . Lacunes au niveau des phalanges des doigts . Déminéralisation - **Bio** :) #**PTH**
Trouble du métabolisme phosphocalcique et lésions osseuses	Prévention		- **Apports calciques** suffisant, sans excès : **1 à 2,5 g/j** avec supplémentation si besoin par **carbonate de calcium** (prise en dehors des repas, sinon action de chélateur de phosphate) - **Apports en vitamine D3** : . Naturelle en 1ère intention si carence documentée : **Uvedose®** . **1-α-OH-vitamine D (Un-Alfa®)** ou **1,25-OH_2-vitamine D (Rocaltrol®)**, en l'absence d'hyperphosphatémie, après avis spécialisé - **Restriction alimentaire en phosphores** par diminution des apports protéiques (0,8 g/kg/j) et en phosphates inorganiques de l'industrie alimentaire (conservateurs) - **Complexant du phosphore** (rarement indiqué avant le stade terminal) : **carbonate de calcium** pris pendant les repas ou **sans calcium** - **Calcimimétique** en cas d'hyperparathyroïdie non contrôlée sous dialyse, voire exceptionnellement **parathyroïdectomie** en cas d'échec du traitement médical
Trouble du métabolisme phosphocalcique et lésions osseuses	Objectifs		- **Calcémie** normale - **Phosphatémie < 1,5 mmol/L** - **PTH** entre **2N et 9N**
Troubles acido-basiques	**Acidose métabolique**		= Défaut d'élimination de la charge acide - Généralement modéré, sauf lors de certaines **tubulopathies** - Biologie : + bicarbonates,) faible du trou anionique, pH conservé jusqu'aux stades évolués - Conséquences : . **Catabolisme protéique musculaire excessif** . **Aggravation des lésions d'ostéodystrophie rénale** . **Majoration du risque d'hyperkaliémie**
Troubles acido-basiques	**Acidose métabolique**	TTT	- Objectif : bicarbonatémie > 22 mmol/L avec pH normal - **Alcalinisant oral** : - **Bicarbonate de sodium** (gélules de 0,5 à 1 g) - **Eau de Vichy** (0,5 à 1L/j)
Conséquences métaboliques	**Dénutrition protéino-énergétique**		= Réduction spontanée des apports alimentaires,) du catabolisme protéique (notamment due à l'acidose) et + de la synthèse protéique (par résistance périphérique à l'insuline) - **Dénutrition** fréquente au stade terminal (albumine et préalbumine facteurs prédictifs de **mortalité**)
Conséquences métaboliques	**Dénutrition protéino-énergétique**	TTT	**Prise en charge diététique** : - Apports caloriques suffisants ≥ 30 kcal/kg/j - **Éviter les carences protéiques : Régime normoprotéique (restriction) et non hypo-protéique** - Intégrer la correction des troubles phospho-calciques et de l'acidose métabolique.

	Hyperuricémie		= Très fréquente, généralement asymptomatique, ne nécessitant pas de traitement - Parfois **crises de goutte** : traitement et prévention par **allopurinol**
	Hyperlipidémie		2 profils : - **Hypertriglycéridémie** avec + ↓**HDL-cholestérol** - **Hypercholestérolémie** souvent majeure en cas de pathologie glomérulaire
		TTT	- **Régime hypolipémiant** - **Statine** : peut être utilisé en cas d'IRC, avec surveillance de la toxicité musculaire avec objectif de LDL < 1g/L - **Fibrates seulement si** hypertriglycéridémie majeure après avis spé.
	Troubles sexuelles		- Chez l'homme : **impuissance, hypofertilité** - Chez la femme : **aménorrhée, hypofertilité, risque maternel** et **fœtal** en cas de grossesse
Conséquences hématologiques	**Anémie**		= Anémie normochrome, normocytaire, arégénérative par **défaut de synthèse rénal d'EPO** - Conséquences : **asthénie, intolérance à l'effort, angor fonctionnel,**) ↓**du débit cardiaque** avec **hypertrophie ventriculaire gauche** - Elimination de diagnostics différentiels ou facteurs aggravants : **ferritinémie** normale, **CRP** normale ± **dosage en folates** et **vitamines B12** normaux → Bilan et supplémentation dès que **Hb < 12** chez la femme et **Hb < 13** chez l'homme
		TTT	- Indication : **hémoglobine ≤ 10 g/dl** de façon stable, selon le contexte
		TTT – Supplémentation martiale	Objectif : - CST > **20%** - Ferritinémie > **200 µg/L**
		TTT – **EPO**	= Par voie SC, de 1 fois/semaine à 1 fois/mois - **Recombinante** : **époïétine** - **Agent dérivé de l'EPO** : **darbépoïétine, époïétine pégylée** - Objectifs : **hémoglobine = 10 à 12 g/dl**, sans dépasser 12 g/dl
		TTT – **Transfusion**	= Limitée aux situations d'urgence, surtout chez les patients pouvant être transplanté (risque d'immunisation HLA) → **Dosage d'Ac anti-HLA** systématique après transfusion
	Trouble de l'hémostase primaire		= Défaut d'agrégation plaquettaire et baisse de l'hématocrite - **Risque hémorragique** : saignements digestifs occultes, règles prolongées… - Atteinte isolée de l'**hémostase primaire** : **TS allongé**
	Déficit immunitaire		= Modéré : réponse atténuée aux vaccinations et susceptibilité infectieuse - Vaccins recommandés : **vaccin antigrippal** annuel, **vaccin hépatite B** dès le stade 3B
Troubles hydro-électrolytiques			- Généralement tardifs : compensation par les néphrons fonctionnels
	Anomalie du bilan hydrosodé		- **Rétention hydrosodée (HTA)** : dès les stades précoces, modérée jusqu'au stade préterminal - **Diminution de la capacité d'adaptation** en cas de déplétion ou de surcharge hydrosodée - Défaut de concentration des urines : **polyurie**
		Prévention	- Eviter les apports sodés excessifs (> 6 g/j), sauf dans les rares cas de néphropathies avec perte de sel (néphropathie interstitielle chronique) - Eviter les apports hydriques excessifs : risque d'hyperhydratation intracellulaire (**hyponatrémie**)
	Hyperkaliémie		- Favorisée par : **acidose métabolique, IEC/ARA2, AINS, diurétiques épargneurs de potassium, apports excessifs, déshydratation, diabète** (hyporéninisme-hypoaldostéronisme)
		Prévention	→ Objectif : kaliémie < **5,5** mmol/L - **Limitation des apports en potassium** : erreurs diététiques, médicaments - Correction de l'acidose métabolique - **Résine échangeuse d'ions** : **Kayexalate** (échange Na-K), **Resikali** (échange Ca-K)
Autres	Digestive		- **Intoxication urémique** : **nausées, vomissements, anorexie, dénutrition**
	Neurologique		- **Crampes** fréquentes : acidose métabolique, dyskaliémie, hypocalcémie, hypomagnésémie - Troubles du sommeil : **syndrome des jambes sans repos, insomnie** - **Polynévrite urémique** et **encéphalopathie urémique** : IR terminale non supplée (exceptionnel)
	Cardiaque		- **Péricardite urémique**

<table>
<tr><td rowspan="16">TTT de suppléance rénale</td><td>Transplantation</td><td colspan="3">= Meilleure méthode de suppléance : meilleure qualité de vie, moindre morbidité cardio- vasculaire, espérance de vie supérieure, coût de traitement inférieur au-delà de la 1ère année</td></tr>
<tr><td rowspan="8">Hémodialyse</td><td colspan="3">= Technique de dialyse la plus utilisée en France (> 90%) : utilisable pendant plus longtemps (plus de 20 ans), mais plus coûteuse (25 000 à 50 000 €/an) que la dialyse péritonéale</td></tr>
<tr><td>Structure</td><td colspan="2">- Centre d'hémodialyse : présence médicale permanente
- Unité de dialyse médicalisée : présence médicale intermittente
- Unité d'auto-dialyse assistée ou non par un infirmier, sans présence médicale
- Au domicile par un patient autonome</td></tr>
<tr><td>Principe</td><td colspan="2">- Transferts diffusifs = hémodialyse, selon des gradients de concentration : diffusion des molécules dissoutes au travers d'une membrane semi-perméable mettant au contact le sang et un bain de dialyse (de composition contrôlée)
- Transferts convectifs = hémofiltration par ultrafiltration (pression hydrostatique positif): permet une soustraction nette de liquide, nécessaire chez le patient anurique</td></tr>
<tr><td rowspan="5">En pratique</td><td colspan="2">= Généralement 3 fois/semaine pendant 4 à 6h</td></tr>
<tr><td>Circulation extra-corporelle</td><td>- Abord vasculaire : fistule artério-veineuse (à privilégier), anse prothétique artério-veineuse, cathéter tunnellisé ou non (urgence)
- Anticoagulation efficace du circuit extracorporel par HNF ou HBPM
- Circuit extracorporel (à usage unique)</td></tr>
<tr><td>Dialyseur</td><td>= Jetable, en fibres capillaires : surface d'échange importante (1,5 à 2 m^2) pour un volume sanguin faible (< 100 mL)</td></tr>
<tr><td>Générateur d'hémo-dialyse</td><td>- Réalisation et contrôle de la circulation extracorporelle
- Fabrication de bain de dialyse à partir de l'eau osmosée
- Contrôle du débit et du volume d'ultrafiltrat soustrait au patient</td></tr>
<tr><td>Eau osmosée</td><td>= Eau de ville, traitée pour éliminer les bactéries et toxines, les métaux toxiques (aluminium, plomb…), le calcium et les autres ions</td></tr>
<tr><td rowspan="3">Dialyse péritonéale</td><td colspan="3">- Permet un traitement à domicile, mieux tolérée sur le plan hémodynamique, moins coûteux
- Performances d'épuration moindres, difficultés techniques chez le patient obèse, nécessite une diurèse résiduelle, durée d'utilisation limitée à quelques années (altération du péritoine)</td></tr>
<tr><td>Principe</td><td colspan="2">- Transferts diffusifs : selon les gradients de concentration transmembranaire
- Ultrafiltration : solutions de dialyse péritonéale de forte osmolarité (glucose hypertonique) ou à pression colloïde élevée (polymère de glucose type amidon)</td></tr>
<tr><td>En pratique</td><td colspan="2">- Cathéter de dialyse péritonéal : inséré chirurgicalement, avec une extrémité dans le cul-de-sac de Douglas, et l'autre tunnélisée en sous-cutané latéro-ombilical
- Système de connexion, permettant les échanges de façon aseptique
- Poches de dialysat stérile : volume de 1,5 à 2,5L
- Technique : - Manuelle = DPCA : 3 à 5 fois/jour, stase de quelques heures (4h) puis drainage du liquide par gravité (8-10 L/j)
- Automatisée = DPA : assuré par une machine la nuit
↳ Choix de technique : selon la nécessité d'assurer des volumes d'échange important (fort gabarit) et la nécessité de libérer le patient la journée (activité professionnelle)</td></tr>
<tr><td>Objectifs</td><td colspan="3">- Contrôle des volumes liquidiens : ramener le patient à un poids idéal théorique (« poids sec »)
- Soustraction des molécules à élimination urinaire (urée, créatinine…)
- Correction des anomalies hydro-électrolytiques (hyperkaliémie, acidose métabolique, hypocalcémie…)</td></tr>
<tr><td>Régime associé</td><td colspan="3">- Restriction hydrique (surtout en hémodialyse) : 500 mL + diurèse résiduelle
- Alimentation hyposodée
- Apports protéiques = 1,2 g/kg/j : surtout en dialyse péritonéale (pertes protidiques)
- Apports caloriques = 30 à 35 kcal/kg/j</td></tr>
<tr><td>Précautions avant suppléance</td><td colspan="3">- Préservation du réseau veineux (ø ponction/perfusion) : de préférence du membre non dominant
- Vaccination anti-hépatite B : nécessaire pour tous les patients susceptibles d'être traités par hémodialyse (risque d'hépatite B nosocomiale), effectuée dès le stade 3B</td></tr>
<tr><td>Début du traitement de suppléance</td><td colspan="3">- Voie d'abord : - Fistule artério-veineuse : créée plusieurs mois avant l'IRC terminale
- Cathéter de dialyse péritonéal : posé 15 jours avant
- Inscription sur la liste de transplantation rénale : seulement dès que DFG < 20 ml/min
- Début de suppléance au stade 5, généralement entre 10 et 5 ml/min : selon les symptômes urémiques (AEG, dénutrition…), HTA sévère non contrôlable, troubles métaboliques (acidose, hyperkaliémie)</td></tr>
</table>

ITEM 343 : INSUFFISANCE RENALE AIGUË

IRA = baisse brutale et importante de la filtration glomérulaire : élévation de la créatininémie et/ou baisse de la diurèse
- ↗ Créatininémie :
  . **> 44,2 µmol/L** si la créatininémie antérieure était < 221 µmol/L
  . **> 20%** si la créatininémie antérieure était > 221 µmol/L
- **Diurèse : conservée, oligurique** (diurèse **< 500 ml/24h** ou **< 20 ml/h** ou **< 0,5 ml/kg/h**) ou **anurique** (diurèse **< 100 ml/24h**)
- Les formules d'estimation du DFG ne sont pas applicables dans l'IRA : privilégier la **clairance de la créatinine urinaire**

Définition KDIGO

Stade d'IRA	Créatininémie	Diurèse
Stade 1	↗ > **26 µmol/L** en 48h ou > **50%** en 7 jours	**< 0,5 ml/kg/h** pendant **6 à 12h**
Stade 2	Créatininémie **x 2 en 7 jours**	**< 0,5 ml/kg/h** pendant **> 12h**
Stade 3	Créatininémie **x 3 en 7 jours** Créatininémie **> 354 µmol/L** (si pas de valeurs antérieures) Nécessité de dialyse	**< 0,3 ml/kg/h** pendant **> 24h** **Anurie** pendant **> 12h**

Physiopathologie

Déterminants de la filtration glomérulaire **DFG = P_{UF} x K_f**	- **K_f = coefficient de filtration** : selon la **perméabilité capillaire** et la **surface de filtration** - **P_{UF} = gradient de pression trans-capillaire** glomérulaire (pression d'ultrafiltration) = différence de **pression hydrostatique** glomérulaire (P_{cg} = 45 mmHg) et urinaire (P_u = 10 mmHg) + différence de **pression oncotique** glomérulaire (Π_{cg} = 25 mmHg) et urinaire (Π_u = nulle) - Dépend : - Du **débit plasmatique rénal** (DPR), déterminé par la **PAM** - Des **résistances artériolaires afférente** (R_{AF}) et **efférente** (R_{EF})
Mécanisme	- ↘ Débit sanguin rénal : hypovolémie, état de choc - ↗ P_U : obstacle intra-tubulaire/de la voie excrétrice - ↘ Kf : diminution de la surface capillaire - ↘ R_{EF} : vasodilatation de l'artériole efférente - ↗ R_{AF} : vasoconstriction de l'artériole afférente

Principaux types d'IRA

IRA obstructive (10%)	= **Obstacle sur les voies excrétrices** ou **intra-tubulaire rénal** : ↗ P_u → bloque la filtration glomérulaire - IRA seulement en cas d'obstacle bilatéral ou sur rein unique - Parfois incomplet : absence d'anurie, voire **polyurie hypotonique** (diabète insipide néphrogénique) par redistribution du flux sanguin rénal et donc altération du gradient osmotique cortico-médullaire nécessaire à l'ADH
IRA fonctionnelle (pré-rénale) (25%)	= ↘ **Flux sanguin rénal et pression de perfusion**, avec parenchyme rénal intact : ↘ DPR → stimule la synthèse et la sécrétion de rénine et donc angiotensine 2, le système sympathique périphérique et la sécrétion d'ADH. L'hypovolémie peut être vraie (déshydratation, hémorragie) ou « efficace » (Insuffisance cardiaque ou hépatique, sepsis) - Adaptation glomérulaire : **vasoconstriction de l'artériole efférente** (maintient le temps de filtration) Adaptation tubulaire : ↗ **réabsorption tubulaire proximale de sodium** (effet α adrénergique et angiotensine), **distale** (↗ aldostérone et excrétion de potassium) et **d'eau** (↗ ADH) - Oligurie pauvre en Na (réabsorbé pour augmenter la volémie), riche en K, acide et très concentrée en osmoles (notamment en urée) - Réabsorption passive d'urée lors de la réabsorption d'eau et sel par le tubule collecteur : ↗ **urée > créat** - Aggravé : - **Bloqueurs du SRA** (IEC/ARA2) : bloque la vasoconstriction **de l'artériole efférente** - **AINS** : bloque la vasodilatation de **l'artériole afférente**
IRA parenchymateuse (65%)	**= Lésion anatomique des différentes structures du rein** - **Nécrose tubulaire aiguë** (plus fréquente) : Ischémique ou toxique - **Néphropathie interstitielle aiguë** : œdème interstitiel → ↗ pression intra-rénale - **Néphropathie glomérulaire, MAT** : ↘ coefficient de filtration K_f, surtout par ↘ surface de filtration - **Néphropathie tubulaire** : . Obstruction par précipitation intratubulaire de médicament, myoglobine (rhabdomyolyse), hémoglobine (hémolyse massive) ou de chaînes légères d'Ig (myélome) . Toxicité directe des médicaments (aminosides, cisplatine) ou produits de contrastes iodés
Nécrose tubulaire aiguë ischémique	= **Ischémie rénale**, notamment dans la **zone externe** de la **médullaire externe** (PaO_2 physiologiquement basse à 40 mmHg et besoins énergétiques important) → **nécrose** des cellules épithéliales tubulaire **de la pars recta (3e segment du TCP)**, sans atteinte des vaisseaux, glomérules et interstitium - Au cours des NTA constituées : **diminution paradoxale du flux sanguin rénal**, constante et durable, avec **DFG effondré** (< 10% de la normale), par vasoconstriction (ATII, catécho, TX2) pré- et post-glomérulaire et ↗ pression intra-tubulaire par obstruction liée aux débris cellulaires (Facteur aggravant : déficit en substances vasodilatatrices : PGE2, NO) - **Anurie** dans les formes sévère : par ↘ **importante du DFG, obstacle intra-tubulaire**, voire **rétrodiffusion de l'urine à travers l'épithélium lésé**

Diagnostic			= Augmentation rapide de l'urée plasmatique et de la créatininémie en quelques jours/semaines - **Syndrome urémique** (tardif) : **nausées, vomissements, céphalées, diarrhée, troubles visuels**
Diagnostic	Caractère aigu de l'insuffisance rénale		- **Fonction rénale antérieure** normale - **Reins** de **taille normale > 10 cm** (ou **> 3 vertèbres sur ASP**) ou **augmentée** - Absence d'anémie ou d'hypocalcémie, absence de péricardite - Seule l'atrophie rénale **bilatérale** permet d'affirmer le caractère chronique de l'IRC
Diagnostic	Cas particuliers		- **Aggravation aiguë réversible chez un patient avec IRC** (produit de contraste iodé, AINS...) - IRA avec anémie : **hémolyse aiguë, choc hémorragique** - IRA avec hypocalcémie : **rhabdomyolyse** - Reins de taille normale voire augmentée dans les insuffisances rénales chroniques diabétiques, amylose, myélome et polykystose
Diagnostic	DD		- **Rétention aiguë d'urine** : recherche systématique d'un globe vésical chez tout malade oligo-anurique
IRA OBSTRUCTIVE	C		- Antécédents urologiques : lithiase de l'appareil urinaire, cancer digestif ou pelvien, tumeur prostatique ou vésicale - Signe évocateur : **douleur lombaire, hématurie macroscopique avec caillots, globe vésical, blindage pelvien** - Biologie : **acidose tubulaire distale** fréquente
IRA OBSTRUCTIVE	PC		- **Echographie rénale** systématique : **dilatation des cavités pyélocalicielles**, bilatérale ou unilatérale → Une simple **hypotonie des cavités pyélocalicielles** ou l'**absence de dilatation des cavités** ne permet pas d'exclure une origine obstructive à l'IRA (surtout si obstacle brutal, déshydratation ou fibrose rétropéritonéale) - Autres : **TDM rénale sans injection, uro-IRM → UIV** et **uroscanner** contre-indiqués
IRA OBSTRUCTIVE	*Cause*		- **Lithiases urinaires** : Calcul unilatéral sur rein unique ou lithiases bilatérales - **Pathologies tumorales** : Adénome de prostate, cancer de la prostate ou du col utérin, tumeur de vessie, cancer du rectum, ovaire, utérus, métastases rétropéritonéales rarement - **Pathologie inflammatoire** : Fibrose ou liposclérose rétropéritonéale (attention la dilatation peut manquer par enserrement des voies urinaires dans la fibrose)
IRA OBSTRUCTIVE	TTT		= **Dérivation des urines** en urgences (surtout en cas d'infection ou de trouble métabolique vital) : fonction rénale normalisée **en quelques jours** - Obstacle bas situé (vessie, urètre, prostate) : **sondage vésical** ou **cathéter sus-pubien** - Obstacle haut situé (uretère, rénal) : - **Sonde urétérale** : **extériorisée trans-vésicale** ou **non extériorisée type JJ** - **Néphrostomie percutanée** (sous AL après repérage écho) - Risque de **syndrome de levée d'obstacle** = polyurie abondante, avec risque de déshydratation et d'IRA fonctionnelle : prévention par hydratation par NaCl volume à volume, surveillance clinique et biologique
IRA FONCTIONNELLE	*Diagnostic*		- Urée plasmatique ↗ - Créatininémie N ou ↗ modérée **< 300** - Urée/créatinine plasmatique > 100 - Urée U/P > **10** - Créatinine U/P > **30** - Osmolarité U/P > **2** - Na urinaire < 20 mmol/L - FE Na < 1% - FE urée < 35% - Na/K urinaire < 1 FE = [urine] / [plasma] $créat_U$ / $créat_P$
IRA FONCTIONNELLE	*Diagnostic*	Cas particuliers	- **Persistance de la natriurèse** (Na urinaire > 20, FE Na > 1%) en cas d'hypovolémie par perte rénale de sodium : **diurétiques ++, hypoaldostéronisme, néphrite interstitielle...** → La FE de l'urée diminuée est un meilleur indicateur d'IRA fonctionnelle dans ce cas
IRA FONCTIONNELLE	*Cause*	**Déshydratation extracellulaire**	- Pertes cutanées : **sudation, brûlure** - Pertes digestives : **vomissements, diarrhée, fistule** - Pertes rénales : **diurétiques, diabète décompensé, syndrome de levée d'obstacle, néphrite interstitielle chronique, insuffisance surrénale**
IRA FONCTIONNELLE	*Cause*	**Hypovolémie réelle ou efficace**	- **Insuffisance cardiaque congestive** - **Syndrome néphrotique** sévère - **Cirrhose hépatique** décompensée - **Etat de choc débutant** : cardiogénique, septique, anaphylactique ou hémorragique
IRA FONCTIONNELLE	*Cause*	**Hémodynamique**	- Médicament : **IEC/ARA2, AINS, anticalcineurine** - Néphropathie vasculaire : **sténose de l'artère rénale** ou **néphroangiosclérose**
IRA FONCTIONNELLE	TTT		- Immédiatement réversible à la restauration du flux sanguin rénal (critère diagnostique majeur) - Risque d'ischémie rénale avec lésions de nécrose tubulaire si persistante : **IRA organique** par **NTA ischémique**
IRA FONCTIONNELLE	TTT	IRA fonctionnelle par déshydratation	- **Réhydratation orale** (régime salé + boisson abondante) dans les IRA peu sévères - **Réhydratation IV** : **soluté salé isotonique** (NaCl 9 ‰) ou **bicarbonate de sodium** 14 ‰
IRA FONCTIONNELLE	TTT	IRA fonctionnelle avec syndrome œdémateux	- **Syndrome hépatorénal** (grave, parfois irréversible) : expansion volémique par **albumine** (surtout si albuminémie < 20 g/L), **vasoconstricteur** (**glypressine**), arrêt des diurétiques - **Syndrome néphrotique** : **perfusion d'albumine** uniquement en cas d'hypoalbuminémie profonde, associé à des **diurétiques** - **Syndrome cardio-rénal type 1** (insuffisance cardiaque aiguë compliquée d'IRA) ou **type 2** (insuffisance cardiaque chronique) : amélioration de la fonction cardiaque (↗ débit, ↘ pressions droites)

IRA ORGANIQUE

Diagnostic

Signes \ Néphropathie	NTA	Interstitielle	Glomérulaire	Vasculaire
HTA	Non	Non	**Oui**	**Oui ++**
Œdèmes	Non	Non	**Oui**	Non
Protéinurie	**< 1 g/j**	**< 1 g/j**	**> 1 g/j**	**Variable**
Hématurie microscopique	Non	Non	**Oui**	Non
Hématurie macroscopique	Non	**Possible**	**Possible**	**Possible**
Leucocyturie	Non	**Possible**	Non	Non
Infection urinaire	Non	**Possible**	Non	Non

PC

Echographie rénale : systématique devant toute IRA pour éliminer une obstruction

PBR :
- En dehors d'un contexte de NTA :
  . Systématique en cas de suspicion d'atteinte glomérulaire
  . Dans certaines atteintes vasculaires ou interstitielles
- Devant un tableau de NTA si :
  . Précocement si circonstances d'apparition non évidentes
  . **Insuffisance rénale persistante** à **3-4 semaines**

Cause

Cause	Type	Description
Nécrose tubulaire aiguë		= **80%** des IRA organiques : à **diurèse conservée** (majorité) ou **oligo-anurique** (sévère) - Phase d'IRA de 1 à 3 semaines, puis **récupération progressive** jusqu'à l'état antérieur
	Ischémique	- **Etat de choc**
	Toxicité tubulaire directe	- **Aminoside** - **Produit de contraste iodé** - **AINS** - **Cisplatine** - **Anticalcineurine : ciclosporine A, tacrolimus** - **Amphotéricine B, céphalosporine de 1ère génération…**
	Précipitation intra-tubulaire	- **Aciclovir, inhibiteur des protéases, antirétroviraux** - **Méthotrexate** - **Sulfamides, antirétroviraux** - Chaînes légères d'Ig : **myélome** - Myoglobine : **rhabdomyolyse** - Hémoglobine : **hémolyse massive** - **Syndrome de lyse tumorale**
Néphrite interstitielle aiguë		= IRA organique, le plus souvent à diurèse conservée, ou plus rarement anurique, - **Hématurie** (parfois macroscopique), **leucocyturie (± éosinophilurie** dans les causes médicamenteuses), **protéinurie tubulaire** < 1 g/L **- Des signes généraux sont souvent associés en fonction de la cause ++++**
	Infectieuse	- **Pyélonéphrite aiguë ± choc septique** - **Leptospirose, légionellose, fièvres hémorragiques virales**
	Immuno-allergique	= **Hyperéosinophilie, éosinophilurie** (rare), **fièvre, rash, cytolyse hépatique** - Principaux médicaments : **sulfamides, β-lactamine, AINS, fluoroquinolone**
	Autre	- **Infiltrat tumoral de lymphome** ou **plasmocytaire (myélome)** - **Sarcoïdose**
Glomérulo-néphrite rapidement progressive		- **Glomérulonéphrite nécrosante extra-capillaire** : vascularites à ANCA , sans dépôts immuns (polyangéite granulomateuse de Wegener, polyangéite microscopique) maladie de Goodpasture (dépôts d'IgG le long de la membrane basale glomérulaire) - **Glomérulonéphrite aiguë post-infectieuse** - **Glomérulonéphrite endo/extracapillaire** : **lupus, cryoglobulinémie, purpura rhumatoïde**, avec dépôts immuns divers → PBR en urgence + bilan immunologique

IRA ORGANIQUE

Cause

Cause	Description
Néphropathie vasculaire (capillaires)	- **SHU** : HTA, anémie hémolytique mécanique (schizocytes), thrombopénie - **Néphroangiosclérose aiguë** : HTA maligne - **Crise aiguë sclérodermique** : HTA sévère, sclérodactylie, IRA sur réduction de la lumière artérielle suite à une prolifération myo-intimale - **Emboles de cristaux de cholestérol** : chez un sujet athéromateux après une artériographie ou une manœuvre endovasculaire, ou lors d'un traitement anticoagulant - **Infarctus rénal = thrombose, embolie, dissection des artères rénales** : douleur lombaire, hématurie macroscopique, fièvre, ↗ LDH → échodoppler, angioscanner ou angio-IRM

IRA ORGANIQUE		**Rhabdomyolyse**			- **Conséquence** de la souffrance des muscles striés - **Causes :** Traumatismes physiques (écrasement, crise convulsives, intoxication alcoolique aiguë, intoxication médicamenteuse ou virales ou bactérienne) - **Mécanismes :** Toxicité de la myoglobine au niveau du TCP + Précipitation de la myoglobine avec la protéine de Tamm-Horsfall favorisée par l'acidité urinaire. - **IRA organique oligurique avec CPK > 10 x N, et augmentation franche de la myoglobine, hyperkaliémie, hyperphosphatémie, hypocalcémie et augmentation de l'acide urique** - IRA majorée par la déplétion volumique (rétention musculaire et réduction des apports, menant à une vasoconstriction des artérioles afférentes)
IRA ORGANIQUE	TTT	Prévention des complications			- Adaptation de tous les médicaments à élimination rénale - Prévention de l'ulcère de stress : **IPP** + **pansement gastrique** (± **sucralfate**) - **Apport calorique et azoté** suffisant : **20 à 40 kcal/kg/j** et **0,2 à 0,3 g/kg/j d'azote**
IRA ORGANIQUE	TTT	**Hyperkaliémie**			= Par baisse de la sécrétion tubulaire de K+, notamment dans les formes anuriques - **Dosage de la kaliémie** et **ECG** systématiques - Arrêt des médicaments hyperkaliémiants et suppression des apports potassiques
IRA ORGANIQUE	TTT	**Hyperkaliémie**	PEC		- **Gluconate de calcium** (améliore la conduction) : action rapide en quelques minutes - **Insuline + G10%** (entrée de K+ intracellulaire) : action en 30 minutes à 1h - **Bicarbonates** (entrée de K+ intracellulaire) : action en < 1h - **Dialyse** (épuration du K+) : action dès les 15 premières minutes - **Kayexalate** (échange d'ions dans la lumière digestive) : action en 1 à 4h - **Diurétique de l'anse** (↗ élimination urinaire) : action en 1 à 4h
IRA ORGANIQUE	TTT	**Acidose métabolique**			= Par accumulation d'acides faibles organiques et minéraux (↗ trou anionique) et diminution de l'élimination d'H+ : fréquente - Généralement modérée, ne nécessitant pas de traitement à la phase aiguë - Acidose importante : . **IRA toxique : éthylène glycol** (acidose oxalique) . **Choc septique, cardiogénique** ou **mixte : acidose lactique** . **Acidocétose diabétique** avec IRA fonctionnelle . **Pertes digestives de bicarbonates : diarrhée** . **IRA obstructive**
IRA ORGANIQUE	TTT	**Acidose métabolique**	PEC		- **Abstention** dans la plupart des cas → **effet cytoprotecteur** de l'acidose (épargne énergétique). Le risque du bicarbonate est l'OAP par apport massif de sel, et l'apport de CO2 devant être éliminé par le poumon - **Bicarbonates de sodium IV** isotonique (14 ‰), ou exceptionnellement molaire ou semi-molaire (84‰ ou 42 ‰) si : . Hyperkaliémie menaçante associée . Perte de bicarbonates (diarrhée) - **Épuration extra-rénale** si : . Injection de bicarbonates impossible : surcharge . Choc avec acidose lactique . Intoxication (éthylène glycol, méthanol)
IRA ORGANIQUE	TTT	**Surcharge hydrosodée**	Hyperhydratation extracellulaire		= Au cours des **néphropathies glomérulaires** et **vasculaires**, ou parfois des **néphropathies tubulaires** avec expansion volémique excessive - **HTA, œdèmes, épanchements séreux**, risque d'**OAP**
IRA ORGANIQUE	TTT	**Surcharge hydrosodée**	Hyperhydratation extracellulaire	PEC	- **Diurétique de l'anse** (oral ou IV) - **Epuration extrarénale** si : absence de réponse aux diurétiques ou OAP menaçant
IRA ORGANIQUE	TTT	**Surcharge hydrosodée**	Hyperhydratation intracellulaire		= **Hyponatrémie de dilution** par apport excessif d'eau alimentaire, ou parfois iatrogène (soluté hypotonique) : fréquente, souvent modérée, sans conséquence clinique
IRA ORGANIQUE	TTT	**Dialyse en urgence**			= **Hémodialyse intermittente** ou **hémodiafiltration continue** - Indication : . **Hyperkaliémie ou acidose menaçante** . **Surcharge hydrosodée résistante aux diurétiques** - En urgence : sur une **VVC** de calibre suffisant, en voie **fémorale** ou **jugulaire interne** (à privilégier : meilleur débit), ou plus rarement sous-clavier - Objectif : **urée plasmatique < 30 mmol/L** pendant toute la période d'IRA - 1ère séance courte (< 2h), d'autant plus que le taux d'urée est élevé (> 60 mmol/L) - Associé à un traitement anticoagulant (héparine ou citrate)

IRA ORGANIQUE	**Dialyse en urgence**	**Hémodialyse intermittente**	= Sang dialysé à travers une membrane de dialyse semi-perméable contre un bain de dialyse circulant à contre-courant - Déplétion volémique : **ultrafiltration** possible (jusqu'à 4-6L) - Durée des séances : 4 à 6h en moyenne - Débit élevé : risque de mauvaise tolérance hémodynamique
		Hémodiafiltration continue	= Ajout d'une **ultrafiltration** par gradient de pression - Meilleur contrôle de la déplétion volémique - Débit plus lent : meilleur tolérance hémodynamique
Pronostic			Mortalité associée à la mono-défaillance rénale = **10%** (en moyenne 40% en réanimation) Liée : - A la **maladie causale** : choc septique ou hémorragique, convulsion, insuffisance respiratoire, traumatisme, pancréatite - Au **terrain** : âge, maladie coronarienne, insuffisance respiratoire, diabète, cancer - Aux **complications de réanimation** : infection nosocomiale (septicémie sur cathéter, pneumopathie), dénutrition
	Complication		- Métabolique : **acidose métabolique, hyperkaliémie, dénutrition** - **Hypervolémie avec OAP** en cas de remplissage vasculaire excessif - De la réanimation : **infection nosocomiale, hémorragie digestive** (ulcère de stress) - **Cardiovasculaire** (alitement, variations tensionnelles, hypoxémie) : phlébite, EP, IDM, AVC...
	Facteurs pronostiques		- **Pronostic rénal** : fonction rénale antérieure, type d'IRA (NTA = guérison sans séquelle généralement, mais facteur de risque d'insuffisance rénale à distance, possible séquelles) - **Pronostic vital** : choc septique initial, défaillances viscérales associées, complications, terrain
Prévention	Prévention de la NTA chez les sujets à risque		= **Infection grave, état de choc, suites de chirurgie lourde** (notamment cardiaque ou aortique avec clampage de l'aorte sus-rénale), surtout chez les **sujets âgés, diabétiques, athéromateux** ou **IRC** - Maintien d'une volémie efficace : **apports hydrosodés ± solutés de remplissage** cristalloïdes - Suivi : - Poids, apparition d'œdèmes, bilan entrées-sorties (diurèse, natriurèse, pertes digestives...) - Pression veineuse centrale, pressions artérielles pulmonaires, échographie cardiaque
	Prévention de la tubulopathie à l'iode		- Sujet à risque : **sujet âgé, diabète, insuffisance rénale, insuffisance cardiaque, myélome** - Discuter l'indication de l'administration de produits de contraste iodé - Si ne peut être évité : . Arrêt préalable des AINS et diurétiques . **Hydratation** : **orale** (**eau de Vichy**) ou **IV** (**NaCl 9 ‰** ou **bicarbonate de sodium** 14 ‰ à **1 ml/kg/h** pendant 12h avant et après examen) . **Produit de contraste iodé** : **faible osmolarité** ou **iso-osmolaire** (**iodixanol**) ; en volume le plus limité possible - **N-acétyl-cystéine** (prise orale le jour précédent et le jour même) : efficacité non prouvée - Aucune indication de dialyse préventive
	Prévention de la néphrotoxicité médicamenteuse		= **Aminoside, cisplatine, amphotéricine B** - Posologie adaptée à la fonction rénale - En cas de prescription prolongée > 48h : posologie adaptée aux **taux résiduels** - **Surveillance de l'état d'hydratation** et de la prise de diurétiques - **Hyperhydratation** (soluté salé iso- ou hypotonique) sous cisplatine ou amphotéricine B
	Prévention d'IRA fonctionnelles médicamenteuses		- **IEC/ARA2** : . Prescription prudente chez le sujet âgé ou à risque vasculaire . Après recherche d'un souffle abdominal ± écho-doppler des artères rénales en cas de doute ou chez le diabétique de type 2 - **AINS** : contre-indiqués en cas d'IRC
	Prévention du syndrome de lyse		= **Rhabdomyolyse** ou **lyse tumorale importante** (spontanée ou après chimiothérapie) lors des leucémies aiguës, lymphomes ou cancers anaplasique à petites cellules - **Hydratation massive** avec **diurèse forcée** - **Alcalinisation des urines** : . Recommandée en cas de **rhabdomyolyse** (↘ la précipitation de la myoglobine et des protéines de Tamm-Horsfall) . Evitée lors des **syndromes de lyse tumorale** (↗ la précipitation de cristaux de phosphate de calcium) - Injection précoce d'**uricase** (Fasturtec®) en cas de syndrome de lyse tumorale : ↘ l'hyperuricémie

ITEM 119 : REINS DU SUJET AGE

Vieillissement rénal = modifications rénales structurelles et fonctionnelles, sans conséquence en situation normale, mais limitant les capacités d'autorégulation des reins, et majorant le risque d'insuffisance rénale aiguë
- **Mécanismes intrinsèques : génétique** (expression de protéines type Klotho, SOD…) / expression télomérasique/ nombre de néphrons à la naissance.
- **Mécanismes extrinsèques : environnement** (charge protéique, métaux lourds, traitements néphrotoxique, lithiase …) / **comorbidités**
- Le vieillissement rénal ne s'accompagne pas de **protéinurie** ou d'**hématurie** significative : toujours pathologique

Modification rénale	- **Baisse physiologique du DFG** : **0,7 ml/min/an (**à partir de **40 ans,** on estime qu'on perd 10ml/min par décennie) - Créatininémie faussée par la diminution de la masse musculaire (une créat à 135 peut traduire une IRC stade IV) / surestimation du DFG chez le sujet âgé - Formule de Cockcroft peu précise après 75 ans - Diminution de la taille des reins, surtout aux dépends du cortex, avec contours restant réguliers - Modifications tubulaires et hydroélectrolytiques : dépassement des capacités d'adaptation rénale en cas de modification des apports, de pathologie associée ou de prescription médicamenteuse - Hyponatrémie atteint 16% en population gériatrique - Modifications endocriniennes : - Réduction de l'activité du SRAA : + ARP, ARA2 et aldostérone - Résistance à l'EPO :) de la concentration circulante d'EPO

Troubles hydroélectrolytiques	Hydrique	+ Capacité de concentration des urines + Capacité de dilution des urines + De la sensation de soif par altération des osmorécepteurs	- Risque d'**hypernatrémie** en cas de restriction d'accès à l'eau - Risque d'**hyponatrémie** en cas d'augmentation brutale des apports hydriques ou de traitement (diurétique, psychotrope…)
	Sodé	Réponse rénale retardée en cas de modification rapide des apports	- Risque **d'hypovolémie** si réduction des apports, pertes sodées, diurétiques… - Risque de **surcharge hydrosodée** en cas d'apports excessifs de sodium
	Potassique	Réduction du pool potassique : fonte musculaire, réduction des apports Diminution de l'excrétion urinaire (+ chronique du SRAA)	- **Hypokaliémie**, aggravée par un diurétique thiazidique - **Hyperkaliémie**, aggravée par la prise d'IEC, ARA2, AINS ou diurétiques épargneurs de potassium
	Calcique	Carence en vitamine D fréquente	- **Hypocalcémie, hyperparathyroïdie secondaire**

Insuffisance rénale du sujet âgé	**Insuffisance rénale aiguë**		% L'incidence de l'insuffisance rénale aiguë augmente **exponentiellement** avec l'âge % Le risque d'insuffisance rénale chronique séquellaire augmente avec l'âge **- IRA fonctionnelle :** hypovolémie, insuffisance cardiaque, prise d'IEC, ARA2, AINS, diurétiques **- IRA néphrotoxique :** AINS, produits de contraste iodé, aminoside, chimiothérapie **- IRA par obstacle :** adénome ou cancer de prostate, cancer pelvien **- Néphropathie :** - Myélome - Glomérulonéphrite rapidement progressive (biopsie quel que soit l'âge) - Embolies de cristaux de cholestérols
	Insuffisance rénale chronique		-) de l'incidence avec l'âge : 15% de DFG < 60 ml/min entre 65 et 75 ans, 50% > 85 ans - Causes fréquentes : - **Maladie rénale ancienne d'évolution lente** : polykystose rénale… - Maladie plus fréquente : **néphropathie par obstacle, ischémique…** - Risque de progression vers l'IRC terminale inférieur : la vitesse de progression de la maladie rénale chronique généralement n'est pas augmentée par le vieillissement, décès précoce lié aux comorbidités - Espérance de vie à 80 ans est de 8.3 ans en population générale ≠ 2.2 ans en cas d'IRCT (surmortalité d'origine cardio-vasculaire)
		Spécificités de prise en charge	- **Contrôle de l'HTA** : éviter les variations brutales et l'hypotension orthostatique - **Utilisation de bloqueur du SRA** : risque élevé d'accident iatrogène (pathologie artérielle rénale plus fréquente) % suivi rapproché de la fonction rénale - **Régime hypoprotidique (0.8g/kg/j)** : généralement inutile (réduction spontanée des apports protidiques avec l'âge), risque de dénutrition en cas de régime restreint
		Dialyse	% Aucune limite théorique d'âge - Prise en charge à envisager avec le patient et son entourage en fonction des comorbidités, du score de fragilité (cf. items gériatrie), autonomie … - La dialyse n'est pas à démarrer plus précocement chez le sujet âgé (recours moins fréquent chez les sujets âgés) - **Dialyse péritonéale ++** : traitement à domicile, bien adapté aux sujets âgés - **Contre-indication** au cas par cas : cancer métastatique, démence évoluée, AVC invalidant, autre pathologie invalidante au stade terminal… - **Survie moyenne après dialyse :** 50% à 2 ans (avec de grande variabilités interindividuelles)
		Trans-plantation	% Peut être réalisée > 70 ans si le bilan pré-greffe, notamment cardiovasculaire, le permet En cas de projet de greffe possible % demande une valeur précise du DFG par le dosage de la **cystacine C ou au mieux par une mesure directe du DFG par technique de clairance.**

ITEM 245 : NÉPHROPATHIE DIABÉTIQUE

Néphropathie diabétique = **1ère cause** d'insuffisance rénale terminale (25-50% arrivent en IRCT), DT2 dans > 90% des cas
- Incidence en augmentation, liée à l'augmentation d'incidence du diabète et à l'allongement de la survie des diabétiques

Physiopathologie

L'hyperglycémie entraîne une atteinte rénale via 2 mécanismes :
- **Produits de glycation** formés par l'interaction du glucose avec les groupements amines des protéines → **produits de glycation simples** (réversible par amélioration du contrôle glycémique) puis **avancés** (**AGE**, irréversible) en cas d'hyperglycémie prolongée : altération de fonction, propriétés pro-inflammatoires
- **Vasodilatation rénale** favorisant l'augmentation du DFG → **hyper-filtration**, avec ↗ pression capillaire glomérulaire modifications morphologiques : **prolifération mésangiale**, **expansion matricielle**, **épaississement de la MBG**

→ L'HTA et la protéinurie jouent un rôle important dans la progression de l'atteinte rénale

Effet des IEC/ARA2
- Effets hémodynamiques : ↘ PA, ↘ pression intra-glomérulaire, ↗ flux sanguin rénal
- Effets rénaux : ↘ la protéinurie (de 45% en moyenne), effet natriurétique et inhibition des effets non hémodynamique de l'angiotensine II (prolifération, hypertrophie, synthèse de cytokines, facteurs de croissance, expansion de la matrice mésangiale)
- Inhibition : TGF, activation macrophagique, prolifération et migration

Ev

Diabète type 1

Stade 1	Au diagnostic	- **Hyper-filtration glomérulaire** - **Hypertrophie rénale**
Stade 2	En 2 à 5 ans	**= Silencieux**
Stade 3	En 5 à 10 ans	**= Néphropathie débutante** : - **Microalbuminurie** (↗ de l'excrétion urinaire d'albumine > 30 mg/24h) : 25% des patients après une dizaine d'années - PA normale ou HTA
Stade 4	En 10 à 20 ans	**= Néphropathie avérée :** - **Albuminurie** > 300 mg/j : protéinurie détectable à la BU - **HTA** dans 75% des cas - **Syndrome néphrotique** dans 10% des cas - Progression rapide de **l'insuffisance rénale**
Stade 5	> 20 ans	**= Insuffisance rénale terminale**

Diabète type 2
- Dans la majorité des cas au diagnostic : HTA, microalbuminurie, voire protéinurie ou insuffisance rénale
- Progression identique au diabète de type 1, avec des lésions vasculaires rénales plus importantes (**néphropathie mixte** associant néphropathie vasculaire et diabétique)

Dépistage

Micro-albuminurie

= Augmentation de l'excrétion urinaire d'albumine **> 30 mg/24h** (indétectable à la BU)
- Dépistage : mesure du **rapport albumine/créatinine (A/C)** sur les urines du matin
- Diagnostic si rapport A/C > 3 mg/mmol (ou > 30 mg/g) : **mesure d'albuminurie sur 24h**, confirmée sur 2 prélèvements successifs
- Le délai entre l'apparition de la micro-albuminurie et la protéinurie est compris entre 2 et 5 ans

→ Diabète de type 1 : prédit la progression vers une néphropathie diabétique

→ Diabète de type 2 : facteur prédictif de mortalité cardiovasculaire le plus important ++++, et prédit la progression de la néphropathie diabétique

Surveillance initiale puis annuelle
- Mesure de PA, dosage de la **créatinine plasmatique** avec **estimation du DFG** par formule MDRD
- **Recherche ± quantification d'une microalbuminurie** : - DT1 : après 5 ans puis 1/an
  - DT2 : dès le diagnostic puis 1/an
- Biopsie seulement si doute sur la cause de néphropathie (hématurie, DT1 évoluant depuis < 5 ans ou sans rétinopathie, présence signes extra-rénaux, néphropathie rapidement progressive, myélome associé)

Diagnostic

Signes néphrologiques
- Succession : - **Microalbuminurie**
  - **Protéinurie** ± **HTA** dans 75% des cas ± **syndrome néphrotique** dans 10% des cas
  - **Insuffisance rénale**
- Habituellement **sans hématurie**
- **Reins de taille normale** ou **légèrement augmentées** lors de l'IRC terminale

→ Dans le diabète de type 2 : **l'HTA précède la néphropathie**

Durée d'évolution
- DT1 : après 5 ans d'évolution, en moyenne de 10 à 15 ans
- DT2 : possible dès le diagnostic de diabète

Signes associés
- **Mauvais contrôle glycémique** sur une longue période
- **Rétinopathie diabétique** : constante dans le DT1 et 75% des cas dans le DT2 en cas de néphropathie (si néphropathie sans rétinopathie chez un DT1 -> chercher une autre cause que le diabète)
- **Complications macroangiopathiques** : surtout dans le diabète de type 2
- Autres complications du diabète : **neuropathie, gastroparésie...**

Diagnostic	**Ponction biopsie rénale**		= Indiqué si cas non typique : - Diabète récent **< 5 ans** **- Hématurie** - Protéinurie ou insuffisance rénale **rapidement progressive** - Absence de rétinopathie diabétique - Signes extra-rénaux non liés au diabète
		Résu	- **Stade 1 et 2** : **hypertrophie glomérulaire** sans modifications morphologiques - **Stade 3** : début d'**expansion mésangiale diffuse** - **Stade 4** : - Poursuite d'**expansion mésangiale**, avec **nodules acellulaires** de Kimmeltsiel-Wilson - **Epaississement des membranes basales** et **diminution des surfaces capillaires** - **Hyalinose artériolaire** - **Stade 5** : **sclérose glomérulaire** et **interstitielle**, **destruction progressive des glomérules et tubules** - Jamais de lésion proliférative
		Diabète de type 2	- Atteinte rénale beaucoup plus **hétérogène** - 1/3 des patients développent isolément des lésions caractéristiques - 1/3 des patients ont des lésions vasculaires prédominantes, type **néphroangiosclérose** - 1/3 des patients n'ont pas d'atteinte diabétique, mais une autre **néphropathie coïncidente** ou **surajoutée**
Diagnostic différentiel			- Devant des nodules mésangiaux à la biopsie rénale : **dépôts d'amylose** (coloration rouge Congo), ou plus rarement **syndrome de Randall** (dépôt de chaînes légères) ou **glomérulonéphrite membrano-proliférative lobulaire** - Devant un syndrome néphrotique profond ou avec hématurie associée : **glomérulonéphrite extramembraneuse** non rare chez le diabétique (rôle favorisant), devant faire évoquer un **lupus** chez un DT1 ou une **néoplasie** chez un DT2 - Devant des kystes rénaux : **syndrome « kystes rénaux-diabète »** ou **syndrome RCAD** = mutation TCF2, autosomique dominante, devant être évoqué en cas de kystes rénaux et diabète type MODY 5, à tout âge - Devant une HTA résistance : **maladie réno-vasculaire unilatérale** (échographie rénale, angio-IRM) - Devant une insuffisance rénale progressive : - **Maladie réno-vasculaire bilatérale** (IRC ischémique, parfois OAP flash) - **Obstruction urinaire** sur atteinte neurologique vésicale avancée
Complication	**Sténose de l'artère rénale**		= Prévalence de 10 à 50% : particulièrement fréquente chez les **diabétiques de type 2** - Facteurs prédisposant : **homme, tabac, protéinurie, réduction de la fonction rénale** (DFG < 60)
	Hyperkaliémie		= Secondaire à un **hypoaldostéronisme-hyporéninisme** : fréquente, même en présence d'une réduction modérée de la fonction rénale - Généralement contrôlée par **régime** et **Kayexalate®/ Resikali®**
	Au stade d'IRC préterminale		= **Symptômes urémiques** : peuvent être similaire et aggraver ou simuler une complication du diabète - **Nausées/vomissements** aggravant ou simulant une gastroparésie - **Neuropathie diabétique (périphérique + végétative)** - **Iatrogène** : exacerbation de l'hypotension orthostatique par neuropathie végétative
Prévention			- Précocité de la prise en charge +++ - Contrôle glycémique optimal : . HbA1c **< 6,5%** en début d'évolution . **< 7%** en cas de MRC stade 3 . **< 8%** en cas de MRC stade 4 ou 5 - **Antihypertenseur** si HTA : privilégier les **IEC** ou **ARA2,** objectif < 140/90 en l'absence de microalbuminurie - **Arrêt du tabac** : ↘ de 30% le risque de survenue et d'aggravation d'une microalbuminurie
TTT	Néphropathie diabétique		= Indiquée **dès que albuminurie ≥ 30 mg/24h** (même chez le sujet normo-tendu)
		IEC ARA2	= **IEC** en 1ère intention, **ARA2** si intolérance aux IEC (double blocage non recommandé) - Précautions : . Recherche d'une **sténose de l'artère rénale** chez le diabétique de type 2 **en cas d'HTA résistante** . Surveillance biologiques de la kaliémie et créatininémie - **Cible tensionnelle < 130/80 mmHg dès que microalbuminurie** - **Cible de protéinurie < 0,5 g/24h** si macro-albuminurique - **Cible d'albuminurie < 30 mg/j** si micro-albuminurique
		Autres	- En cas d'HTA non contrôlée : favoriser un **diurétique** (effet anti-protéinurique associé) - **Régime hyposodé modéré** (6 g/j) et **normo-protéique** (0,8 g/kg/j) - PEC cardiovasculaire : **statine, aspirine, arrêt du tabac**
	Insuffisance rénale terminale		- **Epuration extrarénale** = indication souvent **précoce** dès DFG < 15 ml/min - **Pose d'un accès vasculaire** (fistule artérioveineuse de préférence) dès DFG à 20-25 mL/min - **Transplantation rénale** (DT2) ± **pancréas** (DT1 < 45-50 ans sans complication coronarienne sévère) → Pronostic moins bon que les patients non diabétiques, essentiellement par complication cardiovasculaire associée

ITEM 258 : NÉPHROPATHIE GLOMÉRULAIRE

Syndrome glomérulaire

- **Protéinurie** :
  . **Dépistage sur bandelette**, confirmé par dosage (référence sur urines de 24h mais de moins en moins utilisé puisque équivalent à un ratio protéinurie/créatininurie sur échantillon)
  . **Glomérulaire** : à taux élevé, composée principalement d'albumine
  . Avec ou sans **syndrome néphrotique** : protéinurie ≥ 3 g/24h (≥ 3g/g) + albuminémie < 30 g/L
- **Hématurie** :
  . **Microscopique** (hématies > $10/mm^3$ ou $10^4/mL$) ± hématies déformées ou cylindres hématiques
  . **Macroscopique** : totale, indolore, sans caillots
- **HTA**
- **Œdèmes**
- **Insuffisance rénale** : aiguë, rapidement progressive ou chronique

Syndrome	Signes	Orientation
Hématurie macroscopique récidivante	Hématurie macroscopique récidivante ± Hématurie microscopique entre les épisodes ± Protéinurie ± HTA	- **Néphropathie à IgA primitive** = **maladie de Berger** - **Syndrome d'Alport** (surdité)
Glomérulo- néphrite chronique	Protéinurie ± Hématurie ± HTA ± Insuffisance rénale	↘ **Toute glomérulopathie chronique**
Syndrome néphrotique	Protéinurie ≥ 3 g/24h Albuminémie < 30 g/L Œdèmes diffus, anasarque ± Impur : HTA, hématurie, insuffisance rénale ± thromboses	- Idiopathique : **LGM, HSF** - **Glomérulonéphrite extramembraneuse** - **Glomérulonéphrite lupique** - **Amylose** - **Néphropathie diabétique** - **Glomérulonéphrite membrano-proliférative**
Syndrome néphritique aigu	Tableau brutal en quelques jours Œdèmes, HTA Hématurie macroscopique, protéinurie IRA modérée, oligurie **Diminution du complément ++**	- **Glomérulonéphrite aiguë post-infectieuse** (> 12 jours après infection) ↘ **Incidence en diminution**
Glomérulo- néphrite rapidement progressive	Insuffisance rénale rapidement progressive (quelques jours/semaines), s'aggravant Protéinurie, hématurie Signes extra-rénaux, vascularite	- **Vascularite à ANCA : GPA, PAM** - **Maladie de Goodpasture** - Toute autre **glomérulonéphrite proliférative extracapillaire**

Signes extra-rénaux

Infection bactérienne	- Aiguë : **angine, infection cutanée, endocardite, arthrite**	- **Glomérulonéphrite post-infectieuse** - **Néphropathie à IgA primitive**
	- Chronique : **endocardite, ostéomyélite, tuberculose, lèpre**	- **Glomérulonéphrite infectieuse** avec prolifération endo ± extracapillaire - **Amylose AA**
Infection virale	- **VIH** - **Hépatite B** - **Hépatite C**	- **HIVAN** (néphropathie associée au HIV) - **Glomérulonéphrite extramembraneuse** - **Cryoglobulinémie, GEM**
Métabolique	- **Diabète**	- **Néphropathie diabétique**
Vascularite	- Signes cliniques : AEG, myalgie, arthralgie, purpura vasculaire, livedo, hémorragie alvéolaire (dyspnée, hémoptysie), hémorragie digestive, épistaxis, rhinite croûteuse, sinusite, signes neurologiques, uvéite, épisclérite... - Biologie : ANCA, Ac anti-MBG	- **Polyangéite microscopique** - **Granulomatose avec micro-polyangéite** - **Maladie de Goodpasture** - **Purpura rhumatoïde** - **Vascularite infectieuse** avec glomérulonéphrite infectieuse
Auto-immune	- **Lupus**	- **Glomérulonéphrite lupique** (classe I à V)
Maladie inflam- matoire chronique	- **PR, spondylarthropathie** - **Maladie périodique**...	- **Amylose AA** - **Néphropathie à IgA**
Gammapathie monoclonale	- **Myélome** - **MGUS**	- **Amylose AL** - Autre **maladie à dépôts d'Ig** (Randall)
Maladie génétique	- Antécédents familiaux, surdité, lenticône	- **Syndrome d'Alport**

Bilan orienté			- **Ac anti-nucléaires, Ac anti-ADN natifs** : lupus - **Complément sérique** (CH50, fraction C3, C4) : GN post-infectieuse, lupus, cryoglobulinémie - **Ac anticytoplasme des PNN** (ANCA) : vascularite - **Ac anti-membrane basale glomérulaire** (MBG) : Goodpasture - **Cryoglobulinémie, sérologie hépatite C** : cryoglobuline - **EPS, immunoélectrophorèse des protéines sériques et urinaires**, **chaînes légères sérique** : amylose AL ou autres maladies à dépôts d'Ig (Randall) - **Sérologies virales** : VIH, VHC, VHB - **Ac anti-PLA2R** : glomérulonéphrite extramembraneuse primitive
PONCTION-BIOPSIE RENALE	*Indication*		Tout syndrome de néphropathie glomérulaire, sauf : - Syndrome néphrotique pur chez l'enfant de 1 à 10 ans - Diabétique avec rétinopathie diabétique au FO, sans hématurie - Amylose documentée sur biopsie autre (BGSA…) - Glomérulopathie héréditaire familiale déjà documentée
	Objectif		Intérêt diagnostique : le type histologique oriente l'enquête étiologique Intérêt thérapeutique : orientation du traitement selon l'étiologie Pronostique : permet d'évaluer l'importance de la fibrose, sévérité des lésions vasculaires
	Modalité		= **Biopsie percutanée du pôle inférieur du rein**, généralement du rein **gauche** - En hospitalisation, sous contrôle échographique, sous AL, suivi d'un repos strict au lit pendant 12h - 2 prélèvements pour étude en **microscopie optique** (fixé) et **immunofluorescence** (congelé) ± 1 prélèvement pour **microscopie électronique** si suspicion de syndrome d'Alport ou de maladie de dépôts d'Ig
	Complications	Aiguë	- **Hématome périrénal :** douleur lombaire - **Hématome intra-rénal** (1 à 10%) **: hématurie** ++, caillots, colique néphrétique, RAU - **Hématome rétropéritonéal** (0,5 à 1%) : syndrome hémorragique, **choc** hémorragique ++ - **Le plus souvent bénins,** mais parfois **embolisation** ou **néphrectomie** de sauvetage
		Chronique	- **Fistule artérioveineuse** (0,1 à 0,5%) : souffle, HTA, risque de rupture
	CI		- Contre-indication temporaire : **HTA mal contrôlée, pyélonéphrite aiguë** - **Rein unique** (sauf transplanté) - **Anomalie anatomique** : kystes multiples, rein en fer à cheval, suspicion de PAN (anévrismes), rein tumoral… - **Troubles de coagulation** : TP/TCA indispensable % **PBR par voie transjugulaire** si non corrigeable - **Antiagrégants plaquettaires** : arrêt **5 jours** avant pour **l'aspirine** ou **10 jours** avant pour le **clopidogrel**
	Histologie normale		- **Cellules épithéliales** : . **Pariétales** : tapissent la capsule de Bowman . **Viscérales** = **podocytes** : au contact avec le versant externe de la MBG par l'intermédiaire d'extensions cellulaires = **pédicelles** - **Cellules endothéliales** : fenestrées, constituent la paroi du capillaire glomérulaire, reposant sur le versant interne de la membrane basale glomérulaire - **Cellules mésangiales** = dans le mésangium (tissu de soutien), synthèse des protéines de la matrice extracellulaire, activité de contraction modulant la surface de filtration glomérulaire % Barrière de filtration : cellules endothéliales + MBG + podocytes et pédicelles
	Etude		- **Microscopie optique** : coloration PAS, trichrome et argentique - **Immunofluorescence** : Ac anti-IgG, IgA, IgM, C3, C1q, chaînes légères d'Ig et fibrine - **Microscopie électronique** : étude de la structure de la MBG, des podocytes et des dépôts
	Lésions glomérulaires élémentaires		- Topographie : . **Segmentaire** (une partie du glomérule) ou **globale** (tout le glomérule) . **Focale** (quelques glomérules) ou **diffuse** (tous les glomérules)
		Prolifération cellulaire	- **Mésangiale** = **cellules mésangiales** : nombreuses pathologies, peu sévère si isolé - **Endocapillaire** = **cellules endothéliales** et infiltration par des **polynucléaires** et des **monocytes** : atteinte inflammatoire aiguë, insuffisance rénale modérée - **Extracapillaire** = **cellules épithéliales pariétales** : insuffisance rénale aiguë, (glomérulonéphrite rapidement progressive : à croissants)
		Sclérose	= **Fibrose** : accumulation cicatricielle d'un matériel collagénique remplaçant le glomérule détruit : - En totalité : **glomérule scléreux** « en pain à cacheter » - En partie : **sclérose segmentaire**
		Dépôts immuns	= IgG, IgM, IgA, complément : - **Mésangiaux** - **Endo-membraneux** = sous-endothéliaux = versant interne de la MBG - **Intra-membraneux** = dans la membrane basale glomérulaire - **Extramembraneux** = podocytes = versant externe de la MBG
		Dépôts non immuns	- **Dépôts hyalins** : hyalinose segmentaire et focale - **Dépôts amyloïdes** : amylose AL (chaînes d'Ig) ou AA (SAA) - **Protéines** et **matrices extracellulaires glycosylées** : diabète

PONCTION-BIOPSIE RENALE	*Résultat*	Histologie	Prolifération	Dépôts
		Lésions glomérulaires minimes	**Aucune lésion visible en microscopie optique** Rétraction des pieds des podocytes en microscopie électronique Lésions glomérulaires minimes dans 5% des cas : prolifération mésangiale	
		Hyalinose segmentaire et focale	Ø	**Dépôts hyalins segmentaires** Dépôts d'IgM
		Glomérulonéphrite extramembraneuse	Ø	**Dépôts d'IgG et C3 extramembraneux**
		Amylose	Ø	**Dépôts amyloïdes :** - SAA dans l'amylose AA - Monotypiques de chaines d'Ig si AL
		Néphropathie diabétique	Ø	**Accumulation de matrice extracellulaire glycosylée**
		Néphropathie à IgA	**Prolifération mésangiale** ± endocapillaire ± extracapillaire	**Dépôts d'IgA mésangiaux généralisés et diffus** ± de C3 ± Dépôts endocapillaires
		Lupus	**Prolifération extracapillaire** ± endocapillaire ± mésangiale	**Dépôts d'IgG, IgA ± IgM** **Dépôts de C3 et C1q** Mésangiaux ± capillaires ± extra-membraneux selon la classe
		Glomérulonéphrite des vascularites à ANCA	**Prolifération extracapillaire** ± endocapillaire ± mésangiale	Ø
		Glomérulonéphrite endo-membraneuse/post-infectieuse	**Prolifération endocapillaire** ± mésangiale ± extracapillaire	Dépôts de C3 et IgG mésangiaux et capillaires (en ciel étoilé) ± IgM, IgA
		Maladie de Goodpasture	**Prolifération extracapillaire**	Dépôts d'IgG linéaires le long de la membrane basale glomérulaire

SYNDROME NÉPHROTIQUE A LÉSIONS GLOMÉRULAIRES MINIMES

= **néphrose lipoïdique** : principale cause de syndrome néphropathique de l'enfant (90% des cas < 8 ans), beaucoup plus rare chez l'adulte (10%), prédominance masculine

NB : **LGM et HSF** font partis d'une entité appelée : les **syndromes néphrotiques idiopathiques**

<table>
<tr><td rowspan="7">Diagnostic</td><td>C</td><td colspan="3">= Début brutal, parfois après un épisode infectieux ou un contact allergénique
- Syndrome néphrotique, généralement pur, avec protéinurie sélective
- Douleurs abdominales fréquentes chez l'enfant
- Complications fréquentes : thrombose, infection</td></tr>
<tr><td>Int</td><td colspan="3">% Eliminer un syndrome néphrotique à lésions glomérulaires minimes secondaires :
- Cause médicamenteuse : AINS, interféron
- Cause hématologique : lymphome de Hodgkin, rarement lymphome non hodgkinien</td></tr>
<tr><td rowspan="2">PC</td><td rowspan="2">Ponction-biopsie rénale</td><td colspan="2">Non systématique chez l'enfant si :
- Syndrome néphrotique pur
- Agé entre 1 et 10 ans
- Sensible aux corticoïdes ++
- Sans antécédents familiaux de néphropathie
- Sans signes extrarénaux
- Complément sérique normal</td></tr>
<tr><td>Résultat</td><td>- Glomérules optiquement normaux, sans dépôts
- Rétraction des pieds des podocytes au ME (non nécessaire au diagnostic)
- Lésions glomérulaires minimes (5% des cas) : prolifération mésangiale diffuse</td></tr>
<tr><td rowspan="2">DD</td><td colspan="2">Hyalinose segmentaire et focale idiopathique</td><td>= 2nd syndrome néphrotique idiopathique : plus fréquent chez l'adulte
- Syndrome néphrotique impur : hématurie, HTA voire IR progressive
- Histologie : synéchie floculo-nodulaire, zones scléreuses, dépôts hyalins, d'IgM et C3…
- Moins bonne réponse à la corticothérapie</td></tr>
<tr><td colspan="3">% Possible forme de passage entre LGM et HSF</td></tr>
</table>

<table>
<tr><td rowspan="6">TTT</td><td>TTT symptomatique</td><td colspan="2">= Prise en charge du syndrome néphrotique :
. Régime limité en sel : 6 g/j
. Bloqueurs du SRA = IEC/ARA2
- Objectifs : PA < 130/80 mmHg et protéinurie < 0,5 g/24h
- Traitements adjuvants de la corticothérapie (cf. infra) :
. Régime pauvre en sucre / Protection gastrique
. Supplémentation en K+, en vitamine D et en calcium</td></tr>
<tr><td rowspan="4">Corticothérapie</td><td colspan="2">- Chez l'enfant:
. 60 mg/m² (ou 2 mg/kg), max 60 mg pendant 4 semaines
. 60 mg/m² (1,5 mg/kg), max 40 mg, discontinu 1 jour/2 : + progressive sur 3 à 4 mois
. Durée totale du traitement : 4.5 mois
- Chez l'adulte :
. 1 mg/kg/j, max 80 mg/j, poursuivi 1 mois après rémission (jusqu'à 16 semaines)
. Puis + progressive sur 6 mois</td></tr>
<tr><td>Cortico-sensibilité</td><td>= Réponse à la corticothérapie sans rechute immédiate : 80 à 90% des cas
- Rechute dans 50% des cas : reprise de corticothérapie</td></tr>
<tr><td>Cortico-dépendance</td><td>= Rechute à la diminution de la corticothérapie ou dans les mois suivant son arrêt : 3 mois chez l'enfant ou 2 mois chez l'adulte
- Adjonction d'un immunosuppresseur ou immunomodulateur (cf infra)</td></tr>
<tr><td>Cortico-résistance (10% des cas)</td><td>= Non-réponse au traitement par corticoïdes à dose maximale > 4 semaines chez l'enfant (après 3 bolus de Solumédrol) ou > 8-12 semaines chez l'adulte : d'emblée ou après une ou plusieurs rechutes, plus fréquente chez l'adulte (20%)
- Ponction-biopsie rénale indispensable chez l'enfant
- Adjonction d'un immunosuppresseur ou immunomodulateur
- Evolution dans 50% des cas vers l'IRC terminale en 5 ans</td></tr>
<tr><td>Immuno-suppresseur/ modulateur</td><td colspan="2">- Mycophénolate mofétil : cytopénie, infections
- Ciclosporine (efficacité = 50%) : néphrotoxique, HTA
- Rituximab (anti-CD20) : infections</td></tr>
</table>

Cortico-sensibilité	Chez l'enfant	Chez l'adulte
Corticothérapie initiale	60 mg/m² ou 2 mg/k pendant 4 semaines + Progressive sur 3 à 4 mois	1 mg/kg jusqu'à 1 mois après rémission + Progressive sur 6 mois
Echec à 1 mois	Bolus de méthylprednisone x 3 à 48h d'intervalle	
Cortico-dépendance	Rechute à < 20 mg/j de corticoïdes ou < 3 mois après arrêt	Rechute à < 20 mg/j de corticoïdes ou < 2 mois après arrêt
Cortico-résistance	Non réponse > 2 mois	Non réponse > 3 mois

HYALINOSE SEGMENTAIRE ET FOCALE

HSF = lésion **histologique** (et non maladie) : diagnostic à la biopsie rénale
- Microscopie optique :
. **Dépôts hyalins** : protéines plasmatiques piégées dans la fibrose
. **Lésions de sclérose** (hyalinose = fibrose mésangiale) **segmentaire** et **focale**
. Immunofluorescence : présence de quelques **dépôts d'IgM** et de **C3** dans les lésions de HSF
% Possible au cours de la **plupart des néphropathies** : mécanisme important d'aggravation des lésions rénales

Isolée primitive	= **Syndrome néphrotique idiopathique** : sans autre anomalie histologique des glomérules - 10 à 15% des syndromes néphrotiques de l'enfant et 15 à 20% de l'adulte (notamment de l'homme jeune) - **Syndrome néphrotique** volontiers impur, avec hématurie et HTA, voire IR progressive - Maladie plus sévère : . Réponse moins bonne aux corticoïdes . Risque plus élevé d'évolution vers l'IR terminale en 5 à 20 ans . Risque élevé de récidive en cas de transplantation (**30-35%**), avec risque de perte du greffon % Forme très précoce de l'enfant et/ou corticorésistante : rechercher une **mutation du gène codant pour des protéines du podocyte (néphrine, podocyne)**
Isolée secondaire	% Moins fréquente que les formes isolées idiopathiques - **Réduction néphronique** (protéinurie sans syndrome néphrotique) : **agénésie rénale**, **hypoplasie rénale segmentaire**, **reflux vésico-urétéral**, **obésité** - **Forme héréditaire** par **mutation d'un gène d'une protéine du podocyte** - **Infection VIH** - **Toxique : consommation d'héroïne, pamidronate** - **Drépanocytose** - **Hypoxie rénale chronique**

GLOMÉRULONÉPHRITE EXTRA-MEMBRANEUSE

Glomérulonéphrite extramembraneuse :
- 1ère cause de syndrome néphrotique de l'adulte = **40%** des cas
- Surtout chez le sujet âgé **> 60 ans**, avec une prédominance masculine
- Rare chez l'enfant (< 5% des cas)
- Prédominance masculine
- Fréquemment associé à l'**haplotype HLA B8DR3**

Diagnostic	C		- **Syndrome néphrotique** (85% des cas), généralement impur : . **Hématurie macroscopique** (40% des cas) . **HTA** et **IRC** (30% des cas) - Complication spécifique : **thrombose des veines rénales** particulièrement fréquente
	PC	**PBR**	- Absence de prolifération cellulaire, MBG normale ou épaissie et spiculée sur son versant externe - Immunofluorescence : **dépôts extramembraneux granuleux d'IgG** et souvent de **C3**
		Bilan étiologique	- **Ac circulant anti-PLA2-R** : systématique - Recherche de **néoplasie** (surtout > 40 ans) : **NFS, bilan ferrique, bilan hépatique, PSA, RP** voire **TDM thoracique, échographie abdominale, endoscopie digestive, bilan gynécologique** - **Sérologie VHC, VHB, syphilis** - Bilan immunologique : **AAN, test de Farr, dosage du complément, Ac anti-TG, anti-microsome** - Selon le contexte : **électrophorèse de l'Hb, sérologies parasitaires**
Etiologie	**GEM primitive**		= **85%** des cas : dépôts immuns dirigés contre un **Ag podocytaire**, le plus souvent le **récepteur de la phospholipase A2 (PLA2-R)** - Recherche d'Ac circulant anti-PLA2-R systématique (dans le sang et le glomérule à la PBR) - Second anticorps découvert : **AC anti-récepteur TSHD7** (*thrombospondin-type A domain)*
	GEM secondaire		= **15%** des cas, notamment chez le sujet âgé > 60 ans : à rechercher surtout si Ac anti-PLA2R négatif - **Médicament** : **AINS** - **Néoplasie +++** (surtout > 50 ans) : **poumon**, **sein**, **colorectal**, **mélanome** - **Lupus** - Autre MAI : **Gougerot-Sjögren, thyroïdite de Hashimoto, Basedow** - **Infection** (rare) : **hépatite B ± C, syphilis, lèpre, filariose, paludisme à *Plasmodium malariae***
Pronostic			- Pronostic variable, souvent favorable, imprévisible : - **25%** des cas : **rémission spontanée** - **50%** des cas : **rémission partielle** (persistance d'une protéinurie) - **25%** des cas : **IRC lentement progressive**
TTT			- Traitement essentiellement **symptomatique** et anti-protéinurique - Traitement étiologique dans les formes secondaires - Discuter une **corticothérapie** ou un traitement par **immunosuppresseur** (rituximab) en cas de **forme primitive** évoluant depuis > 6 mois

GLOMÉRULONÉPHRITE A DÉPOTS MÉSANGIAUX D'IGA

Maladie de Berger = glomérulonéphrite à dépôts mésangiaux d'IgA primitive = néphropathie à IgA :
- La plus fréquente des glomérulonéphrites dans le monde : **prévalence = 1,5/1000 habitants** pour les formes symptomatiques
- **5e cause** de dialyse
- Touche essentiellement l'adulte jeune avec une prédominance masculine

Diagnostic	C		→ **Tous les syndromes glomérulaires** sont possibles, avec une prédominance de **l'hématurie** : - **Anomalie urinaire isolée** dans 2/3 des cas - **Syndrome d'hématurie macroscopique récidivante** (1/3 des cas) : sans caillots ni douleurs, survenant typiquement dans les 48h d'un épisode infectieux ORL - **Syndrome de glomérulonéphrite chronique** : protéinurie, HTA, insuffisance rénale chronique - **Hématurie microscopique** isolée et asymptomatique, généralement de découverte fortuite (médecine du travail) - Plus rarement : - **Syndrome néphrotique impur** avec hématurie et HTA - **Syndrome de glomérulonéphrite rapidement progressive**
	Bio		- ↑ **des IgA sériques** dans 50% des cas, la plupart du temps hypoglycosylée - **Complément sérique** normal
	PC	**Ponction- biopsie rénale**	- **Dépôts mésangiaux généralisés et diffus d'IgA** et de **C3** → Parfois glomérules optiquement normaux : diagnostic à l'immunofluorescence **Lésions mésangiales** : . **Hypertrophie de la matrice mésangiale**, volontiers segmentaire . Parfois associée à une **prolifération cellulaire mésangiale** dans les formes plus évoluées Lésions d'âge différents (plusieurs poussées) ± **Prolifération endocapillaire** ± **prolifération extracapillaire** dans les formes sévères
	DD	**Néphropathie à IgA secondaire**	- **Cirrhose** (toute origine) - **Maladie inflammatoire chronique de l'intestin : maladie cœliaque, maladie de Crohn** - **Spondylarthropathie** - **Maladie cutanée inflammatoire : dermatose bulleuse**
		Néphropathie à IgA du purpura rhumatoïde	- **Signes extra-rénaux** : myalgies, arthralgies, purpura vasculaire, douleurs abdominales - **Atteinte rénale** inconstante, à rechercher systématiquement : hématurie, protéinurie, insuffisance rénale - Parfois sévère : **glomérulonéphrite rapidement progressive**, avec prolifération endo- et extracapillaire et dépôts d'IgA mésangiaux et endo-membraneux - Corticothérapie forte dose dans les formes sévères (atteinte rénale sévère, atteinte digestive)
Evolution			- Pronostic très variable, généralement de progression **très lente** - **20 à 30%** d'IRC **terminale** dans les 20 ans qui suivent le diagnostic
	Facteurs de mauvais pronostic		- Sexe masculin - Stade de l'insuffisance rénale au diagnostic - Sévérité de l'HTA - Importance de la protéinurie - Sévérité de la prolifération glomérulaire (mésangiale, endocapillaire, ou extracapillaire) - Sclérose glomérulaire et fibrose interstitielle - Lésions vasculaires
TTT			→ Aucun traitement codifié - Dépistage et traitement des **foyers infectieux ORL** et **dentaires** - **Traitement symptomatique** et **néphroprotecteur** - **Corticothérapie** discutée, voire **immunosuppresseur** dans les maladies de Berger graves - Au stade d'IR terminale : **transplantation rénale** proposée → récidive histologique fréquente sur le greffon, généralement non responsable de la perte du greffon

GLOMÉRULONÉPHRITE RAPIDEMENT PROGRESSIVE

Diagnostic	C		= Forme la plus grave de néphropathie glomérulaire : risque d'IR terminale rapide - **Insuffisance rénale** rapidement progressive (quelques jours-semaines), évoluant vers l'**oligo-anurie** - **Hématurie** constante : habituellement macroscopique, souvent inaugurale - **Protéinurie** variable, parfois peu abondante - **HTA** constante, avec risque d'OAP → A évoquer devant tout **syndrome néphritique** sans régression clinique > 1 semaine ou avec ↑ de créatininémie
	PC	**Ponction-biopsie rénale URGENTE**	= **Glomérulonéphrite nécrosante à croissants** ou **glomérulonéphrite extracapillaire :** - **Prolifération extracapillaire** : **croissants extracapillaires** (prolifération de cellules épithéliales dans la chambre urinaire), **rupture de la paroi du capillaire glomérulaire**, avec **afflux de cellules inflammatoires** et **dépôts de fibrine** traduisant la **nécrose de la paroi du capillaire glomérulaire** - Dépôts : . **Linéaires d'IgG intra-membraneux** : Ac anti-MBG (type 1) . **Endo-membraneux et granuleux d'IgG** et/ou **complément** : complexes immuns (type 2) . **Sans dépôts d'Ig** : pauci-immune (type 3)

GNRP à dépôts d'Ac anti-MBG (type 1)	**Maladie de Goodpasture**			= Présence d'Ac anti-MBG circulants, dirigé contre un Ag du domaine NC-1 de la chaîne α3 du **collagène type IV** (Ag absent dans le syndrome d'Alport) : rare - **Syndrome pneumo-rénal** : . **Glomérulonéphrite rapidement progressive** . **Hémorragie intra-alvéolaire**
		C		- Terrain typique : homme jeune fumeur ou sujet âgé - **Atteinte pulmonaire** (2/3 des cas) souvent révélatrice, précédant les signes rénaux de quelques semaines/mois) : **toux, dyspnée, hémoptysie**, voire **DRA** - **Atteinte rénale : GNRP** avec **insuffisance rénale** souvent oligo-anurique % Aucune atteinte articulaire, cutanée, ganglionnaire et ORL
		Bio		- Présence d'**Ac anti-MBG circulants** ++ : diagnostic et suivi - **Syndrome inflammatoire biologique** - **Anémie microcytaire ferriprive** évocatrice (par hémorragie et séquestration de fer) - Complément et bilan immunologique (FR, cryoglobulinémie, ACAN, Farr) normaux
		PC		- **Ponction-biopsie rénale en urgence** : - GNRP avec croissants épithéliaux - Dépôts linéaires d'IgG ± C3 le long de la MBG - Atteinte pulmonaire : - **RP** : opacités alvéolaires et/ou interstitielles bilatérales - **Hémorragie alvéolaire** : sidérophages au LBA, score de Golde élevé
		TTT		Pronostic : - Pulmonaire : **pronostic vital** en jeu (20% de décès), risque de **rechutes** - Rénal : **pronostic médiocre**
			TTT symptomatique	- **Diurétique de l'anse, O_2,** transfusion de **CGR** voire **épuration extra-rénale** - **Transplantation rénale :** possible > 12 mois après négativité des Ac anti-MBG % Sans récidive sur le greffon
			TTT spécifique	% Urgence thérapeutique, poursuivi > 6 mois, jusqu'à négativation des Ac - **Échanges plasmatique massifs** - **Corticothérapie** : . Initiale : 15 mg/kg/j IV pendant 3 jours . Puis : 1 mg/kg/j pendant 6-8 semaines - **Cyclophosphamide**
		DD	Autre cause de syndrome pneumo-rénal	- **Granulomatose avec polyangéite** (maladie de Wegener) - **Polyangéite microscopique** - Rarement : **cryoglobulinémie**, **lupus**
			Atteinte rénale et pulmonaire	- **IR terminale** ou **IRA** (glomérulaire ou non) avec **œdème pulmonaire de surcharge** ou **pneumopathie infectieuse** - **Endocardite tricuspidienne** - **Thrombose des veines rénales** avec **embolie pulmonaire**
Type 2				= **Dépôts glomérulaires granuleux endo-membraneux abondants d'Ig** et de **complément** - Bilan : **cryoglobulinémie, Ac anti-nucléaire, test de Farr, dosage du complément** (+ sauf si purpura rhumatoïde)
	Cause			- **Lupus érythémateux disséminé** : dépôts d'IgG, IgA, IgM, C3, C1q - **Cryoglobulinémie mixte** : dépôts d'IgG, IgM, C3 ± C1q - **Purpura rhumatoïde** : dépôts d'IgA et C3 - **Glomérulonéphrite infectieuse**
Pauci-immune (type 3)				= Sans dépôts d'Ig dans les glomérules : traduit le plus souvent l'atteinte rénale d'un vascularite associée aux ANCA Rôle pathogène des ANCA : active les PNN % nécrose de la paroi des petits vaisseaux 2 types selon la fluorescence : - **ANCA cytoplasmique (c-ANCA)** : dirigé contre la **protéinase 3 (PR3)**, plutôt associée à la granulomatose avec polyangéite (Wegener) - **ANCA périnucléaire (p-ANCA)** : dirigé contre la **myélopéroxydase (MPO)**, associé à la polyangéite microscopique
	Diagnostic			- Signes généraux : **fièvre, amaigrissement, arthralgies, myalgies, hyperleucocytose, CRP élevée** - Signes rénaux : **GNRP** avec insuffisance rénale aiguë en quelques semaines
		Signes de vascularite *(aucun ou plusieurs signes peuvent être présents)*		- **Purpura vasculaire palpable, livedo** - **Hémorragie intra-alvéolaire** : toux, dyspnée, hémoptysie, infiltrats pulmonaires - **Douleurs abdominales** avec **diarrhées sanglantes** - **Episclérite** - **Mono-** ou **multinévrite**
		Signes spécifiques	**Granulomatose avec polyangéite de Wegener**	- Signes ORL : **rhinite croûteuse, épistaxis, ulcérations nasales et pharyngées, sinusite, otite** - **Nodules pulmonaires** - **Tumeur rétro-orbitaire** - **ANCA** dans > 90% des cas, de type c-ANCA, anti-protéinase 3 (PR3), sans valeur prédictif (non liée aux rechutes, négativité non exigée si transplantation)
			Polyangéite microscopique	- Aucun signe clinique spécifique - **ANCA** dans > 80% des cas, de type p-ANCA, anti-myélopéroxydase (MPO)
		Ponction-biopsie rénale		- **Glomérulonéphrite** avec **prolifération extracapillaire** - **Nécrose de la paroi des capillaires glomérulaires** - **Absence de dépôt** d'Ig en immunofluorescence

Pauci-immune (type 3)	TTT	% Survie rénale à 5 ans de **80%** en moyenne sous traitement % Efficace seulement en l'absence de lésions rénales fibreuses étendues		
		TTT spécifique	**Phase aiguë**	- Monothérapie ou association selon la sévérité : - **Corticothérapie** - **Cyclophosphamide** - **Rituximab** (anti-CD20) - **Echange plasmatique** dans les formes rénales sévères
			Traitement d'entretien	- Immunosuppresseur au moins deux ans **Azathioprine** ou **rituximab** - Risque de rechute plus élevée dans les vascularites à ANCA anti-PR3
		Mesures associés	- **Eradication des foyers infectieux ORL et dentaires** - **Prévention des infections opportunistes** par Bactrim® - Contrôle de l'HTA et de la protéinurie par **IEC** et **diurétiques** - Surveillance clinico-biologique : rechute clinique, créatinine, protéinurie, hématurie, NFS (leucopénie sous cyclophosphamide), CRP, quantification des ANCA	

GLOMÉRULONÉPHRITE POST-INFECTIEUSE

Glomérulonéphrite aiguë post-streptococcique = forme typique, survenant > 15 jours après un épisode infectieux ORL ou cutané à **streptocoque A** non traité par antibiotique

Diagnostic	C	- **Syndrome néphritique** = début brutal, installation en quelques jours : protéinurie glomérulaire, hématurie (parfois macroscopique), HTA, œdèmes, IRA (généralement modérée)	
	Bio	- **Consommation du complément** : + C3 et C4 fréquente	
	PC	**Ponction-biopsie rénale**	% Systématique chez l'adulte, indiquée chez l'enfant si syndrome néphritique d'évolution atypique ou baisse du complément persistante > 2 mois - **Prolifération endocapillaire diffuse** avec afflux de cellules inflammatoires (PNN) - Forme sévère : **prolifération extracapillaire** associée - **Dépôts de C3 mésangiaux** et dans la **paroi des capillaires glomérulaires** (dépôts en « ciel étoilé »), parfois volumineux dépôts granuleux de C3 en **position extramembraneuse** (« *humps* »)
TTT	- Pronostic excellent : guérison sans séquelle chez 90% des enfants et 80% des adultes - **TTT exclusivement symptomatique** (ø traitement antibiotique) : diurétique, antihypertenseur, régime désodé strict - Surveillance : régression clinique en 48h, normalisation du complément en 6 à 8 semaines		

SYNDROME D'ALPORT

= **Maladie héréditaire** par **anomalie de structure du collagène IV** . prévalence 1/50 000
- Mutation autosomique dominante du **gène COL4A5** (chromosome **X**) = 80% : forme sévère chez le garçon (début vers 3-4 ans, IR terminale à 40 ans) et moins sévère chez la fille (début vers 9-10 ans)
- Mutation autosomique récessive du **gène COL4A3** ou **COL4A4** (chromosome **2**) = 15% : début identique chez la fille ou le garçon, IR terminale rapide (vers 15-20 ans)

Diagnostic	C	- Antécédents familiaux - Néphropathie glomérulaire avec hématurie, évoluant vers **l'IR terminale** - **Surdité de perception bilatérale** par atteinte cochléaire, généralement modérée - Atteinte oculaire (1/3) : **lenticône, lésion cornéenne, cataracte**
	PC	- **Biopsie cutanée** : absence de coloration de la membrane basale avec Ac anti-chaîne α5 du collagène - **PBR** = en cas de doute diagnostique à la biopsie cutanée ou pour évaluation de l'atteinte rénale : glomérules normaux en microscopie optique, altération de la MBG en microscopie électronique, absence de coloration avec Ac anti-chaîne α5 du collagène - **Test génétique** en dernière intention

AMYLOSE

Ensemble de maladies caractérisées par le dépôt (localisé au rein ou diffus) d'une substance amorphe constituée de protéines insolubles avec conformation fibrillaire et s'organisant en feuillets ß-plissés
- Prennent la coloration au rouge Congo
- Biréfringents jaune-verre en lumière polarisée

Plusieurs types d'amyloses :
- AA (dérivés de la protéine AA) : compliquant les maladies inflammatoires chroniques (PR, MICI, fièvre méditerranéenne familiale, cancer, infections prolongées, dilatations des bronches)
- AL (chaines légères d'immunoglobulines, principalement lambda) : compliquant les gammapathies monoclonales et myélomes
- Amyloses héréditaires

Diagnostic	C	- Syndrome néphrotique intense, sans hématurie ni HTA, persistant avec l'insuffisance rénale, et gros reins Autres localisations cliniques selon les dépôts : atteinte cardiaque (pronostique), hépatomégalie, macroglossie, multinévrite, neuropathie végétative, diarrhée
	PC	- **Biopsie cutanée** : absence de coloration de la membrane basale avec Ac anti-chaîne α5 du collagène - **PBR** = en cas de doute diagnostique à la biopsie cutanée ou pour évaluation de l'atteinte rénale : glomérules normaux en microscopie optique, altération de la MBG en microscopie électronique, absence de coloration avec Ac anti-chaîne α5 du collagène **Test génétique** en dernière intention
	- Amylose AA : pas de traitement spécifique. Traitement de la cause de l'inflammation (colchicine pour maladie périodique...) - Amylose AL : voir fiche correspondante.	

NEPHROPATHIE GLOMERULAIRE

Atteinte	Manifestations	PBR - MO	PBR - IF	Cause	Traitement
Syndrome néphrotique idiopathique	→ Chez l'enfant ++, plus rare chez l'adulte - Début brutal ± après infection/allergie - **Syndrome néphrotique pur** - **PBR** non systématique chez l'enfant si : 1-10 ans, SN pur, complément normal	- **Glomérules normaux** - **Lésions glomérulaires minimes** (5%) : prolifération mésangiale diffuse - **ME** : rétraction des pieds des podocytes	ø dépôt	**Primitive** : majorité des cas **Secondaire** : - Médicament : AINS, interféron, rifampicine, lithium - Lymphome de Hodgkin, LNH	**Corticothérapie** à forte dose x 4 semaine puis ↘ progressive sur 6 mois - Echec à 4 semaines : **bolus IV** - Echec à 8 semaines **= cortico-résistance** : **PBR**, ajout **IS** - Rechute à < 20 mg/j ou 3 mois après arrêt = **cortico-dépendance** : ajout **IS**
Hyalinose segmentaire et focale	- **Syndrome néphrotique** volontiers **impur**	**Dépôts hyalins** avec lésions de sclérose (hyalinose) segmentaire et focale	Dépôts **d'IgM** et de **C3** dans les lésions de HSF	**- Isolée : possible au cours de la plupart des néphropathies** - **Secondaire** : réduction néphronique (agénésie/ hypoplasie rénale, reflux vésico-urétéral, obésité), héréditaire (mutation gène podocyte), VIH	- Réponse moins bonne aux corticoïdes - Risque plus élevé d'évolution vers l'IR terminale en 5 à 20 ans - Risque de récidive en cas de transplantation élevé (30-35%), avec risque de perte du greffon
Glomérulo-néphrite extra-membraneuse	→ 1ère cause de syndrome néphrotique chez l'adulte (40%), surtout > 60 ans - **Syndrome néphrotique impur** - Complication spécifique : thrombose des veines rénales	→ ø prolifération Membrane basale glomérulaire : - Normale : **stade 1** - Epaissie et spiculée sur son versant externe : **stade 2** -Très épaissie, irrégulière: **stade 3** **Lésions surajoutés** (stade 3) : fibrose interstitielle, HSF, épaississement artérielle	**Dépôts extra-membraneux IgG ± C3**	**Primitive** (85%) : **Ac anti-PLA2R** Secondaire : - **Médicament** : AINS, D-pénicillamine, sel d'or... - **Néoplasie** : pulmonaire, sein, colorectal, mélanome... - **Lupus, sarcoïdose**, thyroïdite, Sjögren, CBP - Drépanocytose - Infection : VHB, VHC, syphilis, lèpre, filariose, *P. malariae*, hydatidose, bilharziose	→ ¼ rémission spontanée, ½ rémission partielle, ¼ IRC lentement progressive - **Corticothérapie/immuno-suppresseur** si facteur de mauvais pronostique : âge, sexe masculin, protéinurie persistante > 6 mois, IR initiale ou précoce, HTA, lésion histologique surajoutée
Glomérulo-néphrite à IgA	→ Adulte jeune, homme → Typiquement dans les 48h d'une **infection ORL** - **Anomalie urinaire** isolée (2/3) : hématurie surtout - **Hématurie macroscopique récidivante** - Rare : **glomérulopathie chronique, SN impur, GNRP** - ↗ **IgA sérique** (50%)	Parfois **normal** Lésions mésangiales : **hypertrophie segmentaire**, ± **prolifération** mésangiale ± Prolifération endo-capillaire ± extra-capillaire - Forme sévère : **glomérulo-sclérose, croissants épithéliaux, synéchies flocculo-capsulaires, fibrose interstitielle, lésions vasculaires**	**Dépôts mésangiaux** généralisés et diffus **d'IgA** (A1 et A2, dimériques et polymériques) **± de C3**	Primitive = **maladie de Berger** Secondaire : - **Cirrhose, éthylisme chronique** - **MICI** - **Spondylarthropathie** - **Dermatose bulleuse, psoriasis** - **Purpura rhumatoïde**	→ Généralement IRC de progression lente - Dépistage/TTT des foyers infectieux ORL et dentaires - **Corticoïdes/immuno-suppresseur** si croissants épithéliaux

Atteinte	Manifestations	PBR - MO	PBR - IF	Cause	Traitement
Glomérulo-néphrite rapidement progressive	- **Hématurie** constante - **Protéinurie** - **HTA** constante - **IR rapidement progressive** sur quelques jours/semaines → Urgence diagnostique et thérapeutique	**Prolifération extra-capillaire** : « croissants extra-capillaires » avec afflux de cellules inflammatoires et dépôts de fibrine	**Dépôts linéaires d'IgG intramembraneux** : Ac anti-MBG (type 1)	**Goodpasture : Ac anti-MBG** - Homme jeune fumeur, sujet âgé - Prodrome : sd pseudo-grippal - **Signes pulmonaires** en 1er (2/3 des cas) : toux, dyspnée, hémoptysie, voire DRA - **GNRP**	- **Echanges plasmatiques** massifs - **Corticoïdes** : **bolus** puis **corticothérapie** 6-8 semaines - **Cyclophosphamide** → Durée : > 6 mois, jusqu'à négativation des Ac - **Transplantation rénale** si > 12 mois sans récidive avec Ac négatifs
			Dépôts endo-membraneux et granuleux d'IgG ± complément : complexes immuns (type 2)	- **Lupus** - **Cryoglobulinémie** - **Purpura rhumatoïde** - **Glomérulonéphrite infectieuse**	
			ø Dépôts d'Ig : pauci-immune (type 3)	**Vascularite à ANCA :** - **Granulomatose avec polyangéite de Wegener :** signes ORL ou pulmonaires, cANCA - **Polyangéite microscopique** : pANCA	- **Attaque** (selon gravité) : corticoïdes, cyclophosphamides, rituximab, échanges plasmatiques - **Entretien** : azathioprine ou Cellcept pendant > 2 ans
Glomérulo-néphrite post-infectieuse	> 15 jours après infection - **Syndrome néphritique** : protéinurie, hématurie constante, HTA, IR modérée - ↘ **Complément** → **PBR** non systématique chez l'enfant si forme typique et complément normal à 2 mois	- **Prolifération endocapillaire** diffuse avec afflux de cellules inflammatoires (PNN) - Forme sévère : **prolifération extracapillaire** associée	- **Dépôts de C3 mésangiaux** et **dans la paroi des capillaires** glomérulaires (dépôts en « ciel étoilé »), parfois volumineux **dépôts granuleux de C3 en position extramembraneuse** (« humps »)	Diagnostic différentiel : **glomérulopathie membrano-proliférative** - Primitive - Secondaire : infection, lupus	→ Pronostic excellent : 90% guérison sans séquelle - Traitement symptomatique - ø Indication d'antibiotique
Amylose	- **SN pur, intense** - Gros reins - Atteintes : cardiaque, hépatomégalie, macroglossie, multinévrite, neuropathie végétative, diarrhée	Dépôt diffus de substance amorphe de protéines insolubles, conformation fibrillaire - **Coloration au rouge Congo** - **Biréfringents en lumière polarisée** - **Test au KMNO4** : disparition du dichroïsme si amylose AA		**Amylose AL** (chaînes légères d'Ig) : MGUS, myélome **Amylose AA** (protéine SAA) : inflammation chronique **Amylose héréditaire**	ø Traitement spécifique

ITEM 259 : NEPHROPATHIE INTERSTITIELLE CHRONIQUE

Diagnostic	C		- **Antécédent :** Uropathie chronique, infections urinaires à répétition, sarcoïdose, iatrogénie, Sjögren, drépanocytose. - Altération des fonctions tubulaires : - **Polyurie** avec **nycturie** - **Natriurèse obligatoire** : **perte de sel** - **Acidose tubulaire** - **Leucocyturie**, parfois avec leucocytes altérés (**pyurie**), ou **cylindres leucocytaires** - **Protéinurie** de faible débit < 1 g/24h, de bas poids moléculaire (β2-microglobuline, RBP) avec < 50% d'albumine - **Hématurie** généralement absente ou microscopique - **Nécrose papillaire** avec **hématurie macroscopique** isolée, ou associée à des signes de **colique néphrétique** - **HTA** d'apparition tardive, inconstante - **Insuffisance rénale chronique**, d'évolution très lente (-2 à 4 mL/min par an)
	PC	**Echographie rénale**	- **Reins de taille diminuée** (lié à la fibrose interstitielle) - Selon les causes : **reins bosselés avec encoches, reins de taille asymétrique, réduction de l'épaisseur corticale, calcification intra-rénale** en cas de néphrocalcinose
		Ponction-biopsie rénale	→ Habituellement non réalisée à cause de la petite taille des reins et du contexte clinique - Lésions non spécifiques : - **Lésions des cellules tubulaires : souffrance cellulaire, atrophie** - **Infiltration interstitielle** par des cellules mononucléées ± granulomes - Développement d'une **fibrose interstitielle** - **Glomérules** et **vaisseaux** souvent préservés au stade initial, puis apparition de lésions vasculaires et de glomérulosclérose au sein de la fibrose aux stades avancés

Etiologie	Cause urologique	- **Uropathie obstructive** ou **malformative**, favorisée par les **infections urinaires récidivantes** - **Lithiases** - Chez l'enfant : **reflux vésico-urétéral**, **valve urétrale**
	Cause médicamenteuse	- **Lithium** - **Antinéoplasique : cisplatine ++** - **Anticalcineurine : ciclosporine, tacrolimus** - **Analgésique, AINS, aspirine au long cours**
	Cause toxique	- **Plomb, Cadmium** - **Irradiation** : **néphrite radique** - **Herbes chinoises** et **néphropathie endémique des Balkans**
	Cause génétique	- **Maladie génétique** avec ou sans kyste : **polykystose rénale**, **mutation de l'uromoduline**...
	Cause dysimmunitaire	- **Syndrome de Gougerot-Sjögren** - **Sarcoïdose** - Néphropathie tubulaire et interstitielle avec uvéite (NITU)
	Cause métabolique	- **Néphrocalcinose** sur **hypercalcémie chronique** - **Hypokaliémie chronique** - **Hyperuricémie**
	Cause hématologique	- **Immunoglobuline monoclonale**, avec ou sans **myélome** - **Drépanocytose**
	Cause infectieuse	- **Pyélonéphrite chronique xanthogranulomateuse** - **Tuberculose**
TTT		- Traitement étiologique systématique → lésions irréversibles si fibreuses et étendues - Traitement symptomatique de l'insuffisance rénale chronique (Néphroprotection, cf item IRC), lentement progressive

Cas particuliers	**Néphropathie interstitielle au lithium**	= 30 à 45% des patients traités par lithium après 10 à 15 ans de traitement - Manifestations : **polyurie** (défaut de concentration des urines), voire **diabète insipide néphrogénique, acidose tubulaire distale** - **Microkystes distaux** à la ponction-biopsie rénale (rarement réalisée) - Evolution très lentement progressive : discuter des bénéfices/risques avec le psychiatre
	Sarcoïdose	- **Atteinte rénale secondaire** à **l'hypercalcémie** et **hypercalciurie ± lithiase** : plus fréquente - **Néphrite interstitielle granulomateuse** : 15 à 30% des patients - TTT : **corticoïdes** (1 mg/kg/j), guérison souvent incomplète (fibrose), évolution rare vers l'IR terminale
	Néphropathie aux herbes chinoises	= Herbes chinoises utilisées pour maigrir (néphrotoxine = **acide aristocholique** également responsable de la néphropathie des Balkans, dérivé de *Aristocholia Fangchi*) - **Forme rapidement progressive, d'évolution sévère** (même si arrêt de consommation) avec progression vers l'**insuffisance rénale chronique terminale** en moins de 2 ans - Favorise la survenue de **tumeurs urothéliales**
	Le syndrome NTIU	NTIU = Néphropathie Interstitielle et Tubulaire avec Uvéite - Rare, plus fréquent chez l'enfant - Possible origine auto-immune - Néphrite interstitielle associée à une uvéite - Efficacité inconstante des corticoïdes

ITEM 260 : NEPHROPATHIE VASCULAIRE

<table>
<tr><td colspan="6">Néphropathies vasculaires = atteinte des vaisseaux rénaux : gros vaisseaux (obstruction des artères rénales), moyens vaisseaux (PAN...) ou petits vaisseaux (néphroangiosclérose, SHU, emboles de cholestérol...) ou de tout calibre
- HTA souvent au 1er plan : cause ou conséquence de la maladie rénale</td></tr>
<tr><td rowspan="2">Classification</td><td colspan="2">Néphropathie vasculaire aiguë ou rapidement progressive</td><td colspan="3">- Syndrome de microangiopathie thrombotique (MAT) : SHU, PTT...
- HTA et néphroangiosclérose maligne → vaisseaux intra-rénaux de tous calibres
- Embolies de cristaux de cholestérol → artérioles intra-rénales de petit calibre
- Occlusion aiguë d'une ou des artères rénales : Infarctus rénal
- Périartérite noueuse macroscopique → artérioles de moyen calibre
- Crise aiguë sclérodermique → vaisseaux intra-rénaux de tous calibres</td></tr>
<tr><td colspan="2">Néphropathie vasculaire chronique</td><td colspan="3">- Sténose de l'artère rénale
- Néphroangiosclérose bénigne (vaisseaux intra-rénaux de tous calibres)
- Syndrome des antiphospholipides</td></tr>
<tr><td rowspan="12">Néphropathie vasculaire aiguë ou rapidement progressive</td><td rowspan="12">MICROANGIOPATHIE THROMBOTIQUE</td><td colspan="4">- Définition biologique : anémie hémolytique (LDH augmentés, haptoglobine effondrée) mécanique (présence de schizocytes au frottis) + thrombopénie de consommation
- Histologie : - Occlusion des lumières artériolaires et/ou capillaires par des thrombi fibrineux
- Remaniement des parois artériolaires et/ou capillaires : endothélium des capillaires glomérulaires altéré, parfois décollé, avec obstruction des lumières capillaires, doubles contours, mésangiolyse</td></tr>
<tr><td rowspan="2">PTT : Purpura thrombotique thrombo-cytopénique</td><td colspan="3">= Syndrome de Moschowitz : par auto-Ac anti-ADAMTS13 (protéase du facteur de Willebrand) touche préférentiellement l'adulte ou déficit génétique en ADAMTS13 (Maladie de Upshaw Schulman)</td></tr>
<tr><td>Dg</td><td colspan="2">- Atteinte cérébrale au 1er plan : confusion, obnubilation, déficit, coma
- Thrombopénie profonde
- Atteinte rénale absente ou modérée</td></tr>
<tr><td rowspan="8">SHU : Syndrome hémolytique et urémique</td><td colspan="3">= Touche principalement l'enfant
- Atteinte rénale au 1er plan : IRA, HTA, souvent avec hématurie et protéinurie (± abondante)</td></tr>
<tr><td rowspan="4">SHU typique</td><td colspan="2">= Post-diarrhéique de l'enfant : toxine Shiga-like détruisant l'endothélium produite par entérobactérie = E. coli O157:H7 (STEC), Salmonella, Shigella...
- 1ère cause d'insuffisance rénale aiguë organique chez l'enfant de 1 à 3 ans</td></tr>
<tr><td>C</td><td>- Souvent en été, parfois par petites épidémies (viande peu cuite, fromage non pasteurisé, eau contaminée)
- Début brutal : - Diarrhée, parfois sanglante, fièvre
- Insuffisance rénale aiguë souvent anurique, avec HTA</td></tr>
<tr><td>PC</td><td>- Biopsie rénale : inutile chez l'enfant (le plus souvent)
- Examen des selles : bactérie rarement retrouvée, mise en évidence du gène codant la toxine par PCR</td></tr>
<tr><td>TTT</td><td>- Evolution spontanément favorable en 1 à 2 semaines, sans récidive
- Traitement symptomatique : contrôle de l'HTA, dialyse
- Déclaration obligatoire avant l'âge de 15 ans
- Pas de récidive, pronostic rénal favorable</td></tr>
<tr><td rowspan="3">SHU atypique</td><td colspan="2">= Lié à une mutation des gènes des protéines du complément (C3, facteur H, facteur I, CD46), un Ac anti-facteur H ou une mutation du gène de la thrombomoduline : le plus fréquemment chez l'adulte</td></tr>
<tr><td>Dg</td><td>- Sans diarrhée
- Biopsie rénale habituellement réalisée (après correction de la thrombopénie et de l'HTA)</td></tr>
<tr><td>TTT</td><td>- Échanges plasmatiques, biothérapie par eculizumab (Ac anti-C5)
- Risque de récidive élevé (y compris après transplantation)
- Pronostic rénal mauvais, récidive élevée malgré transplantation</td></tr>
<tr><td>Autres causes de MAT</td><td colspan="3">- HTA maligne, éclampsie
- Infection : septicémie, SHU post-pneumococcique, VIH, grippe H1N1
- Médicament : mitomycine C, gemcitabine, ciclosporine, tacrolimus
- Maladie auto-immune : sclérodermie, lupus, SAPL
- Néoplasie</td></tr>
</table>

Néphropathie vasculaire aiguë ou rapidement progressive

Néphro-angiosclérose maligne = HTA maligne

= Conséquence rénale de l'**HTA maligne** : **PA très élevée** avec **lésions ischémiques d'organes cibles**
- Renforcement de l'HTA :
  . Natriurèse de pression → hypovolémie paradoxale → activation du SRA → aggravation de l'HTA → natriurèse de pression etc.
  . Lésions vasculaires rénales → activation du SRA
→ Rénine plasmatique et aldostérone habituellement très élevée : **hyperaldostéronisme secondaire**

C
- **Définition : PAD ≥ 130 mmHg**
- Avec au moins un retentissement :
  . **Rétinopathie hypertensive** stade III/IV Keith-Wagener ou II/III Kirkendal
  . **Encéphalopathie hypertensive**
  . **Insuffisance rénale rapidement progressive**
  . **Insuffisance ventriculaire gauche**
- Autres signes : asthénie, amaigrissement, déshydratation extracellulaire, SD polyuro-polydipsique

Bio
- **Insuffisance rénale** avec **protéinurie** (parfois de type néphrotique) si maligne
- Syndrome de MAT possible : **anémie hémolytique mécanique**
- **Hypokaliémie** par hyperaldostéronisme secondaire

PBR
→ **Contre-indiquée tant que l'HTA n'est pas contrôlée**

Lésions de néphro-angiosclérose maligne	- **Obstruction totale** ou **partielle** de la lumière des vaisseaux par une **prolifération myo-intimale** avec aspect en « bulbe d'oignon » - **Lésions de nécrose fibrinoïde** au niveau des artérioles - **Glomérules ischémiques** ± **Lésions de microangiopathie thrombotique**
Etiologie	- Recherche de lésions de maladie rénale sous-jacente

Cause
- **HTA essentielle** (2/3 des cas) : HTA négligée, arrêt de traitement, prise d'oestroprogestatifs
- **HTA secondaire** (1/3 des cas) :
  . **Sténose de l'artère rénale** : recherche systématique
  . **Glomérulopathie chronique** (surtout **néphropathie à IgA**)
  . **Sclérodermie**

TTT
→ **Urgence médicale**, nécessitant l'hospitalisation en USI
- Contrôle tensionnel :
  . Phase initiale : **urapidil** (Eupressyl®) et/ou **nicardipine** (Loxen®) **IV**
  . Après normalisation de la volémie introduction d'**IEC**
→ Objectifs tensionnels : baisse de PA de **25%** les 1ère heures
- Contrôle de volémie :
  . **Hypovolémie** (perte de poids) : correction rapide par **NaCl 9 g/L IV**
  . **Insuffisance ventriculaire gauche** : **diurétique de l'anse, dérivés nitrés**
- Evolution :
  . Détérioration rénale fréquente lors des 1ers mois de traitement : **dialyse** si besoin
  . Possibilité de restauration ultérieure de la fonction rénale

Maladie des emboles de cristaux de cholestérol

= Rupture de plaques athéromateuses avec migration de cristaux de cholestérol dans tous les organes, notamment les **reins** et les **membres inférieurs** : incidence sous-estimée

Diagnostic
- **Terrain athéromateux**
- Facteur déclenchant :
  . **Chirurgie aortique**
  . **Artériographie** (quelques jours/semaines avant)
  . **Traitement anticoagulant** ou **thrombolytique**

C
Souvent décalés de quelques jours à plusieurs semaines du facteur déclenchant
- **Insuffisance rénale aiguë**
- **Orteils pourpres, livedo, gangrène distale**
- **Asthénie, myalgies**
- Signes d'**ischémie mésentérique** (Diarrhée, douleurs abdominales)
- Signes neurologiques : **AVC, AIT, syndrome confusionnel, trouble de vision**

Bio
- **Syndrome inflammatoire**
- Inconstant : **hyperéosinophilie, hypocomplémentémie**

PC
- **FO** : visualise rarement les emboles
- **Biopsie cutanée** d'un livedo (risque de non-cicatrisation)
- **Biopsie rénale** : occlusion des artérioles de petit calibre par des emboles de cholestérol et réaction inflammatoire importante

Maladie des emboles de cristaux de cholestérol

DD
- Vascularite des artères de petit calibre : **vascularite associée aux ANCA, cryoglobulinémie**…
- **Néphropathie au produit de contraste iodé** : dans les 48h après artériographie
- **Néphropathie interstitielle aiguë immuno-allergique** après introduction d'AVK

TTT
- TTT essentiellement **symptomatique** : arrêt des anticoagulants, contre-indication des gestes intravasculaires, contrôle de l'HTA, dialyse, prévention des escarres, support nutritionnel…
- **Corticothérapie** proposée
→ Pronostic sévère : mortalité > **40%** à 6 mois

Néphrcpathie vasculaire aiguë ou rapidement progressive	**Infarctus rénal**		= **Occlusion aiguë d'une artère rénale** - Anomalie de paroi vasculaire : **dissection de l'artère rénale** ou **dissection aortique étendue** - En l'absence d'anomalie pariétale : . **Embolie artérielle : FA, valve mécanique, végétation mitrale, thrombophilie…** . **Thrombose *in situ* : thrombophilie** acquise…
		C	Tableau brutal : - **Douleurs lombaires** (mimant une colique néphrétique) ou **abdominale** **- Hématurie macroscopique** **- Poussée hypertensive** - **Anurie** si occlusion bilatérale ou sur rein unique **- Fièvre**
		Bio	- **↗ LDH, ↗ créatinine, syndrome inflammatoire**
		PC	- Diagnostic possible à l'**échographie-Doppler** - Confirmation diagnostique : **angio-TDM**, **angio-IRM** ou **artériographie**
		TTT	- **Revascularisation** urgente par **angioplastie** ou **chirurgie** : possible seulement les 1ère heures - Alternative : **fibrinolytique, anticoagulants**
	Périartérite noueuse		= **Angéite nécrosante** touchant les artères de moyen calibre : idiopathique ou liée à une **hépatite B**
		C	- Signes généraux : **AEG, fièvre, syndrome inflammatoire** - **Neuropathie périphérique** (sciatique poplité externe ++) - **Arthralgies, myalgies, douleurs abdominales** - Signes cutanés : **nodules, livedo** - **Artérite des membres inférieurs** - **AVC** - **Orchite** - Atteinte rénale : **HTA, insuffisance rénale**, principalement par **infarctus rénaux**
		PC	**- Histologie (muscle, nerf, peau)** = aspect **d'angéite nécrosante** : nécrose fibrinoïde de la média, réaction inflammatoire ± granulomes périvasculaires → PBR **à éviter** (risque hémorragique : anévrismes artériels sacciformes intraparenchymateux)
		TTT	- **Corticoïdes** ± **immunosuppresseurs, échanges plasmatiques, traitement antiviral** si VHB
	Sclérodermie		= Affection rare, touchant essentiellement les femmes de 30 à 50 ans
		C	- Cutanés : **sclérodactylie, syndrome de Raynaud, troubles pigmentaires, ulcères digitaux** - Œsophagiens : **reflux, dysphagie** - Pulmonaire : **fibrose interstitielle diffuse** - Cardiaque : **péricardite chronique, myocardite**
		C – Signes rénaux (20-60%) – Chronique	**= Atteinte rénale chroniquement lentement progressive** (à traiter par IEC) - **HTA, protéinurie modérée** **- Insuffisance rénale** d'évolution lente - PBR : lésions d'endartérite avec fibrose péri-artérielle
		C – Signes rénaux (20-60%) – Aiguë	**= Crise aiguë sclérodermique** : **HTA maligne** ± **MAT** - TTT urgent : **antihypertenseur** dont **IEC**
Néphropathie vasculaire chronique	**Néphro-angiosclérose bénigne**		= Conséquence tardive d'une **HTA ancienne et insuffisamment contrôlée** : oblitération progressive des petits vaisseaux par une **endartérite fibreuse** - **2e cause d'insuffisance rénale terminale**, plus fréquente chez le sujet noir et le sujet âgé
		Diagnostic	→ Souvent par diagnostic d'exclusion - Terrain : antécédents cardiovasculaires, FdRCV, sujet âgé, sujets noirs (allèle G1 et/ou G2 de l'Apo Lipoprotéine 1) **- HTA** ancienne, souvent mal équilibrée, avec retentissement sur les organes cibles (**hypertrophie ventriculaire gauche, rétinopathie hypertensive)** **- Insuffisance rénale chronique lentement progressive** **- Syndrome urinaire pauvre** : ø leucocyturie, ø hématurie, protéinurie absente ou modérée **- Reins de taille normale ou diminués** selon le degré d'IR, de taille symétrique, contours harmonieux, sans sténose des artères rénales
		TTT	- **TTT de l'HTA** : association d'antihypertenseurs, incluant un **IEC** si **albuminurie ≥ 300 mg/j** → Cible : . **PA < 130/80 mmHg** si albuminurie ≥ 30 mg/24h . **PA < 140/90 mmHg** si albuminurie < 30 mg/24h **- Correction des FdRCV** **- PEC symptomatique** de l'insuffisance rénale chronique

Néphropathie vasculaire chronique	**Sténose de l'artère rénale**	**Sténose athéromateuse de l'artère rénale**		= 90% des cas : forme la plus fréquente, touche le sujet âgé et athéromateux, prédominance masculine, FdRCV associés. - Généralement **HTA préexistante**, aggravée par la sténose - Sténose de localisation proximale (près de l'ostium), souvent bilatérale, avec dilatation post-sténotique - **Risque thrombotique élevé**
			C	- Généralement **asymptomatique** - **HTA résistante** à une trithérapie incluant un diurétique - **OAP flash** - **Dégradation de la fonction rénale sous IEC ou ARA2** - **IRC** en cas de sténose bilatérale : **néphropathie ischémique**
		Fibrodysplasie de la média		= 10% des cas : touche la femme jeune entre 25 et 40 ans, sans FdRCV - Sténose distale, avec aspect en « collier de perles », souvent bilatérale - Risque thrombotique faible
			C	- **HTA** causée par la sténose, de découverte récente, parfois **sévère** - Hyperaldostéronisme 2^{ndr} : **hypokaliémie, alcalose métabolique**
		PC		- **Echographie rénale : asymétrie de taille des reins** évocatrice
			Doppler des artères rénales	- Facilement disponible, de bonne sensibilité - Analyse des flux : **degré de sténose** - Mesure des **index de résistance** (prédictif de la réponse au traitement) - Inconvénients : limité chez le sujet obèse, opérateur-dépendant
			TDM injecté	- **Visualisation directe des artères rénales** (tronc et branches de division) - Mise en évidence de **calcifications** - Inconvénient : utilisation de produit de contraste, irradiation
			Angio-IRM	- **Visualisation directe des artères rénales**, sans toxicité rénale - Inconvénients : **surestimation des lésions**, contre-indication du gadolinium linéaire si clairance < 30 mL/min, accès plus restreint
			Artériographie rénale	= **Examen de référence** : **indiquée seulement en cas de décision de revascularisation** (angioplastie ou chirurgie) - Confirme le diagnostic + intérêt thérapeutique - Précise : . Type de sténose : **athérome** ou **fibrodysplasie** . Caractère **serré** : **> 75%** . Localisation : **ostiale, proximale, distale, segmentaire** - Inconvénients : Toxicité rénale à l'iode, emboles de cholestérol
		TTT		→ Objectifs : améliorer le contrôle tensionnel et prévenir la dégradation de la fonction rénale - **Revascularisation** : . **Angioplastie transluminale percutanée** : dilatation au ballonnet + stent . **Chirurgicale** : **pontage aorto-rénal** ou **réimplantation artérielle** - TTT médical par antihypertenseur
		Stratégie thérapeutique	Fibrodysplasie	- **Angioplastie transluminale de l'artère rénale** : guérison ou amélioration de l'HTA dans 70 à 90% des cas, resténose rare - **Revascularisation chirurgicale** en 2nd intention si échec
			Sténose athéromateuse	- **Traitement antihypertenseur** par **bloqueur du SRA** (IEC/ARA2), surveillance de la kaliémie et de la créatininémie dans les jours/semaines suivant - Contrôle des FdRCV - Indication de **revascularisation** : . Sauvetage rénal en cas de dégradation rapide de la fonction rénale . HTA résistante . OAP récidivant . Intolérance aux bloqueurs du SRA - Indication **chirurgicale** exceptionnelle : échec ou impossibilité d'angioplastie

ITEM 263 : POLYKYSTOSE RENALE

Polykystose rénale autosomique dominant (PKRAD) = maladie héréditaire fréquente = **1/1000**, dont **5%** *de novo*
- **Plus fréquente des néphropathies héréditaires**, cause de **8 à 10%** des insuffisances rénales terminales
- Mutation : - **Gène PKD1** (85%) = chromosome **16**, protéine polycystine 1 (mécanorécepteur, interaction avec le MEC) : IR terminale vers l'âge de 54 ans
  - **Gène PKD2** (15%) = chromosome **4**, protéine polycystine 2 (homologie avec un canal calcique) : IR terminale 15 ans après, vers l'âge de 69 ans

Dia	Circonstance de découverte	= Le plus souvent chez l'adulte jeune - **HTA** constante et précoce (avant 40 ans, parfois durant l'enfance) - Manifestation rénale: - **Gros rein bilatéral**, **douleurs** ou **pesanteurs lombaires** - **Hématurie macroscopique** - **Colique néphrétique (acide urique** ou **oxalate de calcium)** - **Infection de kyste** - **Insuffisance rénale** - **Découverte échographie** : fortuite ou lors d'une enquête familiale - Parfois manifestations extra-rénales : **kystes hépatiques (50% des cas)**
	Critère diagnostique	- **Histoire familiale** : antécédent de maladie rénale kystique chez un parent au 1er degré - **Arbres généalogiques** complet et détaillé indispensable → Aucune indication à l'identification de la mutation génétique dans la famille, sauf en cas de doute diagnostique en l'absence d'histoire familiale - **Echographie abdominale** : 2 gros reins, de contours déformés par des kystes multiples et bilatéraux, souvent associé à une polykystose hépatique → Critères diagnostiques en fonction de l'âge : - **15 à 40 ans** : **≥ 3 kystes rénaux** uni- ou bilatéraux - **40 à 60 ans** : **≥ 2 kystes rénaux** dans chaque rein - **> 60 ans** : **> 4 kystes** dans chaque rein → Une échographie normale **< 30 ans** n'exclut pas le diagnostic → L'**absence de kyste > 30 ans** ou la présence d'**1 kyste isolé > 40 ans** exclut le diagnostic - **Scanner** si doute : meilleure sensibilité que l'échographie, mesure du volume rénal (N = 300 ml) → En l'absence d'atcds familiaux : diagnostic d'élimination devant des kystes rénaux ± hépatiques
	Conseil génétique	- Ne nécessite pas de consultation spécialisée - Risque de transmission de la maladie = 50% - Dépistage familial : **échographie rénale** > 18 ans, **contrôle rapproché de la TA** chez l'enfant - **Variabilité intrafamiliale** : de la progression de l'IR et des manifestations extra-rénales
Atteinte rénale		= **Néphropathie tubulo-interstitielle chronique** : développement progressif de kystes avec **fibrose du parenchyme** **- Kyste :** cavité liquidienne bordée d'un épithélium dérivée des **cellules tubulaires rénales**
	Atteinte clinique	- **Asymptomatique** jusqu'à 20 à 40 ans - **HTA** débutant vers l'âge de 30 à 40 ans - **Insuffisance rénale**, sans protéinurie ni hématurie : **déclin annuel de 5 ml/min**, variable selon la mutation et au sein d'une même famille (hétérogénéité phénotypique) - **Insuffisance rénale terminale** : habituellement entre 50 ans (PKD1) et 70 ans (PKD2) – néanmoins variations phénotypiques. → Le pronostic rénal est lié au : **- Volume rénal total** (reflet du volume kystique) : jusqu'à 6-7L (Volume rénal normal : 300cc) **- Type de mutation** (caractère tronquant ou non) **- Gène muté**
	Douleur lombaire sans fièvre	- **Hémorragie intra-kystique** : spontanée ou après un traumatisme, disparition en 2 à 7 jours - **Migration lithiasique** : d'**acide urique** ou d'**oxalate de calcium** ± Hématurie macroscopique associée : **hémorragie intra-kystique** avec **rupture secondaire** dans la voie urinaire excrétrice, ou plus rarement **migration lithiasique**
	Infection rénale	- **Pyélonéphrite ascendante** : signes fonctionnels urinaires, germe à l'ECBU - **Infection intra-kystique** : urine souvent stérile → **ponction du kyste** si douleur et fièvre persistante > 1 **semaine** sous antibiothérapie ± après **PET-scanner** pour localiser le kyste infecté → Toute fièvre d'origine incertaine justifie un **ECBU** et un **scanner**, voire un **PET-scanner** → Antibiothérapie à bonne diffusion intra-kystique = **fluoroquinolone**, **cotrimoxazole** : initialement en **bithérapie** en cas d'infection intra-kystique, durée prolongé = **3 à 4 semaines**
Atteinte hépatique	**Kystes hépatiques**	= Très fréquent (**30 à 70%** des cas), quel que soit le gène muté : développement plus tardif que les kystes rénaux, apparition plus précoce chez la femme - Le plus souvent asymptomatique avec bilan hépatique normal - **Hépatomégalie massive** (rare, femme ++) : **pesanteur, inconfort, compression digestive, ↗ GGT/PAL** - **Jamais d'insuffisance hépatique** (même si massive) - Risque **d'hémorragie** ou **d'infection intra-kystique** : douleur hépatique aiguë - TTT : - **Analogue de somatostatine** (hors AMM) : **octréotide** ou **lanréotide** - **Chirurgie** exceptionnellement: résection hépatique, transplantation hépatique

Autres atteintes	Manifestation non kystique	**Anévrisme des artères cérébrales**	= Associée aux 2 gènes : **8%** des cas (**16%** en cas d'antécédent familial d'anévrisme), soit une prévalence 5 fois plus élevée que dans la population générale - Siège au **polygone de Willis**, âge moyen de rupture = **41 ans** - **Angio-IRM de dépistage** : - Age < **50 ans** en cas d'antécédent familial au 1er degré de PKRAD avec **rupture** d'anévrisme cérébral - Profession à risque (pilote d'avion…) - En cas de dépistage positif : **traitement prophylactique endovasculaire** (embolisation) ou **chirurgicale** (clip) - En cas de dépistage négatif : répété tous les **5 ans**
		Autres	- **Hernie inguinale** : incidence 3-5 fois plus élevée que dans la population générale - **Diverticulose colique** : incidence 3 fois plus élevé que les dialysés d'âge identique - **Prolapsus de la valve mitrale** : 20-25%, contre 2% dans la population générale
	Autres atteintes kystiques		- **Pancréatique** (5%) - **Splénique** - **Ovarien** - **Arachnoïdien**
TTT	Avant l'insuffisance rénale terminale		- **Boissons abondantes** = **2 L/jour** : prévention des lithiases et infections urinaires - **Contrôle tensionnel** : - Objectif de PA < 140/90, voire < 130/80 si protéinurie - En 1ère intention : **IEC/ARA2** - Contrôle des troubles hydro-électrolytiques - Pas de restriction protidique : 0.8 à 1g/kg/j
	Au stade d'insuffisance rénale terminale		- **Hémodialyse** - **Dialyse péritonéale** (impossible si très gros reins : ↘ la surface d'échange et la tolérance) - **Transplantation rénale** ± après **néphrectomie** d'un des reins polykystiques
	Suivi		- Bilan annuel (plus rapproché si IR) : **TA, créat, iono urinaire, NFS** - **IRM initiale** : volumétrie des reins
	Traitement spécifique (en cours d'évaluation)	**Tolvaptan**	= **Antagoniste des récepteurs V2 de la vasopressine :** efficacité prouvée pour ralentir l'augmentation de la taille des reins et la progression de l'insuffisance rénale - Indication si DFG > 30 ml/min et: - Taille des reins > 17 cm - Volume rénale estimé à l'IRM > 600 ml/m de taille - Insuffisance rénale progressive > 5 ml/min/an - Complication : douleur, hématurie, infection - Complication : - **Syndrome polyuro-polydipsique** - **Toxicité hépatique** (2%) : réversible et rare
			- **Analogue de la somatostatine** en cours d'évaluation.

AUTRES MALADIES KYSTIQUES RENALES HEREDITAIRES

A transmission dominante	**Mutation HNF-1β**		= Mutation du gène ***Hepatocyte nuclear factor* 1β**, impliqué dans le développement du **foie**, du **rein**, du **pancréas** et des **voies génitales** : **2ème néphropathie héréditaire à transmission dominante**
		Atteinte rénale	- Anténatal : **reins hyperéchogènes hypo-dysplasiques** - Enfant : **kystes glomérulaires** ou **dysplasie rénale** - Adulte jeune : **reins pauci-kystiques de tailles diminuées, IRC lente** - A tout âge : **hypomagnésémie, hypokaliémie**
		Atteinte pancréatique	- **Diabète type MODY 5** - **Insuffisance pancréatique exocrine** - **Atrophie pancréatique**
		Atteinte génitale	- Femme : **utérus didelphe** - Homme : **agénésie des canaux déférents**
		Hépatique	- **Anomalies fluctuantes du bilan hépatique**
	Maladie kystique de la médullaire rénale		= **Néphropathie familiale hyper-uricémique** : mutation du **gène UMOD** (uromoduline), très rare - **Goutte** dès 20-30 ans, avec une baisse de la fraction excrétée d'acide urique - **Kystes rénaux** de petite taille, localisés à la jonction cortico-médullaire - **Insuffisance rénale terminale** entre 30 et 50 ans
	Maladie de von Hippel-Lindau		= **Mutation du gène suppresseur de tumeur VHL** : prévalence 1/35 000 - **Kystes** et **cancers du rein** : bilatéraux, multiples - **Hémangioblastome du SNC** (notamment **cervelet**) et de la **rétine** - **Kystes** et **tumeurs solides du pancréas** - **Phéochromocytome**
		PEC	- **Conseil génétique** et **recherche de mutation VHL** chez tous les apparentés - Sujet porteur d'une mutation VHL : dépistage annuel des lésions rénales à partir de 15 ans - Traitement proposé si tumeur solide > 30 mm
	Sclérose tubéreuse de Bourneville		= Mutation d'un **gène suppresseur de tumeur TSC1 ou TSC2**, dont 50% *de novo* : prévalence 1/10 000 - **Comitialité grave, retard mental** dès l'enfance - Lésions cutanées : - **Fibromes unguéaux** - **Angiofibrome de la face** - **Lésions hypo-pigmentées (taches « café au lait »)** - **Rhabdomyolyse cardiaque** dans l'enfance - **Lymphangiomyomatose pulmonaire** chez la femme jeune - Atteinte rénale : - **Angiomyolipomes bilatéraux**, **multiples** : tumeur bénigne, à triple composante, avec risque de saignement (hématurie, hématome rétro-péritonéal) - **Kystes**, très rarement **cancer du rein**
Récessif	**Polykystose rénale autosomique récessive**		= **Mutation du gène PKHD1** : prévalence 1/40 000 - Néonatal : **2 très gros reins kystiques**, avec **insuffisance respiratoire par hypoplasie pulmonaire** - Dans l'enfance : **hépatomégalie** avec **fibrose hépatique** et **hypertension portale**, **angiocholite** (rare) - **Insuffisance rénale,** terminale entre 10 et 30 ans
Lié à l'X	**Syndrome oro-facio-digital de type 1**		= Seulement chez les filles (létal chez le garçon), sporadique dans 75% des cas - Doigts : **polydactylies** ou **syndactylie** - Face : **langue bifide**, **anomalie palatine** - Reins : **kystes bilatéraux de petite taille**

ITEM 318 : IATROGENIE EN NEPHROLOGIE

- Un même médicament peut avoir un effet rénal délétère par plusieurs mécanismes : AINS → troubles fonctionnels, néphrite tubulo-interstitielle immuno-allergique, LGM, GEM.
- Certains médicaments ont une toxicité aiguë et une toxicité chronique : ciclosporine…

Mécanisme	**Insuffisance rénale fonctionnelle**	Hypoperfusion rénale par hypovolémie ou d'origine vasculaire	- **Diurétiques** - **AINS** - **IEC/ARA2** - **Inhibiteurs direct de la rénine** - **Anticalcineurine** : ciclosporine, tacrolimus
	Toxicité tubulaire directe aiguë	Nécrose tubulaire aiguë par toxicité tubulaire directe du médicament	- **Aminoside** - **Produit de contraste iodé** - **Anticalcineurine** : ciclosporine, tacrolimus - **Cisplatine** - **Ifosfamide** - **Dextran** - **Immunoglobuline IV**
	Toxicité tubulaire indirecte aiguë	Cristallurie	- **Sulfamide** - **Méthotrexate** - **Aciclovir, foscarnet, indinavir**
		Hémolyse	- **Quinine** - **Rifampicine**
		Rhabdomyolyse	- **Statines** - **Fibrate**
	Néphrite tubulo-interstitielle aiguë	Allergique	- **AINS** - **Allopurinol** - **Rifampicine** - **AVK** - **Cimétidine** - **β-lactamine** - **Ciprofloxacine** - **Diurétiques** - **IPP**
	Atteinte glomérulaire	Immunologique	- **AINS** - **Interféron** - **D-pénicillamine**
	Autres	**Microangiopathie thrombotique**	- **Ciclosporine** - **Gemcitabine** - **Clopidogrel** - **Mitomycine**
		Toxicité tubulaire chronique	- **Lithium** - **Ténofovir** - **Antalgiques** - **Anticalcineurine** : ciclosporine, tacrolimus
		Fibrose rétropéritonéale	- **Ergotamine** - **β-bloquant**

Facteurs de risque	**Surdosage évitable**	- Diurétique : déshydratation extracellulaire - Toxicité tubulaire directe : aminoside, anticalcineurine… - Toxicité tubulaire chronique : anticalcineurine, lithium… - Défaut d'hydratation avec un médicament susceptible de cristalliser
	Mésusage sur terrain à risque	- **IRC préexistante** : favorise le surdosage de néphrotoxiques à élimination rénale (aminosides…) - **IR fonctionnelle** (par hypovolémie vraie ou relative) : altère l'activité métabolique rénale et favorise la toxicité tubulaire (produits de contraste iodé…) - **Age > 60 ans** - Comorbidité : **diabète, myélome** - **Posologie trop prolongée** (dose cumulée) : fibrose rétropéritonéale aux ergotamines - **Association de plusieurs médicaments néphrotoxiques**
	Intolérance imprévisible	- **Atteinte immuno-allergique** : indépendante de la dose administrée, après une 1ère exposition - Intolérance non allergique : **rhabdomyolyse** sous statines, **glomérulopathie** sous AINS…

Insuffisance rénale aiguë	**IRA fonctionnelle**		- Principales molécules : **diurétiques, AINS, IEC/ARA2, inhibiteur direct de la rénine, ciclosporine A** → Risque aggravé en cas d'association de plusieurs médicaments - Souvent déclenché par une pathologie intercurrente : **déshydratation** (troubles digestifs, fièvre…)
		CAT	- Arrêt du médicament en cause - Expansion volémique → réversibilité sans séquelle
	Nécrose tubulaire aiguë toxique		- Phénomène dose-dépendant : surdosage et/ou FdR (âge > 60 ans, IR préexistante) - Principales molécules : **aminoside, produits de contraste iodé, anticalcineurine, cisplatine** - Pronostic : morbi-mortalité de l'IRA sévère, séquelles sous forme d'IRC
		Diagnostic	- IR en quelques jours/semaine, souvent oligo-anurique, sans protéinurie ni hématurie - Particularités : - **Cisplatine** : fuite urinaire de calcium et magnésium - **Amphotéricine B** : hypokaliémie et acidose tubulaire distale
		Prévention	- Eviter les associations de produits néphrotoxiques - Adapter les doses à la fonction rénale
		CAT	- **Arrêt de tout médicament potentiellement néphrotoxique** - Maintien d'une **hydratation normale** et **traitement symptomatique de l'IRA**
		Pronostic	- **Variable selon le terrain** - Morbi-mortalité de l'IRA sévère - Possible séquelle sous forme d'IRc en cas de répétition d'agressions rénale sur un rein fragile

Insuffisance rénale aiguë	**Néphropathie tubulo-interstitielle aiguë immuno-allergique (NTIA)**			= Sans relation avec la dose, réapparition des mêmes symptômes après administration - Principaux médicaments responsables : **β-lactamine (pénicilline A et M, céphalosporine), sulfamide, rifampicine, fluoroquinolone, AINS, allopurinol** - Plus rarement : **AVK**, **diurétique**, **IPP**, **antihistaminique** - Séquelles fréquentes : **IRC** avec **fibrose interstitielle** et **atrophie tubulaire**
		Diagnostic	Signes rénaux	- Elévation rapide de la créatininémie - **Protéinurie** faible < 1 g/L **tubulaire** (α et β-globulines) - **Hématurie** inconstante - **Eosinophilurie** : rare, évocatrice
			Signes extra-rénaux (inconstant)	- **Prurit, éruption cutanée, rash** - **Arthralgie** - **Cytolyse hépatique** - **Eosinophilie**
			PBR	→ Non indispensable si amélioration rapide à l'arrêt du médicament - **Infiltrat interstitiel, riche en éosinophiles ± granulomateux**
		CAT		- Arrêt du médicament en cause et contre-indication à la réintroduction - **Corticothérapie** (discutée)
Insuffisance rénale chronique	**Néphropathie tubulaire chronique**	**Néphropathie au lithium**		- **Diabète insipide néphrogénique** avec SPUPD, réversible puis **irréversible** - Evolution secondaire vers une **IRC terminale**
		Néphropathie au ténofovir		- **Tubulopathie proximale** : hypophosphatémie, voire **syndrome de Fanconi** (acidose, glycosurie euglycémique) - Evolution secondaire vers une **IRC terminale**
		Néphropathie aux analgésiques		= En cas de consommation de grandes quantités, surtout en association (dose cumulée de plusieurs kilos) : **aspirine, paracétamol, AINS**... - Episodes de **nécrose papillaire** : **colique néphrétique, hématurie macroscopique**, parfois asymptomatique - TDM rénale sans injection : ↘ taille, contours irréguliers, séquelles calcifiées de nécroses papillaires
		Néphropathie aux anticalcineurines		= Quasi-constante en cas de traitement prolongé, peu réversible - Histologie caractéristique : **artériolopathie oblitérante, fibrose interstitielle en bande** avec **atrophie tubulaire**
	Atteinte glomérulaire	**Syndrome néphrotique à LGM**		- Médicament impliqué : **AINS, interféron** - A l'arrêt du traitement : ↘ **rapide** de la protéinurie (jours/semaines)
		Glomérulonéphrite extra-membraneuse		- Médicament impliqué : **AINS, sels d'or, D-pénicillamine** - A l'arrêt du traitement : ↘ **lente** de la protéinurie (plusieurs mois)
	Autres atteintes (plus rares)	**Lithiase**		- Cristallisation du médicament : **indinavir** - Effet métabolique induit : hypercalcémie sous **vitamine D**, hyperoxalurie sous fortes doses de **vitamine C**, hyperuricurie après sd de lyse... - CAT : arrêt du médicament et maintien d'une diurèse abondante
		Fibrose rétro-péritonéale		- Médicament impliqué : **dérivé de l'ergot de seigle, bromocriptine,** exceptionnellement **traitement prolongé par β-bloquant** - CAT : arrêt du médicament, PEC urologique
Prévention	Règles de prescription des médicaments néphrotoxiques			- A éviter chez les sujets à risque : patient âgé, insuffisant rénale, diabétique - Posologie adaptée à la fonction rénale et aux dosages sanguins - Surveillance stricte de la tolérance : créatininémie, protéinurie... - Maintien d'un état d'hydratation optimal - Ne pas associer plusieurs médicaments néphrotoxiques
	Produits de contraste iodés			- **Arrêt des AINS** et **arrêt** ou **diminution des diurétiques** (l'arrêt des **IEC** n'est pas nécessaire) - **Arrêt de la metformine** : réintroduit à 48h en l'absence d'insuffisance rénale aiguë (risque d'acidose lactique, ne sont pas eux même toxique) - **Hydratation alcaline abondante** (1 à 2L d'**eau de Vichy**) la veille de l'examen - Sujet à risque élevé : **hydratation IV** par **NaCl 9‰** ou **bicarbonates 14 ‰,** débuté avant l'examen et poursuivi 6 à 12h après - Utilisation de **produits de contraste iso-osmolaire**, en quantité la plus faible possible - **N-acétyl-cystéine** (controversé)

Règles de prescription	**Bloqueurs du système rénine-angiotensine**	= **IEC, ARA2** et **inhibiteurs direct de la rénine**	
		Complication	= Risque d'IRA en cas d'hypoperfusion rénale : - **Sténose des artères rénales** - **Néphroangiosclérose évoluée** - **Hypovolémie vraie** : **déshydratation** (diurétique, fièvre, diarrhée...) - **Hypovolémie relative** avec hypotension artérielle : hypoalbuminémie, décompensation œdémato-ascitique, bas débit cardiaque
		Prévention	- Avant de débuter le TTT : . Hémodynamique stable . Aucune prise d'AINS . Elargir une restriction sodée stricte . Diminuer les diurétiques - Augmentation progressive des posologies : paliers de quelques jours en hospitalisation ou 1 à 2 semaines en ambulatoire - **Surveillance de la créatininémie** et **kaliémie** avant chaque changement de posologie - **Surveillance de l'état d'hydratation** sous traitement : apparition de signes d'IR fonctionnelle, arrêter les IEC/ARA2 en cas de **fièvre** ou de **troubles digestifs** - N'introduire un autre médicament modifiant l'hémodynamique rénal (AINS...) que s'il est indispensable, surveillance de la fonction rénale toutes les 72h
	AINS	Complication	= Atteintes rénales multiples : - **IR fonctionnelle** : surtout si hypovolémie vraie ou relative, sténose d'artère rénale, néphroangiosclérose avancée ou glomérulosclérose diabétique - **Néphropathie tubulaire immuno-allergique** - **Atteinte glomérulaire** : **LGM** ou **GEM** - Risque d'**IRC**
		Prévention	- Prescription limitée dans le temps - Eviter l'association aux bloqueurs du SRA, avec surveillance de la tolérance si indispensable (rétention hydrosodée, fonction rénale, kaliémie, protéinurie) - **Chez l'IRC** : . **DFG < 30 ml/min** : **contre-indication aux AINS** . **DFG < 60 ml/min** : prescription limitée à **3-5 jours**, surveillance
Prescription chez l'insuffisant rénal	Modifications pharmaco-cinétiques	- Diminution de l'excrétion urinaire des médicaments à élimination rénale : accumulation - Troubles de l'absorption intestinale via modification pH chez l'urémique - Modification volume distribution liée aux troubles de l'hydratation - Inhibition l'absorption intestinale liée à certains médicaments prescrits → **Risque de surdosage**, notamment : . **Aminoside** : surdité . **Digitaliques** : trouble du rythme cardiaque . **Neuroleptique/antiémétique** : syndrome extrapyramidal - **Troubles de l'absorption intestinale** par modification du pH chez l'urémique - **Co-prescription de médicaments inhibant l'absorption intestinale** : chélateurs du phosphore, résine échangeuse de potassium - **Modification du volume de distribution** par troubles de l'hydratation → Adaptation de la posologie au DFG (formule de Cockcroft) selon le Vidal®	
	Insuffisant rénal chronique non dialysé	- Préférer les médicaments de voie d'élimination connue et non modifiée par l'insuffisance rénale (notamment à élimination biliaire prédominante) - Utiliser les données pharmacocinétiques connues chez l'insuffisant rénal - **Réduire les posologies unitaires** ou **allonger l'intervalle entre les prises** des médicaments à élimination rénale - Utiliser le **dosage plasmatique** lorsqu'il est possible - Les diurétiques épargneurs du potassium sont CI si le DFG < 30mL/min/1.73m2 (sauf avis expert)	
	Insuffisant rénal chronique dialysé	= Prendre en compte la **dialysance des médicaments** : quantité épurée pendant la dialyse - 3 facteurs : - . Taille de la molécule . Liaison aux protéines . Compartiment de distribution (fixation tissulaire, localisation-intracellulaire) → Les grosses molécules (PM > 30 kDa), les molécules liées aux protéines ou à forte fixation tissulaire ont une dialysance très faible/nulle - Règles : . **Tout médicament éliminé par la dialyse** doit être **pris en fin de séance d'hémodialyse** . Risque augmenté de **troubles du rythme** sous **anti-arythmique** lors des séances d'hémodialyse (par variations rapides de la kaliémie)	

ITEM 197 : TRANSPLANTATION RENALE

Transplantation rénale = hétérotopique (implantation dans un autre site) : organe le plus transplanté
- En augmentation : 6000 transplantés/an, pour 24 000 inscrits, dont seulement 15% à partir de donneur vivant (45% aux USA), gain de 15% par rapport à il y a 10 ans
- Pénurie d'organe : 1 patient/4 pourra espérer être transplanté dans l'année, 350 personnes décèdent dans l'attente d'une greffe
- Résultat : améliore et prolonge la durée de vie, avec **90%** de survie du greffon à 1 an, **60%** à 10 ans et 80% des patients survivent à 10 ans

Aspect médico-légal

Principes = **loi de bioéthique** :
- **Consentement présumé** (inviolabilité du corps humain)
- **Gratuité du don** (non patrimonialité du corps humain)
- **Anonymat du don**
- **Interdiction du publicité**

Agence de Biomédecine
- Gère la liste nationale des malades en attente de greffe
- Coordonne le prélèvement d'organes, la répartition et l'attribution des organes prélevés
- Évalue l'activité médicale des équipes de transplantation
- Gère le registre national des refus de prélèvement
- Promotion de la recherche en transplantation et du don d'organe
- S'occupe aussi des embryons congelés et des cellules souches embryonnaires

Sur donneur décédé
- **Consentement présumé** (**loi Caillavet** de **1976**) : le prélèvement d'organes peut être envisagé dès lors que la personne n'a pas fait connaître de son vivant son refus de prélèvement (inscrit sur registre officiel)
- **Consentement de la famille** : accord indispensable (même en cas d'accord du défunt de son vivant)

% Taux de refus en France = **32%**

Etat de mort encéphalique

= Destruction définitive et irréversible de l'encéphale : **< 1%** des décès
- Clinique :
  - **Absence totale de conscience et d'activité motrice spontanée**
  - **Abolition de tous les réflexes du tronc cérébral**
  - **Abolition de la ventilation spontanée** avec **épreuve d'hypercapnie**
- Paraclinique :
  - **2 EEG nuls et aréactifs** pendant 30 minutes à 4h d'intervalle
  - **Angiographie** objectivant l'arrêt de la circulation encéphalique

Donneur décédé après arrêt cardiaque

= Seuls les reins et le foie peuvent être prélevé (depuis 2005)
- Protocole spécifique : sélection des donneurs et conditions de prélèvement (délai) strictes, sélection des receveurs (< 65 ans, ø immunisation anti-HLA, consentement signé préalable), inscrit sur une liste d'attente particulière en parallèle

Sur donneur vivant
= Personne majeur, apparenté au receveur, conjoint ou toute personne apportant la preuve d'une vie commune depuis ≥ 2 ans ou d'un lien affectif étroit et stable depuis ≥ 2 ans
- **Comité donneurs vivants** : autorise le prélèvement, s'assure de la liberté de décision du donneur
- **Président du Tribunal de Grande Instance** : vérifie le consentement libre et éclairé
- **Dons croisés d'organes** (limité à 2 couples donneurs-receveurs) en cas d'incompatibilité ABO/HLA
- Suivi annuel et protection sociale des donneurs vivants

Modalités du don d'organe

Contre-indications relatives
- **Age physiologique** > **70-75 ans** ou **espérance de vie < 2 ans**
- **Cancer** actif ou rémission **< 2 ans** ou **< 5 ans** si **mélanome, cancer du sein** ou **cancer colorectal**

% Aucun délai n'est exigé pour les cancers cutanés (hors mélanome) et carcinome *in situ* réséqués
- **Pathologie cardiovasculaire** (cardiopathie ischémique évoluée, AOMI) : CI anesthésique/chirurgicale
- **Pathologie psychiatrique** rendant impossible la prise régulière du traitement immunosuppresseur
- **Échec de transplantation précédente pour défaut d'observance**

Contre-indications temporaires
% Inscription sur **liste d'attente temporaire :**
- Comorbidités (risque anesthésique)
- Cancer ou hémopathie maligne évolutifs, non en rémission.
- Trouble psychiatrique ou cognitif nécessitant une PEC
- Addiction à l'alcool/drogues en cours ou sans projet de sevrage
- Démence avérée
- Age > 85 ans
- IMC > 50
- Absence de bénéfice sur la qualité de vie, ou refus du patient, ou choix d'un traitement conservateur.

Règles d'attribution
= Choix du patient receveur, inscrit sur liste nationale d'attente gérée par l'Agence de biomédecine
- Selon la **compatibilité sanguine ABO** (le groupe Rhésus n'est pas pris en compte)

Priorité nationale
- **Super-urgence** : pronostic vital menacé à court terme (jamais en transplantation rénale)
- Difficulté de transplantation : patient **hyperimmunisé** ou avec difficulté d'accès à la greffe
- Enfant < 18 ans si le donneur a moins de 18 ans
- Receveur n'ayant aucune incompatibilité HLA avec le donneur

Priorités locales
- **Priorité interrégionale** = principe de l'attribution locale de rein prélevé (dans la région) ou sanctuarisation du rein local (2007), selon un score régional
- **Priorité locale** = défini par l'équipe locale

Traitement immunosuppresseur		
		= Rejet d'un organe allogénique inéluctable en l'absence de traitement immunosuppresseur - Objectifs : prévention du rejet aigu à la phase initiale (traitement d'induction) et au long cours (traitement d'entretien) - Cible principalement l'**activation** (signal 1 et 2) et la **prolifération lymphocytaire T** (signal 3) - Ne jamais arrêter le traitement immunosuppresseur - Adapté au dosage plasmatique : - **Ciclosporine** : concentration résiduelle (C0) ou concentration à 2h après prise (C2) - **Tacrolimus, inhibiteur de mTOR** : dosage de la concentration résiduelle (C0) - **Acide mycophénolique** : aire sous la courbe (AUC) - **Risque d'interaction médicamenteuse**, en particulier avec les inhibiteurs/inducteurs du cytochrome P450 3A4
Ac polyclonaux antilymphocytaire		= Globulines anti-lymphocytes ou anti-thymocytes (Thymoglobuline®, ATG®) : obtenu par immunisation d'un animal avec des lymphocytes T ou des thymocytes humains - **Déplétant** : lymphopénie majeure, profonde et durable - Utilisés seulement en début de transplantation comme traitement d'induction, ou parfois en traitement curatif en cas de rejet aigu cortico-résistant - EI : **réaction d'hypersensibilité** (anaphylaxie, maladie sérique), **thrombopénie, infection**
Basiliximab Simulect®		= **Ac anti-CD25** ou **chaîne α du récepteur de l'IL2** exprimé par les LT activés (**signal 3**) - **Non déplétant** : inhibition par saturation du récepteur de l'IL2 - Utilisé en début de transplantation comme traitement inducteur, avec une tolérance excellente
Corticothérapie		- **Traitement préventif** à faible dose = prednisone (**signal 1 et 2**) - **Traitement curatif** à forte dose (méthylprednisolone)
Inhibiteur de calcineurine		= Fixation sur le récepteur intracellulaire, **inhibant l'activité de la calcineurine (signal 1)**
	Ciclosporine Néoral®	- Dose : initialement 4 à 6 mg/kg/j en 2 prises, puis adapté au dosage sanguin - EI : - **Interactions médicamenteuses (métabolise par le CYTP4503A)** ++ : macrolides, inhibiteurs calciques, anti fungique azolé, antirétroviraux, jus de pamplemousse, rifampicine, carbamazépine, phénytoïne, barbiturique, millepertuis - **Néphrotoxicité aiguë dose dépendante** (vasoconstriction de l'a. afférente) - **Néphrotoxicité chronique : fibrose interstitielle, hyalinose artériolaire** - **HTA** - Métabolique : **dyslipidémie, hyperuricémie, diabète** - Cutanéo-muqueux : **hypertrichose, hypertrophie gingivale** - **Neurotoxicité** : **tremblements**
	Tacrolimus Prograf® Advagraf ® Envarsus ® Adoport®	- Dose : initialement 0,1-0,2 mg/kg/j en 1-2 prise, puis adapté au dosage sanguin - EI : - **Interactions médicamenteuses ++** (métabolisé par le CYP450 3A5 et 3A4) - **Diabète** - **Néphrotoxicité aiguë et chronique** - **Neurotoxicité : tremblements** - **Diarrhée** - **Alopécie, prurit**
Anti-métabolite inhibiteur de prolifération lymphocytaire (**signal 3**)	**Azathioprine**	= Imurel® (peu utilisé) : analogue de base purique, inhibant la synthèse d'ADN - EI : **toxicité hématologique** et **hépatique, oncogénicité cutanée**
	Acide myco-phénolique	= **Mycophénolate mofétil** (Cellcept®) ou **mycophénolate sodique** (Myfortic®) : inhibiteur puissant, réversible, non compétitif de la **synthèse de bases puriques** - **Molécules anti-prolifératives les plus utilisées.** - Adapter la dose à l'AUC - EI : **diarrhée, leuconeutropénie, contre-indiqué en cas de grossesse**
Bétalacept		= Blocage sélectif de l'interaction des cellules présentatrices d'Ag avec le LT (**signal 2**) - Utilisation exclusive en traitement d'induction et d'entretien en greffe rénale, 1 injection/mois - **Contre-indiqué en cas de sérologie EBV négative** : risque accru de **syndrome lymphoprolifératif** - Intérêt principal : non néphrotoxique
Inhibiteur de m-TOR		**= sirolimus** ou **évérolimus** : interaction avec la kinase m-TOR (**signal 3**) - Utilisation possible en remplacement des inhibiteurs de la calcineurine : non néphrotoxique, activité suppressive de tumeur (en cas de cancer post-transplantation) - Interactions médicamenteuses compte tenu qu'il est métabolisé par le CYP4503A - EI : **diarrhée, hypertriglycéridémie, thrombopénie, anémie, pneumopathie interstitielle, aphte, œdème, infertilité masculine, protéinurie**
Indication	Traitement d'induction	= Instauration d'une immunosuppression forte lors des 1ers jours de transplantation - **Ac polyclonaux déplétant** si patient à haut risque immunologique - **Ac monoclonal non déplétant = basiliximab** si patient à faible risque immunologique
	Traitement d'entretien	= Prévention au long terme du rejet aigu, avec la plus faible iatrogénie possible - Référence : **anticalcineurine** (tacrolimus ++) + **antiprolifératif** (mycophénolate ++) + **corticoïdes** - Schéma alternatif : - **Protocole sans corticoïdes** - **Remplacement des anticalcineurine** (néphrotoxiques) par des **inhibiteurs de m-TOR** (sirolimus, évérolimus) ou **bétalacept**

Greffe rénale	**Bilan pré-greffe**	Obligatoire		- Bilan standard : **NFS, EPS, bilan lipidique, bilan hépatique, bilan phospho-calcique, PTH, glycémie, RP, TP-TCA, INR, fibrinogène** - **Groupage sanguin, RAI** - **Typage HLA de classe I (HLA A et B)** et de **classe II (DR et DQ)** - **Recherche d'Ac anti-HLA** (tous les 3 mois pendant l'attente de greffe) = par technique sensible (ELISA) et ≥ 1 fois par **lymphocytotoxicité** : acquis par grossesse, transfusion ou transplantation antérieure → FdR majeur de rejet en post-transplantation - **Imagerie du rein** (echographie rénale ou autre) - **Sérologies : EBV, CMV, VZV, VHB, VHC, VIH 1-2, HTLV 1-2, HHV8, toxoplasmose, syphilis** → Possible si : donneur et receveur VHC+, ou donneur VHB+ si receveur immunisé
		Selon le patient	Evaluation cardio-pulmonaire	- Systématique : **ECG, échographie cardiaque** - Age > 50 ans, diabétique ou risque cardiovasculaire élevé : rechercher une coronaropathie par **épreuve d'effort, scintigraphie myocardique d'effort, échographie/IRM de stress**, voire **coronarographie**
			Evaluation vasculaire	- Notamment de l'axe aorto-iliaque (site d'anastomose vasculaire avec le greffon) : **TDM sans injection** (calcifications vasculaires), **écho-Doppler aortique, iliaque et des MI ± écho-Doppler des TSA** si FdR
			Autres	- Evaluation urologique : **échographie rénale et vésicale, PSA** - Dépistage des **cancers de prostate**, du **sein** et du **col de l'utérus** - Autres (selon les antécédents) : **pulmonaire, hépatique, psycho-social...**
	Attente			= Concerne uniquement les receveurs en attente de rein d'un donneur décédé, selon un **score d'attribution** calculé par l'Agence de biomédecine - Variable selon : - Groupe sanguin : attribution plus rapide pour un patient A que pour un patient B ou O - Appariement HLA entre donneur et receveur - Présence ou non d'Ac anti-HLA et degré d'immunisation - Ancienneté d'inscription sur liste nationale d'attente - Durée de dialyse - **Suivi** 1 fois/an pendant l'attente : examen clinique complet, bilan biologique, dépistage de cancer
	Cas du donneur vivant			= Nombre insuffisant (16% en 2017), en augmentation - Meilleurs résultats à long terme (donneur idéal, absence d'ischémie froide...) : **76%** de survie du greffon à 10 ans (contre **60%** des greffons prélevés sur donneur décédé) - Permet des préparations spécifiques : **transplantation ABO-incompatible, désensibilisation du receveur portant un Ac anti-HLA dirigé contre un Ag HLA du donneur**
	Test cross-match			= Systématique juste avant la transplantation : **identification d'Ac cytotoxiques** dans le sérum du receveur, dirigés contre les Ag du donneur - Méthode : incubation des **lymphocytes du donneur** (prélèvement de ganglion) en présence de complément, avec le **sérum du receveur** - En cas de **lyse cellulaire** = cross-match positif : **contre-indique la transplantation rénale**
	Acte chirurgical			- Mise en place du greffon rénal en fosse iliaque droite (le plus souvent) ou gauche - Généralement sans néphrectomie préalable des reins natifs - 3 anastomoses : - **Artère rénale** du greffon avec l'**artère iliaque externe** (majorité des cas) - **Veine du greffon** avec la **veine iliaque externe** - **Anastomose urinaire**, généralement **urétéro-vésicale** (ou plus rarement urétéro- urétérale), protégée par sonde JJ les 1ères semaines → Durée d'**ischémie totale** = entre le clampage de l'aorte chez le donneur et le déclampage de l'artère iliaque chez le receveur → Durée d'**ischémie froide** = temps de conservation à 4° dans le liquide de conservation → Durée d'**ischémie tiède** = temps des anastomoses du greffon
	Au décours de la greffe	Reprise de fonction		- **Immédiate**, souvent associée à une **polyurie** nécessitant une compensation - **Retardée (DGF** *Delayed Graft Function*) dans 30% des cas par **nécrose tubulaire aiguë** (vascularisation normale à l'écho-Doppler) → peut nécessiter des **séances de dialyse**
		Complication chirurgicale		- **Thrombose artérielle et veineuse** : absence de reprise de diurèse, douleur, hématurie . absence de vascularisation au Doppler ou artériographie → **transplantectomie** - **Lymphocèle** : risque de compression urétérale - **Hématome de la loge de transplantation** - **Fuite urinaire (urinome)** ou **sténose de l'anastomose urinaire** - **Sténose de l'artère du greffon**
	Greffe ABO incompatible			= En cas de donneur vivant avec groupe ABO incompatible : - **Destruction des Ac anti-A** et/ou **anti-B** du receveur par **échange plasmatique** ou **immuno- adsorption sur colonne** : objectif de titre < 1/18 avant greffe - Préparation du receveur par **rituximab** et **début du traitement immunosuppresseur** avant la greffe - Risque augmenté de complication hémorragique ou d'infection

Complication immunologique			- Rejet clinique : **élévation de la créatininémie** - Rejet infra-clinique : **asymptomatique**, découvert sur biopsie de dépistage systématique à 3 mois
	Rejet hyper-aigu humoral		= Existence d'**Ac préformés** avant la greffe contre des Ag HLA de l'endothélium vasculaire du greffon - **Thrombose du greffon** dans les minutes (**rejet immédiat**) ou dans les **10 jours** suivant la transplantation (**rejet retardé**) → nécessite une **transplantectomie** - Prévention : **test de cross-match** systématique - Très rare de nos jours
	Rejet aigu cellulaire		= Infiltration du greffon rénal par les **lymphocytes cytotoxiques**, responsable d'un infiltrat interstitiel et ciblant l'épithélium tubulaire du greffon - Incidence : **15%** au cours de la 1ère année, favorisé par l'inobservance des immunosuppresseurs - PBR : **infiltrat cellulaire** dans l'interstitium et dans les tubules (**tubulite**) - TTT : **corticothérapie** à forte dose - Pronostic généralement bon : lésions réversibles dans la majorité des cas
	Rejet aigu humoral		= Agression de l'endothélium du greffon par des **Ac dirigés contre les Ag HLA** du donneur - PBR : **cellules mononucléées** et **PNN** dans les capillaires glomérulaires (**glomérulite**) et péri-tubulaires (**capillarite péri-tubulaire**) ± **dépôts de C4d** le long des capillaires péri-tubulaires - Bio : recherche d'**Ac anti-HLA** - TTT : **échanges plasmatiques, Ig polyvalentes**, parfois associé au **Rituximab** - Evolution : réversibilité incomplète, avec persistance de lésions chroniques
	Rejet chronique		= Altération progressive de la fonction du greffon par immunisation cellulaire et/ou humorale - Protéinurie, dysfonction chronique du greffon → 1ère cause de perte du greffon - **Ac anti-HLA** positif - PBR : **glomérulopathie d'allogreffe** (aspect en double contour de la MBG) - TTT : mesure de néphroprotection
Complication infectieuse			= Cause majeure de morbi-mortalité pendant la 1ère année : **80%** des transplantés présentent ≥ 1 épisode infectieux - Risque infectieux lié à l'immunosuppression, aux facteurs nosocomiaux, à la présence de matériel étranger (cathéters centraux, sondes urinaires) et au terrain (diabète, dénutrition…) - Tout tableau d'infection = **expertise rapide** → NFS, CRP, Créat, BHC, BU, ECBU, RP puis selon orientation - **Infection bactérienne classique** (< 1er mois post-opératoire) : **infection pulmonaire, urinaire, cutanée…** - **Réactivation d'infection latente** (< 6 mois post-opératoire) : **CMV, EBV, BKV, VZV, VHC** - **Infection opportuniste** (< 6 mois post-opératoire) : **nocardiose, légionellose, mycobactérie atypique, tuberculose, pneumocystose, toxoplasmose, microsporidie, cryptosporidie…** - **Infection digestive à cryptocoque** : souvent plus tardive, > 3 mois post-opératoire
	Infection à CMV		- Typiquement dans la 1ère année de transplantation - Par **primo-infection** transmise par le greffon principalement (donneur + et receveur -), ou plus rarement par **réactivation** ou **réinfection** (receveur +/ donneur + ou -) - **Infection à CMV** = PCR sanguine positive à CMV : asymptomatique - **Maladie à CMV** = symptomatique : - **Fièvre, arthralgies, myalgies, leucopénie, cytolyse hépatique** - Formes sévères : **pneumopathie, colite, pancréatite**
		TTT préventif	= **Valganciclovir** : *per os* pendant **3 à 6 mois** - Indication : - Situation **donneur CMV+** et **receveur CMV-** - Receveur CMV+ avec **utilisation d'Ig anti-lymphocytaires**
		TTT curatif	- **Infection à CMV** (virémie) : traitement préemptif par **valganciclovir** - **Maladie à CMV** (symptomatique) : traitement curatif par **valganciclovir oral** ou **ganciclovir IV** pendant 3 semaines avec relai par **valganciclovir**
	Infection à *Pneumocystis*		= Pneumopathie interstitielle hypoxémiante sévère - **Prophylaxie** systématique chez tous greffé pendant **3 à 6 mois** : **cotrimoxazole** en 1ère intention, **aérosols de pentamidine** ou **atovaquone** en 2nd intention
	Infection à virus BK		- Asymptomatique : dépistage systématique par **PCR virale urinaire et sanguine** pendant les 2 premières années post-greffe - En cas de virémie BK : risque de **néphropathie à virus BK**, avec perte du greffon - **PBR** : inclusions nucléaires dans les cellules tubulaires, avec infiltrat inflammatoire interstitiel, présence de virions (en IHC avec marquage SV40 ou IF) - TTT : diminution de l'immunosuppression
	Infection à *Pneumocystis*		= Pneumopathie interstitielle hypoxémiante sévère - **Prophylaxie** systématique chez tous greffé pendant **3 à 6 mois** : **cotrimoxazole** en 1ère intention, **aérosols de pentamidine** ou **atovaquone** en 2nd intention

<table>
<tr><td></td><td colspan="2">Infection à virus BK</td><td colspan="2">- Asymptomatique : dépistage systématique par PCR virale urinaire et sanguine pendant les 2 premières années post-greffe
- En cas de virémie BK : risque de néphropathie à virus BK, avec perte du greffon
- PBR : inclusions nucléaires dans les cellules tubulaires, avec infiltrat inflammatoire interstitiel, présence de virions (en IHC avec marquage SV40 ou IF)
- TTT : diminution de l'immunosuppression</td></tr>
<tr><td rowspan="10">Autres complications</td><td colspan="2">Récidive de la néphropathie initiale</td><td colspan="2">= Risque variable selon la néphropathie
- Récidive précoce : HSF primitive, SHU atypique
- Récidive avec conséquences fonctionnelles variables : glomérulopathie extramembraneuse, lupus, glomérulonéphrite pauci-immune
- Néphropathie à IgA (maladie de Berger) : récidive généralement histologique, sans perte du greffon</td></tr>
<tr><td colspan="2">Diarrhée chez l'immuno-déprimé</td><td colspan="2">- Non-infectieuse : - Immunosuppresseur : acide mycophénolique, tacrolimus, inhibiteur de mTOR ++
- Autre médicament : metformine, cimétidine, IPP, antibiotiques…
- Infectieuse : - Colite post-antibiotique
- Diarrhée infectieuse : E. coli, Campylobacter, Clostridium difficile, salmonelle, pullulation microbienne aspécifique, microsporidie, cryptosporidie, norovirus, CMV</td></tr>
<tr><td colspan="2">Cardio-vasculaire et métabolique</td><td colspan="2">- Maladie cardio-vasculaire : 5 fois plus fréquente que dans la population générale
• 1ère cause de mortalité chez les receveurs d'allogreffe rénale, dont 1ère cause de décès avec un greffon fonctionnel
- HTA (60-85%) : HTA préexistante, iatrogène (corticoïdes, anticalcineurine), néphropathie d'allogreffe, récidive de néphropathie initiale, sténose de l'artère rénale du greffon, maladie des reins natifs…
- EI des traitements immunosuppresseurs
- Dyslipidémie (60%)
- Diabète de novo post-transplantation (10-20% à 1 an) : facteurs liés au donneur (âge élevé, sexe masculin, atcds familiaux, surpoids, VHC…) et iatrogène (corticoïdes, anticalcineurine, inhibiteur de mTOR…)</td></tr>
<tr><td rowspan="4">Néoplasique</td><td colspan="3">= Risque augmenté de certains cancers, notamment des cancers viro-induits
- Cancer cutané (notamment spinocellulaire) = 50% des cancers : prévalence = 5% à 5 ans, 30% à 20 ans, notamment sous azathioprine ou anticalcineurine
- Lymphome
- Sarcome de Kaposi (associé à HHV8) : nodule angiomateux, plaques infiltrées bleutées
- Autres cancers : - Risque légèrement augmenté : rein, vulve, pénis, col utérin
- Risque comparable : poumon, prostate, colon, utérus</td></tr>
<tr><td rowspan="3">Syndrome lympho-prolifératif post-transplantation</td><td colspan="2">= Lymphome malin non hodgkinien à EBV : 1 à 2% à 5 ans post-greffe
- Forme : - Polyclonal ou monoclonal
- Anomalies cytogénétiques associées
- Gravité variable : du tableau de mononucléose infectieuse, jusqu'aux formes monoclonales extra-ganglionnaires (greffon, cérébral, digestive…) ou ganglionnaire (moins fréquent)</td></tr>
<tr><td>TTT préventif</td><td>= Chez les patients séronégatifs pour l'EBV (surtout l'enfant) : groupe à haut risque, d'autant plus si le donneur est EBV +
- Limiter l'utilisation d'Ac anti-lymphocytaire déplétant
- Monitoring de la charge virale EBV pendant la 1ère année
- Adaptation de l'immunosuppression en cas de positivation</td></tr>
<tr><td>TTT curatif</td><td>- Baisse ou arrêt de l'immunosuppression
- Formes sévères : rituximab, polychimiothérapie (CHOP)</td></tr>
<tr><td colspan="2">Osseuse</td><td colspan="2">= Fréquente, dépistée par ostéodensitométrie osseuse
- Multifactoriel : ostéodystrophie rénale, iatrogène (corticoïdes), hyperparathyroïdie tertiaire…</td></tr>
<tr><td colspan="2">Dysfonction chronique du greffon rénal</td><td colspan="2">= Développement d'une fibrose interstitielle avec atrophie tubulaire (FIAT), d'origine multiple :
- Agression immunologique : rejet aigu, rejet chronique (surtout humoral), favorisé par la non adhérence au traitement immunosuppresseur
- Agression non immunologique : récidive de néphropathie initiale, glomérulopathie de novo, néphrotoxicité iatrogène (inhibiteur de calcineurine ++), BK virus, HTA, dyslipidémie, diabète…</td></tr>
<tr><td></td><td colspan="2">Facteurs pronostiques</td><td colspan="2">- Donneur : âge, donneur vivant > mort, cause du décès
- Receveur : âge, degré d'immunisation HLA, nombre de transplantation, durée d'attente
- Complication : temps d'ischémie froide, reprise retardée de la fonction rénale, rejet aigu</td></tr>
<tr><td></td><td colspan="4">= Consultation et bilan fréquent les 3 premiers mois, puis plus espacés : 1 bilan/mois, consultation tous les 3 mois
Dont 1 consultation annuelle au minimum dans le centre de transplantation</td></tr>
</table>

ITEM 264 : DIURETIQUES

Diurétique = ↗ l'élimination rénal de sodium et d'eau par inhibition de la réabsorption rénale de sodium
- **99%** du Na filtré est réabsorbé, dont **2/3** au niveau du **tube contourné proximal** et **25%** au niveau de l'**anse de Henlé**

Classification			- Action sur des pompes Na-K ATPase dépendante des membranes basolatérales : indispensable au transport du sodium → Chaque segment du néphron a un mécanisme d'entrée du sodium unique, la branche du TCP réabsorbe 65% du sodium, tandis que la branche de Henlé en réabsorbe que 25% , et 5 à 10% pour le TCD et tube collecteur
	Diurétiques proximaux		Non utilisés dans le traitement des syndromes œdémateux ou de l'HTA **Inhibiteur de l'anhydrase carbonique : acétazolamide** **Substances osmotiques : mannitol, glycérol**
	Diurétiques de l'anse		= Inhibe la réabsorption de Na dans la branche ascendante de l'anse de Henlé **FUROSEMIDE** (Lasilix®), **BUMETANIDE** (Burinex®), **PIRETANIDE** (Eurelix®) - Action rapide en 5 minutes par voie IV ou en 30 minutes par voie orale, demi-vie = 1h - Effet natriurétique proportionnel à la dose - Inhibe cotransport actif Na/K/2Cl - Autre effet : **vasodilatation veineuse** (indépendante de l'effet rénale), surtout par voie IV, rapide ; augmente aussi excrétion Mg et Ca → 50% de biodisponibilité par voie orale : dose orale = 2 x dose IV
		Mode d'action	= **Inhibition directe** de la réabsorption de Na, K et Cl par compétition avec le site Cl du co-**transporteur Na-K-2Cl** des cellules du **segment ascendant de l'anse de Henlé** - **Inhibe la réabsorption du Ca et Mg** par ↑ du gradient électrique transépithéliale
		Effet	- Excrétion jusqu'à **20-25%** de la quantité de Na filtrée
	Diurétique thiazidique		= **Sulfamidés, dérivés du benzothiazide** : inhibe la réabsorption de sodium dans la partie proximale du tube distal, au niveau du segment de dilution - **HYDROCHLOROTHIAZIDE** (Esidrex®), **INDAPAMIDE** (Fludex®), **CHLORTALIDONE** (Hygroton®) - Délai et durée d'action plus long que les diurétiques de l'anse
		Mode d'action	= **Inhibition directe de la réabsorption de NaCl** par compétition avec le site Cl **du co- transporteur NaCl de la membrane apicale des cellules du tube distale** - Stimule indirectement la **réabsorption de calcium** par augmentation de la réabsorption tubulaire proximale (parallèle au sodium)
		Effet	- Effet plus faible : excrétion jusqu'à **5 à 10%** du sodium filtré
	Diurétique du tube collecteur cortical		= **Epargneurs de potassium** : s'oppose à l'échange Na/K au niveau du tube collecteur cortical - Indépendant de l'aldostérone : **AMILORIDE** (Modamide®), triamtérène - **Antialdostérone : SPIRONOLACTONE** (Aldactone®), **EPLERENONE** (Inspra®)
		Mode d'action	= Action au niveau du **canal épithélial sodique ENaC** de la membrane basale des **cellules corticales du tube collecteur**, permettant le passage de Na selon un gradient favorable - Favorisé par l'aldostérone : augmente le nombre de canaux sodés et pompes Na-K- ATPase dépendante → majore le gradient de Na - **Amiloride** : inhibe directement les canaux sodés - **Antialdostérone** : compétition avec le récepteur intra-cytosolique de l'aldostérone
		Effet	- Effet faible : excrétion de **1 à 3%** du sodium filtré - Surtout utilisé en association avec un autre diurétique pour prévenir la fuite de K+
Conséquences			= **Natriurèse importante** (dans les 6h suivant l'administration pour le furosémide), puis **ralentie** dans les 18h suivantes par l'hypovolémie et la stimulation des mécanismes de rétention hydrosodée - Effet immédiat : **réduction du volume plasmatique**, entraînant une **baisse du débit cardiaque** non entièrement compensée par l'élévation des résistances périphériques → **effet antihypertenseur** - Effet chronique (plus discuté) : **maintien d'une diminution de la volémie**, compensée par les mécanismes anti-natriurétiques (activation du SRA et du système sympathique) → La prise de diurétique permet l'instauration d'un nouvel équilibre de la balance sodée
	Induction d'une balance sodée négative		- **Apports sodés faibles** → A ne pas remplacer par du sel de régime (KCl) : risque d'hyperkaliémie - **Diurétique de longue durée d'action**, pris à dose constante - Dose de diurétique suffisante pour induire une diurèse responsable d'une **hypovolémie**
	Mécanisme de résistance		- Surtout après prise chronique de diurétiques de l'anse : **hypertrophie des cellules tubulaires distales** avec ↗ de l'activité Na-K-ATPase en aval de l'anse

Indication	**Insuffisance cardiaque**	- **Diurétique de l'anse ± diurétique thiazidique** en cas de rétention hydrosodée - Renforcé par l'ajout d'**antialdostérone** (épargne potassique, action anti-fibrosante) → amélioration de la survie dans l'insuffisance cardiaque évoluée
	HTA	- **Diurétiques thiazidiques** : en 1ère intention, surtout chez les sujets noirs et les personnes âgées - Associé préférentiellement à un **bloqueur du SRA** (IEC/ARA2) Cas particuliers : - **Hyperaldostéronisme primaire** : traité par **spironolactone** - **IRC** : diurétiques thiazidiques peu efficaces ▯ diurétiques de l'anse
	Autres indications	- **Rétention sodée** (décompensation œdémato-ascitique du cirrhotique, syndrome néphrotique) : **diurétiques de l'anse** préférentiellement ± **spironolactone** ou **amiloride** - **Hypercalcémie** : indication possible de **furosémide** (rare), sous réhydratation parfaite et surveillance clinique et biologique rapprochée - **Lithiase urinaire récidivante avec hypercalciurie idiopathique : diurétique thiazidique** (hypocalciuriant) - **Glaucome chronique : acétazolamide**
Début		- Choix du traitement selon : la pathologie traitée, la fonction rénale, la kaliémie, les comorbidités - **Bilan préthérapeutique : créatininémie, urémie, kaliémie, calcémie, glycémie à jeun** - Début à **posologie minimale efficace** - Contrôle de l'efficacité thérapeutique et du bilan biologique **à 15 jours**, puis tous les **6 à 12 mois** - Interrompre les diurétiques si possible 24 à 48h avant une injection de produit de contraste iodé
Effets secondaires	**Déplétion volémique**	= Tous les diurétiques - Favorisée par une **diarrhée**, un **syndrome infectieux**, une **forte chaleur**… - Risque **d'insuffisance rénale fonctionnelle,** surtout en cas de prise associée d'IEC/ARA2
	Hypokaliémie	= Surtout avec les **diurétiques proximaux** et **diurétiques de l'anse**, à moindre degré avec les **diurétiques thiazidiques** (↘ discrète de la kaliémie) - Surtout en cas : . D'apports sodés élevés (↗ échange Na-K) . D'hyperaldostéronisme primaire ou secondaire Suivi : - **Dosage de la kaliémie** : avant tout traitement, puis régulièrement - Si kaliémie **≤ 3,6** : . **Compensation alimentaire : aliments riches en K** . Adjonction d'un **diurétique épargnant le potassium**
	Hyponatrémie	= Surtout avec les **diurétiques thiazidiques** - Surtout chez le sujet âgé ayant une prise de boisson trop abondante, un régime désodé et/ou une autre cause d'hyponatrémie (insuffisance cardiaque, cirrhose, hypothyroïdie) - Favorisée par une déshydratation extracellulaire
	Hyperkaliémie	= **Diurétiques épargneurs de potassium** - Surtout si : **insuffisance rénale, néphropathie diabétique, IEC/ARA2, prise d'AINS** ou **supplémentation potassique** - **Triple association IEC-ARA2-anti-aldostérone : formellement contre indiquée**
	Autres	- **Hypomagnésémie** : diurétique de l'anse surtout, possible sous diurétique thiazidique - **Alcalose métabolique** : diurétique de l'anse et diurétique thiazidique - **Acidose métabolique** : diurétiques proximaux et diurétiques épargneurs de K+
	Métabolique	- **Hypertriglycéridémie et hypercholestérolémie** : généralement modérée et transitoire - **Hyperuricémie** : possible avec tous les diurétiques (sauf spironolactone), rarement symptomatique, n'est pas un facteur de risque cardio-vasculaire. - **Hyperglycémie** : diurétique de l'anse et thiazidique, dose-dépendant
	Autres	- Thiazidique et acétazolamide : **allergie aux sulfamides** - Spironolactone : **gynécomastie (largement moindre depuis l'éplérénone), impuissance** chez l'homme, **troubles menstruels** chez la femme - **Baisse de clairance du lithium** : surveillance rapprochée - Diurétique de l'anse : **ototoxicité** à forte dose chez l'insuffisant rénal (rare)
IRC		- **Diurétiques thiazidiques** : perdent leur efficacité en cas d'insuffisance rénale < 30 ml/min - **Diurétiques distaux** : risque d'**hyperkaliémie** grave ▯ contre-indiqués en cas d'insuffisance rénale sévère → Seuls les **diurétiques de l'anse** conservent leur efficacité : indiqués en cas de clairance < 30 ml/min, possiblement à forte posologie

Diurétique	Site d'action	Mode d'action	FE du Na	EI	Indication
Acétazolamide	**Tubule proximal**	Inhibiteur de l'anhydrase carbonique	Faible	Hypokaliémie Acidose métabolique	Glaucome Alcalose métabolique de reventilation
Diurétique de l'anse	**Anse large ascendante**	Inhibiteur direct du co-transporteur Na- K-2Cl	20-25%	**Hypokaliémie** **Hyperuricémie** **Hypomagnésémie** **Déshydratation** **Hyponatrémie** **Hyperglycémie** **Hypotension orthostatique** Ototoxicité Torsade de pointe (hypoK)	**Syndrome œdémateux** **OAP** **Insuffisance cardiaque** **HTA** si insuffisance rénale
Diurétique thiazidique	**Tube distal**	Inhibiteur direct du co-transporteur Na- Cl	5-10%	**Hypokaliémie** **Hyperuricémie** **Hyperglycémie** Déshydratation Hyponatrémie Hypotension orthostatique Torsade de pointe Alcalose	**HTA** (sans insuffisance rénale) **Syndrome œdémateux** (potentialise les effets du diurétique de l'anse)
Diurétique épargneur de potassium	**Tube collecteur cortical**	Blocage du canal épithélial sodique Effet anti-aldostérone	1-3%	**Hyperkaliémie** **Acidose métabolique** **Gynécomastie** (spironolactone) Insuffisance rénale Déshydratation Hyponatrémie Acidose Impuissance et tb menstruels (spironolactone)	**HTA** **Hyperaldostéronisme primaire** **IC avec FE basse** **Eplérénone : post IDM avec FEVG < 40%**

Diurétique	Na	K	Ca	Mg	pH
Diurétique de l'anse	↘	↘	↘	↘	↗
Diurétique thiazidique	↘	↘	↗	↘	↗
Diurétique épargneur de potassium	↘	↗	O	O	↘
Acétazolamide	↘	↘	O	O	↘

ITEM 35 : CONTRACEPTION MASCULINE

<u>Physiologie spermatogenèse</u> :

spermatogonies (cellules souches)
'
spermatocytes I
' *mitose réductionnelle*
spermatocytes II
' *mitose équationnelle*
spermatides
' *spermiogenèse*
spermatozoïdes immatures
' *passage dans l'épididyme*
spermatozoïdes matures

<u>Contraception</u> = méthode permettant d'obtenir une fécondité nulle = éviter la fécondation d'un ovule par un spermatozoïde
- 4 critères : efficace, réversible, acceptable et à faible coût
- **Indice de Pearl** = (nombre de grossesses non planifiées/nombre de mois d'utilisation d'une contraception x 1200) / 100
  < plus l'IP est faible, plus la méthode contraceptive est efficace (/!\ efficacité théorique calculée en condition d'utilisation optimale)

Préservatif masculin	= Couvre le pénis d'une fine membrane pour prévenir l'émission de sperme dans le vagin, - En **latex** (plus efficace) ou en **polyuréthane** (en cas d'allergie) - Méthode de contraception masculine la plus utilisée - Indice de Pearl = **2%**, mais jusqu'à 15% en conditions d'utilisation réelles - Seule méthode contraceptive permettant la **prévention des IST** - Précautions : vérifier date péremption, éviter objets tranchants lors des manipulations (bagues...) - Pour la prévention des IST : éviter le contact avec le pénis avant la mise du préservatif, si rupture du préservatif : aller aux urgences (traitement préventif VIH réalisable jusqu'à 72h)
Coïtus interruptus	= Retrait du pénis du vagin avant l'éjaculation : méthode simple, gratuite, pas de contre-indication - Indice de Pearl = **4%**, mais jusqu'à 27% en conditions d'utilisation réelles - Causes d'échec : spermatozoïdes dans la fraction initiale de l'éjaculation, échec de contrôle de l'éjaculation

VASECTOMIE

= Intervention chirurgicale : **ligature, section** et/ou **coagulation des canaux déférents** au niveau scrotal pour empêcher le mélange des spermatozoïdes au liquide spermatique % contraception masculine en principe **définitive**
- Méthode contraceptive la plus efficace : indice de Pearl = **0,1%** et **0,15%** en conditions réelles d'utilisation
- 2 courtes incisions scrotales ou 1 incision médiane, sous AL (parfois sous AG)
- Considéré comme irréversible (possibles **techniques microchirurgicales de reperméabilisation**)
- **Cryoconservation du sperme au CECOS** : peut être proposée avant l'intervention
- Ne modifie pas le volume de liquide spermatique émis lors de l'éjaculation

Indication	- Couples désirant une contraception permanente et non réversible
Aspect éthique	<u>Loi du 4 juillet 2001</u> % conditions nécessaires avant vasectomie : - Personne **majeure** - Exprimant une **volonté libre, motivée et délibérée** (sous conditions si personne sous tutelle/curatelle) - Ayant reçu une **information claire et complète** **Délai de réflexion** de **4 mois** obligatoire entre les 2 consultations préopératoires : - *1ère consultation* : information orale et **dossier d'information écrit** sur l'ensemble des méthodes contraceptives disponibles, l'irréversibilité théorique, la possibilité de réaliser une conservation de sperme, le risque d'échec et de complication post-opératoire, la nécessité de contraception pendant 12 semaines et l'absence d'atteinte de la fonction érectile/de l'éjaculation - *2ème consultation* : **consentement écrit** du patient Acte réalisable uniquement dans un établissement de soins
Complications	- Hématome - Infection - Epididymite congestive - Douleur chronique - Retard de cicatrisation - Atrophie testiculaire - Granulome
Mesures associées	= Stérilisation non immédiate : - Utilisation conjointe d'une autre méthode contraceptive pendant **12 semaines** après l'intervention - Interrompue après réalisation d'un spermogramme montrant l'absence de spermatozoïde
Causes d'échec	- **Rapports sexuels non protégés avant stérilisation** du liquide spermatique - **Non-section d'un déférent** pendant la chirurgie - **Reperméabilisation spontanée** du déférent

Autres	- **Contraception hormonale masculine (testostérone + progestérone)** : efficace mais beaucoup d'ES et mauvaise tolérance. Moyen qui n'est pas utilisé. - **Spermicides :** uniquement intra-vaginaux (les spermicides intra-urétraux n'existent pas)

ITEM 37 : STERILITE DU COUPLE

- **Infertilité** (concept d'aptitude) = perte de la capacité de procréer
- **Infécondité** (concept de résultat) = incapacité pour un couple d'obtenir une grossesse **> 1 an** de rapports sexuels sans contraception
  - ↳ *Primaire* = aucune grossesse préalable
  - ↳ *Secondaire* = ≥ 1 grossesse antérieure
- **15%** des couples inféconds (≈ 60 000/an)
  - ↳ 20% = origine masculine stricte
  - ↳ 40% = mixte
- **Evaluation possible < 1 an si FDR d'infertilité** :
  - ATCD de cryptorchidie, d'épididymite, de torsion, de traumatisme, de cure de hernie inguinale dans l'enfance
  - varicocèle
  - dysfonction sexuelle
  - malformation congénitale (hypo/épispadias) ou exstrophie vésicale
  - ATCD de ttt gonadotoxique
  - FDR d'infertilité féminine
  - interrogation sur la fertilité de l'homme
- Anomalie du sperme :
  - Quantitative : ↘ du nombre de spermatozoïdes
  - Qualitative : ↘ de mobilité, vitalité ou atteinte de la morphologie des spermatozoïdes ou de leur ADN
  - Altération du liquide spermatique

Etiologie	**Idiopathique**		= Tout type d'anomalie au spermogramme : **40%** des infertilités masculines
Etiologie	**Azoospermie excrétoire (obstructive)**		= Spermatogenèse normale mais obstruction des voies excrétrices : FSH normale → **échographie testiculaire** + **transrectale** à la recherche de l'obstruction
Etiologie	**Azoospermie excrétoire (obstructive)**	**Agénésie bilatérale**	= Des **canaux déférents** et des **vésicules séminales** → Rechercher mutation du gène CFTR (mucoviscidose si mutation homozygote)
Etiologie	**Azoospermie excrétoire (obstructive)**	**Obstruction bilatérale**	= De **l'épididyme**, des **canaux déférents** ou des **canaux éjaculateurs** - **Cause infectieuse** (surtout si leucospermie > 1 million/ml) : **gonocoque, *Chlamydia*** - **Cause iatrogène** : **chirurgie inguinale** ou **scrotale**
Etiologie	**Azoospermie sécrétoire (non obstructive)**		= Atteinte de la production de spermatozoïdes par les testicules : FSH anormale
Etiologie	**Azoospermie sécrétoire (non obstructive)**	**Déficit gonadotrope**	= Centrale = par atteinte hypothalamo-hypohysaire (rare) : ↘↘ FSH - **Signes d'hypogonadisme** au 1er plan : retard de puberté, dysfonction sexuelle… - Etiologie : - **Syndrome Kallman-De Morsier** - **Tumeur hypophysaire**…
Etiologie	**Azoospermie sécrétoire (non obstructive)**	**Origine testiculaire**	= Périphérique : fréquente (60% des azoospermies) : ↗ FSH - Génétique (15-20%) → **caryotype** : - **Syndrome de Klinefelter (47, XXY)** - **Microdélétion du chromosome Y** - **Antécédent de cryptorchidie, d'orchite, de cancer** ↳ Rechercher une **atrophie testiculaire**, une **tumeur**, une **varicocèle**
Etiologie	**Oligo-asthéno-tératospermie** (90%)		= anomalies quantitatives et qualitatives = ↘ nombre et/ou mobilité et/ou vitalité et/ou % de formes normales de spz - Etiologies (± additive) : **varicocèle**, **cryptorchidie**, **cause infectieuse**, **tabac**, **cannabis**, **alcool**, contact avec des **pesticides** ou des **toxiques**, **génétique** ou **idiopathique** (40%)
Diagnostic			- <u>Indications d'évaluation de la fertilité masculine :</u> - Absence de grossesse > 1 an de rapports sexuels sans contraception - Facteurs de risque d'infertilité masculine - Interrogation du couple sur la fertilité de l'homme - Technique d'AMP envisagée pour infertilité féminine
Diagnostic	Int	**Histoire reproductive**	- Habitudes sexuelles du couple : fréquence des rapports, - Durée de l'infertilité, fertilité antérieure du couple et des partenaires, caractère primaire ou secondaire - ATCD d'IST - Age de la femme (fertilité/2 entre 25 et 35ans)

ATCD personnels	- Développement et pathologies dans l'enfance - Maladies de système, cancers, maladies génétiques... - ATCD chirurgicaux (notamment chirurgies inguinoscrotales), de torsion, de traumatisme - Infections urogénitales
Habitudes de vie	- Tabac : altération de la spermatogenèse, diminution de la mobilité des spz, diminution de réussite d'AMP - Drogues, alcool - Facteurs délétères pour la spermatogenèse : chaleur (bains chauds, sauna, efforts prolongés...), perturbateurs endocriniens, stéroïdes anabolisants - FDR professionnels : chaleur, perturbateurs endocriniens, radiations ionisantes, stress, travail de nuit
ATCD familiaux	- Enquête familiale +/- arbre généalogique : hypofertilité, cryptorchidie, cancer testiculaire, maladies génétiques, consanguinité, prise de médicaments par la mère
TTT	- **Actuels** et **antérieurs** : chimiothérapie antimitotique (agents alkylants ++, sels de platine), anti-infectieux (nitrofuranes, kétoconazole), médicaments SNC (IMAO, imipraminiques, ISRS, lithium, neuroleptiques, antiépileptiques), stéroïdes, cimétidine, colchicine, traitement de l'HBP (α-bloquants, I5αR, radiothérapie
Recherche de symptômes	- Douleurs de l'appareil urogénital (origine infectieuse, varicocèle) - Signes digestifs, respiratoires (mucoviscidose) - Dysfonction sexuelle

Clinique

<u>Examen clinique rigoureux :</u>
- Examen général et des caractères sexuels 2^{ndr} (**imprégnation androgénique**) : morphotype, pilosité, taille, distribution des graisses, IMC, gynécomastie
- Organes génitaux :
  - **Pénis et testicule** : localisation du méat urétral (hypospadias), varicocèle, testicule unique...
  - **Palpation testiculaire** et **taille** : cancer, cryptorchidie, atrophie/hypotrophie post-orchite
  - **Palpation bilatérale des épididymes et canaux déférents** (présence, consistance)
  - **TR** : examen de la prostate, recherche de kyste médian (non systématique) → indiqué si ATCD infectieux, hypospermie, anomalie du plasma séminal, suspicion de déficit androgénique, recherche cancer de la prostate

Diagnostic

PC — *De 1ère intention* — **Spermogramme**

= Systématique
- <u>Conditions</u> : après **2-5** jours d'abstinence, au laboratoire, < 30 minutes après éjaculation
- Etude des **paramètres physicochimiques** (volume, pH, viscosité) et **cellulaires** (concentration et numération totale, mobilité, vitalité, morphologie)
  - ↳ *si dans les limites de la normale* : 1 seul spermogramme
  - ↳ *si anomalie* : **2ème spermogramme** de contrôle (idéalement à 3 mois : cycle de spermatogenèse = 74j)
- Causes d'anomalie du 1er examen : délai d'abstinence, conditions de recueil, fièvre dans les 3 mois précédents
- **Spermatocytogramme** : étude morphologique
  - ↳ *Classification de David* : anomalies de la tête, pièce intermédiaire et flagelle
  - ↳ *Classification de Kruger/critères stricts* : anomalie de la tête
- Azoospermie = absence totale de spz sur 2 examens successifs (avec recherche des spz dans le culot de centrifugation à 3000g pendant 15min)
- Leucospermie : associé à une altération de fonction et de mobilité des spz, rechercher une infection/inflammation des voies génitales

Paramètres spermatiques	Valeurs seuils	Anomalie
Volume éjaculé	≥ **1,5** ml	**< 1,5 mL** = **Hypospermie**
Concentration spermatique	≥ **15 millions**/ml	**< 15 millions**/mL **< 39 millions**/éjaculat } **Oligospermie**
Numération	≥ **39 millions** /éjaculat	(Oligospermie, cf. ci-dessus)
		∅ de spz à l'état frais et dans le culot après centrifugation = **Azoospermie**
		∅ de spz à l'état frais mais présence dans le culot après centrifugation = **Cryptospermie**

Mobilité totale		**≥ 40%**	/	
Mobilité progressive		**≥ 32%**	< **32%** = **Asthénospermie**	
Vitalité		**≥ 58%** de spz vivants	< **58%** = **Nécrospermie**	
% de forme normale	Critères stricts	**≥ 4%**	**< 4%**	= **Tératospermie**
	Classification de David	**≥ 23%**	**< 23%**	
Leucocytes		< **1 million**/mL	> **1 million**/mL = **Leucospermie**	

De 2nd intention

Spermoculture		- **Indication** : ATCD infectieux génito-urinaires / suspicion infection génitale masculine / anomalies du spermogramme : leucospermie, nécrospermie, asthénospermie inexpliquée
Test post-coïtal (de Hühner)		= Examen microscopique du mucus cervical réalisé juste avant l'ovulation, quelques heures après un rapport sexuel : recherche de spermatozoïdes mobiles dans la glaire - **Anomalie féminine** : anomalie du pH et/ou de la qualité de la glaire - **Anomalie masculine** → à confirmer par un spermogramme - **Anomalie du rapport sexuel** : rapport, érection, éjaculation
Test de migration survie		- Examen d'orientation fondamental dans l'algorithme décisionnel en AMP - Evalue la quantité de spz mobiles fécondants d'un éjaculat en les sélectionnant par gradient de densité (ou par migration ascendante) - Eléments importants pour le choix de la **technique d'AMP** : nombre, mobilité, morphologie et survie des spz récupérés
Evaluation endocrinienne		= Dosage de la **testostérone totale** et de la **FSH +/- inhibine** - **Indication** : - suspicion d'hypogonadisme clinique, caractères sexuels anormaux, volume testiculaire diminué - spermogramme anormal (altération volume ou numération) - troubles sexuels - FSH ↗ : altération de la spermatogenèse - FSH normale : altération de la spermatogenèse non exclue (faussement normale) - Si anomalie de testostérone totale : 2ème dosage + SHBG ↳ testostérone ↘ : bilan d'hypogonadisme (dosage LH et prolactine)
Echographie scrotale		= Fortement recommandée voire **systématique** chez l'homme infertile à la recherche d'une **tumeur du testicule** (surtout si examen scrotal difficile, masse testiculaire palpée) - Systématique si FdR de cancer testiculaire : cryptorchidie, ATCD de cancer testiculaire, testicule atrophique - Exploration épididymo-déférentielle, volume (hypotrophie si < 15 mL) - Doppler : bilan de varicocèle clinique
Echographie prostatique transrectale		- Indication : **azoospermie** avec suspicion de cause excrétoire - Recherche d'une **obstruction des canaux éjaculateurs**, **d'agénésie des vésicules séminales** et/ou **des déférents**, ou d'une **kyste de l'utricule prostatique**
Etude génétique	**Caryotype**	- <u>Indications</u> : **azoospermie sécrétoire**, **oligospermie < 10 millions/mL**, **ATCD familiaux d'avortement à répétition, de malformation, de retards mentaux, infertilité inexpliquée** - Anomalies chromosomiques = 7% des hommes infertiles - Fréquence des anomalies inversement proportionnelle au nombre de spz : · 17% si azoospermie · 10% si spz < 5 millions/mL · 4% si spz = 5-10 millions/mL · <1% si spz < 20 millions/mL - Anomalies des chromosomes sexuels = 2/3 des anomalies
	Mutation gène CFTR	= gène ABCC7 - <u>Indications de recherche</u> : **absence bilatérale des canaux déférents/des vésicules séminales** ou **symptômes de mucoviscidose** - Conseil génétique proposé dès le diagnostic de mutation - Si mutation chez l'homme : recherche également chez la partenaire

	Etude génétique	**Microdélétion du chromosome Y**	- Indications de recherche : **azoospermie sécrétoire, oligospermie sévère (<5M)** - 2% des hommes avec azoospermie - Microdélétion transmise aux fils si père atteint (information si ICSI ++) - 3 régions sur le bras long du chromosome Y : · AZFa (proximale) } **Azoospermie associée systématique** → extraction de spz testiculaires non indiquée · AZFb (centrale) } · AZFc (distale) → + fréquente et - sévère (extraction de spz possible)
TTT	Chirurgie réparatrice		- **Anastomose épididymo-déférentielle** : en cas d'obstruction bilatérale des épididymes - **Vaso-vasostomie** : en cas d'obstruction bilatérale des déférents = rétablissement de la perméabilité après vasectomie ou lésion iatrogène - **Reperméabilisation des canaux éjaculateurs** : en cas d'obstruction bilatérale des canaux éjaculateurs = résection de la partie distale des canaux éjaculateurs - **Cure de varicocèle** : ligature chirurgicale ou embolie radio-interventionnelle de la veine spermatique
	TTT médical		- **PEC étiologique** et **ttt par FSH + HCG** : en cas d'azoospermie sécrétoire d'origine centrale
	AMP	**Insémination intra-utérine**	= Possible seulement en cas **d'oligo-asthéno-tératospermie modérée** avec > 1 millions de spermatozoïdes mobiles inséminables
		FIV	= Mise en contact *in vitro* de l'ovule avec des spz
		Injection intra-cytoplasmique de spermatozoïde	= Consiste à introduire la tête du spz dans l'ovule → seule technique utilisable en cas de **prélèvement chirurgical de spermatozoïdes** au niveau épididymaire, testiculaire ou déférentiel - Azoospermie : seul moyen d'obtenir une grossesse avec ses propres spz

ITEM 48 : PATHOLOGIE GENITO-SCROTALE

Pathologie génito-scrotale = ensemble des atteintes acquises ou congénitales, organiques ou fonctionnelles du testicule, du scrotum, de la verge et du prépuce. Distinguées selon le site, les signes d'appel et la chronologie d'installation :

Site et signe	Acquis			Congénital
	Brutal	Rapide	Progressif	
Tuméfaction de la bourse		- Orchi-épididymite - Torsion ancienne surinfectée	- Tumeur testiculaire - Hydrocèle - Hernie simple - Kyste du cordon	- Hernie par persistance du canal péritonéovaginal
Vacuité de la bourse				- Ectopie testiculaire - Cryptorchidie
Douleur/gêne scrotale	- Torsion du cordon - Fracture testiculaire - Hernie étranglée - Torsion de l'hydatide sessile	- Orchi-épididymite - Fasciite nécrosante des OGE - Tumeur testiculaire compliquée	- Varicocèle	
Pathologie péniennes	- Fracture des corps caverneux		- Tumeur de la verge	- Micropénis - Ambiguïté sexuelle
Pathologies urétrales	- Fracture de l'urètre	- IST	- Sténose urétrale - Sténose du méat - Tumeurs urétrales	- Anomalie de la position du méat : hypo/épispadias
Pathologies préputiales	- Paraphimosis - Rupture du frein	- Balanoposthite	- Phimosis	- Phimosis - Brièveté du frein
Troubles de l'érection	- Priapisme		- Dysfonction érectile - Maladie de Lapeyronie	

CRYPTORCHIDIE

= **Anomalie de migration embryologique** du testicule : arrêt de migration sur le trajet normal, généralement unilatérale (90%)
- Normalement formation du testicule dans l'abdomen à partir de la gonade primitive dès 5 semaines puis migration à travers l'abdomen pour atteindre le scrotum au dernier trimestre
- La présence des 2 testicules en position normale est recherchée à la naissance, surtout chez les prématurés
  → La majorité des testicules cryptorchides descendent **dans la 1ère année de vie**
- Malformation congénitale génitale la plus fréquente chez les garçons : 1-2%. Le plus souvent à l'**orifice inguinal superficiel**
- ≠ ectopie testiculaire : testicule en dehors du trajet physiologique de migration

Diagnostic

- **Palpation impossible du testicule dans le scrotum**, parfois palpable à l'orifice inguinal = vacuité de la bourse
- Evaluer le volume du testicule et rechercher une **hypertrophie controlatérale** compensatrice
- Si bilatérale : rechercher un **hypospadias** ou un **micropénis** (**ambiguïté sexuelle**) → **bilan hormonal** en urgence **: 17-OH-progestérone, testostérone, INSL3** (cellules de Leydig)**, AMH, inhibine B** (cellules de Sertoli), **FSH, LH**
- Localisation du testicule :
  . **Echographie** ou **TDM abdomino-pelvienne** si testicule non palpable
  . **Laparoscopie abdominale exploratrice** si explorations radiologiques négatives

DD : **- Testicule oscillant** (chez l'enfant) : testicule très mobile sous l'effet du crémaster, abaissement manuel facile et sans tension chez l'enfant détendu. Fréquent après 6 mois, parfois jusqu'à la puberté, sans besoin de traitement

Risques

→ Dysgénésie gonadique toujours associée
- **Cancer du testicule** (RR = 30-40, non diminué par l'abaissement testiculaire) : surveillance et diagnostic difficile
- **Hypofertilité** (température abdominale non adaptée) si cryptorchidie bilatérale et abaissée tardivement
  Risque après chirurgie de 30-50% si bilatérale, 10% si unilatérale
- **Hernie inguinale** souvent associée (persistance du canal péritonéovaginal)
- **Pathologies testiculaires classiques (torsion du cordon, orchi-épididymite, traumatisme)** → diagnostic plus difficile

TTT

→ A partir de **1 an** seulement
Chirurgie (= référence) : information sur le risque de récidive, de lésion du canal déférent et d'atrophie testiculaire
- Testicule cryptorchide palpable : **abaissement testiculaire** par voie inguinale avec **fixation** par voie scrotale
- Testicule non palpable : **laparoscopie exploratrice** :
  . **Orchidectomie** si testicule très atrophique
  . **Abaissement en 1 temps** (si bas situé) ou **2 temps** sinon
- Mesures associées : information du patient → risque de récidive, de lésion du conduit déférent, d'atrophie testiculaire, de cancer (malgré l'abaissement) ; éducation à l'autopalpation
→ Le traitement hormonal par injection intramusculaire d'hCG n'est plus recommandé chez l'enfant < 4 ans

TORSION DU CORDON SPERMATIQUE

Torsion du cordon spermatique :
↳ <u>Adulte/ado</u> : généralement torsion dans sa portion **intra-vaginale**, par défaut des moyens de fixation du testicule.
↳ <u>NN/jeune enfant</u> : torsion du cordon dans sa portion **extra-vaginale**, plus rare.
- Préférentiellement aux pics d'activité hormonale (**nourrisson** et **adolescent de 12-18 ans**), rare > 40 ans
- Ischémie artérielle du testicule irréversible après **6h** + œdème testiculaire → **urgence chirurgicale.** Atteinte de la fonction exocrine dès 3-4h d'ischémie, réduite à néant après 12h, avec atrophie testiculaire très probable après 24h.
→ Toute douleur testiculaire unilatérale brutale est une torsion testiculaire jusqu'à preuve du contraire chez un enfant, adolescent ou adulte jeune.

<table>
<tr><td rowspan="3">Diagnostic</td><td colspan="2">- FdR : traumatisme testiculaire, antécédent de torsion controlatérale
- Circonstance déclenchante : période du réveil, après la douche
- Douleur testiculaire aiguë : brutale, intense, continue, unilatérale, avec irradiation inguinale ± abdominale, sans position antalgique, gênant la marche, ± nausées/vomissements. Possibles épisodes antérieurs de torsion-détorsion.
- Examen bilatéral comparatif : - Bourse douloureuse, très vite volumineuse inflammatoire
- Testicule dur, douloureux, ascensionné, rétracté à l'anneau inguinal, horizontalisé
- Abolition fréquente du réflexe crémastérien
- Palpation possible du tour de spire, cordon douloureux
- Œdème scrotal unilatéral (très inconstant)
- Signe de Prehn négatif (douleur non soulagée au soutènement du testicule)</td></tr>
<tr><td>Eliminer les diagnostics différentiels</td><td>- Infection : fièvre (fébricule possible en cas de nécrose), BU⊕, écoulement urétral, douleur au TR..
- Orifices herniaires libres, abdomen souple et non douloureux
- Testicule controlatéral normal</td></tr>
<tr><td>Echographie-Doppler testiculaire</td><td>/!\ Aucun examen complémentaire si suspicion de torsion → exploration chirurgicale en urgence
- Faible sensibilité et spécificité : parfois faussement rassurante
- Indication principale : éliminer les diagnostics différentiels en cas de douleur scrotale > 24h
- Spire de torsion en région inguinale (signe du tourbillon), hyper-vascularisation du cordon
- Testicule : ascensionné, hétérogène, hypoéchogène, diminution de la vascularisation en Doppler, voire absence de vascularisation si forme très serrée

<u>Au total</u> : ne doit jamais retarder la prise en charge thérapeutique en urgence</td></tr>
<tr><td rowspan="4">Forme atypique</td><td>Torsion vue tardivement/ négligée</td><td>- Atténuation des douleurs après nécrose → signes inflammatoires locaux au premier plan : grosse bourse inflammatoire, douleurs lancinantes, hydrocèle réactionnelle, ± fébricule
- Paraclinique : échographie scrotale
- Evolution : nécrose aseptique avec atrophie progressive, ou fonte purulente du testicule</td></tr>
<tr><td>Episode de subtorsion</td><td>- Douleur testiculaire unilatérale, spontanément résolutive, récidivante
- Testicule hypermobile en dehors des douleurs
→ Risque de vraie torsion : orchidopexie préventive</td></tr>
<tr><td>Torsion sur testicule cryptorchidique</td><td>- Douleurs inguinales ou abdominales, pouvant faire évoquer une appendicite aiguë
- Bourse homolatérale vide ++</td></tr>
<tr><td>Autres</td><td>- Douleurs en fosse iliaque (irradiation seule) avec troubles digestifs mimant une patho abdo
- Enfant plus jeune : peut survenir à tout âge y compris chez le nouveau-né</td></tr>
<tr><td rowspan="2">DD</td><td>Torsion de l'hydatide sessile de Morgagni</td><td>= reliquat embryonnaire du pôle supérieur du testicule
- 1ère cause de douleur aiguë scrotale entre 5 et 10 ans
- Douleur scrotale : brutale, moins vive, très marquée au pôle supérieur
- Palpation d'un nodule douloureux au pôle supérieur du testicule, bleuté
- Mise en évidence du nodule par transillumination
- Préservation du réflexe crémastérien
- Diagnostic différentiel impossible cliniquement : scrototomie exploratrice systématique
- AINS et restriction des activités en attendant la nécrose et involution de l'annexe ; l'exploration chirurgicale s'impose avec simple exérèse de l'hydatide</td></tr>
<tr><td colspan="2">- Hernie inguino-scrotale étranglée : signes digestifs associés (syndrome occlusif) → urgence chirurgicale
- Complication locale d'une tumeur testiculaire : douleur brutale sur nécrose ou hémorragie intra-tumorale → écho SB
- Traumatisme testiculaire : contexte évident le plus souvent
- Orchi-épididymite aiguë : FdR (rapport sexuel à risque, IST), fièvre, SFU, écoulement urétral, urines troubles, BU⊕...
- Colique néphrétique (bas urètre) : douleur irradiant vers le testicule, testicule normal, hématurie micro/macroscopique</td></tr>
<tr><td>TTT</td><td colspan="2">→ Urgence chirurgicale : prise en charge nécessaire dans les 6h suivant le début de la douleur (nécrose irréversible >6h)
- Tentative de détorsion manuelle : afin de réduire le temps d'ischémie, systématiquement associée à une chirurgie
- Mise en condition : à jeun, VVP, bilan pré-op, info sur les risques (orchidectomie, atrophie testiculaire, hypofertilité)</td></tr>
</table>

<table>
<tr><td rowspan="1">TTT</td><td>Chirurgie</td><td>- Voie d'abord scrotale (sauf en cas de doute avec une nécrose intra-tumorale : voie inguinale)
- Ouverture de la vaginale, prélèvements bactério si hydrocèle réactionnelle
- Extériorisation du testicule et bilan lésionnel : recherche de tours de spires, lésions ischémiques...
- Détorsion : - Bonne recoloration/viable : - Orchidopexie (fixation du testicule à la vaginale)
- Mauvaise recoloration : - Orchidectomie avec histologie systématique
- Pose de prothèse testiculaire dans un 2nd temps
- Orchidopexie controlatérale systématique (dans le même temps ou 2nd intervention)</td></tr>
</table>

ORCHI-EPIDIDYMITE

= **inflammation du testicule et de l'épididyme**, infectieuse le plus souvent
- Voie de contamination : rétrograde déférentielle ou hématogène (orchite ourlienne, tuberculose)
- Origine : - sexuelle (germes des IST) : plutôt sujet jeune, rapports à risque, ATCD d'IST
  - urinaire (BGN) : plutôt sujet âgé avec SBAU, obstacle sous-vésical, manœuvres endo-urétrales

Très rare en pédiatrie (2 pics < 2 ans et après la puberté). Scrotum
- Orchite isolée : rare → orchite ourlienne, tuberculeuse, orchite inflammatoire sur purpura rhumatoïde (enfant)
- Risques évolutifs : abcédation, fonte purulente, atrophie testiculaire, hypofertilité, douleurs chroniques

/!\ un testicule cryptorchide peut aussi s'infecter → y penser devant un tableau abdominal infectieux

<table>
<tr><td rowspan="2">Diagnostic</td><td>Clinique</td><td>- Grosse bourse douloureuse inflammatoire
- Apparition rapide en quelques heures (non brutale)
- Palpation d'un épididyme inflammatoire et douloureux +/- funiculite (= infiltration douloureuse du cordon)
- Signe de Chevassu négatif : disparition du sillon épididymo-testiculaire
- Hydrocèle réactionnelle possible
- Signe de Prehn positif : douleur soulagée au soulèvement
- Signes généraux : fièvre, signes infectieux (urinaires, prostatiques, urétraux) fréquents</td></tr>
<tr><td>Paraclinique</td><td>→ Diagnostic clinique ++
- Syndrome inflammatoire biologique
- Bilan bactériologique : - ECBU du 1er et 2nd jet urinaire (NPO recherche Chlamydia et gonocoque)
- bilan IST
- Echo-Doppler : si doute clinique ou suspicion de complication
- Pédiatrie : rechercher une cause en cas d'infection urinaire (malformation génitale ou urinaire)
- Exploration chirurgicale : au moindre doute de torsion</td></tr>
<tr><td>TTT</td><td colspan="2">- Suspicion IST : - Ceftriaxone 1 injection IM puis Doxycycline 10j ou Azithromycine monodose
ou
- Ofloxacine 10j
- Suspicion infection urinaire : fluoroquinolones puis relais selon l'antibiogramme, pour un total de 14j (épididymite simple) à 4-6 semaines (forme localement sévère, chronique, ou avec prostatite associée)

- Hospitalisation : si signes généraux sévères
- PEC chirurgicale : si forme compliquée (abcès, fonte purulente, nécrose)
- Mesures associées : port d'un suspensoir/slip serré, repos, abstinence ou rapports protégés, dépistage IST partenaires</td></tr>
</table>

HYDROCÈLE VAGINALE

= Epanchement liquidien dans la vaginale testiculaire : accumulation de liquide dans une poche cloisonnée, intra-vaginale et à l'extérieur du testicule
- Processus vaginal = évagination de la cavité péritonéale, emportée lors de la migration testiculaire dans le canal inguinal, censé s'oblitérer en fin de grossesse. Porte le nom de canal péritonéovaginal (garçon) ou canal de Nück (fille).
- *Chez l'enfant* : **hydrocèle communicante** due à la **persistance du canal péritonéovaginal**
- *Chez l'adulte* : **hydrocèle non communicante** :
. **Idiopathique** (majorité) : sécrétion excessive de liquide par la vaginale
. **Réactionnelle** : orchi-épididymite, torsion du cordon spermatique, cancer du testicule, traumatisme testiculaire

Diagnostic		- **Gêne** à type de **pesanteur** (et esthétique) - **Augmentation de volume de la bourse**, indolore, transilluminable, unilatérale, permanente Possible **kyste** du cordon : tuméfaction au-dessus du testicule, indépendante, lisse, parfois bleutée, molle, indolore, ± réductible - Orifice herniaires libres, cordon spermatique normal, testicule souvent non palpable (volume liquidien trop important) - **Caractère communicant** chez l'enfant : majoré par la position debout, possibilité de chasser le liquide par pression ↳ intermittente, de volume variable, hernie inguinale souvent associé - **Echographie scrotale** = examen de référence si doute diagnostique : collection anéchogène entourant le testicule = lame d'épanchement dans la vaginale et extra-testiculaire ± **cloisons** si chronique (cristaux de cholestérol)
	DD	- Y penser si transillumination négative : tumeur testiculaire, hernie inguinoscrotale, hématocèle...
TTT		/!\ ne pas ponctionner une hydrocèle
	Enfant	- Fermeture spontanée possible **jusqu'à 12-18 mois** - **Traitement chirurgical** par voie inguinale après 12-18 mois : **ligature du canal péritonéovaginal**
	Adulte	- **Traitement chirurgical** si hydrocèle idiopathique gênante : incision scrotale, **évacuation** de l'hydrocèle, **résection** ou **plicature de la vaginale (technique de Lord)** - **Traitement étiologique** si hydrocèle réactionnel

VARICOCELE

= Dilatation variqueuse des veines spermatiques (plexus pampiniforme) : atteint le testicule **gauche** dans 90% des cas
- *A gauche* : Insuffisance valvulaire à l'abouchement de la veine spermatique dans la veine rénale gauche → reflux veineux
↳ Vers ou après la puberté
- *A droite* : drainage dans la VCI
Population hypofertile : incidence = 20-40% (hyperthermie testiculaire par stase veineuse)

Diagnostic			- **Pesanteur vespérale**, **hypotrophie testiculaire**, **infertilité**, **gêne esthétique** - Examen physique en position debout puis couchée : tuméfaction molle en « vers » au-dessus et en arrière du testicule, diminuée en position couchée, augmentée après épreuve de Valsalva (expiration forcée à glotte fermée) - **Echographie-doppler testiculaire** → diagnostic positif : dilatation variqueuse, reflux veineux lors de la manœuvre de Valsalva /!\ Toute varicocèle d'apparition rapide doit faire éliminer un obstacle sur la veine spermatique (notamment un cancer du rein gauche avec thrombus veineux)
	Grade clinique	1	Palpable seulement en manœuvre de Valsalva
		2	Palpable au repos mais non visible
		3	Palpable au repos et visible
TTT			- Symptomatique : **antalgique** si douloureux - **TTT radiologique interventionnel** (**embolisation**) ou **chirurgical** (**ligature de la veine spermatique** par coelioscopie ou voie inguinale) si douleur, gêne esthétique importante, hypofertilité ou hypotrophie testiculaire

GANGRENE DE FOURNIER

= Fasciite nécrosante des OGE = gangrène gazeuse
= Cellulite nécrosante des OGE et du périnée : germe = **anaérobie, *E. Coli, Pseudomonas aeruginosa*, streptocoques**
- Généralement 2ndr à une **infection locale sur un terrain fragilisé** (diabète, éthylisme chronique, ID...) : **fistule anale, abcès périnéal, lésion cutanée...**
- Facteurs aggravants : retard de prise en charge initiale, anti-inflammatoires

Dg

- **Gêne scrotale, fébricule**
- **Evolution brutale :**
  . 1ère phase = **inflammatoire : œdème/inflammation du périnée**
  . 2e phase = **gazeuse** : **crépitements sous-cutanés** ± (si germe anaérobie)
  . 3e phase = **nécrotique** : **apparition** et **extension** des **zones de nécrose** associées à **: fièvre, frissons, choc**

PEC

= Urgence médico-chirurgicale : pronostic mauvais = 10-50% mortalité → PEC réanimatoire
- Bilan biologique : NFS, créatinine, hémostase, groupe/Rhésus/RAI, GDS, lactates
- Bilan bactériologique : **hémoculture, ECBU, prélèvements locaux**
- **Triple antibiothérapie IV : pénicilline + métronidazole + aminoside**
- TTT chirurgical : - **Excision/parage** des tissus nécrotiques (à renouveler si besoin)
  ± **Colostomie** et/ou **cystostomie** de décharge
  ± Enfouissement des testicules en inguinal/face interne des cuisses pour protection
- O_2 hyperbare ± : le plus tôt possible
- **Pansements réguliers** (toutes les 48-72h) nécessitant souvent AG itératives
- **Reconstruction du périnée** et **greffe de peau** à distance

STENOSE URETRALE

- **Mécanisme** : infectieux, traumatique, iatrogène (fausse route, post-résection, anastomotique, radique)

Dg

- Signe d'appel → obstacle sous-vésical : dysurie, faiblesse du jet urinaire, vidange vésicale incomplète, vessie de lutte, rétention vésicale (drainage possible que par cathétérisme sus-pubien)
- Paraclinique : **débitmétrie**, **urétrocystographie** (nombre, longueur, calibre des sténoses)

Ttt

- Endoscopique : urétrotomie interne
- Chirurgical : résection-anastomose parfois d'emblée pour éviter les récidives et auto- ou hétéro-dilatations d'entretien, délétères à long terme

TUMEUR DU PENIS

- Tumeur maligne rare : **carcinome épidermoïde**
- Lésion pré-cancéreuse la plus fréquente : néoplasie intra-épithéliale → **érythroplasie de Queyrat** si sur le gland ou prépuce
- FDR : infection HPV, inflammation chronique (balanoposthite, lichen scléro-atrophique), phimosis, tabagisme

Dg

- Signe d'appel : lésion indurée, bourgeonnante ou ulcéronécrotique de la portion distale du pénis
- Parfois cachée sous un phimosis, révélée par un écoulement ou une surinfection
- Diagnostic : biopsie-exérèse chirurgicale
- **Cancer lymphophile** : évaluation des aires ganglionnaires inguinales indispensable

TTT

- PEC la plus conservatrice possible → selon le degré d'infiltration :
  ↳ par degré d'invasivité : ttt locaux < curiethérapie < exérèse-resurfacing < balanectomie < pénectomie totale
- Posthectomie systématique si traitement conservateur
- Chimiothérapie, curages étendus si atteinte ganglionnaire
- Surveillance selon le risque oncologique déterminé par l'examen de la pièce d'exérèse : simple surveillance ou exploration ganglionnaire invasive par technique du ganglion sentinelle voire curage

PHIMOSIS

= Sténose fibreuse de l'anneau préputial : physiologique < **4 ans** (adhérences préputiales) → proscrire les décalottages forcés
- Chez l'adulte → anormal : diabétique non/mal équilibré, sujet âgé (insuffisance de décalottage), lichen scléro-atrophique, K
- FDR de **cancer cutané** par inflammation chronique et lichen scléro-atrophique qu'il entretient

<table>
<tr><td>Dg</td><td colspan="3">- Décalottage difficile ou impossible, douloureux
- Aspect rétréci de l'orifice préputial
- Lichen scléro-atrophique : phimosis acquis par transformation scléreuse du prépuce (anneau blanchâtre)</td></tr>
<tr><td rowspan="3">Complication</td><td colspan="3">- Posthite/balanoposthite : inflammation du prépuce/du prépuce et du gland → soins locaux (bains d'antiseptique)
- Troubles mictionnels (dysurie, fuites, jet dévié), infections urinaires récidivantes si serré, poche préputiale gonflée d'urine (/!\ surinfection), globe</td></tr>
<tr><td rowspan="2">Para-phimosis</td><td colspan="2">= Striction de l'anneau préputial au niveau du sillon balanopréputial, avec formation d'un œdème du prépuce et du gland, recalottage impossible → risque d'ischémie artérielle avec nécrose du gland
- Mécanisme : - Petit enfant : décalottage forcé sur phimosis
- Jeune adulte : oubli de recalottage (1er rapport sexuel)
- Sujet âgé : oubli de recalottage après SAD (iatrogène)</td></tr>
<tr><td>TTT</td><td>- Paraphimosis iatrogène : ablation SAD
- Réduction manuelle (possible dans la majorité des cas) : après prémédication, compression du gland et du prépuce progressive mais lente à pleine paume (↘ œdème) → pression continue sur le gland avec les 2 pouces → bascule de l'anneau préputial vers l'avant
- Si échec : posthectomie en urgence ou section de l'anneau préputial</td></tr>
<tr><td rowspan="2">TTT</td><td colspan="2">Chez l'enfant</td><td>- Aucun traitement avant 2-3 ans, mais possible à tout âge si phimosis compliqué
- En 1ère intention : libération des adhérences sous AL (EMLA ®) ou application de dermocorticoïdes durant 6-8 semaines (70% de succès)
- TTT chirurgical > 5-6 ans si échec du traitement local ou complications : plastie de prépuce ou posthectomie</td></tr>
<tr><td colspan="2">Chez l'adulte</td><td>- TTT d'emblée chirurgical (plastie ou posthectomie) si infections à répétition ou gêne importante
- Anatomopathologie : recherche de lésion précancéreuse ou cancer</td></tr>
</table>

BRIEVETE et RUPTURE DU FREIN

- Le plus souvent congénital
- Adulte jeune (premiers rapports, masturbation)

Dg	- Signe d'appel : **gêne à l'érection** (mise en tension, douleur, voire angulation du gland) - Si rupture : **saignement**
Ttt	- **Compression bidigitale** pour contrôler le saignement - PEC chirurgicale : **plastie du frein** sans urgence si frein court ou rompu, sous AL (incision transversale fermée longitudinalement)

ITEM 56 : TROUBLES DE LA SEXUALITE

Introduction

Il n'y a pas de norme en matière de sexualité. Chaque individu a ses propres repères et sa position dans la société peut influencer le développement et/ou le déroulement de sa sexualité selon ce que l'on pourrait appeler le plus petit dénominateur commun de ce qui est toléré, de ses références culturelles et religieuses

En cas de dysfonction sexuelle, **et pas de plainte de l'individu il n'y a pas lieu de médicaliser celle-ci**
En cas de trouble du comportement sexuel et **pas de plainte, il n'y a pas lieu de proposer un traitement**
La version actuelle du DSMV de la société américaine de psychiatrie, distingue :
- Les **dysfonctions sexuelles** (troubles du désir, de l'excitation ou de l'orgasme; les troubles sexuels avec douleur; la dysfonction sexuelle due à une affection médicale générale)
- Les **paraphilies**
- **Les troubles de l'identité sexuelle** (transsexualisme)

Sexualité normale

Phase du désir : idées et fantasmes érotiques, souhait d'avoir un rapport sexuel, **sous commande cérébrale**
- Androgéno-dépendant chez l'homme et la femme
- Phase de préparation à l'acte sexuel

Phase d'excitation:
- **Erection** chez l'homme
- **Lubrification vaginale, érection du clitoris** chez la femme (↗ vascularisation vaginale et de la vulve)
- Résulte de **stimulations cérébrales** (visuelles, auditives, phantasmatiques) et/ou **périphériques**, notamment périnéales
- Réponse sexuelle pelvi-périnéale : nécessite l'intégrité des composantes **sympathique spinale thoraco-lombaire** (T12-L2) et **parasympathique spinale sacrée** (S1-S3) et **somatique sacrée** (S2-S4)

Phase de plateau : réalisation du **coït** ou poursuite de la stimulation
Phase d'orgasme : sensation de **plaisir intense**, avec **contraction rythmique de la musculature striée périnéale**
- Signes généraux : tension musculaire, polypnée, tachycardie, ↗ pression artérielle
- Chez l'homme : éjaculation et expulsion saccadée du sperme → l'éjaculation n'est pas un prérequis pour l'orgasme

Phase de résolution : diminution des phénomènes de la phase d'excitation
- Chez la femme : plusieurs orgasmes possibles si la stimulation sexuelle ne s'interrompt pas et la phase de résolution ne survient alors qu'après le dernier orgasme
- Chez l'homme : suivi d'une période réfractaire durant laquelle la stimulation sexuelle est inefficace, dont la durée augmente avec l'âge interdisant le plus souvent la répétition rapprochée du rapport sexuel chez l'homme vieillissant

Troubles du désir

Baisse de libido	- Trouble psychiatrique : **- Episode dépressif caractérisé, trouble anxieux, addiction** - Plus rarement : **psychose, anorexie mentale...** - **Iatrogénie** : **antidépresseur ISRS, neuroleptique, agoniste LH-RH, anti-androgène**... - **Déficit androgénique :** principalement lié à l'âge - **Facteurs psychosociaux** : stress professionnel, personnel...
Excès et/ou déviation du désir	- Exagération des besoins sexuels : **satyriasis** - Risque de **délinquance sexuelle** - Eliminer une cause organique : **syndrome frontal** (post-AVC, traumatisme crânien...), **iatrogénie médicamenteuse** (agoniste dopaminergique...)

Troubles de l'éjaculation

Ejaculation prématurée	= Ejaculation qui survient **toujours ou presque toujours en 1 minute ou moins après la pénétration vaginale depuis le 1er rapport sexuel (éjaculation prématurée primaire)** ; ou une diminution cliniquement significative du délai pour éjaculer, souvent proche de 3 minutes ou moins (éjaculation prématurée secondaire) ; **et** une incapacité à retarder l'éjaculation lors de toutes ou de presque toutes les pénétrations vaginales (absence de contrôle) **et** générant des conséquences personnelles négatives : souffrance, gêne, évitement de l'intimité sexuelle, frustration - Généralement **d'origine comportementale / prévalence non affectée par l'âge** → Eliminer une pathologie génito-sexuelle ou une dysfonction érectile associée → pas d'examen complémentaire	
	TTT	- **PEC psycho-sexologique comportementale** : technique du *squeeze* (« *stop and go* »)... - **Antidépresseurs** : - **ISRS** : **dapoxétine** (Priligy®) à la demande = seul médicament ayant AMM - Autres : paroxétine, clomipramine sont hors AMM - **Anesthésiques locaux** (lidocaïne crème) : 30 minutes avant le rapport
Anéjaculation	= Absence d'éjaculation - Causes nombreuses : **psychogène, neurologique (para/tétraplégie), diabète, iatrogène (antidépresseur, neuroleptique, α-bloquant, chirurgie)**...	
Ejaculation rétrograde	= Expulsion de sperme dans la vessie après la phase d'émission, avec présence d'une **spermaturie** après l'orgasme : défaut de fermeture du col de la vessie pendant l'émission de sperme - Cause : **neuropathie diabétique, para/tétraplégie, médicament (α-bloquant...)**	
Ejaculation douloureuse	= Pendant ou immédiatement après l'éjaculation - Cause : **prostatite aigue ou chronique, syndrome douloureux pelvien chronique**	

<table>
<tr><td></td><td>Hémospermie</td><td>- Eliminer un cancer de la prostate chez l'homme âgé
- Le plus souvent bénin, fréquent dans les suites de biopsies de prostate</td></tr>
<tr><td></td><td>Hypospermie</td><td>- Cause : vieillissement, médicament (α-bloquant), mucoviscidose…</td></tr>
<tr><td rowspan="5">Troubles de la femme</td><td>Troubles du désir</td><td>Causes de baisse de la libido :
- Organiques : iatrogénie, ménopause
- Psychogènes : dépression, conjugopathie
Causes d'excès de libido (hypersexualité ou nymphomanie) :
- Organiques : pathologie neurologique centrale
- Psychiatrique : manie
Le traitement du désir est difficile et se fait par prise en charge psycho-sexologique (+/- ttt ménopause si avérée).</td></tr>
<tr><td>Troubles de l'excitation (insuffisance)</td><td>- Cause organique : iatrogène (chirurgie, antidépresseur, neuroleptique, β-bloquant, anti-HTA…), diabète, athérome, affection neurologique (SEP, Parkinson, trauma médullaire…), déficit androgénique, dysthyroïdie…
- Cause psychogène</td></tr>
<tr><td>Troubles de l'orgasme</td><td>On distingue les troubles suivants :
- Anorgasmie = absence d'orgasme malgré une stimulation et une excitation adéquate
- Orgasme insatisfaisant
- Orgasme retardé = la stimulation et l'excitation sont jugées excessives par la femme, une iatrogénie médicamenteuse (ISRS, neuroleptiques) doit être recherchée.</td></tr>
<tr><td>Vaginisme</td><td>= contraction musculaire prolongée ou récidivante des muscles du plancher pelvien qui circonscrivent la vulve et le vagin interdisant la pénétration vaginale
Le vaginisme primaire est souvent d'origine psychologique. Il peut avoir comme cause :
- Le rigorisme religieux, le conformisme social (culpabilisation des plaisirs du corps)
- Un antécédent d'abus sexuel
- Une tendance homosexuelle latente
- Le rejet du partenaire (symbolise le refus d'une relation vécue comme un état d'infériorité avec un homme que l'on méprise)
Le vaginisme secondaire doit faire rechercher une cause organique par un examen gynécologique complet :
- Traumatisme gynécologique : vaginite mycosique, vaginite à Trichomonas, vaginite atrophique de la ménopause
- Traumatisme obstétrical : déchirure, épisiotomie mal réparée.
- Traumatisme iatrogène: cobalthérapie.

Le traitement du vaginisme = traitement spécifique d'une lésion organique avant tout.
En l'absence de lésion organique, il faut envisager une prise en charge psycho-sexologique avec explication anatomique (appareil génital), exploration de son corps (surmonter l'angoisse), auto-introduction ultérieure par la patiente avec des bougies de Hégar de calibre croissant avec exercice de contraction et de relâchement (relais avec ses propres doigts).
Le vaginisme a un bon pronostic quand la femme accepte de faire ce travail personnel sur son corps.</td></tr>
<tr><td>Dyspareunie</td><td>= Elle correspond à des douleurs déclenchées par les relations sexuelles (pénétration)
- ≠ des douleurs génitales qui sont provoquées par une stimulation non coïtale
- On distingue trois types de dyspareunie en fonction du site douloureux :
<table>
<tr><th>Dyspareunie</th><th>Définition</th><th>Causes</th></tr>
<tr><td>Superficielles</td><td>Douleur à l'intromission</td><td>- bride hyménéale
- cicatrices périnéales (épisiotomie, déchirure obstétricale)
- infections : herpès, mycose, bartholinite, condylomes</td></tr>
<tr><td>De présence</td><td>Pendant le coït</td><td>- mycose
- atrophie vaginale
- sécheresse vaginale</td></tr>
<tr><td>Profondes (balistiques)</td><td>Douleur au fond du vagin</td><td>- cervicite
- annexite
- endométriose</td></tr>
</table>
- Le traitement des dyspareunies profondes nécessite souvent une coelioscopie pour faire le diagnostic de la cause, et en particulier rechercher et traiter l'endométriose
- Une thérapie cognitivo-comportementale peut être proposée
- Les complications sont émaillées par le vaginisme, l'anaphrodisie, l'anorgasmie ou une conjugopathie.
- Les dyspareunies ont un bon pronostic quand la cause est traitée suffisamment tôt</td></tr>
</table>

Paraphilies

= Pratiques sexuelles qui diffèrent des actes traditionnellement considérés comme normaux
Communément, la paraphilie est une sexualité atypique ou marginale.
Selon le DSM-5 : impulsions sexuelles répétées et intenses, et fantasmes sexuellement excitants ou comportements impliquant :
- Des objets inanimés (fétichisme),
- L'humiliation ou la souffrance (non simulée) du sujet lui-même ou de son partenaire (sadomasochisme),
- Des enfants ou individus non consentants (pédophilie, exhibitionnisme, voyeurisme, frotteurisme, sadisme, nécrophilie),
- Se prolongeant **au moins 6 mois**, causant du désarroi ou une **détérioration du fonctionnement social, occupationnel ou autre domaine important**

Diagnostic

20 hommes/1 femme, en effet, en dehors du masochisme, peu de femmes souffrent de paraphilie
- Le diagnostic se pose **seulement** lorsque l'individu agit sous l'emprise de ses impulsions ou est fortement perturbé par celles-ci.
- Les paraphilies interfèrent à divers degrés avec la capacité du sujet à avoir une activité sexuelle empreinte d'affection et de réciprocité.
- Classification de la sévérité des paraphilies :

Gravité	Légère	Moyenne	Sévère
Passage à l'acte	Non	Oui	Oui
Fréquence	-	Occasionnelle	Répétée

Traitement

Approche comportementale

= Eliminer le comportement inadéquat pour le remplacer par un comportement plus adapté
- **La technique de l'aversion** = stimuli aversifs qui peuvent être de nature chimique (vomitifs, nausées) ou électrochocs, imagerie aversive ou honte
- **La technique d'évitement par anticipation** = apprentissage d'une sexualité plus adaptée :
  . Reconditionnement orgastique : lors de la masturbation, le fantasme déviant est associé à l'image hétérosexuelle «normale» au moment de l'orgasme;
  . Masturbation à satiété : l'individu doit se masturber tout en imaginant son fantasme déviant jusqu'à satiété

Approche analytique

= compréhension du désordre sexuel
- La modification de l'imaginaire érotique implique une expérience correctrice
- A moyen terme, l'individu est amené à produire des fantasmes érotiques et à surmonter graduellement les anxiétés qui sont à la base du désordre sexuel

Transsexualisme

= Troubles de l'identité sexuelle, les caractéristiques diagnostiques sont :
- **Identification intense et persistante à l'autre sexe**
- **Expression d'un désir d'appartenir à l'autre sexe,** adoption fréquente des conduites où
- L'on se fait passer pour l'autre sexe, désir de vivre et d'être traité comme l'autre sexe, le patient a la conviction qu'il(elle) possède les sentiments et les réactions typiques de l'autre sexe
- **Sentiment persistant d' inconfort par rapport à son sexe ou sentiment d'inadéquation par rapport à l'identité de rôle correspondante**, le patient a la volonté de se débarrasser de ses caractères sexuels primaires et secondaires :
  . Traitement hormonal, intervention chirurgicale
  . Tenue vestimentaire

L'affection n'est pas concomitante d'une affection responsable d'un phénotype hermaphrodite
La souffrance est significative et s'associe à une altération du fonctionnement social, professionnel ou dans d'autres domaines importants.
Pour les sujets ayant atteint la maturité sexuelle, il faut s'enquérir de savoir s'ils sont attirés sexuellement par les hommes, les femmes, les deux ou ni par un sexe ni par l'autre
Transsexualisme primaire : s'est toujours senti du sexe opposé depuis le jeune âge, voire même l'enfance
Transsexualisme secondaire : apparition des troubles plus tard

Prise en charge

Psychiatrique
- Elle est **longue et répétée** et doit inclure l'entourage
- Elle doit établir **un diagnostic précis du trouble de l'identité**
- Elle recherche une CI à la transformation hormonochirurgicale : psychopathie (délire, fétichisme ...), visée utilitaire (prostitution).

Transsexualisme	Prise en charge	**Endocrino**	- La recherche clinique et biologique d'une affection susceptible d'entraîner ou de favoriser un trouble de l'identité de genre doit être effectuée. - Le bilan doit confirmer l'intégrité du système endocrinien. - Il faut évaluer les caractères sexuels secondaires et les organes génitaux externes avant leurs éventuelles modifications ultérieures. - il faut s'efforcer de rechercher des CI à un éventuel traitement hormonal ultérieur (adénome hypophysaire, AVC, diabète non équilibré, HTA sévère ...), sachant qu'après castration ce traitement sera indispensable et définitif - Traitement hormonal : . **Homme :** antiandrogènes (effets réversibles) puis œstrogènes (irréversibles ou partiellement réversibles) . **Femme** : progestatifs (effets réversibles) puis testostérone (irréversibles ou partiellement réversibles)
		Médico-sociale	- En France, ces patients sont pris en charge à **100 % par la Sécurité sociale** - **Expérience en vie réelle d'une durée de 1 an** : . Le sujet se présente comme un sujet de l'autre sexe . Il ne se limite pas au travestissement . Rédaction d'un certificat médical attestant que « le sujet se présente sous une apparence féminine (ou masculine) pour des raisons exclusivement médicales »
		Psychologique	- **Test de niveau (Binais-Pichot) et de personnalité (Rorschach *et* MMPI)** - Comparaison de l'indice d'anxiété et l'échelle de masculinité-féminité à des profils types masculins ou féminins
		Chirurgicale	- Rechercher des **anomalies physiques susceptibles de gêner une éventuelle intervention ultérieure** (obésité morbide par exemple) - Eliminer **une CI opératoire** (troubles de l'hémostase, décompensation d'une séropositivité ...) - Information éclairée du patient, souvent mal renseigné *Transformation chirurgicale :* ***Homme**: castration bilatérale (ablation des testicules, des corps caverneux et spongieux) suivie de la création d'un néo vagin tapissé par la peau pénienne retournée en doigt de gant et de grandes lèvres à partir du scrotum. Il est réalisé un néo clitoris grâce à un lambeau en flot neurovasculaire taillé au niveau du gland et une urétrostomie périnéale.* ***Femme** : mammectomie et hystéro-ovariectomie non conservatrice. Elle est éventuellement complétée par une phalloplastie. Les résultats sont plus satisfaisants sur le plan morphologique que sur le plan fonctionnel. Il est à noter que la phalloplastie n'est pas exigée pour obtenir le changement d'état civil.*

ITEM 120 : ANDROPAUSE

Andropause = syndrome de déficit en testostérone lié à l'âge (SDT)
- Phénomène inconstant, d'apparition progressive
- Incidence : 12 nouveaux cas/ 10 000/ an ; prévalence qui augmente avec l'âge : 5% à 50 ans, 15% à 70 ans, 26% à 80 ans)
- Syndrome biochimique associé à l'avancée en âge caractérisé par une diminution des androgènes dans le sérum avec ou sans diminution de la sensibilité aux androgènes entrainant une altération de la qualité de vie et un impact sur la fonction de plusieurs organes.
- **Déficit testiculaire** lié à l'âge : ↘ cellules de Leydig et Sertoli, sclérose artériolaire, fibrose de l'albuginée, ↘ V du parenchyme
- **Altération de la sécrétion gonadotrope** : déficit de synthèse en GnRH, ↘ sensibilité hypophysaire

Axe gonadotrope

- **Testicule** : - Fonction exocrine = **spermatogénèse** : **cellules germinales** dans la paroi des tubes séminifères
  - Fonction endocrine = **sécrétion de testostérone** : **cellules de Leydig**
- **Hypophyse** : **LH** → stimule la sécrétion de testostérone et **FSH** → active indirectement la spermatogénèse (via Sertoli)
- **Hypothalamus** : sécrétion pulsatile de GnRH (→ hypophyse) avec rétrocontrôle négatif par la testostérone
- **Testostérone** : - **Fixée à la SHBG** : 2/3 de la testostérone totale
  - **Testostérone libre** : 1 à 2%, forme active
  - **Testostérone liée à l'albumine** : 1/3, plus facilement mobilisable que la fraction liée à la SHBG
- Dosage biologique :
  . **La testostérone totale** = les trois fractions de la testostérone. Elle ne reflète pas la fraction réellement active, dépend des variations de la SHBG : norme : **3,5 et 10 ng/ml** (12-35 nmol/l)
  . **La testostérone libre** = fraction biologiquement active de la testostérone. Evaluer au mieux l'imprégnation androgénique de l'individu, car la méthode de dosage est **inutilisable en routine**
  . **La testostérone biodisponible (T libre + T liée à l'albumine)** = appréciation de l'androgénicité du sujet. Pas de fluctuations de la SHBG
  . **L'index de testostérone libre** = testostérone totale / SHBG

Diagnostic

SF

→ Evaluation par le **questionnaire ADAM** : évocateur si **≥ 3** ou réponse 1 et/ou7 positive

1	Eprouvez-vous une baisse du désir sexuel ?
2	Eprouvez-vous une baisse d'énergie ?
3	Eprouves-vous une diminution de force et/ou d'endurance ?
4	Votre taille a-t-elle diminué ?
5	Avez-vous noté une diminution de votre joie de vivre ?
6	Etes-vous triste et/ou maussade ?
7	Vos érection sont-elles moins fortes ?
8	Avez-vous noté une altération récente de vos capacités ?
9	Vous endormez-vous après dîner ?
10	Votre rendement professionnel s'est-il réduit ?

Troubles de la sexualité	- **Dysfonction érectile organique,** avec ↘ érections nocturnes/matinales (signe d'appel) - **Baisse de la libido** - **↘ volume et faiblesse de l'expulsion du sperme ± altération de qualité des orgasmes**
Trouble vasomoteur	- **Bouffées de chaleur, sudation excessive, troubles du sommeil, fatigabilité secondaire**
Troubles neuropsychiatriques	= Symptômes aspécifiques, d'apparition insidieuse : **perte de mémoire, troubles de l'attention, diminution des capacités d'orientation dans l'espace, irritabilité, asthénie, anorexie, perte de l'élan vital, humeur dépressive**

SC

- **Obésité abdominale, syndrome métabolique**
- **Gynécomastie**
- **Atrophie testiculaire**
- **Baisse de la pilosité, atrophie cutanée**
- Retentissement : **sarcopénie** (possiblement sévère, jusqu'à 40%), **ostéoporose**

PC

1ère intention
- Dosage du **testostérone biodisponible** et **testostérone totale** entre **8 et 11h du matin**
→ Diagnostic positif si :
- Testostérone totale < 2,3 ng/ml (8nmol/L)
- Ou une testostérone totale entre 2,3 et 3,5ng/mL (8-12 nmol/L) et :
  . Testostérone biodisponible < 0,7 ng/ml
  . Testostérone libre calculée < 0,07 ng/mL

2nde intention
- 2e dosage de la **testostérone biodisponible** après 2 à 4 semaines → **diagnostic biologique**
- **FSH/LH**
- **Testostérone totale, SHBG, albumine pour calculer la testostérone libre**

Interprétation
- *Hypogonadisme testiculaire si testostéronémie basse et FSH/LH ↑*
- *Hypogonadisme hypogonadotrope si testostéronémie basse et FSH/LH normal bas*
- Autres dosages: **prolactinémie, TSH, bilan pré-thérapeutique +/- ostéodensitométrie**

	DD	- **Vieillissement physiologique** - **Hypothyroïdie** - **Hypogonadisme central : adénome hypophysaire à prolactine, maladie chronique, iatrogène…**
TTT		- Prise en charge des situations favorisantes : . Obésité (baisse de 25 % de la testostéronémie totale chez les obèses) . Antécédent d'infertilité . Alcoolisme chronique . Pathologie chronique (cancer, VIH, insuffisance d'organe, hémochromatose, lupus) . Traitements médicamenteux . Sédentarité = Administration de **testostérone naturelle** jusqu'à obtention d'une concentration plasmatique physiologique - Voie : **transdermique** (Androgel®, Fortigel ®, non remboursé), **orale** (Pantestone®) ou **IM** (Androtardyl® toutes les 3 semaines) - Efficacité démontrée : masse osseuse, masse musculaire, force musculaire, sensibilité à l'insuline, lipides et libido - Efficacité non démontrée : sensation de bien-être, humeur, fonctions cognitives, qualité de vie - **Non efficace sur la fonction érectile**
TTT	Indications	- Signe clinique d'hypogonadisme et taux de testostérone abaissé
TTT	CI	- CI absolue : **cancer de la prostate**, **cancer du sein, atcd de délinquance sexuelle** - CI relative : **polyglobulie** (hématocrite > 55%), **risque de thrombose**, risque de **RAU sur HBP**, **SAOS** → L'âge n'est pas une contre-indication.
TTT	Bilan pré-thérapeutique	- Evaluation prostatique : **score IPSS, TR, dosage PSA** - Bilan endocrinien : **hématocrite, bilan lipidique, bilan hépatique, glycémie à jeun** ± **Ostéodensitométrie** en cas de DALA profond ou sur point d'appel clinique
TTT	Surveillance	- Rythme : à 3, 6 et 12 mois puis 1/an - EI : ↗ **hématocrite, rétention hydrosodée**, **gynécomastie**, **troubles du comportement** (si surdosage) - Bio : **testostéronémie, PSA sérique, bilan lipidique, hématocrite**

ITEM 121 : TROUBLES DE LA MICTION ET INCONTINENCE URINAIRE

GENERALITES

Cycle mictionnel normal

Bas appareil urinaire : réservoir (vessie) + conduit d'élimination (urètre) + zone sphinctérienne (sphincter lisse involontaire et strié volontaire)
Rôle binaire : stocker et éliminer l'urine
Cycle mictionnel : alternance en phase de stockage de l'urine et phase de vidange (miction)
Le gradient de pression entre réservoir / urètre détermine la phase du système :
- Phase de stockage : sphincter vésical fermé (= pression urétrale élevée) / vessie relaxée (= pression vésicale basse) = PU > PV donc l'urine reste dans la vessie
- Phase de vidange (miction) : vessie se contractée (= pression vésicale haute) / sphincter se relâche (= pression urétrale basse) = PV > PU donc miction

Le bas appareil urinaire assure :
- **Le confort social** : l'urine n'est éliminée qu'à la demande quand c'est socialement adapté
- **La protection des reins (sécurité)** : isolation des reins du milieu extérieur car l'urine est stockée à basse pression dans la vessie, ainsi pas de reflux vers les reins

Le cycle mictionnel normal requiert une bonne coordination vessie/sphincter, assuré par l'innervation :

Système	Nerf	Neuromédiateur	Récepteurs	Rôle
Ortho ∑	Hypogastrique	Noradrénaline	R.α1 (col vessie) R.β3 (détrusor)	Fermeture du col Inhibition du détrusor
Para ∑	Pelvien	Acétylcholine	Muscariniques (détrusor)	Contraction du détrusor
Somatique	Pudendal	Acétylcholine	Nicotinique (sphincter strié)	Contraction/relaxation du sphincter

Symptômes du bas appareil urinaire

Troubles de la phase de stockage

- **Incontinence urinaire** : fuite involontaire d'urine
  . IU d'effort : effort physique, toux, éternuement
  . IU par urgenturie : fuite accompagnée ou précédée par une urgenturie
  . IU mixte
- **Enurésie** : miction complète involontaire
  . Diurne : miction complète involontaire lors d'un paroxysme émotionnel
  . Nocturne : miction complète involontaire durant le sommeil
- **Pollakiurie diurne** : augmentation du nombre de mictions par 24h : ≥ 8 en période d'éveil (pollakiurie diurne)
- **Nycturie :** fait d'être réveillé par l'envie d'uriner. Anormal dès 1 levé si celui – ci entraîne une gêne pour le patient (difficulté à se rendormir par exemple). Deux origines pouvant coexister :
  . Trop d'urine produite la nuit (normalement 25 à 33% de la diurèse produite pendant le sommeil)
  . Perte de la capacité vésicale fonctionnelle à diurèse constante
- **Urgenturie** : désir soudain impérieux et irrépressible d'uriner (à l'extrême = incontinence)
- **Syndrome clinique d'hyperactivité vésicale** : survenue d'urgenturie (suffit à elle-seule pour poser le diagnostic) avec ou sans incontinence +/- pollakiurie +/- nycturie en dehors d'une infection urinaire ou d'une pathologie locale évidente (infection, tumeur de vessie ou de voisinage, calcul)
- **Sensibilité vésicale** :
  . Normale : besoin d'uriner progressivement croissant jusqu'à l'obtention d'un besoin pressant
  . Augmentée : besoin d'uriner très précoce et persistant
  . Réduite : sensation de remplissage vésical mais pas de besoin d'uriner
  . Absente : aucune sensation de remplissage ni de besoin

Troubles de la phase de vidange

- **Dysurie ou syndrome dysurique :** retard au démarrage de la miction, nécessité de poussée pour initier la miction, jet faible et/ou en arrosoir, jet interrompu, miction en plusieurs temps
- **Brûlures mictionnelles** : brûlures ressenties dans l'urètre durant le passage de l'urine

Trouble post-mictionnelle

- **Gouttes retardataires**
- **Sensation de vidange vésicale incomplète**
- **Syndrome dysurique**

Explorations

Explorations biologiques et morphologiques du bas appareil

Examen	*Informations*	*Indications*
ECBU	Infection, hématurie, leucocyturie	IU par urgenturie, IU du sujet âgé, IU avec port de couches, avant BUD ou UCRM ou endoscopie, brûlures mictionnelles
Cytodiagnostic urinaire	Cellules atypique ou cancéreuse	Urgenturie, ATCD de tumeur vésicale
GAJ, HbA1c	Equilibre glycémique	Urgenturie, sd clinique d'hyperactivité vésicale, nycturie + polyurie, IU ou dysurie avec signes de neuropathie périphérique ou diabète connu,

<table>
<tr><th rowspan="12">Explorations</th><th></th><th>Examen</th><th>Informations</th><th>Indications</th></tr>
<tr><td rowspan="3">Explorations biologiques et morphologiques du bas appareil</td><td>Echographie vésicale + résidu post-mictionnel</td><td>Calcul vésical ou du bas uretère, tumeur vésicale ou de voisinage, volume de la prostate, résidu post-mictionnel, épaississement de paroi vésicale +/- diverticules (vessie de lutte, obstacle sous-vésical</td><td>IU par urgenturie, IU mixte, syndrome dysurique, brûlure mictionnelle</td></tr>
<tr><td>Urétrocystoscopie</td><td>Calibre urètre, volume et forme prostate, contenu vésical, meilleur examen pour tumeur vésicale</td><td>Urgenturie en 1ère intention si FdR de tumeur vésicale (tabac/exposition pro) ou après échec de traitement de 1ère intention en l'absence de FdR / syndrome dysurique pour localiser siège obstruction</td></tr>
<tr><td>Urétrocystographie rétrograde et mictionnelle (URCM)</td><td>Sténose de l'urètre, qualité de vidange vésicale, reflux vésico-rénal (acquisition radio de la vessie remplie de produit de contraste iodé)</td><td>Syndrome dysurique si sténose de l'urètre non franchissable par endoscopie (suspicion de fistule urinaire)</td></tr>
<tr><td rowspan="4">Explorations fonctionnelles du cycle mictionnel</td><td>Calendrier mictionnel sur 24h</td><td>Nb et volume des mictions, nb et circonstances des fuites, volume total de diurèse avec apport hydrique, répartition jour / nuit de diurèse, heure des mictions, intensité du besoin</td><td>SYSTEMATIQUE pour tous les symptômes du bas appareil
Seul examen qui distingue polyurie nocturne et pollakiurie nocturne dans le dg de nycturie</td></tr>
<tr><td>Pad- test de 24h (pesée de couches)</td><td>Quantité d'urine perdue par jour en gramme</td><td>Optionnel mais permet de quantifier l'incontinence</td></tr>
<tr><td>Débimétrie</td><td>Courbe en cloche : vidange rapide
Débit max normal > 15 mL/s
Volume uriné + résiduel doit être > 150 mL pour interpréter débitmétrie
Résidu post-mictionnel pathologique si : > 15% du volume mictionnel</td><td>SYSTEMATIQUE pour le syndrome dysurique : objective et quantifie le jet faible et mauvaise vidange
Utile si urgenturie (conséquence d'une obstruction sous vésicale ?)</td></tr>
<tr><td>Bilan urodynamique

= Débimétrie Cystomanométrie Sphinctérométrie</td><td><u>Phase de remplissage</u> : pas de contraction du détrusor (cystomanométrie = pas d'augmentation de pression dans la vessie), pic de pression à la toux avec pression du détrusor constante et renforcement réflexe de la pression urétrale (pour éviter fuite), $P_{détrusor\ max} < 40$ cmH2O
- Compliance > 20 ml/cmH2O
- $P_{urétrale\ max} = P_{cloture} = P_{urétrale} - P_{vésicale} =$ 110 – âge +/- 10% (insuffisance sphinctérienne si diminuée)
<u>Phase de miction</u> : $P_{sphincter}$ diminuée et $P_{détrusor}$ augmentée (synergie) : débit régulier + vidange complète</td><td>En 2e intention toujours
- IUE avant chirurgie sauf si IUE isolée simple de F jeune sans autre SBAU ni ATCD
- IU avec contexte neurologique
- IU par urgenturie avant ttt 2ème ligne
- Dysurie si difficile de connaître la cause</td></tr>
<tr><td>Examens de 3e intention</td><td colspan="3">IRM cérébrale et médullaire : SBAU faisant suspecter une maladie neurologique (ex : F jeune et SEP)
Electrophysiologie périnéale (EMG sphincter strié) : syndrome dysurique ou IU dans un contexte neurologique</td></tr>
</table>

INCONTINENCE URINAIRE

Incontinence urinaire

Généralités	**Perte involontaire d'urine objectivement démontrable = déficience** Altération profonde de la qualité de vie Concerne tous les âges et les deux sexes - <u>Femme</u> = **problème majeur de santé publique** (en France 3 millions de F sont concernées et la majorité de consulte pas), *> 15% d'IU chez F institutionnalisés, IUE jusqu'à 60 ans puis mixte* - <u>Homme</u> = **IU est 2 à 10 fois moins fréquente** et souvent liée à une pathologie prostatique ou iatrogénique, *IUU > IU mixte et IUE* - <u>Sujet âgé</u> = IU est plus fréquente et le plus souvent multifactorielle, **urgenturie fréquente > mixte** Parfois l'IU révèle une autre maladie : - Maladie neurologique : . Centrale (souvent révélée par urgenturie +++) : SEP, myélite, démence ... . Périphérique (souvent révélée par IU d'effort +++) : HD compliquées, neuropathies périphériques - Pathologies de la paroi vésicale : tumeur, calculs
Interrogatoire	**Circonstances des fuites** : effort, urgenturie, permanente et insensible **Quantification des fuites** - Questionnaire USP (Urinary Symptoms Profile) rempli par le patient : quantifie le SBAU - Nb d'épisodes/j et quantité, nb de protections/j - Calendrier mictionnel sur 2-3 jours
Clinique	**Reproduction de la fuite (pour le diagnostic clinique) :** - Examen vessie pleine en position gynécologique puis debout pour la femme, en décubitus dorsal puis debout pour l'homme - Test d'effort : fuite ? mobilité cervico urétrale ? effet du soutènement urétral ? - Test de remplissage de la vessie par une sonde (reproduit l'urgenturie) - Test au bleu si suspicion de fistule vésicovaginale **Examen périnéal** - H = rechercher sténose méat urétral, TR pour apprécier la prostate - F = touchers pelviens, rechercher prolapsus **Examen neurologique** **Examen des pieds** (creux, plats), marche, du passage talon/pointe **Examen du sillon fessier** (recherche d'une maladie neurologique) **Sensibilité périnéale au toucher** **Réflexes** des métamères sacrés S2-S4 : reflexe bulbo-anal et clitorido-anal *(lorsqu'on pince le gland, on observe et on perçoit avec un doigt intra-anal une contraction réflexe du sphincter strié anal)*
Retentissement	Questions - Directes : sur une échelle de 0 à 10 à combien estimez-vous votre gêne ? - Indirectes : qu'est-ce que vous aimeriez faire et que vous ne pouvez pas faire à cause des fuites ? Questionnaires de qualité de vie liée aux problèmes urinaires Rechercher les attentes du patient
Facteurs de risque/ aggravants	<u>Femme</u> : *40-70 ans, IUE jusqu'à 60 ans et mixte après* - Génétique (RR x 3 si mère ou sœur incontinente) - Ethnie = caucasienne, non hispanique > afro- américaine > asiatique - Gynéco-obstétrique : grossesse, travail expulsif, AVB, chirurgie pelvienne, irradiation pelvienne, ménopause et carence hormonale - **Obésité+++** : corrélation directe entre IMC et IU. Perte de poids ≥ 15% améliore IU et 60% de guérison si normalisation du poids (chirurgie moins efficace chez les obèses) - Absence d'exercice physique, sport intensif, diabète, démence et troubles cognitifs - Neurologique : cérébral (Parkinson, atrophie multi-systématisée, démence, AVC, SEP), médullaire (traumatisme, SEP, myélite, spina bifida), périphérique (syndrome de queue de cheval, neuropathies périphériques, chirurgie pelvienne) <u>Homme</u> *2-10 fois moins fréquent que la femme, IU urgenturie > IU mixte et IUE* - Age - SBAU associés - Infections urinaires - Démence et troubles cognitifs - Prostatectomie totale : amélioration dans l'année - Irradiation pelvienne - Maladie neurologique : idem que pour la femme

Incontinence urinaire	Facteurs de risque/ aggravants	<u>Sujet âgé (> 75 ans)</u> : **rechercher des facteurs non urologiques, transitoires, réversibles** - Rétention chronique d'urine (souvent révélée par syndrome confusionnel) - Infection (paucisymptomatique) - Carence hormonale (atrophic vaginitis) - Médicaments : diurétiques, IEC, opiacés, sédatifs, anticholinergiques - Dépression - Endocrino : diabète, polyurie, diurétiques, excès d'apport, mobilisation, œdème - Sédentarité (majoration des conséquences de l'urgenturie) - Constipation : cause 10% des IU de sujet âgé		
	Mécanisme des fuites urinaires chez la femme	**Incontinence urinaire d'effort**	*= l'urètre n'oppose pas assez de résistance pour éviter la fuite* = Perte involontaire à l'effort (rire, toux..), sans sensation de besoin - **Hypermobilité cervico-urétrale (HMCU)** : perte du tonus des tissus de l'urètre proximale, la manœuvre de soutènement du col/urètre corrige la fuite - **Insuffisance sphinctérienne (IS) :** la manœuvre de soutènement du col/urètre ne corrige pas la fuite	
			Causes	- **Traumatisme obstétricale/chirurgical** : accouchements, neuropathies d'étirement, chirurgie gynéco, périnéale ou rectale - **Troubles trophiques** : **carence hormonale** de la ménopause (atrophie vulvo-vaginale) - Pathologie mécanique par efforts de poussées abdominales répétés : **constipation, toux chronique, port de charges lourdes** - **Neurologique** - **Malformative** : **exstrophie vésicale**
		Incontinence urinaire par urgenturie (hyperactivité vésicale)	*= La vessie ne se remplit pas correctement* = Perte involontaire d'urine, précédée par un besoin d'emblée urgent et non inhibé, pouvant survenir au repos, la nuit, sans notion d'effort Mécanisme : contractions vésicales anormales non inhibées = hyperactivité vésicale (excès de message afférent, diminution de l'inhibition centrale du réflexe, hyperexcitabilité du détrusor, anomalie de l'urothélium, des centres neurologiques supérieurs ou des voies efférentes au muscle) **Urothélium = senseur de la vessie** : Urothélium → (Afférent) Neuro → (Efférent) Détrusor	
			Causes	- **Idiopathique** - **Causes locales** : obstruction sous vésicale, insuffisance sphinctérienne, agression para vésicale : infection, calculs, tumeur - **Maladie neurologique centrale** - **Psychogène**
	Mécanisme des fuites urinaires chez l'homme	**Incontinence urinaire d'effort**	Lié à une **insuffisance sphinctérienne** (10x moins fréquent que la femme), essentiellement iatrogène : post-prostatectomie, cystoprostatectomie avec remplacement vésical intestinal, irradiation pelvienne, chirurgie HBP	
	Traitements	**Incontinence urinaire d'effort** ***Cible : l'urètre*** ***Objectif : renforcer les résistances de l'urètre***	1ère intention (F et H)	**Correction des facteurs aggravants** : perte de poids, œstrogénothérapie vaginale, normaliser l'apport hydrique **Rééducation périnéosphinctérienne** (tonus du muscle principal du plancher pelvien, le levator ani)
			2e intention (F)	<u>HMCU prédominante</u> - Bandelettes synthétiques sous urétrales sans tension (TVT-TOT) ++ - Colposuspension de BURCH <u>IS prédominante légère</u> : injection d'un agent comblant sous la muqueuse urétrale <u>IS prédominante modérée à sévère</u> - Bandelette sous urétrale synthétique sans tension par voie rétropubienne (TVT) - Ballons ajustables de compression péri-urétraux - Sphincter urinaire artificiel - Bandelette aponévrotique sous cervicale
			2e intention (H)	<u>IU légère :</u> injection d'un agent comblant sous la muqueuse urétrale <u>IU modérée à sévère</u> : - Ballons ajustables péri-urétraux de compression - Bandelettes synthétiques sous urétrales compressives - Sphincter urinaire artificiel

Incontinence urinaire	Traitements	**Incontinence urinaire par urgenturie** ***Cible : la vessie*** ***Objectif : ↑ capacité vésicale, ↓ pression pendant remplissage***	1ère intention	**MHD** : régulation des apports hydriques, œstrogénothérapie locale Rééducation périnéale = TCC, électrostimulation, exercices de contraction volontaire **Médicaments** - **Anticholinergiques** : oxybutinine, chlorure de trospium, solifénacine, darifénacine - **Bêta-3-agonistes** : mirabégron **TTT oestrogéniques locaux si femme ménopausée**
			2e intention	Neuromodulation du nerf spinal S3 Injection toxine botulique A dans la vessie
			3e intention	Entérocystoplastie d'agrandissement
		Incontinence urinaire permanente	- Fistule : PEC chirurgicale - Toute IU sévère	

Au total paraclinique :
- **IU urgenturie** : ECBU + cytodiagnostic urinaire + GAJ/EAL + écho +/- débimétrie (en 1ère intention)
- **IU d'effort** : manœuvre de soutènement (EC non systématique)
- **Dysurie** : ECBU + urétrocystoscopie + GAJ/EAL (si signes neuro ou diabète) + écho + débimétrie +/- UCRM

TROUBLES DE LA MICTION

Troubles de la miction

Déroulement de la miction normale

Miction nécessite la coordination entre la **contraction du détrusor** et le **relâchement des sphincters** (lisse et strié), et la **perméabilité des voies urinaires** sous-jacentes (prostate, urètre, méat)

Système	Nerf	Neuromédiateur	Récepteurs	Rôle
Ortho ∑	Hypogastrique	Noradrénaline	R.α1 (col vessie) R.β3 (détrusor)	Fermeture du col Inhibition du détrusor
Para ∑	Pelvien	Acétylcholine	Muscariniques (détrusor)	Contraction du détrusor
Somatique	Pudendal	Acétylcholine	Nicotinique (sphincter strié)	Contraction/relaxation du sphincter

Séquence chronologique de la miction :
- Relaxation du sphincter strié et des muscles pelviens
- Contraction du détrusor : PV ↑
- Ouverture du col : début de la miction
- Poursuite de contraction du détrusor

Physiopathologie des troubles de la miction

Obstacle urétral
- Anatomique : cause pariétale (rétrécissement de la filière) ou luminale
- Fonctionnel : les sphincters ne s'ouvrent pas

Faiblesse vésicale : atteinte musculaire ou neurologique

Mécanisme mixte

Interrogatoire

Rechercher ATCD
- Neurologiques : atteinte médullaire (dysynergie vésicosphinctérienne) ou périphérique (hypocontractilité)
- Urologiques : chirurgie urétrale, infections urinaires basses, urétrite (sténose)
- Chirurgie pelvienne : cancers pelviens, endométriose

Prises médicamenteuses = opioïdes, anticholinergiques, alpha-stimulant

Clinique

Inspection : aspect du méat et du périnée
Touchers pelviens : prostate, tumeurs pelviennes, fécalome
Rechercher globe vésical
Sensibilité du périnée
Calendrier mictionnel indispensable

Examens complémentaires

Echographie vésico-rénale avec mesure du résidu post-mictionnel (systématique) : rétention vésicale, paroi vésicale, retentissement rénal
Débimétrie (systématique)
Urétrocystoscopie : permet de rechercher un obstacle
Urétrocystographie rétrograde et mictionnelle : permet de mesurer la longueur d'une sténose importante / mesure résidu post-mictionnel / diagnostic d'un reflux
Bilan urodynamique : seul examen qui renseigne sur la contractilité vésicale, affirme une obstruction et différencie obstruction (≠ obstacle = perturbation pression/débit) et hypocontractilité vésicale

Etiologies (obstruction sous vésicale)

Causes anatomiques (H +++)
- Pariétales : HBP, sténose urétrale, cancer de prostate rarement, prolapsus
- Endoluminales : calcul vésical ou urétral (hématurie, tumeur)

Causes fonctionnelles (H=F)
- Dysynergie vésico-sphinctérienne = sphincter se contracte en même temps que la vessie
- Hypertonies iatrogènes médicamenteuses du sphincter strié urétral et du col vésical : alpha-stimulants
- Asynchronismes vésicosphinctériens ou vésicopérinéaux : relaxation périnéale impossible en dehors de toute pathologie neurologique = hémorroïdes, abus sexuels
- Syndrome de Fowler (rare) : trouble de la relaxation d'origine myogène de la F jeune avec SOPK
- Neurologique (hypocontractilité)

Traitements

HBP :
- TTT médicamenteux : alphabloquants / inhibiteur de 5-alpha-réductase
- TTT chirurgical : RTUP, vaporisation ou énucléation laser, adénomectomie

Sténose de l'urètre :
- Urétrotomie endoscopique
- Urétroplastie
- Cancer de prostate localement avancé : résection transurétrale de désobstruction par voie endoscopique

Dysynergie vésico-sphinctérienne légère : alphabloquants
Dysynergie vésico-sphinctérienne sévère : auto-sondages propres intermittents / dérivation chirurgicale
Causes médicamenteuses : arrêt du médicament
Syndrome de Fowler : neurostimulation du nerf sacré S3
Hypocontractilité vésicale : auto-sondages propres intermittents

Ajout collège de gynéco :

- **Bilan IU de la femme ménopausée :**

. Délire
. Infection urinaire
. Atrophie vaginale
. Psy
. Pharmaco
. Excès de diurèse
. Restriction mobilité
. Constipation

→

. Calendrier mictionnel
. ECBU
. Mesure du résidu post-mictionnel

ITEM 122 : TROUBLES DE L'ERECTION

Dysfonction érectile = incapacité d'obtenir et/ou maintenir une érection suffisance pour permettre une activité sexuelle satisfaisante sur une période **> 3 mois**
- 1/3 des hommes > 40 ans (70% des couples ont une sexualité active à 70 ans)

Anatomie - physiologie	Corps érectiles		- **2 corps caverneux** : éponge vasculaire active en travées avec des alvéoles, contenant les **espaces sinusoïdes**, entourés par l'**albuginée** (peu extensible, résistante), séparés par un **septum** perméable - **Corps spongieux** unique : entourant l'urètre et se finissant par le **gland**
	Vascularisation		- Artères : **caverneuses** (branches des a. pudendales internes elles-mêmes provenant des iliaques internes), **spongieuses** et **dorsale de la verge** - Drainage veineux : **v. sous-albuginéales** (espaces sinusoïdes), → **v. circonflexes** (corps spongieux) et **v. émissaires** (gland) → **veine dorsale profonde** → **plexus veineux de Santorini** et **veines pudendales**
	Innervation		- **Innervation pro-érectile** = **systèmes parasympathique** et **non adrénergique-non cholinergique** (libération de NO) (**NANC**) : origine sacrée (S2-S4) → plexus hypogastrique inférieur → **nerfs caverneux** - **Innervation sympathique** : **nerf splanchnique** d'origine thoraco-lombaire (T11-L2) et ganglions sympathiques sacrés (S3-S4) → contraction du muscle lisse limitant l'ouverture des espaces sinusoïdes - **Innervation somatique pudendale** : sensitive pour le gland et motrice pour les muscles périnéaux
	Muscles du périnée		- **Muscles bulbo-caverneux** : **expulsion du sperme** (sous contrôle sympathique) - **Muscles ischio-caverneux** : ↗ tension dans les corps caverneux
	Mécanisme de l'érection		3 types d'érection : - réflexe : survenant à une stimulation locale - psychogène en réponse à une stimulation cérébrale : visuelle, auditive ... - nocturne accompagnant les phases de sommeil paradoxal - **Relaxation musculaire lisse** (sous l'action du NO neuronal) : ouverture des espaces sinusoïdes - **Vasodilatation** : ↗ **débit artériel**, remplissant les espaces sinusoïdes - **Blocage du retour veineux** : **mécanisme veino-occlusif sous-albuginéal** → rigidité du pénis - **Etirement des cellules endothéliales des espaces sinusoïdes** : **sécrétion de NO endothélial**, participant au maintien de l'érection → altéré en cas de **dysfonction endothéliale** (diabète, HTA...)
Cause	**Origine organique**		- Début progressif, dysfonction érectile constante - Disparition des érections nocturnes, libido conservée (sauf hypogonadisme), éjaculation verge molle - Partenaire stable, sans facteur déclenchant, personnalité/humeur stable - Examen clinique et/ou paraclinique anormal
		Cardio-vasculaire	= Symptôme sentinelle des affections cardiovasculaires - La présence d'une DE isolée peut être la première expression d'une maladie cardiovasculaire sous jacente. Etant donné le diamètre des artères coronaires, la vascularisation myocardique serait atteinte secondairement par rapport à la vascularisation pénienne - **Diabète** : équilibre glycémique, complications associées - **FdRCV** : âge > 50 ans, tabac, HTA, dyslipidémie, atcds familiaux, obésité androïde - **Signes de maladie athéromateuse** : AOMI, cardiopathie ischémique, AAA, AVC...
		Neuro-psychiatrique	- Affection neurologique : **maladie de Parkinson, SEP, épilepsie, démence, traumatisme médullaire, neuropathie périphérique** (alcoolisme, diabète...), **AVC...**
		Endocrino-pathie	- **Déficit en testostérone lié à l'âge** - Autres : **dysthyroïdie, insuffisance surrénalienne**
		Iatrogène	- **Médicament** : - **Antidépresseur, neuroleptique** - **Inhibiteur de la 5α-réductase** - **β-bloquant non sélectif** - **Anti-androgène** - **Antihypertenseur : anti-aldostérone, diurétique thiazidique** - **Chirurgie** ou **radiothérapie abdomino-pelvienne**
		Autres	- **Traumatisme abdomino-pelvien** - **Affection hématologique** : **drépanocytose, thalassémie, hémochromatose** - **Troubles du sommeil** : **SAOS, insomnie**
	Origine psychogène		- Apparition brutale, dysfonction érectile inconstante - Conservation des érections nocturnes, baisse de libido, aucune éjaculation possible - Facteur déclenchant, dépression, anxiété, trouble de l'humeur - Examens cliniques et paracliniques normaux
		Contexte	- **Anxiété de performance sexuelle** - **Conflits conjugaux** - **Evènements de vie négatifs** (chômage, décès, infertilité, divorce) ou **positifs** (naissance, promotion, nouvelle rencontre) dans les 6 mois avant l'apparition des troubles - Contexte psychiatrique : addiction (**alcool, drogue**), atcds **psychiatriques**, **dépression**

Diagnostic	Int		- Diagnostic positif à l'interrogatoire par des questions simples - DD : trouble du désir, de la libido, de l'éjaculation, de l'orgasme, douleur pendant les rapports - Caractérisation : **primaire** (dès le début de la vie sexuelle) ou **secondaire**, **inaugural** ou **réactionnel** à un trouble sexuel, **brutal** ou **progressif**, **permanent** ou **situationnel** - Sévérité : - **Capacité érectile résiduelle** (rigidité suffisante pour une pénétration) : facteur de bon pronostic - Evaluation simple par le score d'érection (**Erection Hardness Score**) allant de 0 à 4 qui évalue la rigidité de l'érection : . Absence d'érection . Votre pénis est plus gros mais mou . Votre pénis durcit, mais pas assez pour permettre une pénétration . Votre pénis est dur pour la pénétration mais pas complètement dur . Votre pénis est complètement dur - **Auto-questionnaire IIEF** : classe en DE sévère, modérée, légère ou normale - Possibilité **d'érections provoquées**, persistance **d'érections nocturnes ou matinales** spontanées	
Diagnostic	Int	Contexte	**- Histoire sexuelle** : difficultés, abus sexuels dans l'enfance, anxiété de performance sexuelle, événements de vie négatifs ou positifs dans les 6 mois **- Retentissement** : impact sur la qualité de vie et sur la vie familiale **- Etat du couple** : - Difficultés de couple, absence de partenaire, relations extra-conjugales - La/le partenaire : âge, motivation sexuelle, troubles de sexualité, statut hormonal, antécédents gynécologiques, contraception	
Diagnostic	Int	Orientation	Origine organique prédominante Début progressif Disparition des érections nocturnes Conservation de la libido (sauf si hypogonadisme) Ejaculation verge molle Partenaire stable Absence de facteur déclenchant Etiologie organique évidente Examen clinique anormal Personnalité stable et humeur normale Examens complémentaires anormaux	Origine psychogène prédominante Apparition brutale Conservation des érections nocturnes Diminution de la libido Absence d'éjaculation Conflits conjugaux Facteur déclenchant Dépression Examen clinique normal Anxiété, troubles de l'humeur Examens complémentaires normaux
Diagnostic	C		- Urogénital : **testicules** (taille, consistance), **pénis** (plaque fibreuse (Lapeyronie), courbure congénitale, épispadias, hypospadias, fibrose de corps caverneux (séquelle de priapisme), pénis enfoui) **- TR** systématique chez le sujet âgé > 50 ans (ou > 45 ans en cas d'atcds familiaux) : **HBP, cancer de prostate** - Caractères sexuels secondaires : **gynécomastie, pilosité** - **Examen cardiovasculaire** indispensable : TA, pouls périphériques, auscultation cardiaque - Examen neurologique : ROT et réflexes cutanéo-plantaires, sensibilité des MI, recherche d'anesthésie en selle	
Diagnostic	PC	1ère intention	- Bilan cardiovasculaire (si aucun bilan récent) : **glycémie à jeun, bilan lipidique** - Biologie standard (en l'absence d'examen récent < 5 ans) : **NFS, créat, iono, bilan hépatique** - **Testostéronémie totale** et **biodisponible** si > 50 ans en cas de symptômes évocateurs de DALA - **PSA total** selon l'examen prostatique ou si androgénothérapie envisagée	
Diagnostic	PC	2nd intention	- En cas d'hypotestostéronémie : **2ème dosage + LH/FSH + prolactinémie** - **Test pharmacologique par injection intra-caverneuse** (PGE1) si IPDE5 inefficace ou en cas d'anérection	
TTT	Mesures associées		- **Réassurance, dédramatisation** - **Information sexuelle claire** : physiologie de l'érection, anxiété de performance, prévalence de la DE - **RHD** : perte de poids, sevrage tabagique, lutte contre les addictions et la sédentarité - **Lutte contre la iatrogénèse** : rechercher une imputabilité extrinsèque et intrinsèque, modification des traitements si possible (± avis spécialisé si besoin) - **Si traitement antihypertenseur**, les deux classes le plus souvent incriminées sont les **bêtabloquants** et les **diurétiques**. Si le patient est coronarien ou diabétique, il faut toujours demander un avis cardiologique. - Avant traitement d'aide à l'érection : vérifier l'aptitude physique pour le rapport sexuel	
TTT	**Inhibiteurs de la phosphodiestérase 5 (IPDE5)**		= En 1ère intention : prise à la demande, non remboursé, 65 à 85% d'efficacité - 3 molécules : **sildénafil** (Viagra®), **tadalafil** (Cialis®), **vardénafil** (Lévitra®), l'**avanafil** (Spedra ®) **- CI : prise de dérivés nitrés**, médicament donneur de NO (nicorandil, molsidomine) → risque **d'hypotension**, possiblement mortelle chez un patient coronarien /!\ facilitateur de l'érection donc ne peuvent fonctionner que si les nerfs érectiles produisent encore du NO	

TTT	**Injection intra-caverneuse de prostaglandine E1**	= **Alprostadil** : induit l'érection par relaxation du muscle lisse (efficace même en l'absence de NO (prostatectomie totale notamment) - Indication : - Contre-indication, échec ou intolérance au traitement oral - D'emblée si choix du patient ou difficulté financière - Après au moins une injection test et une éducation thérapeutique - EI : **douleur, hématome, érections prolongées** voir **priapisme à bas débit**, **fibrose localisée, trouble de la vision des couleurs** - Non contre-indiqué en cas de pathologie cardiovasculaire ou de traitement anticoagulant **- Remboursé** (sur « ordonnance de médicament d'exception ») : para/tétraplégie, traumatisme du bassin, séquelle de chirurgie, radiothérapie ou priapisme, neuropathie diabétique, SEP
	Intra-urétrale	= **Injection intra-urétral de PGE1** : **Dispositif MUSE®** (bâtonnet à usage intra-urétral)
	Vacuum	= **Erecteur à dépression** : **pompe manuelle** ou **électrique**, remboursé à 50% (250-400€)
	Implants péniens	= Mise en place des 2 implants dans les corps caverneux entraînant une érection mécanique : traitement de 3ème ligne, se substituant de façon définitive au tissu érectile - Complication : **infection prothétique, problème mécanique** (nécessitant une réintervention)

MALADIE DE LAPEYRONIE

= Affection bénigne, 3-9% des hommes : **fibrose localisée de l'albuginée → plaque → courbure de la verge à l'état rigide**
Plus fréquent chez les diabétiques et après prostatectomie radicale

Diagnostic	C	- **Déviation majeure** : empêche **l'intromission** ou responsable de **dysfonction érectile** - Examen clinique : photo de la verge en érection, examen de la verge, palpation des plaques
	PC	- Non systématique : **IRM/écho-Doppler** seulement dans les cas complexes
	Evolution naturelle	= Stabilisation, aggravation ou régression - **Phase inflammatoire** : plaque *de novo*, douleurs - **Phase cicatricielle** : stabilisation
TTT		- Lors de la phase inflammatoire : **AINS, vitamine E, vasodilatateur (pentoxyphyline), colchicine** pendant 6 à 12 mois - **Injections au sein des plaques de fibrose** : **Xiapex®** (**collagénase**), non remboursé, cher - **TTT chirurgical** si gêne à l'intromission (avec photo pré-opératoire) : **plicature** ou **incision-greffe** - Photographie post-opératoire indispensable (valeur médico-légale)

PRIAPISME

Priapisme = état d'érection prolongé **> 4h**, parfois douloureuse, en dehors de toute stimulation sexuelle
Urgence thérapeutique car le pronostic fonctionnel est engagé
L'objectif est de préserver la fonction érectile masculine

Cause	- Iatrogène : **injection intra-caverneuse +++, psychogène, anesthésique** - **Maladie hématologique : drépanocytose, trouble de coagulation, LMC** - **Envahissement néoplasique** avec **compression extrinsèque** - **Neurologique : lésions médullaires, tumeurs cérébrales, épilepsie** **- Traumatique : sur le pénis ou le périnée** **- Toxique : cocaïne, intoxication alcoolique aigue** - **Idiopathique**
Physiopathologie	- **Priapisme ischémique ou à bas débit, veino-occlusif =** paralysie du muscle lisse caverneux, ne pouvant plus se contracter, laissant stagne du sang hypoxique dans les espaces sinusoïdes : plus fréquent et douloureux / si prolongé > 6h : risque de **lésion des fibres musculaires lisses → dysfonction érectile définitive** **- Priapisme non ischémique ou à haut débit, artériel** = rare, consécutif à un traumatisme direct responsable d'une fistule artériocaverneuse / non douloureux, partiel (gland mou), sans hypoxie / donc urgence relative - Priapisme récidivant ou intermittent : épisodes d'érections prolongées de < 3h qui peuvent parfois évoluer vers priapisme ischémique, typiquement chez le drépanocytaire
Clinique	Tuméfaction douloureuse Durée de l'érection Evaluation de la fonction érectile préexistante ATCD de priapisme Utilisation de thérapie érectogènes ATCD d'hémoglobinopathies Rechercher un traumatisme
Diagnostic	**- Erection douloureuse** **- Gazométrie du sang caverneux** (si ponction évacuatrice) : hypoxie, acidose caverneuse - ***Echographie-doppler*** : en cas de traumatisme associé on recherche une fistule artériocaverneuse (priapisme artériel). En cas de doute sur le type de priapisme, on recherche une disparition complète du flux des artères caverneuses (ce qui est en faveur d'un mécanisme ischémique)
PEC	Dans un premier temps : techniques simples induisant une vasoconstriction (glace, éjaculation, bain d'eau froide ...) Si évolution depuis < 4h : traitement oral sympathomimétique peut être tenté <u>Si échec, en cas de priapisme ischémique</u> - **Ponction – aspiration caverneuse** à l'aiguille sous bloc anesthésique pénien - **Injection intracaverneuse d'α-stimulant** (phényléphrine) en cas de récidive, à répéter si besoin - Chirurgie : **shunt caverno-spongieux** - **Prothèse pénienne** si évolution depuis > 72h (voire 24h pour certains auteurs) <u>Si échec, en cas de priapisme non ischémique</u> - aspiration n'a qu'un rôle diagnostique éventuel - surveillance peut être tentée ainsi que la compression prolongée de la fistule chez les enfants notamment - **embolisation sélective** si priapisme artériel persistant

ITEM 123 : HYPERTROPHIE BENIGNE DE PROSTATE

- **Hypertrophie bénigne de prostate** = **hyperplasie bénigne de la prostate** = hyperplasie glandulaire et stromale au sein de la zone de transition de la prostate, le plus souvent associée à une inflammation chronique
- Maladie, très fréquente, latente et asymptomatique : la majorité des H > 50 ans ont une HBP histologique sans aucune répercussion fonctionnelle
- Bénigne : pas de lien entre HBP et cancer de prostate
- Parfois symptomatique : 30% des H > 65 ans ont des SBAU liés à une HBP
- Liée au vieillissement

Histologie :

- Adénomyofibrome = hyperplasie des glandes prostatiques, des cellules musculaires lisses et des fibroblastes présents dans le stroma
- HBP forme des nodules **au sein de la zone de transition de la prostate** (zone qui entoure le col vésicale et l'urètre sous vésical) → nodules qui entrainent une augmentation du volume global de la prostate
- Pas de parallélisme anatomoclinique avec les signes obstructifs : les symptômes urinaires et le retentissement de HBP ne sont pas proportionnels au volume de l'adénome de prostate

Facteurs de risque de progression :

- HBP stable ou évolution progressive ou brutale vers une aggravation des symptômes / complications
- Age > 60 ans
- PSA > 1,6 ng/mL
- Volume prostatique > 31 mL

<table>
<tr>
<td rowspan="3">Diagnostic</td>
<td rowspan="2">C</td>
<td>Symptômes du bas appareil urinaire (SBAU)</td>
<td>- Phase de remplissage : pollakiurie diurne et nocturne, urgenturie, nycturie, incontinence urinaire
- Phase mictionnelle : retard à l'initiation de la miction, dysurie, jet faible, interruption de miction, jet haché, miction par poussée abdominale (signes les plus spécifiques de l'HBP)
- Phase post-mictionnelle : gouttes retardataires, sensation de vidange vésicale incomplète
Score IPSS (rechercher des diagnostics différentiels ou associés / évaluer sévérité des symptômes) en 7 questions concernent le retentissement fonctionnel de l'HBP :
. Notées chacune de 0 à 5
. « Au cours du dernier mois, avec quelle fréquence avez-vous eu la sensation que votre vessie n'était pas complètement vidée après avoir uriné ? »
. « Au cours du dernier mois, avec quelle fréquence avez-vous eu besoin d'uriner moins de 2h après avoir fini d'uriner ? »
. « Au cours du dernier mois, avec quelle fréquence avez-vous eu une interruption du jet d'urine c'est à dire démarrage de la miction puis arrêt puis redémarrage ? »
. « Au cours du dernier mois, après avoir ressenti le besoin d'uriner, avec quelle fréquence avez-vous eu des difficultés à vous retenir d'uriner ? »
. « Au cours du dernier mois, avec quelle fréquence avez-vous eu une diminution de la taille ou de la force du jet d'urine ? »
. « Au cours du dernier mois, avec quelle fréquence avez-vous dû forcer ou pousser pour commencer à uriner ? »
. « Au cours du dernier mois écoulé, combien de fois par nuit, en moyenne, vous êtes vous levé pour uriner (entre le moment de votre coucher le soir et celui de votre lever définitif le matin ? »
- Résultats
. Symptômes légers si score de 1-7
. Modérés entre 8 et 18
. Sévères entre 19 et 35
- 1 question sur gêne globale provoquée par les SBAU : notée de 0 à 6
- Association fréquente à une dysfonction sexuelle
Pas de parallélisme entre le volume d'une HBP et la gravité des SBAU
On parle d'HBP clinique chez les hommes ayant des SBAU gênants et chez lesquels il existe des arguments cliniques et paracliniques permettant de les relier à une HBP</td>
</tr>
<tr>
<td>Toucher rectal</td>
<td>= Réalisé vessie vide pour apprécier le volume réel de la prostate
- Prostate augmentée de volume (> 20 g), souple, indolore, lisse, régulière
- Disparition du sillon médian
NB : un TR en faveur d'un cancer de la prostate n'élimine pas l'implication de l'HBP dans les SBAU, très longtemps asymptomatique du fait de l'atteinte périphérique de la prostate en premier = indication à réaliser des biopsies prostatiques avec examen anatomopathologique quel que soit le taux de PSA.</td>
</tr>
<tr>
<td>DD</td>
<td colspan="2">Prédominance de nycturie ou isolée : polyurie nocturne, polyurie des 24h (diabète, potomanie), troubles du sommeil → calendrier mictionnel sur 3 jours
Prédominance de symptômes de la phase de remplissage : tumeur de vessie, vessie neurologique centrale, prostatite, calcul ou corps étranger de vessie = autres étiologies du syndrome d'hyperactivité vésicale
Prédominance de symptômes de la phase mictionnelle ou post-mictionnelle : sténose de l'urètre, maladie du col vésical, hypotonie détrusorienne</td>
</tr>
</table>

	Bio		- **Taux de PSA** : - Dépistage d'un cancer de la prostate associé : biopsies prostatiques si PSA > 4 ng/mL - Faux positif : HBP (augmentation du PSA d'environ 0,1 ng/ml par gramme d'HBP, prostatite, âge, ethnie, biopsie, éjaculation ou TR avant prélèvement - **Dosage de la créatinine** : dépistage d'une IRC - **ECBU** : élimine une infection urinaire - **Echo réno-vésico-prostatique :** . Recherche d'une dilatation bilatérale des CPC, un amincissement du parenchyme rénal et une dédifférenciation cortico-médullaire. Pas systématique en l'absence de retentissement vésical de l'HBP . Hypertrophie détrusorienne, des diverticules vésicaux, une lithiase vésicale et un résidu post-mictionnel significatif
	PC	**Débitmétrie**	= Objective et quantifie la dysurie : volume uriné, débit maximal et moyen, temps mictionnel - Dysurie : courbe aplatie, dysurie importante si débit maximal < 15 mL/s → Nécessite un **volume uriné > 150 ml** pour être interprétable La débimétrie normale présente une courbe en cloche avec un débit max de 20 à 30 ml/s
		Echographie réno-vésico-prostatique	**- Echographie rénale** : recherche de dilatation des cavités pyélocalicielles, amincissement du parenchyme rénale, dédifférenciation cortico-médullaire **- Echographie vésicale** : recherche d'hypertrophie détrusorienne, diverticules vésicaux, lithiase vésicale, résidu post-mictionnel significatif **- Echographie prostatique par voie sus-pubienne ± transrectale** si indication opératoire : volume prostatique (0,5 x longueur x largeur x épaisseur), lobe médian
		2nd intention	- **Fibroscopie vésicale** si antécédent d'hématurie : éliminer un cancer vésical - **Bilan urodynamique** si doute diagnostique
Complication	Aiguë	**Rétention aiguë d'urine**	- Globe vésical aigu, douloureux avec envie impérieuse d'uriner, voussure sus-pubienne avec matité à la percussion **- Risque d'insuffisance rénale aiguë obstructive**
		Infection urogénitale	**- Prostatite** **- Orchi-épididymite**
		Hématurie	= Par rupture de varices prostatiques : macroscopique, initiale → Nécessite d'éliminer une autre cause d'hématurie
		Insuffisance rénale aigue obstructive	Rare car la douleur vésicale de RAU conduit généralement à une consultation en urgence
	Chronique	**Vessie de lutte**	**- Hypertrophie détrusorienne** - Apparition de **trabéculations** et de **diverticules** vésicaux - Jusqu'à la **rétention chronique** avec **miction par regorgement**
		Lithiase vésicale de stase	- Images calciques intra-vésicales (ASP, écho), témoin d'une mauvaise vidange gastrique - Risque d'épisodes d'hématurie ou d'infections urinaires à répétition
		Rétention vésicale chronique	- Globe vésical chronique, souvent indolore sans besoin d'uriner - Mictions ou incontinence urinaire par regorgement
		Insuffisance rénale chronique obstructive	**= Urétéro-hydronéphrose** : - Dilatation bilatérale des cavités pyélocalicielles chronique et indolore, - Amincissement du parenchyme rénal - Insuffisance rénale chronique (récupération de la fonction rénale après drainage non systématique)
		Hernie de l'aine	- Liée à des efforts de poussée chroniques
		→ Aucune dégénérescence en cancer, mais apparition sur le même terrain : dépistage systématique (association épidémiologique)	
TTT	Abstention/ surveillance		- Indication : HBP non compliquée et SBAU minimes/modérés sans altération de la qualité de vie - RHD : diminuer les apports hydriques > 18h, diminuer la consommation de caféine et d'alcool, traitement d'une constipation, arrêt des médicaments favorisant la dysurie (anticholinergiques, neuroleptiques ...), traitement de la constipation...

TTT	TTT médical	- Indication : HBP non compliquée et SBAU modéré/sévère avec altération de la qualité de vie	
		α-bloquant	- Molécule : **alfusozine, doxazosine, prazosine, silodosine, tamsulosine, térazosine** - Indication : SBAU gênants - Mécanisme d'action : amélioration du débit urinaire par relaxation des CML de la prostate et du col vésical - Ne modifie pas l'évolution naturelle de HBP ni la survenue des complications - Efficacité rapide (qq heures) et stable pendant plusieurs années - Pas de recommandation pour choisir une molécule plutôt qu'une autre - EI : . **Hypotension orthostatique** (+++ avec alfuzosine /doxazosine, sujet âgé, ttt hypotenseur associé) . **Dysfonction éjaculatoire : hypospermie voire anéjaculation (+++ si silodosine), éjaculation rétrograde** . **Céphalées, vertiges, troubles de l'accommodation (sd de l'iris flasque)** - CI relative : sujet âgé, coronarien, traitement antihypertenseur associé - A arrêter avant chirurgie oculaire (cf risque de syndrome de l'iris flasque)
		Inhibiteurs de la 5α-réductase (I5AR)	- Molécule : **finastéride, dutastéride** - Indication : SBAU gênants et prostate > 40 mL - Mécanisme d'action : inhibe la conversion de testostérone et dihydrotestostérone → ↘ le volume prostatique d'environ 20% - Efficacité en plusieurs mois - Seule classe thérapeutique à diminuer le risque de RAU - EI : - Divise par 2 le taux de PSA : x 2 pour dépistage - **Troubles de l'érection et de l'éjaculation, baisse de libido, gynécomastie** - Doute sur un risque de survenue de cancer de le prostate si prise au long cours : réaliser un PSA annuel / HAS : à utiliser en 2nde intention si échec phytothérapie ou α-bloquant
		α-bloquant et I5AR	- Molécule : en prise séparée : tamsulosine + dutastéride - Indication : SBAU gênants et prostate > 40 mL / en 2nde intention si échec monothérapie - ES se cumulent - Efficacité supérieure à chacune des deux classes pharmacologiques seule
		Anticholi-nergiques	- Indication : en 2nde intention si SBAU de la phase de remplissage persistant sous α-bloquants / en association avec l'α-bloquant - Surveiller débit urinaire et résidu post-mictionnel au début du traitement - CI : résidu post-mictionnel > 150 mL / ATCD de GAFA non traité (pour les **antimuscariniques**) - ES : rétention d'urine / syndrome sec (bouche et yeux) / constipation - **Mirabegron** ® : β3 adrénergique disponible depuis 2016, non remboursé, même efficacité que les anti muscariniques mais meilleure tolérance
		IPDE5	- Molécule : **tadafil** en continu, non remboursé - Indication : SBAU + dysfonction érectile - CI : prise de dérivés nitrés (hypotension, collapsus), cardiopathie sévère non stabilisée
		Phytothérapie	- Molécules : *Serenoa repens, Pygeum africanum* - Efficacité non démontrée - Avantages : bonne tolérance (en particulier peu d'ES sexuels) - Niveau de recommandations inférieur aux autres classes pharmacologiques

<table>
<tr><td rowspan="8">TTT</td><td rowspan="7">TTT chirurgical curatif</td><td>Indication</td><td colspan="3">- HBP compliquée : RAU, IRC, calcul, diverticule, hématurie, infection récidivante, incontinence...
- SBAU résistant au traitement médical</td></tr>
<tr><td>Méthode</td><td colspan="3">- Traitement ablatifs traditionnels : résection trans-urétrale de prostate (RTUP) endoscopique, adénectomie par voie haute laparoscopique (plutôt si > 60-80ml)
- Traitements ablatifs modernes (↓ risque hémorragique, efficacité non inférieure) : RTUP bipolaire, vaporisation endoscopique de la prostate au laser, énucléation endoscopique de la prostate au laser
- Traitements non ablatifs : incision cervicoprostatique, pose d'implants UroLift® (volume < 30ml)</td></tr>
<tr><td>Conditions</td><td colspan="3">- Après contrôle de l'ECBU (stérile)
- Examen histologique systématique de l'adénome prostatique</td></tr>
<tr><td rowspan="3">Complication</td><td colspan="3">- Anéjaculation
- Ejaculation rétrograde (risque principal) : AVH > RTUP > ICP (patient jeune)
- Hématurie, rétention aiguë d'urine, infection, sténose du col vésical ou de l'urètre
→ Risque faible de dysfonction érectile ou d'incontinence urinaire (à la différence du traitement du cancer prostatique)</td></tr>
<tr><td rowspan="2">TURP syndrome</td><td colspan="2">= Syndrome de réabsorption du liquide d'irrigation : passage systémique important de liquide d'irrigation (sucré et hypotonique) lors des RTUP monopolaire
- FdR : saignement per-opératoire abondant, durée opératoire > 60 min
- Symptômes (sous rachianesthésie) : troubles visuels, céphalées, hypotension, bradycardie, douleur thoracique
- Surcharge volémique avec hyponatrémie de dilution</td></tr>
<tr><td>TTT</td><td>- Hyponatrémie modérée > 120 : restriction hydrique + diurétique
- Hyponatrémie sévère < 120 : NaCl hypertonique IVL (risque de myélinolyse centropontine)</td></tr>
<tr><td colspan="4">→ Ne diminue pas le risque de cancer prostatique (développé à partir de la zone périphérique)</td></tr>
<tr><td>TTT palliatif</td><td colspan="4">= En cas d'échec du traitement médical et de contre-indication opératoire :
- Sonde vésicale ou cathéter sus-pubien à demeure, ou auto-sondages intermittents</td></tr>
<tr><td>Surveillance</td><td colspan="5">- Rythme : - Traitement médical : fréquence rapprochée
- Traitement chirurgical : à 6 semaines, 3 mois puis 1/an
- Efficacité : score IPSS, débitmétrie et mesure du résidu post-mictionnel
- Dépistage du cancer de la prostate de 50 à 75 ans

Nécessité d'un avis spécialisé selon AFU
- SBAU a priori non liés à une HBP : urgenturies isolées, nycturie isolée, IU, contexte particulier (maladie neurologique, sténose de l'urètre connue...)
- Anomalie de l'examen clinique : globe palpable, nodule ou induration au TR, phimosis serré
- ECBU anormal : bactériurie, leucocyturie, hématurie
- Traitement médical inefficace
- Augmentation du PSA chez patients traités par I5AR
- Obstruction sévère ou survenue d'une complication</td></tr>
</table>

ITEM 157 : INFECTION URINAIRE

Infection urinaire : fréquent, touche majoritairement les femmes (1/3 au cours de leur vie), avec un pic au début de la vie sexuelle et après la ménopause, et l'homme > 50 ans (prostate) : **2e site d'infection bactérienne après l'arbre respiratoire**

Microbiologie		= Infection essentiellement bactérienne, à germe d'origine digestive, généralement mono-microbienne - **Entérobactérie** dans la grande majorité des cas : ***E. coli*** (90%), ***Proteus mirabilis*** *(possède une uréase → lithiase +++)* - Plus rarement autre : ***staphylocoque*** *(staphylocoque saprophyticus chez la femme jeune après rapport)*, ***Pseudomonas aeruginosa, Corynebacterium urealyticum*****, entérocoque** → Modifié en cas **d'infection récidivante** ou **à risque** : ↘ fréquence d'*E. coli* (65%) et ↗ des espèces moins virulentes
	Résistances d'*E. coli*	- **Amoxicilline, Augmentin®, cotrimoxazole** : résistance > 20% - **Fluoroquinolone** = 10 à 20% de résistance : éviter les prescriptions répétées de fluoroquinolones (contre-indiqué si quinolone dans les 6 mois précédents) et en cas de bactérie résistance à l'acide nalidixique ou à la norfloxacine (1er niveau de mutation : ↗ CMI des fluoroquinolones) - **C3G** = 5% de résistance : en augmentation, principalement par production de **BLSE** - Résistance < 5% : **fosfomycine-trométamol, nitrofurantoïne, aminoside**
Physiopathologie		**Urine physiologiquement stérile** (sauf l'urètre distale, colonisée par la flore périnéale) - Infection : bactérie digestive/vaginale par voie ascendante (méat urétral → urètre → vessie) ou rarement hématogène (staphylocoques, pseudomonas, salmonelles, candida) - **Cystite** : réponse inflammatoire à l'adhésion des bactéries à la surface de la muqueuse vésicale ou urétrale - **Pyélonéphrite : œdème, afflux leucocytaire** et **ischémie localisée du parenchyme rénal**
	Facteurs protecteurs	- **Longueur de l'urètre** (chez l'homme), **flux permanent** au niveau urétéral et **miction** au niveau vésical - Constantes biochimiques de l'urine : pH acide et osmolarité faible
	Facteurs favorisants	- **Urètre court** chez la femme - **Rapports sexuels** - **Iatrogène** après manœuvre instrumentale (sondage, endoscopie) - **Stase urinaire : uropathie obstructive, médicament (anticholinergique, opiacé, neuroleptique)** - **Modification de la flore bactérienne vaginale** lors de la ménopause - **Diabète** : glycosurie et troubles mictionnels
Gravité	Infection urinaire simple	= Infection urinaire de la femme jeune, sans facteur de risque (IU non à risque de complication) → Le diabète n'est plus considéré comme facteur de risque de complication
	Infection urinaire à risque de complication — Anomalie de l'arbre urinaire	- **Uropathie obstructive : lithiase, sténose urétrale** ou **urétérale, hypertrophie bénigne de prostate, corps étranger, tumeur** - **Résidu post-mictionnel, vessie neurologique, reflux vésico-urétéral, PKRAD, autre uropathie** - **Iatrogène : geste chirurgical** ou **endoscopique, sondage**
	Infection urinaire à risque de complication — Terrain à risque	- **Sexe masculin** - **Grossesse** - **Immunodépression grave** - **Age > 65** ans si **≥ 3 critères de fragilité de Fried** - **Age > 70 ans** - **IRC sévère < 30 mL/min**
	Infection urinaire grave	- **PNA ou IU masculine avec signe de gravité** - **Sepsis grave, choc septique** - Nécessité de **drainage chirurgicale** ou **interventionnel** (hors sondage vésical simple)
Tests diagnostiques	**Bandelette urinaire**	= Bandelette réactive détectant : - **Leucocytes ≥ 10^4/mL** (leucocyte estérase produite par les PNN) - **Nitrite** produit par des **entérobactéries ≥ 10^5 UFC/mL** - Dans les urines du 2nd jet, fraîchement émises, dans un récipient propre (non stérile), sans toilette - Chez la femme : une BU négative a une **VPN > 95%** en l'absence d'immunodépression - Chez l'homme : une BU positive à une **VPP > 90%**, mais une BU négative n'élimine pas le diagnostic - Faux négatifs des nitrites : **bactérie sans nitrate réductase** (CGP = staphylocoque, streptocoque, entérocoque, BGN aérobie = *Pseudomonas*...), **régime restreint en nitrates, pH acide, urines diluées et diurétiques, bactériurie trop faible**
	Examen cyto-bactériologique des urines	- Réalisé avant toute antibiothérapie, si possible **> 4h** après la précédente miction - Après hygiène des mains et toilette de la région urétrale ou vulvaire au **savon + antiseptique** - Recueil du milieu de jet (après élimination de 20 mL d'urine) dans un flacon stérile de 20-30 mL - En cas d'incontinence : **sondage aller-retour** chez la femme, **collecteur pénien** chez l'homme - Chez le patient sondé : **recueil par ponction** après désinfection du site spécifique de la sonde (jamais dans le collecteur) - Conservation **< 2h à température ambiante** ou **< 24h à 4°C** - Sédiment urinaire = nombre de leucocytes ou d'hématies/ml ou mm3 (compte cytologique) /!\ le seuil de détection des bactéries à l'examen direct est ≥ 10^5 UFC/ml, induisant une mise en culture

		Seuils	- **Leucocyturie** : **≥ 10^4/mL** (soit **≥ 10 éléments/mm^3**) - **Bactériurie** : - ***E. coli*** ou ***Staphylococcus saprophyticus*** : **≥ 10^3** UFC/mL (tout le monde) - Autre bactérie : - **≥ 10^3** UFC/mL chez l'homme - **≥ 10^4** UFC/mL chez la femme → **Recueil urinaire stérile** (sondage aller-retour, ponction sus-pubienne…) : **≥ 10^2 UFC/ml** → **Recueil urinaire sur sonde vésicale** : **≥ 10^5 UFC/ml**
Situations particulières	**Contamination**		= **Bactériurie** sans leucocyturie (≤ 10^4/mL), **cellules épithéliales** à l'examen direct → Recontrôler le prélèvement si forte suspicion clinique d'infection urinaire
	Colonisation bactérienne		= **Colonisation urinaire** = présence de bactéries (sans seuil), sans manifestations cliniques (quelque soit le niveau de leucocyturie) : évolution rare vers une infection urinaire - Chez la femme : fréquent, augmente avec l'âge (1 à 5% chez la femme jeune, 20 à 50% > 80 ans) - Chez l'homme : rare chez l'homme jeune, augmente avec l'âge > 60 ans - Plus fréquent en cas de **vie en institution** (20-50%), de **sondage** > 1 mois (100%) ou de **diabète** en dehors de la grossesse
		TTT	- Indication : - **Femme enceinte** avec **bactériurie ≥ 10^5 UFC/mL** - **Avant intervention sur les voies urinaires (fibroscopie, biopsie, chirurgie)** → Aucune indication de traitement dans tous les autres cas
	Leucocyturie aseptique		= **Leucocyturie** avec **bactériurie** < seuil significatif - **Infection urinaire décapitée** par une antibiothérapie - **Prostatite aiguë** - **Urétrite, vaginite** - **Cystite non bactérienne** : **tumeur, corps étranger, lithiase, médicament, radiothérapie**… - **Période péri-menstruelle** (avec hématurie associée) - **Tuberculose urogénitale** : diagnostic par recherche de BK sur les urines 3 jours de suite - Germes particuliers : ***Chlamydia***, **mycoplasme**… - Chez l'enfant : **maladie de Kawasaki** - **Néphrite interstitielle chronique** - **Tumeur urothéliale** - Fréquente chez le **sujet âgé**, notamment **incontinent**
TTT	Principes généraux d'antibiothérapie		- **Taux de résistance d'*E. coli*** : **< 20%** en cas de cystite simple ou **< 10%** dans les autres cas - **Elimination urinaire prédominante** sous forme active - Potentiel de sélection : - Faible : **fosfomycine, nitrofurantoïne, pivmécillinam** - Fort : **fluoroquinolone, C3G**
	Règles hygiéno-diététiques		- **Apports hydriques abondants** > 1,5L/jour - **Suppression des mictions retenues**, encourager les **mictions fréquentes** (toutes les 4-6h) - **Régularisation du transit intestinal** - **Miction après les rapports sexuels** - **Essuyage d'avant en arrière** - **Sous-vêtements en coton**

CYSTITE

CYSTITE AIGUË SIMPLE	Clinique			- **SFU** : **pollakiurie, brûlures** et **douleur** à la miction, **mictions impérieuses, urines troubles** - **Hématurie macroscopique** fréquente (30%), sans gravité - Signes négatifs : absence de fièvre, de frissons, de lombalgie
	Diagnostic			**- BU positive** → ECBU inutile
	Evolution			- Sans traitement : guérison spontanée dans **25 à 45**% des cas, avec un risque de pyélonéphrite très faible - Sous traitement : - **Evolution favorable** en 2 à 3 jours - **Récidive** dans 20 à 30% des cas (à la même bactérie dans 50% des cas)
	TTT curatif	**Antibiothérapie probabiliste**		- 1ère intention : **fosfomycine-trométamol** (Monuril®) en dose unique - 2nd intention : **pivmécillinam** (Selexid®) pendant **5 jours** - Derniers recours : - **Fluoroquinolone** (ciprofloxacine ou ofloxacine) en dose unique - **Nitrofurantoïne** pendant **5 jours** (si DFG < 40 ml/min)
	Suivi			- Uniquement clinique, jugée par la patiente (aucune consultation, BU ou ECBU systématique de contrôle) - **ECBU** si : - Evolution défavorable : persistance des signes cliniques après > 72h d'antibiothérapie - Récidive précoce dans les 2 semaines
CYSTITE A RISQUE	= Sur **terrain à risque** ou **malformation organique ou fonctionnelle** de l'appareil urinaire : risque majeur = **récidive**			
	CAT			- **ECBU** indispensable, après **BU** d'orientation - Identification et prise en charge des facteurs de complication (*Proteus* sp. : rechercher une lithiase...)
		Antibio-thérapie	Possiblement différée	= A privilégier : antibiothérapie adaptée à l'antibiogramme donc différée de 48h - Par ordre de préférence : **amoxicilline** > **pivmécillinam** > **Nitrofurantoïne** > **triméthoprime** > **cotrimoxazole, Augmentin, fluoroquinolone, céfixime** > **fosfomycine-trométamol** - Durée : **7 jours** (ou **5 jours** pour fluoroquinolone ou cotrimoxazole)
			Ne pouvant être différé	= Patiente très symptomatique, antécédent de cystite évoluant vers une pyélonéphrite, comorbidité (immunodépression...) ou long délai prévisible - 1ère intention : **Nitrofurantoïne** - 2nd intention : **céfixime** ou **fluoroquinolone** - Adaptation à l'antibiogramme systématique, durée totale = **7 jours (sauf FQ 5j)**
CYSTITE RECIDIVANTE	= **≥ 4 épisodes de cystite/12 mois consécutifs** (simple ou à risque de complication)			
	FdR			- **Activité sexuelle, utilisation de spermicide** (déséquilibre de la flore vaginale commensale) - Antécédents : 1ère infection urinaire **< 15 ans, antécédents familiaux** d'infections urinaires au 1er degré - **Obésité, mictions rares, constipation** - **Femme ménopausée** : prolapsus vésical, incontinence urinaire, résidu post-mictionnel, déficit oestrogénique
	PC			- **ECBU** : recommandé pour les 1er épisodes de récidive → épisodes à bactéries différentes, non résistantes - Uniquement chez la femme ménopausée ou sur orientation clinique : discuter un **bilan urologique** (mesure du **résidu post-mictionnel, débitmétrie urinaire, échographie** ± uroscanner, cystoscopie...) → Aucun bilan chez la femme non ménopausée, sans FdR de complication, avec examen clinique normal
	TTT curatif			- Identique à la cystite simple - Possibilité d'**automédication** : **BU** puis **antibiothérapie** si BU positive, à réévaluer 2 fois/an → Eviter la nitrofurantoïne (risque immuno-allergique hépatique/pulmonaire majoré si prises itératives)
	TTT préventif			- **RHD** : apports hydriques, mictions non retenues, régularisation du transit, arrêt des spermicides... - **Canneberge** = 36 mg/j de pro-anthocyanidine A : prévention des cystites récidivantes à *E. coli* - **Œstrogènes en application locale** chez la femme ménopausée, après avis gynécologique
		Antibio-prophylaxie (ou ttt itératifs)		Indication: - ≥ 1 cystite/mois - Retentissement important sur la vie quotidienne - Echec des autres mesures - Traitement au coup par coup non accepté - Après un **ECBU négatif** 1 à 2 semaines avant le début de l'antibioprophylaxie - TTT uniquement suspensif, sur une durée minimale de **6 mois**, réévaluée 2 fois/an - En cas de **cystite sous antibioprophylaxie** : **ECBU**, interrompre l'antibioprophylaxie et débuter une antibiothérapie curative adaptée **(éviter FQ et β-lactamine pour résistance)**
			Cystite post-coïtale	- **Prophylaxie discontinue** : **triméthoprime** ou **fosfomycine-trométamol** à prendre 2h avant à 2h après les rapports sexuels, sans dépasser le rythme d'administration de la prophylaxie continue
			Autres situations	- **Prophylaxie continue** : - **triméthoprime** : 1 cp/j le soir - **Fosfomycine-trométamol** : 1 sachet/7-10 jours

PYELONEPHRITE AIGUË

Diagnostic	C			- **SFU** : souvent discrets, présent dans **50%** des cas, précédant les signes de pyélonéphrites - **Lombalgie fébrile** : - **Fièvre, frissons** - **Douleur lombaire** : généralement unilatérale, au niveau de la fosse lombaire, irradiant vers les OGE, spontanée ou provoquée par la palpation/percussion (**signe de Giordano**) - Parfois **empâtement de la fosse lombaire** (+/- douleur abdo) - **Signes digestifs** (parfois au 1er plan) : **vomissements, diarrhée, météorisme abdominal** → Diagnostic à la **BU**, confirmé à **l'ECBU** systématiquement
Diagnostic	*Gravité*			- Terrain particulier : **homme, grossesse** - Pyélonéphrite grave : **sepsis grave/choc septique, indication de drainage** - Pyélonéphrite à risque de complication : **toute uropathie, immunodépression profonde, insuffisance rénale chronique sévère, sujet âgé fragile**
Diagnostic	PC	**Uroscanner**		= Scanner abdominal sans puis avec injection, avec temps tardif et excrétoire - Indication : - PNA à risque, PNA grave ou compliquée - Germe atypique - Dilatation pyélocalicielle à l'échographie - Fièvre persistante > 72h - **Foyer de néphrite** : hypodensité triangulaire à base externe → pathognomonique de PNA - Complication : - **Abcès rénal** : collection infectieuse intraparenchymateuse - **Phlegmon péri-néphritique** : infection contenue dans le fascia péri-rénal - **Pyo-néphrose** : fonte purulente du rein → **néphrectomie**
Evolution				- Complication : - Suppuration locale : **abcès périrénal, phlegmon péri-néphritique, pyo-néphrose** - **Sepsis grave/choc septique** - **Pyélonéphrite chronique** : inflammation subaiguë, fibrose avec destruction progressive du rein → IRC - **Risque de rechute** - Sous traitement : évolution favorable en 48 à 72h
TTT	Critères d'hospitalisation			- Signe de gravité : **sepsis grave/choc septique** et/ou **indication de drainage** ou **radiologie interventionnelle** - **Pyélonéphrite aiguë hyperalgique** - Doute diagnostique - Traitement ambulatoire non possible : vomissements, conditions socio-économiques défavorables, doute sur l'observance - Décompensation de comorbidité
TTT	Antibiothérapie			- But = guérison de l'infection, éviter les complications aiguës, les récidives infectieuses et les séquelles (cicatrice corticale) : **antibiothérapie probabiliste**, débutée dès le prélèvement
TTT	TTT associé			- **Drainage chirurgicale ou interventionnelle** en urgence : en cas d'obstacle sur les voies urinaires - Traitement symptomatique : **antalgique, antiémétique**
PNA SIMPLE	Bio			- **Bilan biologique (NFS, CRP, urée, créatininémie)** : non systématique - **Hémoculture :** uniquement en cas de doute diagnostique (une bactériémie ne modifie pas le ttt)
PNA SIMPLE	PC			- **Echographie rénale** dans les 24h en cas de pyélonéphrite hyperalgique : peu sensible pour le diagnostic de PNA (foyer de néphrite), recherche surtout une **dilatation des voies urinaires** sur obstacle ou une **complication** → Echographie non systématique en cas de 1er épisode de PNA simple sans signe de gravité, d'évolution favorable
PNA SIMPLE	TTT	**Antibio-thérapie**	Proba-biliste	- En 1ère intention: **fluoroquinolone = ciprofloxacine**, **ofloxacine** ou **Lévofloxacine PO** → Sauf en cas de traitement par fluoroquinolone dans les 6 mois - Alternative : **C3G injectable = céfotaxime** ou **ceftriaxone** - Si contre-indication : **aminoside** (amikacine, gentamicine, tobramycine) ou **aztréonam**
PNA SIMPLE	TTT	**Antibio-thérapie**	Adaptée	- Selon antibiogramme : - Privilégier : **amoxicilline** ou **Augmentin®** - Sinon : **fluoroquinolone, céfixime, cotrimoxazole**
PNA SIMPLE	TTT	**Antibio-thérapie**	Durée	- **7 jours** en cas de traitement par fluoroquinolone ou β-lactamine parentérale - **10 à 14 jours** dans les autres cas - **5-7 jours** si aminoside durant le ttt
PNA SIMPLE	Suivi			- Réévaluation à 72h, pas d'ECBU de contrôle si évolution favorable - En cas d'évolution défavorable sous traitement (fièvre à 72h) : **ECBU avec antibiogramme et uroscanner**

PNA A RISQUE

PC

- **Bilan sanguin (NFS, CRP, urée, créatininémie)** : systématique
- **Hémoculture** : uniquement en cas de doute diagnostique
- **Uroscanner** dans les 24h (ou écho si CI ou faible suspicion de complication) :
  - Sans injection : **séquelle d'épisodes anciens** (cicatrice, atrophie), **dilatation, lithiase**
  - Avec injection : **lésions de néphrite** (image hypodense, par vasoconstriction due à l'infection), **abcès rénal** et **périrénal**

TTT

Antibiothérapie probabiliste, adaptée à l'antibiogramme à 72h : identique à la pyélonéphrite aiguë simple
- Privilégier une **C3G injectable** en cas d'hospitalisation
- Durée totale : **10 à 14 jours** (21 jours si abcès rénal)
- Cas particulier : **5 à 7 jours** si **aminoside** durant tout la durée du traitement

NB : fosfomycine trométamol, Nitrofurantoïne et pivmécillinam → mauvaise diffusion rénale

Suivi

- Réévaluation à 72h, pas d'ECBU de contrôle si évolution favorable
- En cas d'évolution défavorable sous traitement (fièvre à 72h) : **ECBU avec antibiogramme et uroscanner**

PNA GRAVE

PC

- **Bilan sanguin (NFS, CRP, urée, créatininémie)** et **hémoculture** systématique +++
- **Uroscanner** en urgence, au plus tard dans les 24h (ou **échographie** si contre-indication)

TTT

Antibio-thérapie

- **Probabiliste** :
  = **Bithérapie** synergique bactéricide
  - Antibiothérapie probabiliste : **C3G injectable** + **amikacine**
  - Si allergie aux β-lactamines : **aztréonam** + **amikacine**
- **FdR d'infection urinaire à EBLSE** :
  - Antibiothérapie : **carbapénème (imipenème, méropenème)** + **amikacine**
  - Si allergie aux carbapénèmes : **aztréonam** + **amikacine**
  - Si sepsis grave ou drainage :
    - Antécédent d'**infection urinaire** ou de **colonisation urinaire** à EBLSE dans les **6 mois** précédents
  - Si choc septique :
    - Antécédent d'infection urinaire ou de colonisation urinaire à EBLSE dans les 6 mois précédents
    - **Antibiothérapie dans les 6 mois** par : **pénicilline + inhibiteur de β-lactamase** (Augmentin®, pipéracilline-tazobactam), **C2G**, **C3G** ou **fluoroquinolone**
    - **Voyage récent en zone d'endémie d'EBLSE** : Asie du Sud-Est (Inde++), Moyen-Orient (Israël++), Afrique, Italie, Grèce, Portugal
    - **Hospitalisation dans les 3 mois** précédant ou **vie en long séjour**
- **Adaptée** :
  - Arrêt de carbapénème dès que possible
  - Poursuite en parentéral si critère de gravité persistant
  - Puis **relai oral** (identique à la PNA simple)
  - Durée totale : **10 à 14 jours**, prolongé jusqu'à **21 jours** en cas de forme grave

Drainage urinaire

= En cas de PNA obstructive : selon les conditions anatomiques
- **Cathétérisme urétéral rétrograde** (sonde urétérale)
- **Néphrostomie percutanée échoguidée**

Suivi

- Réévaluation à 72h avec adaptation de l'antibiothérapie à l'ECBU
- Aucune indication d'ECBU de contrôle systématique
- Si évolution défavorable à 72h (fièvre…) : **ECBU + uroscanner** en urgence

Récapitulatif

	PNA simple	PNA à risque de complication	PNA grave
Hémoculture	Si doute diagnostique	Si doute diagnostique	Systématique
CRP, urée, créat	Non systématique	Systématique	Systématique
Imagerie	**Echographie** non systématique	**Uroscanner** systématique	**Uroscanner** systématique
Antibiothérapie	Monothérapie **Fluoroquinolone** ou **C3G** **10 à 14 jours** (7 jours si FQ ou C3G parentérale)	Monothérapie **Fluoroquinolone** ou **C3G** **10 à 14 jours** (5 à 7 jours si aminoside pendant tout le traitement)	Bithérapie **C3G + amikacine** **Carbapénème si FdR d'EBLSE** **10 à 14 jours** Jusqu'à 21 jours si forme grave
Surveillance	Clinique si évolution favorable ECBU + uroscanner si fièvre à 72h d'antibiothérapie efficace		

Cas particuliers	**Abcès rénal**	- **Scanner** : indispensable au diagnostic - TTT : - **Drainage percutané** ou **chirurgical** - **Antibiothérapie prolongée**
	Pyélonéphrite xantho-granulomateuse	= Inflammation subaiguë due à une obstruction, entraînant une destruction progressive du rein (rare) : diagnostic histologique - **Forme focale pseudo-tumorale** ou **forme diffuse** - ECBU stérile dans 50% des cas (à cause de l'obstruction)
	Pyélonéphrite aiguë emphysémateuse	= Présence de gaz dans les reins au scanner : infection souvent poly-microbienne à anaérobies - FdR : diabète, immunodépression - TTT : - **Antibiothérapie prolongée** - Discuter un **drainage percutané** ou **chirurgical** ou **radiologie interventionnelle** → Pronostic rénal engagé : risque de **néphrectomie**
	PNA chez le transplanté rénal	- Le transplant est le plus souvent indolore et les signes urinaires inconstants : révélation par une **fièvre isolée** et/ou une **dégradation de la fonction rénale**

INFECTION URINAIRE MASCULINE = PROSTATITE AIGUE

Infection urinaire masculine : touche 20 à 50% des hommes au cours de leur vie, toujours après la puberté

Diagnostic	C	Forme typique de prostatite aiguë	- **Fièvre élevée, sueurs, frissons** de survenue brutale - **Troubles mictionnels : brûlure mictionnelle, dysurie, pollakiurie** - **Douleurs pelviennes, urétrales** ou **rectales** : indépendante des mictions - Toucher rectal : **prostate augmentée de volume, tendue, régulière, très douloureuse**
		Forme atypique	→ Toute fièvre inexpliquée chez l'homme doit faire rechercher une infection urinaire - Forme peu ou non fébrile, toucher rectal normal, tableau de **cystite** ou de **pyélonéphrite**
	Bio		- **BU + ECBU** : de forte valeur prédictive positive (> 85%), souvent négatif - **Hémocultures** uniquement si fièvre
	PC	**Echographie des voies urinaires par voie sus-pubienne**	- En urgence (< 24h) si : - **Douleur lombaire** - Suspicion de **rétention aiguë d'urine** - Contexte : - **Antécédent de lithiase** - **Sepsis grave/choc septique** → L'échographie transrectale est contre-indiquée à la phase aiguë (douloureuse)
		IRM prostatique	= En cas d'évolution défavorable : recherche d'**abcès prostatique**
Complication			- **Rétention aiguë d'urine** - **Choc septique** (traiter comme une PNA grave) - **Abcès prostatique** : fièvre persistante > 48h sous antibiotique, zone douloureuse fluctuante au TR - Extension de l'infection par voie ascendante : **épididymite, orchi-épididymite** - **Prostatite chronique** (surtout en cas d'antibiothérapie inadaptée) : infection par **poussées subaiguës**, avec **fibrose** du parenchyme prostatique et **formation de nodules**, parfois calcifiés
TTT			→ **Hospitalisation** si : pyélonéphrite aiguë grave, rétention aiguë d'urine ou immunodépression profonde
	Antibiothérapie		→ Attendre les résultats de l'antibiogramme en cas de forme pauci-symptomatique - Privilégier les **fluoroquinolones** en cas de bactérie sensible (meilleure diffusion prostatique) - Alternative : **cotrimoxazole** (diffusion prostatique très bonne) - En cas de contre-indication ou résistance : choix selon l'antibiogramme et la diffusion prostatique → Le **céfixime, l'Augmentin®**, la **fosfomycine-trométamol** et la **nitrofurantoïne** n'ont pas la place dans le traitement de l'infection urinaire masculine (diffusion prostatique insuffisante) - Durée totale : - **14 jours** dans les formes courantes - **21 jours** si : - Uropathie sous-jacente, lithiase urinaire, immunodépression - Traitement autre que fluoroquinolone ou cotrimoxazole
	PEC urologique	A la phase initiale	- **Rétention aiguë d'urine** : **cathétérisme sus-pubien** ou **sondage urinaire** ou **α-bloquant** - **Abcès prostatique : drainage chirurgical à l'aiguille** (**transrectale** ou **trans-périnéal**) à discuter en cas d'évolution défavorable malgré antibiothérapie adaptée
		Recherche d'uropathie sous-jacente	- Interrogatoire : SFU en période non-infectieuse, ou anomalie au toucher rectal - **Dosage du PSA à distance** : après > 6 mois - **Bilan urologique** dès le 2ème épisode ou en cas de suspicion d'anomalie urinaire (surtout > 50 ans) : **échographie des voies urinaires, consultation urologie ± débitmétrie**
	Prostatite post-biopsie		= Urgence médicale : - **Hospitalisation** systématique avec **ECBU** et **hémoculture** - **Bi-antibiothérapie IV probabiliste** par **C3G injectable + aminoside**
	Surveillance		- Aucun ECBU de contrôle systématique - En cas d'évolution défavorable à 72h (fièvre, signe de gravité) : **ECBU + imagerie** par **échographie par voie endorectale** ou **IRM prostatique** voire scanner
	Prévention		- **Antibioprophylaxie** : - Lors des **biopsies prostatiques transrectales** - Lors de certains **gestes endoscopiques par voie urétrale rétrograde**
Prostatite chronique	C		- **SFU** : **brûlures mictionnelles, pollakiurie, dysurie, nycturie** - **Pesanteur pelvienne, douleurs éjaculatoires, hémospermie, irritation urétrale** - **Accès fébriles** - **TR** : prostate inconstamment augmentée de volume, irrégulière, douloureuse → A évoquer devant toute **infection urinaire récidivante** de l'homme
	PC		- **ECBU** après **massage prostatique** - **Echo réno-vésico-prostatique** : recherche d'un facteur favorisant (mesure du volume prostatique, RPM...)
	TTT		- **Antibiothérapie prolongée** : privilégier **fluoroquinolone** ou **cotrimoxazole**, durée = **4 à 12 semaines**

INFECTION URINAIRE DE LA FEMME ENCEINTE

Infection urinaire = la plus fréquente des infections bactériennes lors de la grossesse
Facteurs favorisant :
- Modifications physicochimiques de l'urine
- Action myorelaxante sur le sphincter de la progestérone
- Compression vésicale par l'utérus gravide

<table>
<tr><td>FdR</td><td colspan="4">- Uropathie fonctionnelle ou organique sous-jacente
- Antécédent de cystite aiguë récidivante
- Diabète</td></tr>
<tr><td rowspan="8">Formes</td><td rowspan="2">Colonisation bactérienne</td><td colspan="3">→ Une colonisation urinaire non traitée peut persister durant toute la grossesse, avec un risque élevé de pyélonéphrite (20-40%)
→ 2 ECBU positifs avec la même bactériurie
- Dépistage systématique mensuel des colonisations urinaires : BU à partir du 4ème mois de grossesse
- Chez les femmes à haut risque : ECBU à la 1ère consultation, puis 1/mois à partir du 4ème mois
- ECBU systématique en cas de BU positive (leucocytes et/ou nitrites)</td></tr>
<tr><td>TTT</td><td colspan="2">→ Systématique, débuté après réception de l'antibiogramme
- Privilégier : amoxicilline > pivmécillinam > fosfomycine > triméthoprime (après M2)
- Sinon : nitrofurantoïne > Augmentin® > céfixime ou ciprofloxacine
- Durée totale (sauf fosfomycine-trométamol en dose unique) : 7 jours
Puis ECBU 8-10 jours après l'arrêt du traitement puis ECBU mensuel</td></tr>
<tr><td>Cystite aiguë gravidique</td><td colspan="3">- ECBU systématique
- Antibiothérapie probabiliste : - 1ère intention : fosfomycine-trométamol dose unique
- 2nd intention : pivmécillinam
- 3e intention : nitrofurantoïne (sauf M9), céfixime, ciprofloxacine
- Adaptation systématique à l'antibiogramme (identique à la colonisation urinaire)
- ECBU de surveillance 8-10 jours après l'arrêt du traitement suivi d'un ECBU mensuel</td></tr>
<tr><td rowspan="5">Pyélonéphrite aiguë</td><td>Orientation</td><td colspan="2">- Hospitalisation systématique pour évaluation initiale
- Poursuivi secondairement en ambulatoire si : bonne tolérance clinique, non hyperalgique, sans vomissement, examen obstétrical normal, surveillance à domicile par des proches possibles, en l'absence d'immunodépression, d'antécédent d'infection urinaire récidivante ou d'uropathie connue</td></tr>
<tr><td>Bilan</td><td colspan="2">- NFS, créatinine, CRP systématique
- Hémoculture si doute diagnostique ou signe de gravité
- Echographie des voies urinaires systématique
- Avis obstétrical systématique</td></tr>
<tr><td rowspan="3">Antibio-thérapie</td><td colspan="2">→ Probabiliste en urgence, secondairement adaptée à l'antibiogramme</td></tr>
<tr><td>PNA gravidique grave</td><td>= Identique à la PNA grave hors grossesse, en privilégiant la ciprofloxacine parmi les fluoroquinolones, et l'imipenème parmi les carbapénèmes</td></tr>
<tr><td>PNA gravidique sans signe de gravité</td><td>- Probabiliste : - 1ère intention : C3G IV (céfotaxime, ceftriaxone)
- Allergie aux C3G : aztréonam (en hospitalisation) ou ciprofloxacine
- Adaptée à l'antibiogramme, avec relai oral si possible
- Durée totale : 10 à 14 jours</td></tr>
<tr><td>Suivi</td><td colspan="4">→ Pour toute infection urinaire (même colonisation) :
- ECBU de contrôle recommandé à 48h après le début de l'antibiothérapie
- ECBU systématique à 8-10 jours après arrêt de l'antibiothérapie
- Surveillance mensuelle de l'ECBU jusqu'à l'accouchement</td></tr>
</table>

INFECTION URINAIRE DU SUJET AGE

- **Infection urinaire** = 2ème cause d'infection du sujet âgé > 65 ans, après l'infection respiratoire
- **Colonisation urinaire** très fréquente, ↗ avec le sexe féminin, l'âge et la dépendance (résidence en institution)
- Les facteurs favorisants de la colonisation urinaire (bactériurie asymptomatique) :
  . Le diabète
  . L'alitement
  . L'incontinence
  . Le sondage à demeure
  . La carence hormonale chez la femme
  . - l'hyperplasie bénigne de prostate chez l'homme

Physiopath

- Spectre bactérien différent : ↘ de *E. coli* (< 50%), ↗ des **bactéries Gram positif**
- **Fort taux de résistance** en institution (ATB itérative)
- Facteurs favorisants : **apports hydriques insuffisants, pathologie prostatique, ménopause, incontinence, vessie neurologique, médicament anticholinergique**
- Complications plus fréquentes : **infection** (abcès), **déshydratation**, **perte d'autonomie, décompensation de comorbidité**

Diagnostic

→ Souvent diagnostic d'exclusion :
- Symptomatologie souvent atypique:
  - **Signes urinaires absents** ou **présent en temps normal** (pollakiurie, incontinence)
  - Signes non urinaires : **syndrome confusionnel, perte d'autonomie, décompensation de comorbidité, chute inexpliquée**...
- Prélèvements urinaires de réalisation plus difficile : **1/3 de contamination**
- **Colonisation urinaire asymptomatique** fréquente
- **Leucocyturie non spécifique** d'une infection

→ Lors du bilan d'une fièvre chez une personne âgée, une bactériurie avec leucocyturie sans signe clinique d'infection urinaire ne permet pas le diagnostic de certitude d'infection urinaire

TTT

- Sujet âgé > **70 ans,** ou **> 65 ans et fragile** (≥ 3 critères de Fried) : infection urinaire toujours à risque de complication (cf IU à risque de complication)
- Adaptation de la posologie à la clairance de la créatinine et aux interactions médicamenteuses

INFECTION URINAIRE SUR SONDE VESICALE

Infection urinaire = presque toujours la conséquence d'un **dysfonctionnement de la sonde** : **obstruction** (par des dépôts ou des caillots), **sonde arrachée** ou **enlevée** avec rétention d'urine...

Diagnostic

→ La totalité des patients porteurs d'une sonde vésicale ont une bactériurie (colonisation de la sonde) et une leucocyturie (inflammation liée à la présence d'un matériel étranger)
- **Symptômes urinaires** de moindre valeur diagnostique
- BU inutile (toujours positive)
- **ECBU** seulement en cas de signes cliniques d'infection urinaire ± **hémocultures**
- Diagnostic d'infection urinaire sur sonde urinaire : signes cliniques précédant une bactériurie ≥ 10^5 UFC/ml

→ La leucocyturie est très fréquente hors infection urinaire, et n'a aucune valeur diagnostique

TTT

- **Antibiothérapie** : adaptée à l'antibiogramme, durée = **10 jours**
- **Retrait** ou **changement de la sonde** indispensable **24h** après le début du traitement
- Si sepsis : **pipe-tazobactam ou C3G IV + aminoside** (alternative si CI : aminoside seul chez la femme, FQ ou cotrimoxazole chez l'homme)
- **Si colonisation** sur sonde vésicale avant une chirurgie ou contact de l'urine :
  - ATB selon l'antibiogramme : **48h avant et jusqu'à l'ablation de la sonde** (ou 7 jours si la sonde ne peut pas être retirée)
  - Changement de la sonde après 24h d'ATB

EBLSE

= entérobactéries productrices de β-lactamases de spectre étendue

- BLSE = enzymes qui hydrolysent potentiellement toutes les β-lactamines SAUF les carbapénèmes et les céphamycines (= sous-famille de C2G dont céphoxitine) + souvent résistants aux FQ et au cotrimoxazole
- Transmission via des plasmides → mesures prophylactiques +++ : isolement, hygiènes des mains ...
- FDR : cf PNA grave
- Cependant les IU à EBLSE ne sont pas forcément plus graves → pas de modification de la durée de l'ATB

ITEM 158 : INFECTION GENITALE DE L'HOMME

URETRITE AIGUË

Germe : - ***Chlamydia trachomatis*** : intracellulaire, 10% de portage asymptomatique, évolution possible vers une forme chronique avec poussée intermittente → 1ère cause d'IST bactérienne
- ***Neisseria gonorreae*** = **gonocoque** : symptômes généralement plus marqués, guérison en quelques semaines
- Autre : co-infection (25%), ***Mycoplasma genitalium, Trichomonas vaginalis, Ureaplasma urealyticum***

- Incubation : 3 à 10 jours pour *Chlamydia* et 2 à 5 jours pour gonocoque, jusqu'à **6 semaines**
- FdR : **rapport non protégé** entre 3 jours et 6 semaines avant les symptômes, **partenaires multiples, atcds d'IST**

Diagnostic	C	**- Ecoulement urétral** : purulent, séreux, voire hémorragique, plutôt matinal, spontané (en dehors des mictions) - Signes associés : **brûlures mictionnelles, prurit canalaire, dysurie, pollakiurie** **- Apyrexie** **- TR + examen testiculaire** systématique : recherche de **prostatite** ou d'**orchi-épididymite** associée - **Localisation rectale** ou **oropharyngée** possiblement associée, surtout chez le patient homosexuel ou VIH + → Des symptômes marqués et un écoulement purulent sont en faveur d'une **infection à gonocoque** → Des symptômes plus discrets, voire absents, et un écoulement clair sont en faveur d'une **infection à *Chlamydia***
	PC	**- Prélèvement d'écoulement urétral à l'écouvillon** : sans désinfection préalable, > 2h après la dernière miction **- ECBU sur le 1er jet urinaire** en l'absence d'écoulement : **PCR** *Chlamydia*, gonocoque et *Mycoplasme*, **examen direct** (gonocoque, *Trichomonas*) et **culture** - Dépistage systématique d'autres IST : **sérologies VIH, VHB, syphilis**
TTT	**Antibio-thérapie**	= Probabiliste mono-dose : couvrant systématiquement les 2 germes - Gonocoque : - 1ère intention : **ceftriaxone** (500 mg IM/IV en 1 injection) - 2nd intention : **Céfixime** (500 mg *po* en 1 prise) si refus d'injection IM/IV **Spectinomycine** (1 g 1 injection IM) si allergie aux β-lactamine - *Chlamydia* : **azithromycine** (2 g *po* en 1 prise) ou **doxycycline** (200 mg/j *po* pendant 7 jours)
	Mesures associées	- **Abstinence sexuelle** ou port d'un **préservatif** jusqu'à guérison - Dépistage et traitement des partenaires
	Suivi	- Si symptômes persistant à J3 : **nouvelle consultation** pour **adaptation à l'antibiogramme** si besoin - **Consultation systématique à J7** : contrôle de la guérison clinique et microbiologique

ORCHI-EPIDIDYMITE AIGUË

Inflammation du testicule et de l'épididyme, le plus souvent d'origine infectieuse
Germe : le plus souvent 2^{ndr} à une infection rétrograde déférentielle
- ***Chlamydia trachomatis*** ou **gonocoque** : transmission sexuelle, chez l'homme jeune
- **Entérobactérie, *S. aureus*, entérocoque** : origine urinaire rétrograde, chez l'homme âgé, favorisé par l'existence d'un obstacle sous-vésical (sténose urétrale, HBP), ou des manœuvres endo-urétrales (sondage, urétro-cystoscopie)
- Plus rarement hématogène : **oreillon, *Brucella*, tuberculose**

→ Atteinte bilatérale dans 10% des cas

<table>
<tr><td rowspan="3">Diagnostic</td><td colspan="2">C</td><td colspan="2">- Fièvre : progressive ou brusque, d'intensité variable
- Douleurs scrotales intenses : irradiant le long du cordon, d'installation rapide mais non brutale
- Signes inflammatoires locaux (« grosse bourse aiguë douloureuse ») : oedémateuse, tendue, luisante, chaude
- Epididyme augmenté de volume
- Nodule induré et douloureux à la palpation de tout ou partie de l'épididyme (queue > tête)
- Signe de Chevassu négatif : disparition du sillon épididymo-testiculaire
- Signe de Prehn positif : douleur soulagée par le soulèvement du testicule
- Possible hydrocèle réactionnelle, gênant l'examen physique
- TR systématique : recherche d'une urétrite ou d'une prostatite associée</td></tr>
<tr><td></td><td>Formes particulières</td><td colspan="2">- Epididymite tuberculeuse : le plus souvent bipolaire (queue et tête de l'épididyme), en « cimier de casque », tableau chronique/subaiguë, contexte de contage ou de BCG endovésical
- Orchite ourlienne : généralement résolution complète, risque de stérilité (si atteinte bilatérale)
- Orchite médicamenteuse à l'amiodarone : pour des doses > 200 mg/j, régresse à l'arrêt</td></tr>
<tr><td colspan="2">PC</td><td colspan="2">- Syndrome inflammatoire biologique
- Echo-Doppler testiculaire en cas de doute diagnostique ou de suspicion de complication (abcès) : œdème local, distension de l'épididyme, hydrocèle, prolifération vasculaire, recherche d'abcès
- ECBU du 1er et du 2nd jet urinaire : examen direct, culture et recherche PCR de Chlamydia et gonocoque
- Hémocultures : généralement négatives</td></tr>
<tr><td rowspan="5">TTT</td><td colspan="4">→ Hospitalisation envisagée si signes généraux sévères, surtout chez le sujet âgé, pour début de traitement parentéral</td></tr>
<tr><td rowspan="3" colspan="2">Antibio-thérapie</td><td colspan="2">= Probabiliste, adapté au contexte : terrain, âge, atcds, écoulement urétral associé...</td></tr>
<tr><td>Suspicion d'IST</td><td>- Ceftriaxone 500 mg en 1 injection IM + doxycycline 200 mg pendant 10j
ou azithromycine 1g monodose
- Alternative : ofloxacine 200 mg x 2/j pendant 10 jours</td></tr>
<tr><td>Origine urinaire</td><td>- Fluoroquinolone en 1ère intention
- Cotrimoxazole en relai si souche sensible : de 14 jours à 4-6 semaines</td></tr>
<tr><td colspan="2">Mesures associées</td><td colspan="2">- Suspensoir ou slip serré (effet antalgique)
- Repos au lit les 1ers jours
- AINS
- En cas d'IST : abstinence sexuelle/préservatif, dépistage d'autre IST et de la partenaire
- Recherche de cause favorisante à distance de l'infection (surtout si récidivante/sujet âgé) : HBP, sténose urétrale, uropathie malformative</td></tr>
<tr><td>Complication</td><td colspan="4">- Abcès épididymaire/testiculaire : fièvre élevée, douleur vive, masse fluctuante, risque de fistule
- Evolution chronique avec symptomatologie persistante
- Ischémie testiculaire, jusqu'à l'infarctus, la nécrose, ou l'atrophie testiculaire
- Infertilité séquellaire
→ Chirurgie en cas de complication : Drainage d'abcès
Exérèse de zone de nécrose
Epididymectomie ou orchi-épididymectomie si lésion chronique mal contrôlée</td></tr>
</table>

ITEM 257 : HÉMATURIE

Hématurie = quantité anormale d'hématies dans les urines lors d'une miction (≥ **10/mm³** ou **10 ⁴ = 10 000/mL**)
- **Cause urologique** : lésion du parenchyme rénal ou de l'arbre urinaire, conduisant à l'effraction de vaisseaux sanguins se retrouvant en contact avec la lumière de la voie excrétrice → **saignement d'origine vasculaire**
- **Cause néphrologique** : passage des hématies à travers une membrane basale glomérulaire altérée → **saignement d'origine parenchymateuse le plus souvent glomérulaire**
- **Hématurie idiopathique/essentielle** dans > 10% des cas : sans cause retrouvée après bilan urinaire complet

Diagnostic			= Coloration rouge des urines, **BU positive** (à partir de ≥ 5 hématies/mm³), confirmé par le **sédiment urinaire (ECBU)** - **Hématurie macroscopique** : coloration rosée, rouge ou brunâtre visible à l'œil nu, **> 500** hématies/mm³ - **Hématurie microscopique** : invisible, découverte à la BU/ECBU, ≥ 10 hématies/mm³ → Une hématurie macroscopique ou microscopique a la même valeur sémiologique
	DD		- Hémorragie de voisinage : **urétrorragie, menstruation, métrorragie, hémospermie** - Cause métabolique : **myoglobinurie** (rhabdomyolyse), **hémoglobinurie** (hémolyse), **urobilinurie**, **porphyrie** - Cause **alimentaire** : betteraves, mûres, myrtilles, rhubarbe, chou rouge, colorant alimentaire (rhodamine B) - Médicament : **rifampicine**, **érythromycine**, **métronidazole**, **acide aminosalicylique**, **salazopyrine**, **ibuprofène**, **vitamine B12**, **laxatifs** contenant de la phénolphtaléine, contact avec un **antiseptique (povidone iodée, Dakin®, eau de Javel)** - **Intoxication au plomb** ou **au mercure** /!\ La BU est aussi positive en cas de **myoglobinurie**, d'**hémoglobinurie**, **de porphyrie**, **médicaments**, **betteraves** → Eliminer une fausse hématurie par un examen cytologique quantitatif des urines lors d'un ECBU (≥ 10/mm³)
Stratégie diagnostique	Int		**- Orientation urologique** : - Origine ethnique, voyage en zone d'endémie : bilharziose, tuberculose - Exposition professionnelle (amine aromatique, goudron, colorant), tabagisme, traitement par cyclophosphamide, irradiation pelvienne : FdR de cancer urothélial - Autres : antécédents familiaux (PKRAD), traumatisme, chirurgie, prise d'anticoagulant (révélateur), AINS, endométriose si caractère cyclique, IU, lithiase… **- Orientation néphrologique :** - Insuffisance rénale ou surdité héréditaire : syndrome d'Alport - Antécédents familiaux de néphropathie - Antécédents personnels d'HTA, IR, surdité héréditaire, diabète, drépanocytose, infection ORL, maladie systémique, IC ou hépatique, prise médicamenteuse en particulier AINS
	C		**- Orientation urologique** : présence de caillot, signes fonctionnels associés (pollakiurie, dysurie, brûlure mictionnelle), fièvre, colique néphrétique, douleur lombaire spontanée ou à la palpation **- Orientation néphrologique** : HTA, œdèmes, IR (microscopique le plus souvent ou totale et sans caillot si macro)
		Chronologie	**Initiale** = origine urétro-prostatique **Terminale** = origine vésicale **Totale** = origine rénale mais sans valeur localisatrice en cas d'hématurie abondante
		Gravité	- **Retentissement hémodynamique** : hypovolémie avec tachycardie, hypotension, marbrures … - **Hypertension maligne** - **Globe vésical** : Toujours rechercher une rétention urinaire aiguë sur caillotage - **Anémie aigue ou chronique** (polypnée, pâleur)
		Signe d'orientation étiologique	- **Palpation des fosses lombaires** = tumeur ou polykystose si contact lombaire - **Douleur à la percussion lombaire** = colique néphrétique - **Varicocèle** = tumeur rénale gauche (drainage de la veine spermatique gauche dans la veine rénale) - **Touchers pelviens** = hypertrophie ou cancer prostatique ou masse pelvienne - Inspection et palpation des membres inférieurs à la recherche **d'œdèmes**
	Bio		**- ECBU** : - **Confirmation** diagnostique **qualitative** + **quantitative** (compte) + analyse **bactériologique** - ± Demander une recherche de bilharziose et tuberculose si contexte - Présence de cylindres hématiques ou d'hématies déformées : en faveur d'une origine néphrologique **- Protéinurie/24h** : évocateur d'atteinte glomérulaire si > 0,5g/24h (possiblement lié à l'hématurie jusqu'à 1g/24h) → à faire en dehors d'un épisode d'hématurie macroscopique - **Créatinine** : permet de mesurer le DFG : si altération du DFG = néphrologique en l'absence d'obstruction urinaire - <u>Retentissement de l'hématurie</u> : **NFS, hémostase (TP, TCA)** - **Cytologie urinaire** (sur urines du matin ou prélèvement endoscopique) : détection de cellules tumorales de haut grade (Se > 90%), faible sensibilité pour les tumeurs de bas grade → ne dispense pas d'une endoscopie si négative
	PC	**Echo vésico-rénale**	= **<u>En 1ère intention :</u>** - **Tumeur du parenchyme rénal, des cavités pyélocalicielles ou vésicale** - **Lithiase, kystes rénaux** - Signes indirects : **urétéro-hydronéphrose, caillotage…** - **Doppler** : recherche de thrombose des veines rénales **/!\ moins performante pour l'analyse des uretères** *Nb : Un abdomen sans préparation est souvent réalisé en plus, à la recherche de lithiase*

Stratégie diagnostique		**Uroscanner**	= Examen de référence pour l'étude du parenchyme rénal et des voies excrétrices : d'emblée ou si échographie négative ou nécessité de complément (TDM AP **sans puis avec injection + temps tardif : excréteur**) !! Ne pas confondre scanner urologique et uroscanner (= injection) - Recherche de tumeurs, calcul de petite taille, anomalie des vaisseaux rénaux… - **Uro-IRM** si contre-indication au scanner
		Urétro-cystoscopie (AL)	- Indication : - > 50 ans ou FdR de tumeur urothéliale (tabac, exposition pro, origine ethnique évocatrice de bilharziose) : recherche de **cancer vésical** - Suspicion de tumeur vésicale à l'écho ou uroscanner - **Ejaculat urétérale d'urine sanglante aux méats urétéraux** : en faveur d'une **origine urologique** si unilatéral ou **néphrologique** si bilatéral
		Urétéroscopie (AG)	Indications : - patient présentant des FdR de tumeur urothéliale avec un bilan morphologique et cystoscopique négatif +/- biopsies associées
		- **PBR** : à discuter si origine néphrologique (protéinurie glomérulaire, HTA) → sous écho après bilan de coagulation - **Cytologie urinaire** : sur les urines du matin ou examen endoscopique (bonne Se pour détection des cellules tumorales de haut grade mais pas de bas grade) - **Urétéroscopie** (au bloc, sous AG) : en cas de suspicion de tumeur urétérale ou pyélocalicielle, ou de FdR de tumeur urothéliale avec un bilan morphologique et cystoscopique négatif - **Urétérocystoscopie** (En consultation, sous AL) : cystoscope souple, explore la vessie, l'urètre et méats urétéraux - **Artériographie** : seulement en cas de forte suspicion d'atteinte vasculaire, notamment lors d'un traumatisme rénal, à la recherche d'un saignement actif nécessitant une embolisation	
		<u>Bilan de 1ère intention devant une hématurie :</u> **- ECBU avec analyse quantitative et qualitative** **- Créatinine** **- Protéinurie des 24h** **- Echo réno-vésicale (+ prostatique si homme)**	
Etiologie	*Urologique*	**Tumeur urothéliale**	= **Tumeur vésicale** ou des **voies excrétrices supérieures** : 12 000 cas/an en France - Bilan : cystoscopie, uroscanner et cytologie
		Tumeur rénale	= **Tumeur maligne** (Carcinome à cellule claire …) ou **bénigne** (angiomyolipome…) : 12 000 cas/an en France - Hématurie macroscopique totale, intermittente, silencieuse ou microscopique - Douleur lombaire chronique ou asymptomatique le plus souvent - Bilan : échographie ou TDM abdomino-pelvien injecté
		Infection urinaire	= Cause la plus fréquente d'hématurie : - **Cystite, pyélonéphrite, prostatite** : tableau clinique évocateur, hématurie généralement macroscopique si cystite ou microscopique si PNA, diagnostic par BU/ECBU - **Bilharziose** : zone d'endémie (Afrique du Nord, péninsule arabique), hyperéosinophilie → diagnostic sur **examen direct des urines 3 jours de suite** (recherche d'œufs) ou sur **prélèvement endoscopique de muqueuse vésicale ± rectale** (meilleure sensibilité) - **Tuberculose urinaire** : immunodépression, localisation pulmonaire, leucocyturie aseptique, calcifications des parois vésicales ou urétérales (aspect de « vessie porcelaine »)
		Lithiase urinaire	- Hématurie le plus souvent microscopique - Paucisymptomatique ou révélé par un épisode de colique néphrétique - Bilan : **scanner abdomino-pelvien** (ou ASP + écho) en phase douloureuse, **uroscanner** hors phase aiguë
		Traumatisme	- Lésion possible : fracture du parenchyme rénal, atteinte du pédicule vasculaire, plaie vésicale - Bilan : uroscanner ± angiographie si patient stable, échographie si patient instable
		Prostatique	= Généralement hématurie macroscopique initiale : diagnostic d'élimination - **HBP** ou **prostatite**, plus rarement **cancer prostatique**
		Iatrogène	- Geste urologique : **sondage, cathéter sus-pubien, résection endoscopique (chute d'escarre), lithotritie, PBR** - **Cystite radique** - **Post-chirurgical**

	Néphrologique		- <u>Néphropathie glomérulaire :</u> . **Glomérulonéphrite** : aiguë post-infectieuse, rapidement progressive (Wegener, Good Pasture) ou chronique (maladie de Berger, glomérulonéphrite membrano-proliférative ou extra-capillaire) . **Syndrome d'Alport** : hématurie macroscopique récidivante, associée à une insuffisance rénale, une surdité, une atteinte ophtalmique (cataracte, atteinte maculaire) dans un contexte familial (lié à l'X, dominant ou récessif) - **Néphropathie interstitielle médicamenteuse (immuno-allergique) :** sulfamide, pénicilline… - **Polykystose rénale :** Kystes rénaux ± hépatiques**,** transmission autosomique dominante, évolue vers l'IRC
	Néphropathie vasculaire	**Nécrose papillaire**	- Contexte : **diabète**, **drépanocytose**, **AINS, vasculaire …** - **Tableau de colique néphrétique** (migration de fragment papillaire dans l'uretère) ± **Hyperthermie, insuffisance rénale** - **Uroscanner** : amputation calicielle, absence de lithiase
	Néphropathie vasculaire	**Infarctus rénal**	- Contexte : **post-traumatique**, **drépanocytose**, **maladie thromboembolique** (AC/FA…) - **Hématurie** avec **douleur lombaire brutale**, difficilement calmée par les antalgiques - Scanner abdomino-pelvien injecté, angio-IRM ou écho-Doppler : image d'infarctus rénal - PEC urgente (dans les 6h) : **reperméabilisation de l'artère rénale** par voie **radio-interventionnelle** (stent) ou **chirurgicale** (thrombectomie)
	Hématurie d'effort		= Après une activité physique prolongée : microtraumatismes rénaux ou vésicaux et perméabilité glomérulaire accrue pendant l'effort - Généralement hématurie **microscopique** (80% des cas), disparaissant après quelques jours de repos
TTT	CAT en urgence		= En cas d'hématurie macroscopique avec caillotage et/ou rétention aiguë d'urine - **Sonde vésicale double courant** avec mesures d'asepsies, en système clos (+ ECBU lors de la pose) - **Irrigations/lavages en continu** ± **décaillotages à la seringue** si nécessaire → Contre-indication au cathéter sus-pubien : risque de dissémination d'un possible cancer vésical
TTT	Hors urgence		= En cas d'hématurie macroscopique asymptomatique - **Hydratation orale abondante** pour diluer l'hématurie et éviter le risque de caillotage, et faciliter la coagulation de la lésion à l'origine de l'hématurie

ITEM 262 : LITHIASE URINAIRE

Lithiase urinaire : 2 millions de personnes / **2H pour 1F** / récidive dans 50% des cas à 5 ans et 70% des cas à 10 ans en l'absence de traitement étiologique
Age moyen = **40 ans chez F, 35 ans chez H**
En France, il existe 120 000 épisodes/an de colique néphrétique dont près de 90% sont liés aux calculs
Lithiase oxalocalcique est la plus fréquente mais composants multiples dans ≥ 80% des cas dont 1 majoritaire
Lithogenèse = mécanisme aboutissant au développement d'un calcul :

- **Sursaturation urinaire :** augmentation de la concentration urinaire
- **Germination cristalline** (création des cristaux)
- **Croissance cristalline**
- **Agrégation des cristaux** (augmentation de volume)
- **Agglomération cristalline** (apport de nouveaux cristaux)
- **Rétention cristalline** (dans le rein → calcul)
- **Croissance du calcul**

Il existe des inhibiteurs de la cristallisation comme le zinc ou le magnésium mais la balance promoteur/inhibiteur augmente

Physiopathologie

Calcul urinaire = amas compact d'une ou plusieurs substances cristallisées : cristaux + matrice protéique

Oxalate de calcium	**Mono-hydraté (Whewellite)**	50% Homme ++	Brûnatre, lisse Petite taille	Radio-opaque Résistant à la LEC	1200-1700 UH	Hyper-oxalurie
	Dihydraté (Weddellite)	20%	Jaunâtre, spiculé Petite taille	Radio-opaque	900-1300 UH	Hyper-calciurie
Phosphate de calcium (carbapatite* > brushite)		15% Favorisé par un pH alcalin	Crayeux, taille variable, lisse	Très radio-opaque	C : 1300-1400 UH B : 1600-1900 UH	Hyper-calciurie
Acide urique		10% Favorisé par un pH acide	Jaune chamois, lisse Petite taille	Radiotransparent	350-500 UH	pH acide
Phosphate ammoniaco-magnésien = struvite		1,5% Favorisé par germe uréasique	Coralliforme*	Peu radio opaque	600-900 UH	Infection urinaire
Cystine		1,5% pH acide, **cystinurie** (maladie héréditaire récessive)	Jaune clair, lisse Calculs multiples	Peu radio-opaque Résistant à la LEC	650-850 UH	Cystinurie

- **Lithiase médicamenteuse** ou **métabolique** (rares)
- Urate (0,5%) = favorisé par un pH alcalin, hyperuricémie, peu radio-opaque
. **Carbapatite** = phosphate de calcium carbonaté
. **Coralliforme** = occupe la totalité des cavités pyélocalicielles

Terrains favorisants

- **Diurèse faible**
- **Apports alimentaires excessifs** (produits laitiers, viandes, sel, oxalates, purines, sucre rapide)
- **Diminution de la consommation de fibres alimentaires**
- **Facteurs familiaux** (Histoire familiale chez plus d'un tiers des lithiasiques ; cystinurie : la plus fréquente des maladies lithiasiques d'origine génétique)
- **Infection urinaire** (Proteus mirabilis, Klebsiella pneumoniae ou pseudomonas = uréase qui forme des calculs phospho-ammoniaco-magnésiens)
- **pH urinaire acide** (≃5) **ou basique** (≃7)
- **Anomalies anatomiques** (syndrome de jonction pyélo-urétérale, diverticule caliciel, rein en fer à cheval, méga-uretère favorise la stase urinaire)
- **Médicaments** atazanavir et indinavir, cotrimoxazole, amiodarone, allopurinol, diurétique thiazidique

CNA

= Mode de révélation le plus fréquent : dû à un calcul dans **90%** des cas, liée à la mise en tension brutale des voies excrétrices urinaires
- **CNA simple** : résolutive dans la majorité des cas sous traitement antalgique symptomatique
- **CNA compliquée** : rare, peut engager le pronostic vital, selon le terrain ou les signes de gravité

Facteurs favorisants	Voyage récent et prolongé Séjour en pays chaud Travail avec exposition à la chaleur Immobilisation prolongée Hydratation insuffisante Activité sportive Modification de l'alimentation

CNA		Facteurs de risques de CNA compliquée	**- Grossesse** **- IRC** **- Rein transplanté ou unique** **- Uropathie** **- VIH sous antiprotéase**
CNA		Crise typique	- **Douleur lombaire :** intense, brutale, sans position antalgique, unilatérale, irradiant de haut en bas le long des uretères et aux OGE, évoluant par crise paroxystique, avec **agitation, anxiété** - SFU : **pollakiurie**, **brûlure mictionnelle**, **hématurie** (microscopique ou macroscopique) - **Iléus réflexe : nausées, vomissements, arrêt du transit** voire **tableau pseudo-occlusif** - **Fosse lombaire sensible** à la palpation et la percussion ± tendue (rein dilaté)
CNA		**CNA simple**	- Apyrexie, BU hématurie microscopique (nitrites et leuco négatif), abdomen souple (parfois météorisé) - Résolutif dans la majorité des cas sous traitement antalgique symptomatique
CNA		**CNA fébrile**	= **Pyélonéphrite aiguë obstructive** : urines infectées en amont d'un calcul obstructif - **Fièvre**, voire **sepsis grave/choc septique** - **ECBU** et **hémoculture** : obligatoire devant toute CNA fébrile
CNA		**CNA anurique**	= **IRA fonctionnelle** septique ou **obstructive** sur calculs bilatéraux (rare) ou sur rein unique **- IRA obstructive** avec élévation très importante de la **créatinine** **- Troubles ioniques fréquents** : hyperkaliémie, acidose
CNA		**CNA hyperalgique**	= Douleur non calmée par le traitement antalgique bien conduit (AINS IV et morphine IV) - Cessation brutale de la douleur = **rupture de la voie excrétrice** ou **rupture du fornix**, pouvant entraîner un **urinome périrénal** important
CNA		Forme atypique	- Crise atypique : douleur sourde, chronique dans les fosse lombaire, augmentation de l'activité, localisation aux irradiations, irritation vésicale (calcul en amont de la vessie) - **CNA** avec **signes digestifs prédominant** : tableau pseudo-occlusif - **CNA non lithiasique** (20%) : **tumeur rénale** (caillotage), **sténose urétérale** ou **compression extrinsèque** (tumeur du petit bassin, ADP, dextrorotation de l'utérus lors de la grossesse…)
CNA	DD	**Syndrome de jonction pyélo-urétérale**	**- 2e cause de CN :** - <u>Primaire</u> : achalasie de la paroi urétérale - <u>Secondaire</u> : fibrose de la jonction (chirurgie/maladie) = Malformation d'un segment de l'uretère à la jonction entre bassinet et uretère proximal : **obstacle transitoire** puis **permanent**, le plus souvent dû à un **pédicule rénal supplémentaire du pôle inférieur**, responsable de **crises de coliques néphrétiques** - TDM : dilatation des cavités pyélocalicielles avec uretère fin - Obstruction confirmée à la **scintigraphie au MAG3** - TTT chirurgical : **pyéloplastie**
CNA	DD		- **Infarctus rénal** segmentaire ou total : contexte emboligène, fébricule, hématurie minime, scanner injecté = absence de perfusion rénal avec ***cortex corticis*** (liseré en périphérie de la corticale du rein irriguée via la capsule) - **Nécrose papillaire** (rare) : patient diabétique ou drépanocytaire - **PNA** - Pathologie mimant une CNA : **colique hépatique, cholécystite aiguë, pancréatite, diverticulite, infarctus mésentérique, appendicite, hernie inguinale étranglée, GEU, torsion de kyste ou d'annexe, douleur scrotale, dissection de l'aortique…**
Autres manifestations	*Haut appareil*		**- Hématurie =** résulte de l'irritation de l'urothélium **:** le plus souvent microscopique +/- macroscopique **- Infection urinaire** (association fréquente) : bactériurie asymptomatique, cystite récidivante ou PNA récidivante **- Insuffisance rénale** : calculs bilatéraux, généralement coralliformes **- IRC (rare)** : obstruction chronique bilatérale **- Asymptomatique** : découverte fortuite à l'ASP, l'échographie ou au scanner
Autres manifestations	*Haut appareil*	Cas particulier de la grossesse	- Risque augmenté par : hypotonie des CPC et urétérale (surtout à droite), hypercalciurie, glycosurie - Particularités : - Privilégier l'**échographie des voies urinaires** au scanner +/- ASP - **TTT antalgique simple** (AINS strictement contre-indiqué au 3ème trimestre) - **TTT curateur** après la grossesse (LEC formellement contre-indiquée) - Risque de MAP : expulsion spontanée le plus souvent sinon drainage jusqu'à la naissance
Autres manifestations	**Calcul vésical**		= Sur **obstacle sous-vésical** (HBP, sclérose du col…) ou **CE intra-vésical** (fils non résorbables…) - SFU : **hématurie, brûlure mictionnelle, pollakiurie** - Très fréquente chez les patients avec **vessie neurologique sévère** (tétraplégie, SEP évoluée…)

Bilan complémentaire en urgence

Bio

- **Bilan standard** en urgence : **créatininémie ± NFS, ionogramme**
- **BU** systématique en urgence : hématurie microscopique (> 70% des cas), recherche d'infection urinaire
→ Une **BU positive** (leucocyturie ou nitrites +) a seulement une valeur d'orientation
- **ECBU** systématique si la BU est positive ou si suspicion de pyélonéphrite obstructive
- **Hémocultures** systématique et répétée si fièvre > 38,5°C lors d'une pyélonéphrite obstructive

PC

→ En urgence :
- Diagnostic positif : dilatation de la voie excrétrice supérieure, visualisation du calcul
- Gravité : rein unique, urinome important…
- Estimation des chances d'expulsion spontanée : taille, localisation et morphologie du calcul

ASP	- Facile à réaliser en urgence (+ suivi) : ne visualise que les **calculs radio-opaque et l'iléus réflexe**
Echo réno-vésicale	- Visualisation du calcul (surtout à la jonction pyélo-urétérale et urétéro-vésicale, et si réalisée à vessie pleine) : **image hyperéchogène** avec **cône d'ombre postérieur (≥ 4mm)** - Confirmation diagnostique : dilatation des CPC et/ou de l'uretère - Au doppler : asymétrie des index de résistance des reins (↑ si CN) et anomalie du jet urétéral dans la vessie (↓ ou nul) → La dilatation peut n'apparaître qu'après quelques heures (20-30% des cas)
TDM abdomino-pelvienne non injectée	**- Examen de référence pour le diagnostic positif** - Visualisation de tous les calculs : très grande Se (96%) et Sp (98%) - Signes indirects : - Dilatation des cavités pyélocalicielles - Infiltration de la graisse péri-rénale ou péri-urétrale - Epaississement de la paroi urétérale en regard du calcul (***rim sign***) - Mesure de la **densité Hounsfield** du calcul : orientation sur le type de calcul
Uroscanner	**- Examen de référence pour le diagnostic étiologique** - Signe direct d'obstruction : **retard à la sécrétion de produit de contraste** - Uro-IRM si contre-indication

→ En urgence, la CNA simple requiert le couple **ASP + écho** ou un **scanner non injecté** dans les **12 à 48h**
→ La CNA compliquée impose la réalisation d'un **scanner non injecté**
→ En cas de doute diagnostique : **scanner sans injection**, souvent complété d'une injection + temps tardif (urinome)

Bilan étiologique

→ Systématique dès le 1er épisode lithiasique, réalisé à distance **> 1 mois** d'un épisode aiguë ou d'un geste urologique

C

- **Facteurs alimentaires** : **produits laitiers, protéines animales, sel**, aliments riches en **oxalate** (chocolat, fruits secs, épinards, oseille, thé, rhubarbe…), **purine** (abats, charcuterie…), **sucres rapides** (fructose), ↓ fibres, diurèse
- **Facteurs familiaux** *:* antécédents familiaux dans 40% des cas
- Maladie lithiasique héréditaire :
. **Lithiase cystinique** (la plus fréquente) : anomalie de transport des aa dans le TCD, c'est une maladie autosomique récessive
. **Hyperoxalurie primaire** : oxalate de calcium monohydraté
. **Acidose tubulaire distale héréditaire** : phosphocalcique
- **Diurèse insuffisante**
- **Infection urinaire à activité uréasique** (calculs PAM) : ***Proteus mirabilis, Klebsiella, Pseudomonas***
- pH urinaire favorisant (normal 5,8) :
. **Acide** (≃5) : **acide urique, cystine, oxalate de calcium**
. **Alcalin** (≃7) : **infectieuse, phosphocalcique, médicaments, urate**
- **Anomalie anatomique** (favorisant la stase urinaire) : **syndrome de jonction pyélo-urétéral, diverticule caliciel, rein en fer à cheval, méga-uretère**
- **Médicament** : - Lithogène : **vitamine D, laxatif, acétazolamide**
- Précipitant (surtout à pH alcalin), radio-transparent: **atazanavir, indinavir, cotrimoxazole, allopurinol, amiodarone, diurétique thiazidique**

PC

Bilan métabolique de 1ère intention

- Bilan sanguin : **créatininémie, calcémie, glycémie, uricémie, bicarbonates, phosphorémie**
- Bilan sur urines/24h : **créatinine, volume total, calcium, sodium, urée, acide urique**
- Bilan sur urines du matin (à jeun) : **pH, densité si > 1012, ECBU**
- Bilan morphologique : **TDM abdo** (avec ou sans injection) voire uroTDM si ATCD de CNA

Paramètre urinaires	Norme/Seuil lithogène
Créatinine	13-18 mmol/kg/24h si prélèvement complet
Volume urinaire	2L/24h
Calcium	> 0,1 mmol/kg/24h ou 3,8 mmol/l
Urée	> 5,5 mmol/kg/24h
Acide urique	> 5 mmol/24h ou 2,5 mmol/l
Sodium	> 150 mmol/24h

Analyse morpho-constitutionnelle du calcul

= examen morphologique **et** analyse en spectrophotométrie infrarouge
Sur un calcul expulsé spontanément ou sur les fragments recueillis après traitement
- Détermine le type morphologique et la composition moléculaire et cristalline des calculs

Evolution				**Simple :** - Elimination du calcul par les voies naturelles : taille ≤ 4mm (80%), position uretère distal (70%), moyen (40%), inférieur (20%), si non évacuée après 4 semaines : peu de chance - Persistance mais asymptomatique - Dissolution spontanée pour les calculs uriques si alcalinisation des urines
Evolution				**Compliquée :** - Obstruction : aiguë et brutale (CNA) ou progressive - Infection : PNA obstructive, IU chronique → altération rénale progressive, stérilisation si tous les calculs sont retirés - Récidive : 50% à 5 ans, 70% à 10 ans
TTT en urgence	CNA simple			→ Traitement médical symptomatique en ambulatoire - **AINS IV** = **kétoprofène** (AMM) : diminue l'œdème urétéral, le tonus musculaire lisse de l'uretère et le DFG par vasoconstriction de l'artériole glomérulaire afférente <u>CI :</u> IC, IHC sévère, IRC sévère, grossesse, ulcère gastrique, infection, HS - **Antalgique**: - **Paracétamol** en association aux AINS ± **antispasmodique** (**Spasfon®)** en IV - **Morphinique IV** si : CI ou résistance aux AINS ou douleur d'emblée importante, - **Apports hydriques adaptés à la soif** en cours de phase douloureuse, puis **hyperhydratation** en dehors (aide à éliminer le calcul) - **Tamisage des urines** : récupération de calcul pour analyse spectrophotométrique - Apport des **alpha-bloquant** : augmenteraient le pourcentage d'expulsion spontané des calculs urétéraux, réduiraient le délai d'expulsion, le nombre d'épisodes douloureux, la quantité d'analgésiques consommés par les patients et le nombre d'hospitalisations nécessaires. **Hors AMM +++**
TTT en urgence	CNA compliquée			→ **Hospitalisation** en urologie : VVP, rééquilibration hydroélectrique + bilan préopératoire et CPA **TTT chirurgical** = drainage des urines du haut appareil urinaire (sous AG) : - **Sonde urétérale interne** (**sonde JJ**) ou **externe** (à privilégier si urines pyéliques purulentes, avec conversion en sonde JJ après 48h d'apyrexie) sous contrôle fluoroscopique et par voie endo - **Néphrostomie percutanée** sous contrôle écho si échec de la sonde urétérale (CI : ATC ou trouble de l'hémostase) possible sous AL → **Prélèvement bactériologique des urines pyéliques** per-opératoire systématique
TTT en urgence	CNA compliquée	Pyélonéphrite obstructive		- **Antibiothérapie double IV** (après prélèvements) = **C3G + aminoside :** adapté secondairement, relai oral après 48h d'apyrexie, durée de 10 à 21 jours avant drainage - **Contre-indication au kétoprofène** (risque d'abcès majoré) - Traitement du calcul à **1 mois** (soit **2 semaines** après fin de l'antibiothérapie)
TTT de la lithiase	**Expulsion spontanée**			= 90% de chance si calcul **≤ 4 mm**, chance quasi-nulle si **≥ 8 mm** - **α-bloquant** : ↗ les chances d'élimination des calculs urétéraux pelviens < 10 mm → La disparition de la douleur n'est pas un critère suffisant pour définir la levée d'obstacle
TTT de la lithiase	*TTT interventionnel du calcul*			→ Une obstruction complète de la voie excrétrice peut entraîner une **atrophie rénale** en 2 à 3 mois **- Echographie rénale/pelvienne + ASP** toutes les 2 semaines → ttt interventionnel si calcul présent à 4-6 semaines après ttt médical
TTT de la lithiase	*TTT interventionnel du calcul*	*Indication*	Calcul rénal	- si asymptomatique + < 5mm : surveillance par ASP/écho - si > 5mm : ttt < 20 mm par LEC ou urétéroscopie ou > 20 mm néphrolithotomie percutanée
TTT de la lithiase	*TTT interventionnel du calcul*	*Indication*	Calcul urétéral	- < 10 mm : ttt médical, si échec à 4 semaines → LEC ou urétéroscopie - > 10 mm : urétéroscopie
TTT de la lithiase	*TTT interventionnel du calcul*	**Lithotritie extra-corporelle (LEC)**		= Méthode non invasive (ondes acoustiques), en ambulatoire, sous sédation et contrôle Rx - **BU** ± **ECBU** quelques jours avant et **ASP** en position couchée (pour confirmer la présence et la visibilité du calcul en position de traitement) - Indication : - Calcul urétral < 10 mm, calcul rénal < 20 mm, calcul de l'enfant - Limites de LEC : calcul caliciel inférieur, calcul dense > 1000UH ou durs, obésité, malformation rachidienne - Résultat : **sans fragment (SF) résiduel** dans 30 à 75% des cas
TTT de la lithiase	*TTT interventionnel du calcul*	**Lithotritie extra-corporelle (LEC)**	Contre-indication	- Grossesse - Infection urinaire non traitée - Obstacle en aval du calcul - Anévrisme aorte ou de l'artère rénale - Trouble de coagulation, anticoagulant - AAP (si rénaux)
TTT de la lithiase	*TTT interventionnel du calcul*	**Lithotritie extra-corporelle (LEC)**	Complication	- **CNA post-LEC** par migration de fragment résiduel (20%) - **Hématurie, infection urinaire**

<table>
<tr><td rowspan="4">TTT de la lithiase</td><td rowspan="3">TTT interventionnel du calcul</td><td>Urétéroscopie rigide ou souple</td><td>= Extraction par voie rétrograde du calcul à la pince ± fragmentation laser
- Urétéroscope : - Rigide si calcul urétéral pelvien ou iliaque, voire lombaire
- Souple si calcul rénal ou urétéral lombaire, sous contrôle Rx
- Indication :
. Calcul très dense > 1000 UI et très durs (cystine)
. Calcul rénal < 20 mm, calcul urétéral < 20 mm
. Calcul situé dans des reins malformés
. Patient obèse, patient sous antiagrégants ou anticoagulants
- Limites de l'urétéroscopie : accès urétéral difficile (dérivation urinaire après cystectomie, réimplantation urétérale), sténose urétérale, très volumineuse prostate
- CI : infection urinaire non traitée
- Résultat : SF dans 95% des cas pour l'uretère pelvien, 80% pour les calculs rénaux < 1 cm et 70% pour les calculs rénaux de 1-2 cm
- Complications : hématurie, colique néphrétique par caillotage urétéral, IU</td></tr>
<tr><td>Néphro-lithotomie percutanée (NLPC)</td><td>= Ponction percutanée du rein sous contrôle écho et fluoroscopique, dilatation progressive du trajet pour mise en place d'un néphroscope : visualisation, fragmentation et extraction
- Après ECBU et scanner non injecté (vérification de la présence du calcul)
- Indication : calcul rénal ou coralliformes > 2cm, calcul volumineux de l'uretère lombaire, absence d'accès urétéral, calcul très dur
- Limites : calculs complexes occupant toutes les cavités, reins multi-opérés avec adhérences coliques, reins ectopiques et mal rotés
- CI : infection urinaire non traitée, traitement anticoagulants/ troubles de l'hémostase non corrigés
- Résultat : SF dans 80-85% des cas ± LEC ou urétéroscopie sur les fragments résiduels
- Risque : complication hémorragique et infectieuse, lésions d'organe intra-abdominal</td></tr>
<tr><td>Chirurgie ouverte</td><td>- Peu d'indication (< 0,5% des calculs rénaux) : néphrectomie polaire ou totale pour les calculs avec destruction parenchymateuse en regard, anomalie anatomique</td></tr>
<tr><td colspan="3">Contrôle ASP + écho 1 à 3 mois après chaque ttt urologique, puis tous les 6 à 12 mois selon le résultat</td></tr>
<tr><td rowspan="7">TTT médical au long cours</td><td>Indication de prise en charge spécialisée</td><td colspan="2">- Maladie lithiasique active avec bilan de 1ère intention négatif
- Néphrocalcinose ou insuffisance rénale
- Diabète, syndrome métabolique
- Hypercalcémie, ostéoporose ou fracture pathologique
- Persistance d'une hypercalciurie sous régime hyposodé</td></tr>
<tr><td>Mesures diététiques générales</td><td colspan="2">- Diurèse > 2 L/jour
- Boissons à répartir tout au long de la journée
- Alimentation :
. Normalisée en sel (7-8 g/j) et protéines animales (< 1 g/kg/j)
. Limiter la prise excessive d'aliments riches en oxalate et les boissons sucrées
. Augmentation des fibres
- Activité physique</td></tr>
<tr><td rowspan="3">Mesures diététiques particulières</td><td>Lithiase urique</td><td>- Alcalinisation par citrate de potassium ou eau de Vichy → objectif (contrôle papier pH matin et soir) de pH entre 6,5 et 7 (dissolution en 1-3 mois)
- Régime pauvre en fructose et purines</td></tr>
<tr><td>Calcul de cystine</td><td>- Alcalinisation par citrate de potassium → objectif de pH > 7,5
- Diurèse abondante > 3L/jour
- Diminution de méthionine (escargot, viande de cheval, parmesan, morue…)
- Régime pauvre en sel
- Si échec : D-pénicillamine (chélateur de la cystéine)</td></tr>
<tr><td>Calcul oxalo-calcique</td><td>- Apport calcique maintenu à 1 g/j
- ↓ des apports en oxalate (chocolat…)
- Eau peu calcique si consommation de laitages
- Eau riche en calcium en l'absence de consommation de laitages</td></tr>
<tr><td>Traitement spécifique</td><td colspan="2">- Antibiothérapie adaptée en cas de lithiase infectieuse jusqu'à stérilisation
- Allopurinol en cas d'hyperuricémie</td></tr>
<tr><td>Surveillance</td><td colspan="2">- Bilan métabolique à 6 mois après les RHD</td></tr>
</table>

Cas particuliers	**Cystinurie**		= Affection héréditaire autosomique récessive par **mutation du gène SLC3A1** (type A) ou **SLC7A9** (type 2) : élimination excessive de cystine (acide aminé) dans les urines
		C	- **Lithiase récidivante** : coliques néphrétiques, dysurie, hématurie, rétention aiguë d'urine, infection urinaire
		PC	- Calculs très échogènes à l'échographie, moyennement radio-opaques - Diagnostic : **réaction de Brand positive**, **chromatographie des acides aminés urinaires** (excrétion massive des 4 acides aminés dibasiques), **analyse des calculs**
		TTT	- Régime limité en sels et aliments riches en méthionine - **Boisson abondante > 3L/jour** - **Alcalinisation** des urines par **citrate de potassium** pour pH urinaire = 7,5-8 - Traitement curatif : **D-pénicillamine** - En cas d'échec du traitement médical pour la dissolution des calculs : **LEC** (échec fréquent), ou **urétéroscopie** ou **NPLC** si échec
	Malformation de l'arbre urinaire		= 10% des calculs urinaires sont associés à une anomalie anatomique de l'appareil urinaire - **Rein en fer à cheval** (symphyse des 2 reins, le plus souvent par le pôle inférieur) : 0,25% de la population générale, prédominance masculine (2/1), lithiase rénale dans 20 à 80% des cas - **Diverticule caliciel** (dilatation à paroi fine, tapissée d'urothélium, communicant avec les fonds caliciels par un étroit pertuis) : généralement asymptomatique - **Maladie de Cacchi et Ricci** (« rein médullaire en éponge ») : dilatations kystiques (ectasies) congénitales des tubes collecteurs, pouvant toucher une ou plusieurs papilles - **Méga-uretère :** primitif ou secondaire à une **obstruction** - **Reflux vésico-urétéral** : rarement à l'origine de calculs coralliformes par distension d'amont des voies excrétrices et infections itératives
	Calculs de la vessie		= Signes d'une mauvaise vidange (obstacle, neuro…) ou corps étranger intravésical - **Homme > 50 ans** - Acide urique, struvite - Clinique : SFU - TTT : **calcul + obstacle**
	Lithiase urinaire de l'enfant		- 50-100x plus rare - Garçon > fille - Selon âge : **< 3 ans = struvite sur malformation** **> 3 ans = métabolique sur maladie génétique** - Clinique : tableau typique rare, hématurie , infection urinaire, douleur abdo diffuse - TTT : **LEC**

ITEM 307 : CANCER DE LA PROSTATE

Épidémiologie :
- Cancer le plus fréquent chez l'homme > 50 ans (**54 000/an** = 1 Français/8 en 2011 en France) et en Europe
- Incidence en augmentation jusqu'en 2005 (lié à la découverte du PSA) puis stabilisation
- **Age moyen au diagnostic = 70 ans**
- Evolution très lente
- Mortalité en diminution depuis la fin des années 1990 (18/100 000 cas) à 10,5/100 000 cas en 2011
- Aujourd'hui, **10 000 morts / an** en France car diagnostic plus précoce et meilleure prise en charge
- 2ème cause de décès par cancer chez l'homme > 50 ans et 5ème cause de décès par cancer tous sexes confondus
- Mortalité reste élevée car incidence importante et cancer agressifs chez les patients relativement jeune

Facteurs de risque :
- **Age** > 50 ans (incidence augmente avec l'âge)
- **Afro-antillais**
- **Atcd familiaux :**
  - Chez apparentés de 1er ou 2nd degré : 2 cas < 55 ans ou 3 cas quel que soit l'âge
  - 3 gènes sont validés : HOXB13, BRCA1, BRCA2 → ATCD familiaux de cancer sein/ovaire sont recherchés
- Probables = pas de preuve formelle
  - Facteurs hormonaux (cancer qui se développe uniquement chez des hommes pubères et sensible à la castration)
  - Pollution à la chlordécone (insecticide présent aux Antilles)
  - Pas de régime alimentaire à risque

Diagnostic	Dépistage		Pas de dépistage de masse mais un **dépistage individuel précoce** Exclusivement pour les hommes en bon état fonctionnel et à la probabilité de survie prolongée Information non ambiguë indispensable préalablement à la réalisation des tests diagnostiques Débuté à 50 ans en l'absence de facteur de risque, 45 ans si FDR identifié (familial ou ethnique) **Jusqu'à 75 ans** A répéter tous les 2 ans en cas de facteur de risque mais le rythme optimal n'est pas encore établi
	Chimio prévention		De nombreuses molécules ont été étudiés : sélénium, vitamine E, aspirine, I5PDE Résultats insuffisants ou sur une période trop courte pour conclure → **Aucune modalité de prévention du cancer de prostate ne peut être recommandée.**
	SF		- **Généralement asymptomatique** au stade localisé - Signes urinaires peu spécifiques **: symptômes de la phase de remplissage ou de la phase mictionnelle, hématurie, RAU ...** (souvent témoin d'une pathologie bénigne associée (HBP), rarement, envahissement trigonale du cancer → Evaluable de manière exhaustive par le questionnaire USP - **Pas de symptômes sexuels** (ex : une hémospermie ne doit pas faire rechercher un cancer de prostate) mais rechercher la fonction sexuelle afin d'évaluer un éventuel impact des gestes diagnostiques et thérapeutiques - Signes d'extension → Evaluable de manière exhaustive par le questionnaire IIEF - Signes d'extension : - **AEG, fatigue, anurie** - **Douleurs osseuses inflammatoires** (métastases osseuses) - **Signes neurologiques** (métastases rachidiennes)
	SC		- **Examen clinique le plus souvent normal** - **TR systématique** (même si PSA normal) : nodule dur « pierreux », irrégulier, non douloureux - Extension : envahissement des vésicules séminales, franchissement capsulaire, atteinte des 2 lobes - Anomalie du TR = urologue pour discuter réalisation de biopsies prostatiques échoguidées - Rechercher des complications (rarement au moment du diagnostic) : OMI (ADP), compression rachidienne
	Bio	**PSA total sérique**	= Kallicréine qui joue un rôle dans la liquéfaction du sperme - **Protéine spécifique de l'épithélium prostatique mais pas du cancer de la prostate** - **↗ :** HBP, prostatite aigue, inflammation transitoire, RAU, TR, sondage urinaire - ↓ : 5-alpha-réductase, prostatectomie et retrait des glandes séminales - Valeur normale : **2,5 à 4 ng/mL** - Toujours contrôler un PSA anormal par un **second prélèvement** après un délai ≥ 1 mois - En cas d'infection urinaire, le PSA peut rester élevé plusieurs mois - Valeur qui sert au **suivi** des traitements du cancer de prostate : PSA > 20 ng/mL = suspecter une évolution métastatique - **Densité du PSA** = 1/10 du volume de la prostate en mL. - Volume prostatique = 50mL → PSA normal jusqu'à 5ng/mL - Améliore la valeur diagnostique dans la tranche de 2,5 à 10 ng/ml - Au-delà de ces seuils : consultation urologique pour éventuelles biopsies prostatiques - **Cinétique du PSA** : temps de doublement du PSA a un intérêt pronostique dans le suivi de certains traitements du cancer de prostate (mais pas pour le diagnostic)

Bio	**PSA libre/ total**	- Fraction du PSA libre dans le cancer de prostate < celle dans l'HBP - Intérêt aujourd'hui discuté, à ne plus utiliser en 1ère intention - En 2nde intention si biopsies prostatiques normales mais PSA qui continue d'augmenter
Autres		- Tests urinaires (**PCA3, gènes de fusion TMPRS2 et ERG)** : tests réalisés sur analyse d'urine, permettent meilleure sélection des patients candidats à des biopsies de prostates / non remboursés
Biopsie de prostate		- Permet d'affirmer le **diagnostic** de cancer de la prostate si positif - Agressivité : **score de Gleason** (différenciation), **nombre de biopsies positives**, **longueur d'envahissement** du cancer, infiltration ou envahissement de la **capsule** et des **espaces péri-prostatique**
	Indication	- Suspicion de cancer sur le TR ou progression/élévation du taux de PSA - Systématiquement en post-chirurgie d'HBP
	Réalisation	- Sous AL, par voie endorectale, échoguidée, en consultation - Sous ATBP : FQ en prise unique 1 à 2h avant le geste (si allergie ou FQ < 6 mois : ceftriaxone) - Arrêt temporaire ou diminution des anti-coagulant et anti-agrégant plaquettaire - **12 prélèvements en moyenne** (+/- biopsies supplémentaires en fonction de IRM)
	Complication	- Complication hémorragique : **urétrorragie, rectorragie, hémospermie, hématurie** - Inconfort périnéal (peut persister plusieurs semaines) - Rétention d'urine (< 1%) - Infections urinaires symptomatiques (5% dont 3% fébriles) <u>Facteurs de risque de complications :</u> - ATCD d'allergie au latex, à la lidocaïne, aux ATB - FdR hémorragiques : prise d'anticoagulants ou d'antiagrégants plaquettaires - FdR infectieux : ATCD de prostatite, prise d'ATB < 6 mois, hospitalisation < 3 mois, vie en institution, sonde urinaire
Echographie de prostate		- **Par voie endorectale** - Peu sensible, peu spécifique pour le diagnostic de cancer de prostate - **Guidage des biopsies** - Evalue précisément le volume prostatique (stratégie diagnostique et thérapeutique) - Aucun intérêt pour le bilan d'extension
IRM prostatique et /ou pelvienne		- 1,5 ou 3 Teslas / examen non invasif (pas d'antenne endorectale) - IRM multiparamétrique : séquences morphologiques T2 + séquences fonctionnelles de perfusion et diffusion - Interprétation par secteur avec une échelle de suspicion allant de 1 à 5 (objective : PI-RADS ou subjective : Likert) - Recommandée uniquement dans l'hypothèse d'une discussion sur une **seconde série de biopsies prostatiques lorsque la première série de biopsie est négative** - But : rechercher des zones qui auraient pu être mal échantillonnées par la série de biopsie initiale. - Etude récente (2018) semble même indiquée l'intérêt de IRM avant la première série de biopsie, encore optionnel aujourd'hui, en cours d'évaluation
Extension		**- IRM multiparamétrique de prostate :** bilan d'extension locale, > 2mois après les biopsies **- IRM pelvienne** : recherche d'ADP suspectes pelviennes (1ère intention) et un envahissement du voisinages **- TDM thoraco-abdomino-pelvien** : bilan d'extension dans les formes métastatiques **- Tomoscintigraphie osseuse aux phosphates marqués au ^{99m}Tc** : recherche de MT osseuse → recommandé en cas de risque intermédiaire ou haut risque et chez les patients ayant des douleurs osseuses quel que soit le taux de PSA *<u>Examens d'imagerie en cours d'évaluation</u>* *- IRM corps entier : serait supérieure au TEP-TDM pour détection des lésions osseuses / peu accessible / non recommandée* *- PET-scanner à la choline : plus sensible et spécifique que scintigraphie osseuse et IRM pour détection précoce des lésions osseuses mais aussi capable de trouver des lésions viscérales / uniquement si tumeurs à hait risque et chez les patients ayant une récidive après un traitement local / non recommandée* *- TEP au fluorore de sodium : plus sensible et plus spécifique que scintigraphie osseuse et IRM pour la détection de lésions osseuses précoces / non recommandée* *- TEP au PMSA : serait plus sensible que les autres examens pour mettre en évidence des extensions à distance du cancer de prostate / non recommandée*

<table>
<tr><td rowspan="6">Classification</td><td>Bilan examen complémentaire</td><td>
<table>
<tr><th></th><th>IRM prostatique</th><th>IRM pelvienne</th><th>TDM TAP</th><th>Scintigraphie os</th></tr>
<tr><td>Risque faible</td><td>Optionnelle</td><td>-</td><td>-</td><td>-</td></tr>
<tr><td>Risque intermédiaire</td><td>Recommandé</td><td>Recommandé</td><td>-</td><td>Recommandé (si Gleason 4+3/GG3)</td></tr>
<tr><td>Risque élevé</td><td>Recommandé</td><td>Recommandé</td><td>-</td><td>Recommandé</td></tr>
<tr><td>Patient M1</td><td>Optionnelle</td><td>-</td><td>Recommandé</td><td>Recommandé</td></tr>
</table>
</td></tr>
<tr><td>Histologie</td><td>- Adénocarcinome (90% des cas) : marquage p63-/PSA+, préférentiellement dans la partie périphérique (≠ HBP : zone de transition)
- Carcinome épidermoïde ou cancer à petites cellules : rare < 5%
- Lymphome, sarcome : exceptionnelles</td></tr>
<tr><td>Score de Gleason</td><td>= Score histo-pronostique : degré de différenciation de 3 à 5
→ Biopsie prostatique : grade le plus élevé + grade le plus représenté
→ Prostatectomie : somme des 2 grades les plus représentés
- Score de Gleason tend à être remplacé par la nouvelle classification ISUP (« International Society of Urological Pathology »)
- <u>Groupe de grade ISUP :</u>
1 = Gleason 3+3 2 = Gleason 3+4 3 = Gleason 4+3 4 = Gleason 8 5 = Gleason 9 ou 10</td></tr>
<tr><td>TNM</td><td>T = tumeur primitive
- TX : tumeur primitive n'a pas pu être diagnostiquée
- T0 : pas de tumeur
- T1 : tumeur non palpable ou non visible en imagerie
- T1a/b = diagnostic sur RTUP (1a < 5% du tissus réséqué, 1b > 5%)
- T1c = découverte par ↗ isolée du PSA
- T2 = tumeur limitée à la prostate (apex et capsule compris)
- T2a = atteinte < moitié d'un lobe
- T2b = atteinte > moitié d'un lobe
- T2c = atteinte des 2 lobes
- T3 = extension au-delà de la capsule
- T3a = extension extra-capsulaire atteignant 1 ou 2 lobes / atteinte du col vésical
- T3b = vésicules séminales
- T4 = organes adjacents (sphincter urétral, rectum, paroi pelvienne), tumeur fixée

/!\ La classification pTNM (post-chir) est la même mais sans T1 et avec Rx (reliquat tumoral non évalué), R0 (absence), R1 (micro), R2 (macro)</td><td>N1 : ADP régionale
M1 : MT à distance (ADP non régional, os ou autre site)
- M1a = ggl non régionaux
- M1b = os
- M1c = autres</td></tr>
<tr><td>Score d'Amico</td><td>- Risque faible : PSA < 10 ng/mL et score de Gleason ≤ 6 et stade clinique ≤ T1c ou T2a
- Intermédiaire : PSA = 10-20 ng/mL ou score de Gleason = 7 ou stade clinique = T2b
- Risque élevé : PSA > 20 ng/mL ou score de Gleason ≥ 8 ou stade clinique ≥ T2c</td></tr>
<tr><td></td><td></td></tr>
<tr><td rowspan="2">Traitement</td><td>Abstention thérapeutique</td><td>- Prise en charge palliative
- Traitement symptomatique uniquement
- En cas d'espérance de vie faible (polypathologies lourdes et menaçantes à court terme)</td></tr>
<tr><td>Surveillance active</td><td>- Prise en charge curative (principe : beaucoup de cancers à faible risque de progression selon d'Amico ne progresseront pas ou évolueront très lentement)
- Indication : faible risque d'Amico
- Critères d'inclusion dépendent : TR, PSA, ≥ 12 biopsies prostatiques
- Séries de biopsies de confirmation à 18 mois puis régulièrement
- Arrêt : apparition d'un Gleason ≥ 7 sur les biopsies de contrôle
- Surveillance : PSA et TR tous les 3 à 6 mois</td></tr>
</table>

Prostatectomie totale	*Modalités* **- Exérèse complète de la prostate et des VS** avec **anastomose vésico-urétrale** - Voie d'abord : ouverte ou laparoscopique ± assistée par robot **- ± Curage bilatéral des ggls ilio-obturateurs, iliaques externes et internes jusqu'à la bifurcation iliaque** si risque élevé (et risque intermédiaire si risque de positivité des ganglions > 5%) *Indication* : **absence de métastases**, espérance de vie > 10 ans *Efficacité* : - Contrôle local et à distance quel que soit l'agressivité du cancer - Possible en association avec radiothérapie et hormonothérapie si cancer agressif - **Préservation des bandelettes nerveuses** pour diminuer le risque de DE en cas de tumeur à faible risque ou risque intermédiaire si volonté du patient - Possible ttt de rattrapage après échec radiothérapique, les risques chir et fonctionnels sont alors plus élevés *CI* : **- Aucune** (sauf celle de l'anesthésie) *EI* - **Per-opératoire :** hémorragie, lymphocèle si curage, plaie rectale, fistule de l'anastomose - **Dysfonction érectile (> 70% après prostatectomie totale)** : reprise des érections dépend de qualité des érections précédentes, motivation du patient, conservation des bandelettes neurovasculaires - **Incontinence urinaire** : fréquente en post-opératoire, régression le plus souvent dans les semaines/mois - **Infertilité et anéjaculation** : constantes - **Dysurie** (<1%) : par sténose de l'anastomose vésico-urétrale
Radiothérapie externe	*Modalités* - Irradiation guidée de la loge prostatique avec technique conformationnelle tridimensionnelle - Dose recommandée **≥ 76 Gy** - Si traitement de 1ère ligne d'un cancer de haut risque : en association à une castration adjuvante (hormonothérapie pendant 6M à 3 ans) *Indications* - **A visée curative** : absence de métastases, tumeur de faible risque si curiethérapie ou chirurgie non indiquées, tumeur de risque intermédiaire avec espérance de vie > 10 ans (en association avec hormonothérapie adjuvante 6 mois), tumeur de risque élevé avec espérance de vie > 10 ans (en association avec hormonothérapie adjuvante ≥ 18 mois) - **A visée adjuvante ou rattrapage** : tumeur à très haut risque / échec du traitement chirurgical *CI* : - Antécédents d'irradiation pelvienne antérieure - Maladie inflammatoire rectale active - Sclérodermie - Impossibilité de maintien de la position - +/- dysurie importante en rapport avec HBP (ttt de l'HBP avant) EI : - **Sténose de l'urètre, cystite et rectite radiques** - **Dysfonction érectile** : complication la plus fréquente, ≥ 70% cas, risque ↑ si hormonothérapie
Curiethérapie interstitielle exclusive	*Modalités* : mise en place de radioéléments **(I^{125})** par voie **transpérinéale sous contrôle écho, sous AG ou ALR** *Indication* : **faible risque d'Amico**, sous-groupe des risques intermédiaires (PSA entre 10 et 15 et/ou présence de grade 4 minoritaire (GG2)) *CI* : ATCD d'irradiation pelvienne, maladie inflammatoire rectale active, sclérodermie, volume prostatique > 60 mL, présence d'un lobe médian symptomatique, symptômes urinaires marqués (hyperactivité vésicale et/ou dysurie), ATCD de résection endo-urétrale de prostate *EI* : ceux de radiothérapie externes *Avantages :* **une seule séance / dysfonction érectile < 20% des cas**
Ultrasons focalisés (HIFU)	*Modalités* : détruire par ultrasons le tissu prostatique sous contrôle échographique, souvent associé à une résection endo-urétrale de la prostate pour éviter la dysurie *Indication* : **traitement de rattrapage si récidive après radiothérapie externe** (*en cours d'évaluation nationale en traitement de 1ère intention dans des indications voisines de celles de curiethérapie)* *EI* : sténose urètre prostatique (20%) / incontinence urinaire (5-10%), dysérection (50-70%), fistule prostato-rectale exceptionnellement
En cours d'évaluation	*- Cryothérapie* *- Photothérapie dynamique*
Suppression androgénique	**= Suppression de l'effet des androgènes sur la prolifération des cellules tumorales prostatiques** - Cible de **testostéronémie** < 0,5 ng/ml - TTT curatif adjuvant de la radiothérapie : arrêt après un délais variable selon la tumeur - TTT palliatif : efficace pendant 3 ans en moyenne, suivi d'une **phase de résistance à la castration**

Suppression androgénique	**Chirurgicale**	- Ablation des deux testicules **(orchidectomie)** ou de la pulpe testiculaire **(pulpectomie) = méthode définitive** - Délai avant castration : **12h** - Attention : persistance de sécrétion d'androgènes surrénaliens, impact psychologique, ttt irréversible
	Antagoniste LHRH	- Inhibitions des récepteurs hypophysaires de la LH-RH = plus de sécrétion de FSH/LH = plus de stimulation des cellules de Leydig - Délai avant castration : **72h** - **Dégarelix** : injection SC mensuelle
	Agoniste LHRH	- Saturation des récepteurs hypophysaires de la LH-RH = perte de la sécrétion pulsatile de LH-RH = plus de sécrétion de FSH/LH = plus de stimulation des cellules de Leydig - **Effet flare-up** = pic initiale de testostéronémie par stimulation initiale des récepteurs de LH-RH - Délai avant castration : **2-4 semaines** - **Triptoréline, leuproréline, gosoréline** - Injection SC mensuelle, trimestrielle ou semestrielle - Associé à **anti-androgène** pendant au moins 15 jours (car pic initial de testostérone = croissance tumorale)
	Anti-androgènes non stéroïdiens	- Blocage direct du récepteur des androgènes par affinité supérieure à celles des androgènes - **Bicalutamide, flutamide, nilutamide** - Une prise PO / jour pendant < 1 mois - Indication : prévention du flare-up / jamais en monothérapie
	Anti-androgènes stéroïdiens	- Action centrale (idem analogues) + périphérique (idem antiandrogènes non stéroïdiens) - Délai avant castration : 7 jours - **Acétate de cyprotérone (progestatif de synthèse)** - Indications : prévention flare-up (200-300mg) / traitement des bouffées de chaleur secondaires au traitement hormonal (100mg) - ES : risque thrombo-embolique / toxicité hépatique - **CI : ATCD de phlébite ou EP** - Surveillance : bilan hépatique
	Effets indésirables de la suppression androgénique	- **Bouffées de chaleur** (50-80% cas) : traitées par acétate de cyprotérone **- Dyséréction (90-95%) et baisse de libido** **- Fatigue** **- FdR cardiovasculaire = syndrome pseudo-métabolique** - diabète (cf résistance à l'insuline) - hypercholestérolémie (mais aussi une ↑ HDL) - ↑ masse grasse, ↓ masse maigre - surtout dans les 6 premiers mois - **Ostéoporose** profonde, dans les 6-12 premiers mois - **Syndrome dépressif, troubles cognitifs**
	Bilan avant prescription d'une hormonothérapie	*Interrogatoire* : FdR, facteurs d'ostéoporose, risque de chute, troubles de l'humeur et de la sexualité *Clinique* : **PA, poids, taille, périmètre abdominal, IMC** *Paraclinique* : **GAJ, bilan lipidique, vitamine D, ostéodensitométrie**
	Phase de résistance à la castration	- Testostéronémie à des taux de castrations < 0,5 ng/mL - **3 augmentations de PSA > 50% du nadir** à **2 semaines** d'intervalle - **Progression radiologique** (progression clinique non suffisante) - Passer à une hormonothérapie de 2nde génération ou chimiothérapie (pas d'indication préférentielle)

	Hormonothérapie de 2nde génération		- Plus uniquement réservée à la phase de « résistance à la castration » - Autre indication : **en adjuvant à la castration seule à la phase hormonosensible en cas de cancer métastatique avec un fort risque évolutif** = à discuter en RCP en alternative de la chimiothérapie - Attention : ne pas associer castration, chimiothérapie de $1^{\text{ère}}$ ou 2nde ligne ET hormonothérapie de 2nde ligne **- Acétate d'abiratérone** - inhibiteur de synthèse des androgènes en bloquant le CYP17, irréversible - inhibition de la synthèse des androgènes (y compris au niveau surrénalien, au profit de la synthèse de minéralocorticoïdes) - PO, associé à la prise de prednisone 10mg/j - Bénéfices : ↑ survie globale et sans symptômes, amélioration de QdV et des douleurs - ES : HTA, toxicité hépatique, hypokaliémie, ES des corticoïdes au long cours - CI : HTA difficile à contrôler - **Enzalutamide** - inhibiteur du récepteur des androgènes - PO, 1 prise / jour - Bénéfices : ↑ survie globale et sans symptômes, amélioration de QdV et des douleurs - ES : crise comitiale, toxicité hépatique - CI : ATCD de crise comitiale
	Chimiothérapie		- Indication : cancer de prostate métastatique résistant à la castration et symptomatique - **Docétaxel** + prednisone en $1^{\text{ère}}$ ligne, **cabazitaxel** en 2nd ligne - Perfusion tous les 21 jours en HDJ - Bénéfices : ↑ survie globale et sans symptômes, amélioration de QdV et des douleurs - ES nombreux +++ = prise en charge en oncologie médicale pour les prévenir !
	Traitements ciblant l'os		Objectifs - Dès le début de la castration : traiter l'ostéopénie induite - Pendant la phase de résistance à la castration : prévenir les complications des métastases osseuses **Acide zolédronique** - Biphosphonates / anti-résorption osseuse - IVL toutes les 3-4 semaines - Bénéfices : antalgique et diminue les complications osseuses - ES : toxicité rénale (posologie adaptée à âge/créatinine) / hypocalcémie / ostéonécrose de la mâchoire (panoramique dentaire et cs dentaire avant l'instauration) **Dénosumab** - Ac monoclonal qui se lie au ligand du Rc RANK = Rc non activé = ostéoclastes non activés = diminution de résorption osseuse - Injection SC toutes les 3-4 semaines - Bénéfices : **plus efficace que l'acide zolédronique** - ES : hypocalcémie / ostéonécrose de la mâchoire (panoramique dentaire et cs dentaire avant l'instauration) **Irradiation métabolique par le ^{223}RaCl** - Fixation sur l'os = délivrance d'une radioactivité locale sur les métastases - Utilisation limitée (conditions strictes) - Bénéfices : ↑ survie globale, ↓ complications squelettiques et des douleurs en cas de métastases osseuses exclusives
Stratégie thérapeutique	**Bas risque**		- Bilan d'extension : **IRM** optionnelle (souvent réalisée), scanner et scintigraphie non indiquée - **Abstention- surveillance si espérance de vie < 10 ans** - **Surveillance active** - **Prostatectomie totale** - **Radiothérapie** **- Curiethérapie** *- En évaluation : US focalisés, photothérapie dynamique, traitement focal par cryothérapie, traitement focal par US focalisé focale*
	Risque intermédiaire ou élevé		- Bilan d'extension : **IRM, scanner** et **scintigraphie osseuse** obligatoires
		Risque intermédiaire	**- Abstention- surveillance si espérance de vie < 10 ans** **- Prostatectomie totale** +/- **curage ganglionnaire étendu** - **Radiothérapie externe seule** - **Radiothérapie + hormonothérapie courte** (6 mois) - **Curiethérapie** si PSA < 15 et GG2 (ou Gleason 3+4)
		Haut risque	**- Abstention- surveillance si espérance de vie < 10 ans** **- Prostatectomie totale + curage** ganglionnaire étendu +/- radiothérapie **- Radiothérapie + hormonothérapie longue (18 mois)**

CAT en cas de récidive après un premier ttt standard à visée curative	- **IRM + nouveau bilan d'extension** : rechercher une évolution métastatique - Récidive après chirurgie : radiothérapie de la loge de prostatectomie +/- hormonothérapie de courte durée concomitante +/- irradiation des aires ganglionnaires - Récidive après radiothérapie externe ou curiethérapie : US focalisés ou cryothérapie - Récidive biologique persistante malgré les ttt locaux (imagerie normale / PSA continue d'augmenter) : castration +++ ou hormonothérapie intermittente (après échec de radiothérapie mais qui avait donné un effondrement rapide de PSA)
Cancer métastatique	- 1ère intention : **castration** **- chirurgicale ou hormonale** (antagoniste ou agoniste LH-RH, acétate de cyprotérone) - en cas de castration hormonale : discuter l'ajout d'une chimiothérapie ou d'une hormonothérapie de 2nde ligne chez les patients ayant une risque évolutif élevé ou une forte masse tumorale métastatique - Phase de résistance : - Maintenir le traitement de castration de 1ère ligne - Ajouter hormonothérapie de 2nde génération ou chimiothérapie
Surveillance	En cas de surveillance active : - **Biopsie de confirmation 18 mois après** le début de la surveillance active - **PSA** tous les 3-6 mois - **TR** ≥ 1X/an - **Biopsies prostatiques** régulières - IRM : en cours d'évaluation, pas d'indication formelle En cas de prostatectomie totale : - **PSA** à 6 semaines, 3 mois, 6 mois, 12 mois puis tous les 6 mois pendant 3 ans puis 1/an - PSA à 6 semaines : - PSA < 0,2 ng/mL = réponse complète - PSA > 0,2 ng/mL = récidive histologique ou absence de réponse initiale En cas de radiothérapie externe (+/- hormonothérapie adjuvante) et/ou de curiethérapie : - **PSA** (idem qu'après prostatectomie totale) + **TR** - PSA « nadir » : plus petite valeur de PSA atteinte par le patient - Récidive biologique : augmentation de plus de 2ng/mL par rapport au PSA nadir / nécessité de plusieurs dosages de PSA espacés de > 1 mois pour affirmer cette récidive - Surveillance à 1,5 mois, 3 mois, 6 mois, 12 mois puis tous les 6 mois pendant 3 ans puis annuellement - Surveillance des ES de la radiothérapie : consultation ≥ 1/ an pendant 5 ans En cas de cancer métastatique : - **Examen clinique** + **PSA** tous les 3-6 mois - **Imagerie**
Soins de support	Doivent être précoces, pas seulement dans les phases finales de la maladie Prise en charge pluridisciplinaire / équipe de soins palliatifs Prise en charge de la douleur +++ : **antalgiques, radiothérapie sur les métastases, cimentoplastie** Risques à connaître : - Neurologique : compression nerveuse aigue par fracture osseuse pathologique ou épidurite néoplasique : PEC neurochirurgicale en urgence pour **laminectomie décompressive** - Urologique : . Rétention d'urine par obstacle sous vésical : **résection endo-urétrale** . - Urétéro-hydronéphrose par envahissement trigonal ou compression extrinsèque par ADP iliaques : **sonde double JJ** > néphrostomie

ITEM 308 : TUMEUR RÉNALE

Cancer du rein : d'évolution lente, longtemps non infiltrant, manifestation clinique rare, de découverte fortuite dans 70-80% des cas
- Kystes très fréquents à partir de 50 ans, bénins
- 6ème tumeur maligne solide, 3ème cancer urologique, **âge médian au diagnostic = 69 ans**, incidence en ↗ (11 000 nouveaux cas/an en 2012), **prédominance masculine (2/1)**
- **1/3 des patients est diagnostiqué au stade métastatique** et parmi les patients présentant un stade localisé environ 30% vont développer des métastases
- FdR : insuffisance rénale chronique, **tabagisme**, obésité, sexe masculin, HTA, transplantation rénale, exposition chronique (trichlorétyhlène), prédisposition génétique dans des formes familiales (la principale étant la **maladie de Von Hippel-Lindau**)

Histoire naturelle du carcinome à cellulaires claires
- **Inactivation du gène VHL induisant la stimulation d'une néoangiongénèse tumorale**
- Survenue d'un shift métabolique se traduisant par le métabolisme préférentiel du glucose en lactate indépendamment de la disponibilité en oxygène
- Au moment du diagnostic : 10-40% des cancers rénaux sont d'emblée métastatique ; 10-30% le deviendront après néphrectomie pour un stade localisé
- Principaux sites métastatiques : **poumon / foie / os / surrénales / cerveau** .. mais possible dans tous les organes et même plusieurs années après le diagnostic
- **Extension possible dans la VCI à partir de la veine rénale**

Anatomo-pathologie	Tumeurs malignes (70-80%)	**Carcinome à cellules rénales** (90%)	- **Carcinome à cellules claires** (75-85%) : tumeur hétérogène, hypervascularisée, cellules optiquement vides → fort potentiel métastatique, syndrome paranéoplasique fréquent - **Carcinome tubulo-papillaire** (12-14%) : faible potentiel métastatique, hypovascularisé, de meilleur pronostic (sous-type I > II) - **Carcinome chromophobe** (4-6%) : rare, de bon pronostic, plus fréquent chez les femmes - **Carcinome de Bellini** ou **carcinome des tubes collecteurs** (1%) : très agressif
		Autres (10%)	- **Tumeur métanéphrique, néphroblastome, mésenchymateuse, neuroendocrine, MT**...
		Grade histo-pronostique	= **Grade de Furhman** ou **grade nucléolaire de l'ISUP** selon la morphologie nucléaire (aspect du noyau, taille des nucléoles) : bas grade (Fuhrman 1-2) ou de haut grade (Fuhrman 3-4) - **Utilisé pour évaluer l'agressivité des CR à cellule claire et tubulo-papillaire**
	Tumeurs bénignes		= Fréquentes : 20 à 30% des tumeurs < 4 cm, diagnostic différentiel non réalisable sur l'imagerie - **Oncocytome** = **adénome oncocytaire** (5%): origine épithéliale, cicatrice stellaire centrale / femme +++ - **Angiomyolipome** : - origine mésenchymateuse, rare, touche surtout la femme, hypodensité au scanner (graisse intra-tumorale = pathognomonique), - risque hémorragique (notamment si > 4 cm, contre-indication à la PBR), - 3 composantes : adipeuse, musculaire, vasculaire - si tumeur volumineuse et multiples → sclérose de Bourneville
	Lésion kystique (5-10%)		**Classification de Bosniak** : critères d'imagerie (scanner) - Type 1 et 2 = **bénin** : aucune surveillance - Type 2F (*follow-up*) : nécessité de **surveillance** - Type 3 et 4 = **haut risque de malignité** (type 3 = 45%, type 4 = 95%) : **exérèse chirurgicale** recommandée

1	**Kyste simple** (très fréquent)	Densité hydrique, homogène, limites régulières sans paroi visible, non rehaussé au produit de contraste
2	**Kyste atypique**	Cloisons fines, fines calcifications pariétales, hyperdense, non rehaussé
2	**Type 2F**	Cloisons nombreuses et fines, paroi légèrement épaisse, calcifications pariétales et cloisons régulières, kyste hyperdense, entièrement intrarénal, ≥ 3 cm
3	**Kyste suspect**	**Cloisons nombreuses et épaisses**, paroi épaisse, limites irrégulières, **calcifications épaisses et irrégulières**, contenu dense, **rehaussement de la paroi et des cloisons**
4	**Cancer à forme kystique**	Paroi épaisse et irrégulière, végétations ou nodule mural, rehaussement de la paroi ou des végétations

Diagnostic	C	- **Découverte fortuite** (70%) = **tumeur incidentale :** généralement de petite taille, limitée au rein - Signes locaux : **hématurie macroscopique intermittente**, **lombalgie**, **masse du flanc** si volumineuse (rare) - Signes généraux : **fièvre**, **AEG**, **anémie inflammatoire**, **métastase pulmonaire**, **métastase osseuse** - **Thrombus tumoral veineux** : **varicocèle** (surtout gauche), **OMI**, **signes d'insuffisance cardiaque droite** - **Syndrome paranéoplasique** (< 5% des cas, tumeur à cellules claires ++) : **fièvre prolongée, polyglobulie** (EPO-like), **hypercalcémie** (PTHrp), **HTA** (rénine), **syndrome de Stauffer** (hépatomégalie et cholestase anictérique)

	Bio		- **Fonction rénale** : créatininémie avec calcul de la clairance de la créatinine - **NFS** - En cas de tumeur métastatique : bilan hépatique, LDH, phosphatases alcalines, calcémie, bilan de coagulation, plaquettes
	PC	**Echo abdo**	Examen de dépistage/suivi : tumeur hyperéchogène, mal limitée, néovascularisation anarchique L'écho de contraste peut-être utile en cas de lésion kystique mal caractérisée au scanner ou à l'IRM. Permet de faire la différence entre tumeur solide et kyste
		Scanner abdominal	= Examen de référence (en l'absence d'insuffisance rénale) - **En 3 temps** : sans injection, temps vasculaire (30s) et temps excrétoire tardif (uroscanner) + tubulaire - Renseigne sur le caractère tissulaire (> 15 UH) ou kystique - Tumeur : lésion irrégulière, hétérogène ± plages de nécrose centrales, réhaussée - Extension loco-régionale : taille, atteinte de la graisse péri-rénale et surrénale, foie, côlon - Envahissement veineux : veine rénal ou veine cave → thrombose tumorale (5-10% des tumeurs malignes) - Bilan d'extension : **ADP lombo-aortique**, **métastase hépatique** ou **pulmonaire** - Rein controlatéral : tumeur dans 5% des cas
		IRM rénale	= Non systématique : meilleure analyse du niveau supérieur d'un thrombus de la veine cave, exploration des lésions kystiques mal caractérisées par les autres examens d'imagerie, ou en cas d'insuffisance rénale (gadolinium moins néhrotoxique)
		Extension	= **Scanner abdominal** et **thoracique** ± **scintigraphie osseuse**, **scanner cérébral** sur signe d'appel ou si métastase ailleurs
		Biopsie tumorale	= Sous AL avec guidage écho ou scannographique - Renseignements donnés : nature de la tumeur, soustype histologique, grade de l'ISUP - Indications : - Doute diagnostic : diagnostic différentiel avec un lymphome ou un sarcome ou métastase d'un autre cancer - Petite tumeur (< 4 cm) localisée chez un patient âgée > 70 ans avec comorbidités - Avant de donner un traitement médical en cas de tumeur métastatique - Avant décision de surveillance active d'une petite tumeur Avant thermo-ablation d'une petite tumeur - Risque : hématurie, hématome rétro-péritonéal ou sous-capsulaire, fistule artério-veineuse - Complications peu fréquente (< 10%) et le plus souvent mineures
TNM	T1 = limitée au rein, ≤ 7 cm de grand axe (T1a < 4 cm, T1b > 4 cm) T2 = limitée au rein, > 7 cm de grand axe (T2a < 10 cm, T2b > 10 cm) T3 = atteint les veines principales ou envahissant la graisse péri-rénale ou du sinus rénale (sans atteinte du faisceau de Gérota) - 3A = v. rénale ou ses branches de division segmentaire, graisse du sinus rénal ou péri-rénal (mais n'atteint pas la surrénale et ne dépasse pas la fascia de Gérota) - 3B = v. cave sous forme d'une thrombus sous-diaphragmatique - 3C = paroi de la VCI ou thrombus s'étendant au-dessus du diaphragme T4 = s'étend au delà du fascia de Gérota, incluant la surrénale homolatérale		Nx = aucune évaluation N0 = aucune ADP N1 = ADP unique N2 = ≥ 2 ADP Mx = aucune évaluation M0 = non métastatique M1 = MT à distance
Evolution	- Cancer localisé dans la majorité des cas au moment du diagnostic → 30% deviennent métastatiques - Extension régionale : **lymphatique** (lombo-aortique…) et **veineux** (thrombus tumoral dans la **veine rénale** puis **VCI**) - MT à distance : **pulmonaire** ++, **surrénale**, **osseuse**, **hépatique**, **cérébrale**… → Petite tumeur (< 4 cm) de très bon pronostic : **95%** survie à 5 ans → Tumeur métastatique de pronostic très péjoratif : **5-10%** survie à 5 ans		
	Pronostic		- **Modèle UISS** pour les cancers localisés **:** selon le PS**,** le stade TNM et le grade de Furhman - **Groupes de Motzer (MSKCC)** pour les cancers M+ : selon l'état général, le taux d'Hb, la calcémie corrigée, le taux de LDH sérique, l'intervalle entre diagnostic et traitement et le nombre de sites métastatiques
TTT	**Chirurgie**		= Par voie ouverte ou laparoscopique ± assistance robotique, selon taille, stade et localisation : - **Néphrectomie partielle** sans curage : tumeur < 4 cm ou rein unique - **Néphrectomie élargie** (rein tumoral, graisse péri-rénale ± surrénale si envahissement macroscopique ou à l'imagerie) : taille > 4 cm, siège hilaire → Par voie endoscopie si T2 ou par voie ouverte si T3-T4 - **Curage ganglionnaire** si N+ : pour le staging N du cancer, sans intérêt thérapeutique - **Thrombus cave** : **cavotomie pour thrombectomie** (pouvant nécessiter une CEC) après **angio-IRM** → Aucun traitement adjuvant (hors essai clinique) dans les stades localisés
	Traitement ablatif		= Destruction de la tumeur par énergie thermique : **radiofréquence** ou **cryothérapie** - Nécessite une biopsie préalable pour confirmer la malignité - Réservé aux petites tumeurs (< 4cm), chez des patients âgés avec comorbidité (CI chirurgicale)

Surveillance active		= Surveillance d'une petite tumeur (< 4cm) si contre-indication ou refus de la chirurgie - **Echographie/scanner** tous les 6 mois : évolution lente (2-3 mm/an)
Stade métastatique	Traitement systémique	= Indiqué selon les groupes pronostiques de Motzer - **Anti-angiogénique** : - **ITK** : **sorafenib, sunitinib, axitinib, pazopanib** - **Inhibiteur mTOR** : **temsirolimus, everolimus** - **Ac monoclonal anti-VEGF**: **bévacizumab** (Avastin®) - De 2nd ligne : **nivolumab**, **cabozantinib** - **Immunothérapie** (peu utilisé) : **interféron-α, interleukine 2**
	Traitement chirurgical	**= Néphrectomie cyto-réductrice** élargie avec surrénalectomie et curage : discuté, recommandé chez le patient en bon état général
	PEC des métastases	- **Exérèse chirurgicale** à discuter chez le patient oligo-métastatique - Traitement palliatif : radiothérapie de MT osseuse ou cérébrale
Mesures associées		**Néphroprotection** après néphrectomie totale : prévention de l'évolution vers une IRC - Contre-indication ou précaution d'emploi des néphrotoxiques : iode, AINS… - Prévention de l'IRA et des infections urinaires : hydratation suffisante pour 2L/j de diurèse - Contrôle des FdRCV
Surveillance		**= Examen clinique, échographie rénale/scanner thoraco-abdomino-pelvien, créatininémie** - Rythme : - Cancer localisé : 1/an pendant 5 ans puis tous les 2 ans à vie - Cancer localement avancé : tous les 6 mois x 3 ans, 1/an x 2 ans puis tous les 2 ans à vie - Cancer métastatique : tous les 3 mois pendant 5 ans, puis tous les 2 ans à vie

PREDISPOSITION GENETIQUE

Gène VHL	= Suppresseur de tumeur : mutation retrouvé dans 60% des cancers rénaux sporadiques et dans la quasi-totalité des cancers du rein héréditaires
Maladie de Von-Hippel-Lindau	= Maladie génétique autosomique dominante à pénétrance élevée - **Carcinome rénal à cellules claires** : bilatéral, précoce < 40 ans ou 2 atcds familiaux au 1er degré - **Kystes rénaux** - **Hémangioblastome de la rétine** et du **SNC** (60-80%) - **Kystes pancréatiques** (30-70%) - **Phéochromocytome** **Cs oncogénétique** : recherche de la mutation du gène VHL, enquête génétique autour du cas index - Patient présentant la mutation : **dépistage** systématique dès 5 ans par échographie rénale 1/an
Indication de conseil génétique	- Tumeur rénale unique : - < 50 ans si carcinome à cellules claires) - Quelque soit l'âge si carcinome papillaire de type 1 ou 2, chromophobe ou tumeur hybride oncocytome-chromophobe - Tumeurs rénales multiples ou bilatérales - Antécédents familiaux de tumeur rénale - Association à d'autres manifestations cliniques (personnelles ou chez les apparentés)

ITEM 310 : TUMEUR DU TESTICULE

- Cancer rare (1 à 1,5% des cancers de l'homme), 60-70% diagnostiqués à un stade limité
- **1er cancer de l'homme < 35 ans**
- Incidence en augmentation : 4,5 nouveaux cas / 100 000 hommes / an
- Pic d'incidence : 30-34 ans pour les TGNS et 39 ans pour les TGS
- Dissémination : - **ADP** : **lombo-aortique, sus-diaphragmatique, médiastinales** puis **sus-claviculaire gauche**
  ± ADP inguinale seulement en cas d'envahissement scrotal
  - **Métastase** : **poumon, foie**, plus rarement **cerveau** et **os**

→ Toute tumeur testiculaire est un cancer jusqu'à preuve du contraire.

- Effets de l'HCG : ↑ testostérone, ↑ œstradiol (synthèse), hyperplasie péri tumorale, ↓ FSH-LH (rétrocontrôle)
- La néoplasie germinale *in situ* (NGIS) est un état précancéreux, qui concerne la majorité des tumeurs germinales du testicule
- La maladie est **localisée au testicule dans 60 à 70 % des cas au diagnostic**

FdR

- **ATCD personnel ou familial (1er degré) de tumeur germinale**
- **Cryptorchidie, ectopie testiculaire**
- **Atrophie testiculaire**
- **Syndrome de dysgénésie testiculaire : infertilité, atrophie, cryptorchidie, hypospadias**
- **Maladies syndromiques : Down, Klinefelter (tumeurs germinales extra gonadiques médiastinales)**
- **Incertains : morphométrie, exposition aux pesticides ou perturbateurs endocriniens**

Micro-lithiases testiculaires	= Concrétions calciques dans la lumière des tubes séminifères : zones hyperéchogènes (≥ 5) sans cône d'ombre postérieur, de taille < 2 mm → classé en 3 stades selon leur nombre - Prévalence de 5% en population générale - **Ne doivent pas être considérés comme un facteur de risque**

Anatomopathologie

Tumeur germinale (95%)	- **Séminome pur** (45%) : de meilleur pronostic - **Tumeur germinale non séminomateuse** (TGNS, les plus fréquente 55%) = association en proportion variable : **carcinome embryonnaire, choriocarcinome, tératome, tumeur du sac vitellin** - **Tumeur mixte** (TGS et TGNS) : très fréquente, à prendre en charge comme une TGNS
Tumeur non germinale (5-10%)	- Stroma gonadique spécialisé : **cellule de Leydig** (bénin dans 90% des cas), **cellule de Sertoli** - **Gonadoblastome** - **Adénocarcinome du *rete testis***
Tumeur secondaire	- Hémopathie maligne : **lymphome** (30% des cas > 50 ans), **leucémie aiguë lymphoblastique** - **Métastase testiculaire** (plus rare) : prostate, poumon, mélanome, rein...
Néoplasie germinale intra-tubulaire	= Etat tumoral pré-invasif : risque d'évolution vers un cancer germinal = 50% dans les 5 ans - Recherche indispensable dans les zones saines en cas d'orchidectomie partielle - Recherche controlatérale (biopsie) en cas de risque de tumeur bilatérale (dysgénésie gonadique) ou de micro-lithiase de grade 3 à l'échographie

Diagnostic

SF		- Signes locaux : - ↗ **Volume du testicule**, indolore : nodule dur, pierreux voire augmentation globale de volume - **Pesanteur testiculaire, testicule douloureux, douleur hypogastrique** - Tableau aigu : **hémorragie** ou **nécrose intra-tumorale, traumatisme scrotal** - SG : - **Gynécomastie** sans galactorrhée (si unilatérale : évoquer une tumeur à cellules de Leydig) - **Douleur ou masse abdominale (liée à une adénomégalie)** - **Détresse respiratoire (liée aux métastases pulmonaires)** - **Palpation d'un ganglion de Troisier**
SC		- Examen testiculaire bilatéral et comparatif : masse intra-scrotale dure, indolore, irrégulière, avec persistance du sillon épididymo-testiculaire (**signe de Chevassu positif**) ± hydrocèle réactionnelle fréquente
PC	**Echo-Doppler scrotale systématique**	- **Nodule intra-testiculaire :** hypoéchogène (plutôt TGS) ou hétérogène (plutôt TGNS), généralement hypervascularisé - Parenchyme testiculaire controlatéral : tumeur infra-clinique, micro-lithiase

Marqueurs

- Dosage sérique systématique en **pré-opératoire** et en **post-opératoire** (J8 et J30) : suivi de la décroissance après orchidectomie (patient métastatique si absence de décroissance) et de la normalisation après chimiothérapie

α-foeto-protéine	N < 20 ng/ml	½ vie = 6 jours → Normal à J30	- TGNS uniquement : - **Tumeur vitelline** surtout - **Carcinome embryonnaire**
hCG totale	N < 2 ng/ml	½ vie = 2-3 jours → Normal à J8	- **Choriocarcinome** (100%) - **Tumeur séminomateuse** (30%)
LDH	- **Tumeur séminomateuse** (80%), non spécifique - Corrélé au volume tumoral et au degré de nécrose tumorale - Valeur pronostique dans les formes métastatiques		

- TGNS : ↗ **αFP** dans 50-70% des cas et ↗ **hCG** dans 40-60% des cas
- TGS : ↗ **hCG** dans 30% des cas, jamais d'élévation de l'αFP (à considérer comme TGNS si αFP augmenté)

DD
- **Kyste épidermoïde** : tumeur bénigne, aspect en « pelure d'oignon » à l'échographie → orchidectomie partielle
- **Leydigome** : tumeur bénigne, signes d'hypogonadisme, gynécomastie → orchidectomie partielle = pseudotumeur testiculaire possible dans l'hyperplasie congénital des surrénale (partielle le plus souvent) par ↑ 17-OH-progestérone (bloc 21-hydroxylase)

Bilan d' extension

= Peut être réalisé après orchidectomie : statut ganglionnaire et métastatique
- **TDM thoraco-abdomino-pelvien injecté** (ou IRM) : ADP rétropéritonéale, MT pulmonaire et ADP médiastinale
- **RP** : suffisante pour le suivi pulmonaire et médiastinale après traitement des TGS
- **Echographie hépatique** : en cas d'extension métastatique douteuse au scanner
- **Imagerie cérébrale** (IRM/TDM) : en cas de TGNS métastatique avec extension métastatique viscérale, dans les formes de mauvais pronostic ou en cas de symptômes neurologiques
- **PET-scan** : bilan et suivi des TGS métastatiques, en évaluation dans les TGS non métastatique
- Sur signe d'appel : **scintigraphie osseuse, TDM rachidienne, imagerie cérébrale**

Classification

T1 = testicule, épididyme ± albuginée
T2 = vasculo-lymphatique ou vaginale
T3 = étendue au cordon spermatique
T4 = étendue au scrotum

N1 = ADP < 2 cm
N2 = ADP 2-5 cm
N3 = ADP > 5 cm

M1a = ADP non rétropéritonéal/ pulmonaire
M1b = autre

I = limité au testicule
II = ADP para-aortique, rétropéritonéale
III = ADP supra-diaphragmatique
IV = atteinte viscérale

Après orchidectomie à J8 et J30

	LDH	hCG	αFP
S1	<1,5N	< 5000	< 1000
S2	Intermédiaire		
S3	> 10N	> 50 000	>10 000

Pronostic

Classification pronostique IGCCCG

Pronostic	TGNS	TGS
Bon	- Primitif testiculaire ou rétropéritonéal - Aucune MT extra-pulmonaire - Marqueurs S1 → Survie à 5 ans = **90%**	- Primitif : tous site - Aucune MT extra-pulmonaire - αFP normal (tout taux d'hCG/LDH) → Survie à 5 ans = **85%**
Moyen	- Marqueurs S2 → Survie à 5 ans = **80%**	- MT extra-pulmonaire → Survie à 5 ans = **70%**
Mauvais	- Primitif médiastinal - Marqueurs S3 - MT extra-pulmonaire → Survie à 5 ans = **50%**	Jamais de mauvais pronostic

DD

- **Orchi-épididymite (abcès testiculaire)**
- **Torsion testiculaire**
- **Tumeur épididymaire**
- **Kyste intra testiculaire**

TTT

Orchidectomie par voie inguinale

= 1ère étape thérapeutique et diagnostic, en semi-urgence → l'histologie détermine la PEC
- Réalisation préalable d'une **conservation de sperme au CECOS** (2 prélèvements), notifié si refus
- Peut être retardée (après chimiothérapie) en cas de métastase menaçant le pronostic vital
- Information sur la possibilité de **pose de prothèse testiculaire** (en même temps ou en 2nd temps)
- **Orchidectomie partielle** avec **biopsie en territoire sain** (rare) possible si : tumeur testiculaire bilatérale synchrone ou métachrone, tumeur testiculaire sur testicule unique

TGNS

Stade 1 (N0, M0)

= Selon les FdR : présence d'emboles lympho-vasculaires et carcinome embryonnaire pur ou > 50%
- **Surveillance active pendant 5 ans** si faible risque de rechute → **30%** de récidive
- **Chimiothérapie** si risque élevé : 2 cures de **BEP** (bléomycine, étoposide, cisplatine) → 3% de récidive
- **Curage ganglionnaire lombo-aortique de stadification** : si refus ou contre-indication à la surveillance ou la chimiothérapie → envahissement ganglionnaire dans 30% des cas, 2% de récidive

N+/M+

→ Absence de normalisation des marqueurs tumoraux après orchidectomie : considéré comme M+
- **Chimiothérapie BEP** : 3 cures si bon pronostic, 4 cures si intermédiaire/mauvais pronostic (UIGCC)

Bilan à 1 mois Marqueurs + TDM	- Marqueurs non normalisés : **intensification de chimiothérapie** - Marqueurs normalisés : - **Chirurgie** de toutes masses résiduelles > 1 cm (curage) ± **Chimiothérapie** si > 10% de tissu actif dans les masses
2nd ligne	= Rechute, chimio-réfractaire : 4 cycles de **vinblastine-ifosfamide-cisplatine (VeIP)**

TTT

TGS

= Radiosensible, de meilleur pronostic, mais moins de sécrétion de marqueurs (surveillance plus difficile)

Stade 1 (N0, M0)	Si faible risque de rechute : **surveillance active pendant 5 ans** Si haut risque de rechute : **critère de Warde** = envahissement du *rete testis* ou tumeur > 4 cm : - **Chimiothérapie adjuvante** : 1 cycle AUC7 - **Radiothérapie adjuvante para-aortique** et **iliaque** homolatérale (20-24 Gy)
Stade IIA-B (ADP < 5 cm)	- **Radiothérapie lombo-aortique et iliaque** (20 Gy) avec **boost** sur la zone tumorale (30-36 Gy) - **Chimiothérapie** (3 cycles BEP ou 4 cycles EP) en alternative pour les stades N2
Stade ≥ IIC (N3, M1)	- **Chimiothérapie : 3 ou 4 cycles de BEP** selon le pronostic - Bilan à 1 mois (TDM) : - **Surveillance** des masses < 3 cm - **PET scan** si masses > 3 cm → **chirurgie des masses résiduelles fixantes**

Surveillance à vie	- **Marqueurs tumoraux** : tous les 3 mois pendant 2 ans puis tous les 6 mois pendant 3 ans puis 1/an - **TDM thoraco-abdomino-pelvienne** : tous les 6 mois pendant 2 ans puis 1/an - Testicule controlatéral : **échographie + éducation à l'autopalpation**

Complément du collège d'endocrinologie

Leydigome	- < 9 ans : - **Pseudo-puberté précoce avec virilisation** - ↑ masse osseuse - ↑ testostérone plasmatique - Echo : tumeur hypoéchogène - Adulte : - **Féminisation** : gynécomastie, pigmentation mamelon, ↓ libido, troubles érectile, infertilité - ↑ oestradiolémie, FSH-LH ↓, testostérone normal ou ↓, HCG indétectable
Tumeur à cellule de Sertoli	Rare, clinique semblable au Leydigome - ↑ testostérone, ↑ œstradiol, ↓ FSH-LH, inhibine B ↑ - **Complexe de Caney** : associé à myxome cardiaque, tumeur surrénalienne, tumeur hypophysaire, lentigines et harmatomes cutanés - **Peutz-Jeghers** : tumeur sertolienne + polypose digestive + lentigines

ITEM 311 : TUMEUR VÉSICALE

5e cancer le plus fréquent en France avec 12 000 cas/an
95% des cas : tumeur **urothéliale (cellules transitionnelles)** = épithélium de revêtement de tout l'arbre urinaire, des cavités excrétrices rénales au méat urétral
Vessie touchée préférentiellement (90%) car grande surface et contact prolongé avec les carcinogènes
Prise en charge dépend du **caractère infiltrant ou non du muscle vésical**

- Tumeur vésicale non infiltrant le muscle (TVNIM)
  . Atteinte épithélium de revêtement (pTa) ou du chorion (pT1)
  . TTT : conservateur
  . Objectif : éviter récidive / progression vers forme infiltrante
  . Critères de gravité : multifocalité, volume tumoral, grade tumoral, CIS, récidive
- Tumeur vésicale infiltrant le muscle (TVIM)
  . = $\geq$ pT2
  . TTT : non conservateur (cystectomie)
  . Objectif : éviter les métastases
- Une tumeur de vessie doit faire rechercher une **seconde localisation de tumeur urothéliale** (calices → urètre)

Diagnostic	*FdR*		- **Tabac** : RR = 3 - **Exposition professionnelle** (10%) : **amines aromatiques** (colorant, plastique, caoutchouc), **nitrosamine** (colorant, conserve de poisson), **hydrocarbure aromatique polycyclique** (goudron, métallurgie, suie de combustion du charbon) = tableau 15 ter et 16 bis des pathologies en médecine du travail % la découverte d'une tumeur de la vessie doit faire évoquer systématiquement une exposition professionnelle % Surveillance par **cytologie urinaire** tous les 6 mois si exposition à risque très élevée ou > 1 an à risque élevé - Inflammation / irritation vésicale : . **Bilharziose urinaire** (origine africaine, surtout égyptienne) , carcinome épidermoïde . Sondage vésical chronique (vessie neurologique) . Irradiation pelvienne . Exposition à certains chimiothérapies (cyclophosphamide) - Atcd : **tumeur du bas ou du haut appareil urinaire, syndrome de Lynch**
	C		**- Hématurie macroscopique** (80%) , toute hématurie micro ou macroscopique doit faire rechercher une tumeur vésicale (mais aussi une tumeur d'un rein ou d'un uretère) **- Signes irritatifs vésicaux** (20%) : **pollakiurie, impériosité, brûlure mictionnelle** , doit faire rechercher une tumeur vésicale après élimination d'une infection urinaire par l'ECBU - Rechercher des signes en faveur d'une extension loco-régionale - Touchers pelviens (recherche d'un blindage pelvien) - Palpation abdominale et lombaire (masse hypogastrique = tumeur volumineuse ? / douleurs lombaires = obstruction urétérale ?) - Rechercher des signes en faveur de métastases - ADP sus claviculaires ? - Signes d'anémie, de dénutrition ? - Palpation osseuse douloureuse ? - Auscultation pulmonaire - AEG - **Score G8 si âge > 70 ans** : outil de dépistage gériatrique qui permet aux oncologues d'identifier, parmi les patients âgés atteints de cancer, ceux qui devraient bénéficier d'une évaluation gériatrique approfondie
	PC	**Créatinine**	- **Evaluer le retentissement rénal** - Indispensable avant de prescrire un uro-TDM pour rechercher une tumeur synchrone du haut appareil urinaire
		Cytologie urinaire	= **Recherche de cellules tumorales dans les urines (sur 3 jours) par examen anatomopathologique** - Résultat : - Résultat normal : le diagnostic de carcinome urothélial n'est pas écarté - Cellules atypiques : une nouvelle cytologie peut être demandée - Cellules suspectes : cystoscopie pour confirmer le diagnostic et localiser la tumeur
		Cystoscopie	= **Examen de référence** : en consultation, sous AL, après ECBU stérile - Avec un fibroscope souple > rigide - **Cartographie vésicale** avec **schéma détaillé** : nombre, taille, topographie, aspect des tumeurs (polype sessile ou pédiculé, papillaire ou solide...) et de la muqueuse vésicale - Optionnelle si forte suspicion de tumeur vésicale à l'imagerie , Seule une fibroscopie normale permet d'exclure le diagnostic de tumeur de vessie

Résection transurétrale de vessie	Indication : **tumeur visualisée à la cystoscopie ou à l'échographie** Condition : au bloc opératoire, sous AG ou ALR, ECBU stérile, arrêt des ATC (ou relais) Doit être **macroscopiquement complète** (ce n'est donc pas une biopsie), **suffisamment profonde** pour atteindre le détrusor et respecter les méats urétraux si non envahis Rôles : - **Diagnostique** : diagnostic anatomopathologique de certitude et histologie - **Pronostique** : stade et grade tumoral, distingue TVNIM / TVIM, évalue risque de progression / récidive en cas de TVNIM - **Thérapeutique** en cas de TNVIM /!\ Pour les TVIM la résection ne permet pas de dire s'il s'agit de T2, T3 ou T4, seule la cystectomie le permet

Histologie

Type histologique
- **Carcinome urothélial (95%)** : différenciation épidermoïde (6%) ou adénocarcinomateuse
- Formes rares (5%) : CE, adénocarcinome
- Formes exceptionnelles (< 1%) : carcinomes neuroendocrines, sarcomes

Stade tumoral T = profondeur de l'envahissement vésical
- **TVNIM : ≤ T1**
  - Ta : tumeur papillaire
  - Tis : carcinome in situ (toujours agressif)
  - T1 : chorion
- **TVIM : ≥ T2**
  - T2 = musculeuse
  - T3 = graisse péri-vésicale
  - T4 = organe de voisinage

, En cas de TVIM, seule la pièce opératoire de cystectomie permet la stadification définitive T2, T3 ou T4

Grade tumoral : degré de différenciation de la tumeur , valeur pronostique
- Néoplasie de faible potentiel de malignité
- bas grade (bon pronostic)
- haut grade (mauvais pronostic)

/!\ attention : CIS et TVIM sont toujours de haut grade

Facteurs pronostiques et stradification du risque des TVNIM

TVNIM : > 80% de survie à 5 ans avec récidive dans 50% des cas ou évolution en TVIM dans 15% des cas
TVIM : < 50% de survie à 5 ans avec risque d'évolution métastatique

Critères anatomopathologiques (majeurs)
- stade T, grade G, présence de carcinome in situ
= risque de progression

Critères endoscopiques (mineurs)
- tumeur récidivante, multifocalité, taille > 3 cm
= risque de récidive

Au total 4 groupes de risque (= guident le traitement)
- Risque **faible** : Ta, bas grade, < 3cm, unifocale, pas d'ATCD de tumeur vésicale
- Risque **intermédiaire** : Ta, bas grade, aucun des critères de haut/très haut risque
- Risque **élevé** : pT1 ou haut grade ou CIS
- Risque **très élevé** : pT1 + haut grade + CIS ou multifocal ou > 3cm ou envahissement lymphovasculaire ou localisation urétrale

TVNIM

<table>
<tr><td>Extension</td><td colspan="3">- Aucun bilan d'extension n'est nécessaire pour la tumeur vésicale elle-même
- Uroscanner avec un temps tardif urinaire ou excrétoire : recherche d'une tumeur des voies excrétrices urinaires supérieures concomitante</td></tr>
<tr><td rowspan="3">TTT</td><td>2nd RTUV</td><td colspan="2">= 2nd look pour stadification plus précise, 4 à 6 semaines après la 1ère RTUV si :
. 1ère résection probablement incomplète (tumeur volumineuse)
. risque de méconnaitre une TVIM (stade T1, muscle non visualisé sur les copeaux)</td></tr>
<tr><td rowspan="2">Instillation endovésicale</td><td colspan="2">= Instillation de mitomycine C (Amétycine®) ou de BCG (Immucyst®, Oncotice®)
- Indications dépendent du risque de récidive et de progression vers TVIM</td></tr>
<tr><td>Indication</td><td>- Faible risque : instillations en post-opératoire précoce puis cystoscopie précoce puis annuelle
- Risque intermédiaire : mitomycine intravésicale ou BCG-thérapie courte puis cystoscopie précoce puis 1x/6 mois
- Risque élevé: BCG thérapie longue puis cystoscopie précoce puis 1x/3mois
- Risque très élevé : proposer cystectomie / si refus idem risque élevé</td></tr>
</table>

TNIM non métastatique	Extension		- **Uroscanner avec un temps tardif urinaire ou excrétoire** : recherche d'une tumeur des voies excrétrices urinaires supérieures concomitante - **Scanner thoraco-abdomino-pelvien** injecté avec temps tardif urinaire (**uroscanner**) : obstruction urétérale, tumeur des VEUS, envahissement loco-régional et à distance (ADP et MT) *- Sur point d'appel :* *- **scintigraphie osseuse** si douleurs osseuses, anomalie osseuse au TDM, métastases pulmonaires* *- **TDM cérébrale** si troubles neurologiques*
	TTT	Traitement chirurgical curatif	**- Cysto-prostatectomie totale** chez l'homme - **Pelvectomie antérieure** chez la femme : **cysto-urétrectomie + hystérectomie + annexectomie + exérèse de la paroi antérieure du vagin** - **Curage ganglionnaire pelvien** systématique **- Déviation urinaire** : . Non continente : **urétérostomie directe** ou **transiléale type Bricker** . Continente : **entérocystoplastie** (néo-vessie)
		Traitement adjuvant	- **Chimiothérapie néo-adjuvante** (cisplatine) - Si refus/contre-indication de cystectomie : **résections-radio-chimiothérapie**
	Suivi		- Examen clinique + **TDM thoraco-abdo-pelvienne** tous les 6 mois
TVIM métastatique	- Pas de traitement curateur (pas de cystectomie) - But du traitement : retarder l'évolution de la maladie = TTT palliatif : - **Chimiothérapie** (cisplatine) en 1ère intention - Immunothérapie systémique en 2nde intention - Surveillance : clinique + radiologique - Ne pas oublier les soins palliatifs et de confort		

ITEM 329 : TRAUMATISMES UROLOGIQUES

TRAUMATISME DU REIN

Rappels :

- Polytraumatisme = ≥ **2 lésions traumatiques** dont ≥ **1 met le pronostic vital en jeu**.
- Epidémio : lésions traumatiques = 1ère cause de mortalité du sujet jeune, 3ème cause de mortalité tout confondu
  50% des polytraumatisés décèdent sur le lieu de l'accident ou durant le transport
- Instabilité hémodynamique persistante **exceptionnelle** dans les traumatismes urologiques isolés (« tamponnement » du saignement par l'espace rétropéritonéal non extensible)
- **Ne pas ouvrir le rétropéritoine** lors d'un saignement d'un organe intrapéritonéal (peut rédeclencher le saignement contenu jusque là dans l'espace rétropéritonéal)

Mécanismes :

- Choc direct
- Accident à haute cinétique : décélération (lésions pédiculaires + absence d'hématurie car rein non sécrétant)
- Traumatisme pénétrant

Diagnostic

Int

- Antécédents : notamment urologiques (rein unique, chirurgie rénale, uropathie malformative)
- Contexte de survenue : mécanisme, heure exacte

SC

- **Etat hémodynamique** (signes de choc ?)
- Douleur lombaire (EVA)
- Couleur des urines ++ (hématurie macroscopique ?)
- BU

PC

Bilan biologique

- créatinine, ionogramme, urée,
- Hb, bilan de coagulation, bilan pré-transfusionnel

Imagerie

UroTDM = TDM sans puis avec injection (temps artériel, temps portal, temps tardif = urinaire)
< Recherche extravasation urinaire
- Indications : - hématurie macroscopique / - accident à haute cinétique / - traumatisme pénétrant } **systématique**
- Permet de remplir la classification pronostique AAST
- NPO de rechercher les lésions associées (Bodyscan)

Classification AAST

Grade 1		- hématurie sans lésion visible = contusion - hématome sous capsulaire sans trait de fracture parenchymateux
Grade 2		- hématome périrénal, trait de fracture parenchymateux < 1cm, ∅ extravasation urinaire
Grade 3		- hématome périrénal, trait de fracture parenchymateux > 1cm, ∅ extravasation urinaire
Grade 4	**Haut grade**	- atteinte de la voie excrétrice : extravasation urinaire - atteinte des branches de l'artère rénale : fragment de rein dévascularisé
Grade 5	**Haut grade**	- rein totalement détruit : ∅ de réhaussement après injection - atteinte pédiculaire (dissection/avulsion)

Prise en charge en urgence

Toujours favoriser le traitement conservateur ++

Traitement symptomatique

- Hospitalisation en réanimation ou en urologie (selon le grade)
- Antalgiques, hydratation (PO ou IV)
- Surveillance :
  < Clinique : signes de choc, température, EVA, hématurie, examen abdominal
  < Paraclinique : Hb, créatinine, TDM de contrôle si lésion de haut grade (= 4 ou 5)

Radiologie interventionnelle

- Artériographie + embolisation sélective si **extravasation de PdC au temps artériel**
- Recanalisation (angioplastie + stent) **si dissection (grade 5)** si <6h

Drainage

= Percutané ou endoscopique (sonde urétrale/JJ)
- **Si extravasation de PdC persistante avec collection ou sepsis**

Exploration chirurgicale

Indications :
- Instabilité hémodynamique (exceptionnelle)
- Evolution défavorable (septique)
- Urohématome important (surinfection, syndrome du compartiment abdominal)

Complications	Précoces	- resaignement - dégradation hémodynamique - caillotage vésical - surinfection d'un urohématome - MTEV - iléus réflexe
	Moyen terme	- fistule AV ou pseudo anévrisme (risque de resaignement) ‡ *Traitement* : embolisation sélective - collections (abcès, urinome) ‡ *Traitement* : drainage percutané/endoscopique
	Tardives	- HTA rénovasculaire

TRAUMATISME DE LA VESSIE

- <u>Mécanisme</u> : traumatisme du bassin principalement (70-97%)
- 2 sites de rupture :
  < *Intrapéritonéal* = dôme vésical : vessie pleine dépassant la symphyse, rupture par augmentation de la pression intravésicale
  < *Extrapéritonéal* = espace sous-péritonéal : os

Diagnostic	Int		- <u>Antécédents</u> - <u>Contexte de survenue</u> : mécanisme, heure exacte
	SC		- Hématurie macroscopique + impossibilité d'uriner + empâtement sus-pubien + distension abdominale +/- signes d'irritation péritonéale
	PC	Bilan biologique	- Non spécifique (bilan polytraumatisme)
		Imagerie	- **Urétrocystographie rétrograde** = opacification de l'urètre et de la vessie par le méat urétral : diagnostic positif, localisation de la brèche (intra/extrapéritonéale) et diagnostic des lésions associées (urètre ++) - **Cystoscanner** = opacification de la vessie lors du TDM corps entier : alternative possible
PEC	Traitement selon le site de la perforation : < **Intrapéritonéale** : traitement chirurgical en urgence, sonde vésicale 7-10j < **Sous-péritonéale** : traitement conservateur, sondage prolongé (10j), contrôle cystographie avant ablation sonde		
Compl.	- Infections ++ (risque augmente si matériel d'ostéosynthèse à proximité) - Péritonite - IRA (si diagnostic tardif)		

TRAUMATISME DE L'URETRE

- Mécanisme :
  < **Lésions de l'urètre antérieur** : traumatisme iatrogène, traumatisme direct (corps étranger, pénétrant…), chute à califourchon, faux-pas du coït
  < **Lésions de l'urètre postérieur** : traumatisme du bassin ++ (disjonction de la symphyse pubienne)
- Tout traumatisme du bassin est un traumatisme de l'urètre JPDC = sondage urétral CI ++

Diagnostic	Int		- <u>Antécédents</u> - <u>Contexte de survenue</u> : mécanisme, heure exacte
	SC		- TRIADE = urétrorragie + globe vésical/impossibilité à uriner + hématome périnéal en ailes de papillon
	PC	Bilan biologique	- Non spécifique (bilan polytraumatisme)
		Bilan étiologique	- **Urétrocystographie rétrograde** +/- **antérograde** si lésion complexe (KT sus-pubien) : diagnostic positif, des lésions associées et classification selon la gravité : partielle (opacification de la vessie) ou complète.
Prise en charge	- CI au sondage urétral : risque d'aggravation d'une lésion incomplète, de saignement…		
	En urgence		1) drainage des urines : KT sus-pubien 2) PEC du traumatisme du bassin : immobilisation, clamp, fixateur externe, embolisation ‡ conditionne le pronostic vital
	A distance		- <u>Si lésion partielle</u> : réalignement endoscopique de l'urètre - <u>Si lésion complète</u> : réparation chirurgicale
	Précoces		- Infection - Saignement - IRA (si diagnostic tardif)
	Moyen terme et tardives		- Sténoses urétrales récidivantes - Incontinence urinaire - Dysfonction érectile (lésions nerveuses) } Complications principales = fonctionnelles

TRAUMATISME DES OGE

<table>
<tr><td colspan="4">- <u>Mécanisme</u> : choc direct ++ ou traumatisme pénétrant</td></tr>
<tr><td rowspan="4">Diagnostic</td><td>Int</td><td colspan="2">- <u>Antécédents</u>
- <u>Contexte de survenue</u> : mécanisme, heure exacte</td></tr>
<tr><td>SC</td><td colspan="2">Examen bilatéral et comparatif :
- Augmentation du volume de la bourse
- Testicule souvent non palpable dû à l'hématome
- Luxation testiculaire possible (anneau inguinal),
- Douleur ++</td></tr>
<tr><td rowspan="2">PC</td><td>Bilan biologique</td><td>- non spécifique (bilan polytraumatisme)</td></tr>
<tr><td>Imagerie</td><td>- Echographie scrotale en URGENCE (détermine les indications chirurgicales)
< hématocèle volumineuse : hématome intravaginal extratesticulaire > 3x volume du testicule controlatéral
< rupture de l'albuginée : issu de la pulpe testiculaire</td></tr>
<tr><td rowspan="3">Prise en charge</td><td colspan="3">- CI au sondage urétral : risque d'aggravation d'une lésion incomplète, de saignement…</td></tr>
<tr><td colspan="2">Ttt chirurgical</td><td>- Exploration chirurgicale en URGENCE si hématocèle volumineuse, rupture de l'albuginée ou scrotum hyperalgique inexaminable : exerèse de la pulpe nécrosée, évacuation de l'hématome, fermeture de l'albuginée
- Repositionnement du testicule et orchidopexie si luxation testiculaire</td></tr>
<tr><td colspan="2">Ttt conservateur</td><td>- Indication : hématomes des tuniques scotales</td></tr>
<tr><td rowspan="2">Complications</td><td colspan="2">Précoces</td><td>- Risque d'ochidectomie si évolution défavorable (nécrose, abcès)</td></tr>
<tr><td colspan="2">Moyen terme et tardives</td><td>- Atrophie testiculaire
- Infertilité (si testicule controlatéral pathologique)</td></tr>
<tr><td colspan="4"><u>Au total :</u> tout hématome scrotal hyperalgique ou aspect échographique de rupture de l'albuginée doit motiver une exploration scrotale en urgence ++</td></tr>
</table>

ITEM 342 : RETENTION AIGUË D'URINE

Rétention aiguë d'urine = rétention vésicale complète = impossibilité totale et brutale d'uriner malgré la réplétion vésicale
- Miction normale = réservoir compliant et contractant + filière urétrale libre et continente + système nerveux fonctionnel (synergie vésico-sphinctérienne)
- Cause : **obstacle sous-vésical** (le plus souvent), **altération de la commande neurologique**, **défaut de contraction vésicale**
- Diagnostic généralement facile : globe vésical → drainage en urgence par sondage vésical ou cathéterisme sus-pubien
- Pathologie essentiellement masculine (sauf contexte de vessie neurologique)

<table>
<tr><td rowspan="8">Diagnostic</td><td>SF</td><td colspan="3">- <u>Antécédents</u> : - épisode antérieur de RAU,
- HBP, cancer de prostate, tumeur vésical
- risque de sténose urétrale (traumatisme, urétrite, sondages traumatiques),
- intervention urologique endoscopique (RTUP, RTUV, section endoscopique du col vésical),
- infections (urinaire basse, prostatite),
- sondage urinaire permanent/intermittent
- maladie neurologique (lésion médullaire, SEP, spina-bifida, maladie de Parkinson, diabète, AVC)
- traitement en cours (ttt favorisant RAU ou pouvant gêner la PEC : AAP, ATC)
- <u>Contexte de survenue</u> : spontanée ou secondaire (anesthésie générale ou loco-régionale...)
- <u>Signes associés</u> : dysurie, SFU, brûlures mictionnelles, hyperthermie/frissons, hématurie macroscopique...</td></tr>
<tr><td>SC</td><td colspan="3">- Etat algique, anxieux et agité avec envie d'uriner permanente, pressante et douloureuse
- Globe vésical : masse sus-pubienne, voussure à convexité supérieure, matité à la percussion, souvent douloureuse à la palpation (augmente l'envie d'uriner)
- Touchers pelviens (TR ± TV) indispensables : - volume prostatique : HBP, cancer
- douleur prostatique : prostatite
- fécalome (RAU par distension de l'ampiule rectale),
- pathologie de l'ampoule rectale tumeur rectale, hémoroïdes...
- + chez la femme : tumeur gynécologique, prolapsus génital
- Examen des OGE : phimosis serré, sténose du méat urétral, orchi-épidididymite (associée à une prostatite)
- Cas particuliers : - Rétention indolore : diabétique, blessés médullaires, anesthésie
- Sujet âgé (rechercher fécalome ++) : confusion, désorientation temporo-spatiale, agitation, anxiété, dyspnée</td></tr>
<tr><td>DD</td><td colspan="3">- Anurie (absence de sécrétion rénale d'urine) : vessie vide, sans globe vésical, sans envie d'uriner, pas de douleur pelvienne associée, IRA souvent associée.</td></tr>
<tr><td rowspan="4">PC</td><td rowspan="2">Avant drainage</td><td>Par sondage urétral</td><td>→ Aucun examen nécessaire : dériver les urines en urgence</td></tr>
<tr><td>Par cathéter sus-pubien</td><td>- Bilan d'hémostase si contexte évocateur (troubles de l'hémostase ou anticoagulants)
- Echographie vésicale : indispensable si le globe n'est pas parfaitement perçu (doute clinique), notamment chez l'obèse ou le sujet âgé confus</td></tr>
<tr><td>Après drainage</td><td colspan="2">NPO : noter le volume évacué, surveiller la diurèse (/!\ sd de lévée d'obstacle, hématurie a vacuo)
- ECBU systématique
- Biologie : créatininémie, ionogramme sanguin
- Echographie du haut appareil urinaire → si fièvre ou IRA : recherche de dilatation urétéro-pyélocalicielle ou de signes de pyélonéphrite
(Si dilation : écho de contrôle de sa disparition à distance)
→ Jamais de dosage de PSA (fausse élévation)</td></tr>
<tr><td>Bilan étiologique</td><td colspan="2">- Echo vésico-prostatique sus-pubienne : résidu post-mictionnel, retentissement vésical (épaississement pariétal, diverticules, lithiase), tumeur vésicale (si hématurie), évaluation de la prostate (volume, lobe médian prostatique, protusion intravésicale)
- Débitmétrie éventuelle (à distance de l'épisode de RAU)
- Urétrocystoscopie = fibroscopie urétrovésicale : obligatoire si hématurie macroscopique associée ou difficultés de sondage (recherche sténose urétrale)
- Bilan urodynamique : si pathologie neurologique sous-jacente
- Urétrocysographie rétrograde et mictionnelle (rarement) : bilan de sténose urétrale ou de traumatisme urétral</td></tr>
</table>

Prise en charge	**Urgence thérpeutique**		- drainage vésical en urgence : - voies naturelle → sonde vésicale - voie percutanée → cathéter sus-pubien - Systématiquement : relever le contenu dans la vessie (meilleur pronostic si < 600 mL), surveiller la diurèse horaire, prévenir le sd de levée d'obstacle et l'hématurie a vacuo, ECBU
	Sondage urinaire à demeure		= En 1ère intention : Modalités : - Sur **prescription médicale**, **geste infirmier** ± en présence d'un médecin si 1er sondage chez l'homme - Conditions strictes d'asepsie et de stérilité, drainage déclive permanent (évite la stase urinaire) - Eviter les sondes de petit calibre en 1ère intention (sonde de Charrière 18-20 si suspicion HBP) - Système clos obligatoire, **sonde à double courant** si irrigation nécessaire (hématurie) - Ne pas utiliser de sérum physiologique pour gonfler le ballonet (risque qu'il cristallise) mais eau PPI - **Prélèvement aseptique d'urine** pour ECBU - Recaloter le patient (/!\ paraphimosis) Risques : lésion urétrale avec sténose secondaire
		CI	- Sténose urétrale - Traumatisme de l'urètre (notamment chez le polytrauma : fracture du bassin) - Prostatite aiguë (contre-indication relative, possibilité si patient apyrétique et après ATB) - Sphincter urinaire artificiel (nécessité de désactivation du système préalablement)
	Cathétérisme sus-pubien		Avantages : ø fausse route urétrale, épreuve de clampage possible (reprise mictionnelle ?), ↘ complications locales au long cours, bon système de drainage à moyen terme Modalités : - acte médical, conditions strictes d'asepsie et de stérilité (4 temps) - S'assurer de l'existence formelle d'un globe vésical : risque de **perforation d'une anse intestinale** - Repérage du point de ponction (intersection entre ligne médiane de l'abdomen/ligne horizontale à 2 travers de doigts au-dessus de la symphyse pubienne), - sous AL, incision cutanée puis mise en place du cathéter
		Indication	- En 2nd intention : échec ou contre-indication au sondage urétral
		CI absolue	- **Absence de globe vésical** ou doute diagnostic (échographie si besoin) - **Pontage vasculaire** extra-anatomique sus-pubien (fémoro-fémorale croisé)
		CI relative	- Antécédent ou suspicion de **tumeur vésicale** (risque de dissémination) - **Hématurie macroscopique** (risque de caillotage, de cancer méconnu) - **Trouble de l'hémostase**, patient sous **anticoagulant** - **Cicatrice de laparotomie** (écho abdominale préalable)
	Conditions		- Prévention de l'hémorragie à vacuo : **clampage 15 minutes tous les 300-500 mL** - Prévention du syndrome de levée d'obstacle : **suivi diurèse**, **réhydratation IV** en cas de polyurie
	Retrait		= **épreuve d'ablation de sonde** (nouvelle pose de SAD si aucune reprise de la diurèse) ou **de clampage de cathéter** (retrait si reprise de la diurèse) - Quelques jours après l'épisode de RAU (tentative à 48h) et après PEC de l'étiologie - Chez l'homme : sous α-bloquants (surtout si HBP) - Suivi d'une mesure du RPM + avis spécialisé
Etiologie	Prostatique		**- HBP** : - Incidence de 0,4-6%/an en cas d'HBP symptomatique, - FdR de RAU = âge, sévérité des symptômes (IPSS > 7) - PEC : - **α-bloquant** et **ablation de sonde à 48h** : ≈50% de risque de récidive - **Intervention chirurgicale** d'emblée si HBP sévère/compliquée ou échec de désondage - **Prostatite** (favorisée par l'HBP) : cathéter sus-pubien ± α-bloquant, antibiothérapie 14j - **Cancer de la prostate** : seulement pour des stades localement avancés (T3, T4), suspicion au TR
	Neurologique		- Centrale : **SEP, compression/lésion médullaire, maladie de Parkinson, AVC, lésion congénitale de la moelle** - Périphérique : **diabète, chirurgie lourde d'exentération pelvienne (tumeur rectale** ou **utérine)**

	Iatrogène	- **Anti-cholinergiques** (effet direct ou secondaire) : **collyre mydriatique, anticholinergique de l'instabilité vésicale, neuroleptique** (phénothiazine surtout), **antidépresseur tricyclique, antiparkinsonien, néfopam** (Acupan®), **tiémonium, β-mimétique inhalé, anticholinergique inhalé, antihistaminique** → Risque élevé de rétention d'urine, surtout en cas de rétention chronique avec RPM > 100 ml - **Morphiniques** : rachianesthésie ou anesthésie péri-durale (le plus souvent), analgésie, toxicomanie - **Sympathomimétiques : vasoconstricteurs nasaux, β2-mimétiques** (salbutamol, terbutaline) - **Inhibiteurs calciques** - **Atropiniques**
	Autre	- **Sténose urétrale** : post-traumatique, iatrogène (SAD traumatique, chirurgie endoscopique urologique) ou post-infectieux (urétrite sur IST) → cathéter sus-pubien ++, bilan lésionnel : UCRM - **Traumatisme de l'urètre** : polytraumatisme avec lésion du bassin et urétrorragie → sondage urétal CI ++, UCRM préalable à la PEC des lésions urétrales. - **Caillotage vésical** : nécessite une sonde double courant de gros calibre pour lavage vésical continu +/- un décaillotage - Chez la femme : cystite aiguë, **prolapsus génital** - Pathologies anorectales (RAU fonctionnelle réflexe) : **fécalome, hémorroïdes** - **Phimosis serré** → cathéter sus-pubien si sonde impossible puis circoncision secondaire
Complication	**Insuffisance rénale aiguë obstructive**	= Stase vésicale avec retentissement sur le haut appareil par augmentation de la pression intra-vésicale et reflux des urines - **Echo : dilatation bilatérale des voies excrétrices supérieures** - **Biologie : ↗ créatininémie** - Après drainage : - Insuffisance rénale régressive rapidement - Possible dilatation pyélocalicielle persistante quelques semaines
	Syndrome de levée d'obstacle	= **Tubulopathie fonctionnelle** (incapacité transitoire du rein à concentrer l'urine = lors de l'obstruction, le rein surcompense pour maintenir la diurèse → mécanisme qui persiste après dérivation des urines → polyurie et risque de déshydration) - Dépistage : surveillance horaire de la reprise de la diurèse après la levée de l'obstacle - Diagnostic : **polyurie osmotique**, parfois majeure (>1L/h), engageant le pronostic vital - TTT : **réhydratation IV** adaptée aux sorties
	Hématurie *a vacuo*	= **Hématurie macroscopique** en cas de **vidange trop rapide**, - favorisée par un trouble de l'hémostase ou des anticoagulants - Prévention : vidange vésicale progressive (clamp quelques minutes tous les 500 ml)
	Vessie claquée	= **Perte des capacités contractiles de la paroi vésicale par distension détrusorienne =claquage musculaire du détrusor** : reprise retardée de la fonction vésicale (après quelques jours à quelques semaines) - Risque dûs aux **altérations de la paroi vésicale** : développement de **diverticules vésicaux, récidive de RAU, rétention chronique d'urine** - Prévention : attendre quelques jours/semaines avant ablation de SAD